TRAITÉ

DE

L'INSPECTION DES VIANDES

DE BOUCHERIE

CONSIDÉRÉE DANS SES RAPPORTS

AVEC LA ZOOTECHNIE, LA MÉDECINE VÉTÉRINAIRE

ET L'HYGIÈNE PUBLIQUE

PAR

L. BAILLET

VÉTÉRINAIRE DE LA VILLE DE BORDEAUX
INSPECTEUR GÉNÉRAL DU SERVICE DES VIANDES
MEMBRE DU CONSEIL CENTRAL D'HYGIÈNE PUBLIQUE ET DE SALUBRITÉ DE LA GIRONDE
EX-PROFESSEUR D'AGRICULTURE ET DE ZOOTECHNIE A L'ÉCOLE NORMALE
ET A LA FERME-ÉCOLE DU DÉPARTEMENT DE LA CHARENTE-INFÉRIEURE, ETC., ETC.

PARIS

P. ASSELIN, LIBRAIRE DE LA FACULTÉ DE MÉDECINE

ET DE LA SOCIÉTÉ CENTRALE DE MÉDECINE VÉTÉRINAIRE

PLACE DE L'ÉCOLE-DE-MÉDECINE

—

1876

TRAITÉ

DE

L'INSPECTION DES VIANDES

DE BOUCHERIE

BORDEAUX. — IMPRIMERIE ADMINISTRATIVE RAGOT, RUE DE LA BOURSE, 11-13.

A

MONSIEUR H. BOULEY

MEMBRE DE L'INSTITUT
INSPECTEUR GÉNÉRAL DES ÉCOLES VÉTÉRINAIRES
OFFICIER DE LA LÉGION D'HONNEUR
ETC., ETC.

MONSIEUR ET CHER MAÎTRE,

Permettez-moi de vous offrir la dédicace du livre que je publie aujourd'hui sous le titre de *Traité de l'Inspection des viandes de boucherie*. Ce livre, tout imparfait qu'il soit, est le fruit des grands principes de travail et de persévérance que vous saviez si bien faire pénétrer dans l'esprit de vos élèves.

J'ose donc espérer, mon cher Maître, que vous voudrez bien lui accorder toute votre bienveillance et que vous y verrez une preuve des bons sentiments qui m'animent à l'égard de la profession vétérinaire dont vous êtes, à tous les points de vue possibles, le plus digne représentant.

Croyez, mon cher Maître, à la sincère affection de

Votre ancien élève,

L. BAILLET.

PRÉFACE

Je livre aujourd'hui à l'appréciation de mes confrères et de toutes les personnes qui, soit par intérêt privé, soit par amour du bien public, s'occupent des questions relatives à l'alimentation, un *Traité de l'Inspection des viandes de boucherie*.

L'énoncé des conditions dans lesquelles ce travail a été conçu et du but que j'ai voulu atteindre en le livrant à la publicité suffira, je pense, pour en faire ressortir l'utilité.

Si j'en juge par les nombreuses lettres qui m'ont été adressées et surtout par la nature des circonstances dans lesquelles vétérinaires et autorités ont fait appel à mon appréciation depuis que je suis inspecteur des viandes à Bordeaux, l'étude des viandes de boucherie et des altérations dont elles peuvent être atteintes, les connaissances théoriques et pratiques sur lesquelles s'appuie l'appréciation des animaux sur pied, les difficultés se rattachant en général au commerce de la boucherie, etc., etc., sont autant de sujets à l'examen desquels ne se sont livrés que fort peu de savants ou de vétérinaires praticiens. Ces derniers, pour la plupart absorbés par les labeurs d'une clientèle pénible, n'ont ni le loisir, ni la possibilité matérielle de profiter des moyens d'investigation que pourrait leur fournir la fréquentation des abattoirs.

D'autre part, beaucoup d'entre eux, habitant de petites localités, manquent des ressources bibliographiques dans lesquelles ils pourraient trouver les renseignements se rattachant à la grande question de l'alimentation publique.

Ils sentent eux-mêmes qu'en présence des difficultés que

crée l'appréciation des viandes, il leur manque un guide, une véritable ligne de conduite, et cela d'autant plus que l'enseignement puisé dans nos écoles vétérinaires n'est à ce sujet que fort incomplet, pour ne pas dire à peu près nul.

De tous côtés l'essor le plus grand est donné aux questions agricoles, médicales et hygiéniques; ignorer les bases sur lesquelles repose l'amélioration des animaux de boucherie, ne pas connaître les belles découvertes des temps modernes sur les causes susceptibles d'altérer les viandes de boucherie tant du vivant qu'après la mort des animaux, devient presque un crime lorsqu'il s'agit d'un sujet qui touche à la fois au bien-être général des populations et à la considération de la profession vétérinaire. Rester en arrière est une faute; ne pas avancer c'est reculer, à l'époque de progrès scientifique où nous sommes.

Il est encore une classe d'hommes intelligents pour laquelle il est de la plus grande importance de ne pas ignorer les connaissances nécessaires à l'appréciation des viandes de boucherie; je veux parler de MM. les Vétérinaires militaires et de MM. les Officiers de l'armée. Aux uns et aux autres incombent à cet égard certaines obligations desquelles je crois devoir dire quelques mots.

Si l'on jette les yeux sur le cahier des charges imposées dans un centre divisionnaire à l'adjudicataire de la fourniture des viandes à la troupe, on remarque qu'obligation est faite, soit à MM. les Sous-Intendants, soit aux officiers agissant en leur lieu et place, d'inspecter les bestiaux destinés aux distributions et les quartiers de viande provenant de l'abat; que, de plus, en cas de contestation sur la qualité de la viande, il en est référé à une Commission spéciale dans laquelle entrent le sous-intendant militaire, un officier appartenant à la Commission des ordinaires, un vétérinaire militaire et deux bouchers notables, choisis l'un par la partie prenante, l'autre par l'entrepreneur de la fourniture. Cette prescription règlementaire comporte naturellement avec elle la nécessité pour MM. les Vétérinaires militaires et pour MM. les Officiers, à quelque grade qu'ils appartiennent, de connaître les grands principes sur lesquels repose l'appréciation des viandes, et d'acquérir, au moins jusqu'à un certain point, les connaissances pratiques basées sur ces mêmes principes; j'ajoute que cela est d'autant plus indispensable pour ces messieurs, qu'avec le mode adopté pour la fourniture de viande à la troupe, il est toujours à craindre que cette fourniture ne se fasse en viande de qualité relativement inférieure. Je crois donc que c'est à tort que jusqu'ici la plupart des officiers ont cru devoir rester étrangers aux questions se rapportant aux viandes de boucherie, et je serais, pour ma part, très-heureux que le *Traité* que je livre aujourd'hui à la publicité pût concourir à la vulgarisation dans l'armée des grands principes sur lesquels repose l'appréciation de ces viandes.

Le même langage peut être tenu à l'égard des chefs d'administrations civiles, hospices, lycées, etc., auxquels incombe le devoir de veiller à la qualité de la viande appelée à entrer dans la consommation des établissements confiés à leur garde.

Que si, enfin, je reviens à la profession vétérinaire proprement dite, je ne saurais trop conseiller aux élèves de nos écoles de consacrer quelques heures de leur travail à l'étude des viandes de boucherie, étude qui leur sera d'autant plus facile qu'elle repose essentiellement sur les données scientifiques dont leur esprit est tout fraîchement imbu.

Pénétré de ces principes, j'ai donc cherché à réunir dans un même ouvrage tout ce qui se rattache à la connaissance théorique et pratique des questions de boucherie; j'ai voulu guider le praticien instruit au milieu de ces grands ateliers de tueries que l'on appelle des *abattoirs*, pour qu'il en retirât tous les renseignements qui lui sont nécessaires dans son rôle d'inspecteur des viandes. J'ai pensé enfin qu'il était utile d'indiquer à chacun, suivant son rôle, la marche à suivre pour arriver à une connaissance aussi complète que possible des viandes et des modifications auxquelles elles sont exposées sous l'influence des causes si nombreuses d'altération.

La difficulté était grande, aussi ai-je hésité longtemps avant d'en entreprendre la solution ; encore ne saurais-je me dissimuler l'imperfection de mon travail.

Mon *Traité de l'Inspection des viandes* est, en effet, le résultat de nombreuses années d'étude ; il repose sur une expérience acquise dans des conditions particulières que je dois exposer ici brièvement.

De 1857 à 1872, j'ai exercé la médecine vétérinaire à La Rochelle, pays de production et d'élevage. Attaché, pendant ces quinze années de pratique à la Ferme-École de Puilboreau (près La Rochelle) en qualité de vétérinaire, professeur d'Hygiène et de Zootechnie, j'ai puisé auprès de M. Bouscasse, directeur de cet établissement, praticien dont les mérites sont hautement appréciés dans le monde agricole, les données les plus complètes sur les questions d'amélioration du bétail de boucherie ; de plus, désigné par l'administration au poste de professeur d'agriculture à l'École normale du département de la Charente-Inférieure, j'ai dû, aussi bien par devoir que par goût, approfondir tout sujet se rattachant à la production et à l'élève des animaux de consommation, et j'ajoute que j'étais d'autant plus porté à diriger mes études vers ce but que pendant plus de dix ans j'ai eu des relations fréquentes avec les producteurs du pays, grâce à mes attributions de secrétaire de la Société d'agriculture et du Comice agricole de l'arrondissement de La Rochelle.

Au point de vue spécial de la boucherie, j'ai pu disposer des moyens d'instruction offerts par l'abattoir de La Rochelle, auquel je suis demeuré attaché pendant six ans en qualité d'inspecteur de la boucherie. C'est donc avec le désir bien arrêté de m'adonner d'une façon particulière à l'étude de l'inspection des viandes que je suis venu en 1872 tenter les épreuves du concours institué par la ville de Bordeaux pour la nomination d'un *Inspecteur général du service des viandes*. — Depuis que j'occupe ce dernier poste, j'ai reconnu combien avait été heureuse l'idée qui avait présidé à l'institution du concours entre vétérinaires pour l'emploi d'inspecteur des viandes, non pas que cet emploi crée à celui qui l'occupe une situation exempte de nombreux soucis, l'expérience m'a appris au contraire qu'il en est tout autrement, mais parce qu'il le place dans une condition telle qu'il ne saurait remplir son devoir sans être à la fois utile à la société et à la science médicale professionnelle.

Observer les faits, étudier, pratiquer de nombreuses autopsies, recueillir des notes pour les unir à celles que j'avais recueillies avant de venir à Bordeaux, telles ont été sans cesse mes préoccupations, et c'est le fruit de mes recherches que je livre aujourd'hui à la publicité, sous le titre de *Traité de l'inspection des viandes de boucherie*.

Dans quelles limites devrait être conçu ce travail ?

Il m'a semblé tout d'abord que, pour qu'il fût réellement utile, mon Traité devait, tout en restant à la hauteur des connaissances scientifiques, et n'être pas la reproduction des idées empiriques généralement acceptées, ne pas s'éloigner du but pratique qui seul pouvait lui donner un caractère d'actualité, le caractère d'un livre répondant à un besoin à peu près général, apprécié en un mot par tous ceux qui s'occupent des questions de boucherie.

Pour cela faire, j'ai songé qu'il devait envisager la question des viandes sous trois points de vue principaux, savoir :

1° Appréciation des viandes par la connaissance des renseignements que peut fournir l'examen des animaux sur pied ;

2° Appréciation des viandes par la connaissance des

lésions pathologiques susceptibles d'altérer leurs caractères physiques et leurs propriétés alimentaires ;

3° Appréciation des viandes au point de vue des modifications qu'elles peuvent subir sous l'influence des agents extérieurs apparents ou inaccessibles à nos sens et des effets que peuvent produire ces différentes modifications sur l'organisme de l'homme.

Ce simple énoncé suffit pour démontrer combien j'ai cherché à envisager la question des viandes de boucherie dans ses rapports avec l'agriculture ou mieux avec cette branche des études agricoles à laquelle on a donné le nom de *Zootechnie,* avec la *médecine vétérinaire* et avec l'*hygiène publique.*

La tâche était lourde et je ne me suis pas dissimulé toute la peine qu'elle me causerait, et, malgré tout encore, les nombreux *desiderata* que pourrait présenter mon œuvre.

Pour me tenir à la hauteur des progrès accomplis dans les différentes questions que j'avais à envisager, j'ai fait appel aux conseils et aux écrits de bon nombre de savants et de collègues praticiens.

Pour la Zootechnie, les travaux remarquables du regretté Baudement ont particulièrement appelé mon attention ; ceux de MM. Magne, Sanson, Gayot, Villeroy, etc., m'ont également fourni de précieux renseignements. J'ai fait appel aux ouvrages récents et si remarquables de MM. Chauveau-Arloing et Colin, pour toutes les questions touchant à l'anatomie ou à la physiologie ; enfin, j'ai eu plus particulièrement recours aux nombreux et savants écrits de Renault, Delafond, de MM. Bouley, Reynal, Lafosse, St-Cyr, Cruzel, etc., toutes les fois qu'il s'est agi de questions se rattachant à la pathologie proprement dite, sans compter les publications périodiques vétérinaires dans lesquelles j'ai trouvé de précieux documents sortant de la plume d'honorables professeurs et praticiens.

Pour donner à mes descriptions anatomo-pathologiques

une forme aussi méthodique que possible, je me suis inspiré de la classification établie par M. le professeur Lafosse dans son traité de pathologie. Je sais fort bien que cette classification n'est pas à l'abri de tout reproche; mais j'ai dû l'adopter comme étant la seule qui jusqu'ici ait le mieux répondu aux idées scientifiques modernes.

Les nombreuses et belles discussions auxquelles ont donné lieu récemment les recherches de MM. Villemin, Chauveau, Colin, etc., sur la production et les effets déterminés sur l'organisme par les agents virulents ou miasmatiques, les travaux non moins remarquables de M. Pasteur sur la nature des agents auxquels on peut rattacher la fermentation ou la décomposition des viandes, ont été de ma part l'objet d'une étude attentive de laquelle j'ai tiré les conclusions les plus rationnelles possibles relativement au but par moi poursuivi.

En fait de documents se rapportant particulièrement à la connaissance pratique des viandes de boucherie, je n'ai trouvé que quelques rares écrits, dus à MM. Zundel, Maucler, Soumille, Decroix, Gilis, Van-Hertsen (de Bruxelles), tous savants vétérinaires ayant jeté assurément quelques-unes des bases sur lesquelles doit reposer le service de l'inspection des viandes, mais n'ayant pas donné à leurs travaux toute l'extension que comporte un sujet aussi sérieux et aussi important pour la profession vétérinaire. Quoi qu'il en soit, ces écrits m'ont été d'une grande utilité et témoignent hautement en faveur de l'esprit d'observation qui les a dictés. Grâce à l'obligeance de mon collègue et ami M. Nicole, inspecteur du marché de La Villette, j'ai pu réunir de précieux renseignements sur les approvisionnements de la boucherie de Paris, et je dois ajouter que, dans plusieurs circonstances, je n'ai pas craint de faire entrer, pour une des bases de mes appréciations, les renseignements pratiques que m'ont transmis ou communiqués divers bouchers et commissionnaires de Paris et de Bordeaux.

Après avoir ainsi rappelé autant que possible les noms des personnes que je me permettrai d'appeler mes *collaborateurs*, je manquerais à la fois à mon devoir et à mes sentiments personnels si je n'exprimais ici, d'une façon toute spéciale, ma sincère gratitude à M. Bouley, membre de l'Institut, inspecteur général des Écoles vétérinaires, qui a bien voulu m'accorder le concours de ses conseils et de son talent, si hautement apprécié dans le monde savant, pour la rédaction définitive de mon travail; à M. Chauveau, professeur à l'École vétérinaire de Lyon, pour la bienveillance avec laquelle il est venu à mon aide dans les questions se rattachant au caractère contagieux de certaines maladies; enfin à M. Baillet, mon frère, professeur à l'École d'Alfort, dont les sages conseils ont été pour moi d'une si grande utilité.

Pour répondre au désir que m'ont manifesté un grand nombre de mes collègues, je me suis décidé à publier immédiatement la *première partie* de mon *Traité de l'inspection des viandes;* la seconde partie paraîtra dans les premiers mois de l'année 1876. Cette seconde partie traitera des matières suivantes :

1° Considérations générales sur l'organisation, le tempérament, les races, les maladies du porc;

2° Appréciation des viandes de boucherie au point de vue de leurs natures et de leurs qualités alimentaires. — Coupe des animaux de boucherie à Paris et à Bordeaux;

3° Altérations des viandes;

4° Conservation des viandes;

5° Des abattoirs;

6° De la garantie en matière d'animaux de boucherie;

7° Viande de cheval.

Les nombreux développements dans lesquels j'entrerai sur chacune de ces questions me permettront, je l'espère, de parcourir le cadre dans lequel se place tout ce qui se rattache à l'inspection des viandes de boucherie et de charcuterie.

Persuadé que mon travail laissera cependant encore de nombreuses lacunes et qu'il contiendra des imperfections non moins nombreuses, je prie mes confrères et tous ceux qui voudront bien me lire, de ne voir que la bonne volonté qui m'a guidé dans ma difficile entreprise; du reste, je compte beaucoup sur la bienveillance dont j'ai reçu déjà de nombreux témoignages pour espérer qu'un bon accueil sera réservé à mon livre.

Bordeaux, le 22 novembre 1875.

TRAITÉ

DE

L'INSPECTION DES VIANDES DE BOUCHERIE

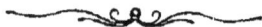

PREMIÈRE PARTIE

CHAPITRE Ier

De l'Inspection des Viandes. — Son but. — Son organisation en
France et à l'Étranger. — Législation applicable à l'Inspection.
— Rôle de l'Inspecteur des Viandes.

L'inspection des viandes a-t-elle sa raison d'être ?

Dans l'affirmative, quelles sont les bases sur lesquelles elle doit
reposer ?

Étant admise cette vérité incontestable que la viande est un produit
indispensable à la vie humaine, l'inspection des viandes est nécessaire
parce que celles qui sont insalubres peuvent être nuisibles et que la
majorité des consommateurs manquent des connaissances voulues
pour apprécier celles d'entre elles qui jouissent de cette insalubrité. Il
est donc important que l'autorité, dont l'un des devoirs est de veiller
sur toutes les causes susceptibles de porter atteinte à l'hygiène publique,
fasse procéder à l'inspection des viandes de boucherie et empêche
l'usage, pour la consommation, de celles qui peuvent recéler des propriétés nuisibles et devenir pour l'homme la source de maladies plus
ou moins graves.

On peut dire avec M. Van Hertsen, inspecteur en chef de l'abattoir de
Bruxelles, que le bien-être des populations dépend d'une inspection

rigoureuse des viandes de boucherie, inspection d'autant plus nécessaire que la plupart des altérations subies par ces viandes ne peuvent même pas être soupçonnées par le consommateur. Ces vérités ont été reconnues de tout temps; rois et empereurs n'ont pas dédaigné de s'occuper de la question de boucherie. Charles V, Louis XI, Henri IV, Louis XIV, Louis XVI et Napoléon Ier considéraient cette question comme très-importante pour la sûreté et la santé publiques. Je citerai à l'appui de ce que j'avance quelques dates rappelant des édits, arrêtés ou ordonnances tout au moins curieux à connaître.

30 janvier 1350. — Édit qui prescrit de ne vendre que des chairs bonnes et loyales, et défend de les garder après être tuées, plus de deux jours en hiver ou un jour et demi en été, et de n'en vendre aucune sursemée.

29 mars 1551 — Arrêt du parlement portant que les bouchers seront tenus de fournir leurs boucheries, chaque jour, de chairs fraîches, nettes et non corrompues, *dûment visitées,* selon les arrêts de la Cour, sous peine de punition corporelle contre les contrevenants.

28 mars 1589. — Arrêt du parlement ordonnant que les jurés-bouchers seront tenus *de bien et duement visiter* les bêtes et surtout ne permettre qu'aucunes mortes ou malades soient vendues et débitées au peuple, pareillement les chairs trop gardées indignes d'entrer au corps humain.

1er juin 1782. — Les maîtres-bouchers ne pourront tuer et habiller que des bestiaux sains; défenses leur sont faites de vendre et de débiter des viandes gâtées et corrompues.

2 septembre 1806. — Arrêté de police autorisant les syndics à faire des visites chez les bouchers.

Il faut arriver au 25 mars 1830 pour trouver le document le plus complet concernant le régime et la discipline intérieure du commerce de la boucherie, document qui, nous écrit M. Nicol, inspecteur à Paris, régit toujours les abattoirs de cette ville. Nous aurons l'occasion de revenir sur cette ordonnance dont la teneur a servi de base dans toutes les villes à la rédaction des principaux arrêtés et règlements relatifs aux questions intéressant la boucherie.

La nécessité de l'inspection des viandes se fait encore mieux sentir lorsqu'on établit un rapprochement entre la nature de certaines maladies particulières aux animaux de boucherie et les affections que la viande de ces animaux peut faire naître chez l'homme.

Combien y a-t-il de gens qui ne connaissent la filiation entre le cysticerque du porc et le tœnia de l'homme ? N'est-il pas reconnu que la trichine peut communiquer à l'homme une maladie à forme typhoïde ? Les études récentes des virus, les expériences diverses d'inoculation n'autorisent-elles pas jusqu'à un certain point à redouter la transmission de la phthisie tuberculeuse de la vache à l'homme par l'usage des viandes provenant d'animaux phthisiques ? Fera-t-on jamais croire au public qu'il peut impunément manger de la viande provenant d'un animal reconnu enragé, ainsi que le veut M. Decroix ? Sans même invoquer ces affections si redoutables, en faveur du principe de l'inspection, les altérations des viandes par les causes si diverses de température, de maladies récentes ou anciennes, de conservation plus ou moins favorable ; celles accompagnées de la production de cryptogames favorisant l'apparition de maladies typhoïdes, de gastrites, de gastro-entérites, d'empoisonnements même ; tout cela, dis-je, ne révèle-t-il pas la nécessité de l'inspection !

De ce qui précède on peut aussi conclure qu'une inspection des viandes ne sera réellement efficace que lorsqu'elle sera confiée à un vétérinaire et que ce n'est que dans des *cas exceptionnels* qu'elle pourra être abandonnée à des anciens bouchers ou charcutiers dont la compétence pratique offrira aux consommateurs de réelles garanties. Ce principe irréfutable trouve encore sa sanction dans l'exemple que nous donnent certains États, voisins de la France.

Les Allemands, dont nous ne saurions, quoi qu'il en soit, méconnaître le sens pratique, ont institué le service de l'inspection des viandes dans des conditions qu'il n'est pas inopportun de citer et dont je dois les détails à notre savant collègue, M. Zundel, vétérinaire supérieur de l'Alsace-Lorraine.

Voici ce que m'écrit M. Zundel à ce propos : « Si l'inspection des viandes n'est pas organisée dans tous les États de l'Allemagne, elle est très-bien arrangée dans certains Etats, comme par exemple en Bavière ; assez bien aussi en Bade et Wurtemberg. — Le service se confond tout-à-fait avec le service ordinaire vétérinaire, et ce sont les vétérinaires de district ou de cercle qui en ont la première responsabilité. L'inspection des viandes en Bavière est générale : dans chaque commune, qu'il y ait un abattoir public ou particulier, il y a un inspecteur des viandes. Si dans la localité il n'y a pas de vétérinaire, c'est un particulier, artisan ou cultivateur, qui opère suivant des instructions spéciales ; et s'il trouve à l'inspection des organes quelque chose d'anormal, il doit sur le champ en donner avis au vétérinaire du district.

« Dans les abattoirs mêmes il y a ordinairement, à côté du vétérinaire inspecteur, quelques inspecteurs empiriques qui suivent les cas ordinaires et qui viennent prévenir le vétérinaire de tout ce qu'ils constatent d'anormal. En Suisse, ajoute M. Zundel, on a depuis long-temps, et dans presque tous les cantons, organisé un service d'inspection des abattoirs et boucheries qui est à peu près celui de la Bavière.»

Je dois à la complaisance de M. Van Hertsen, vétérinaire, inspecteur en chef de l'abattoir de Bruxelles, les quelques renseignements suivants sur l'organisation du service de l'inspection des viandes dans la capitale de la Belgique : « La surveillance est organisée d'une façon très-rigoureuse. Comme Inspecteur en chef de l'abattoir, des halles et boucheries de la ville, j'ai sous mes ordres, dit M. Van Hertsen, un inspecteur vétérinaire et trois experts-inspecteurs chargés de vérifier, chacun dans les marchés et boucheries de sa section, la salubrité de la viande exposée en vente. La plupart des autres villes du pays s'efforcent de suivre l'exemple de Bruxelles. »

A Liège, le service de l'inspection des viandes est également organisé et est confié à un médecin vétérinaire ; dans un opuscule qu'a bien voulu nous adresser M. Rémy, médecin-vétérinaire, nous avons lu que, dans le courant de l'année 1871, l'inspection des viandes n'avait pas saisi moins de 19,380 kilog. de viandes impropres à la consommation.

En France, bon nombre de villes ont créé l'emploi d'Inspecteur des viandes, et la plupart ont confié ce service à des vétérinaires, excepté cependant *certaine grande ville* du midi où ce poste était confié il y a quelques années à un....... maçon, excellent entrepreneur de bâtisses, et fut ensuite donné à un agriculteur, « fort honnête homme du reste, dit un de nos confrères, qualité pouvant très-bien coïncider avec l'ignorance de ce qu'on n'a jamais su. »

Cela dit, étudions les dispositions légales sur lesquelles repose en France l'institution du service de l'inspection des viandes.

Le service de l'inspection des viandes dans les différentes villes repose :

. 1° Sur des dispositions légales, communes à toute la France, appe-lées à protéger l'acheteur contre la mauvaise qualité de la chose vendue ;

2° Sur des arrêtés et ordonnances pris par les administrations muni-cipales et approuvés par les préfets, ces arrêtés et ordonnances repo-sant eux-mêmes sur les dispositions légales ayant trait à la matière.

Dispositions générales et communes. — En premier lieu on peut citer les articles suivants du Code pénal :

« *Art 475.* — Seront punis d'une amende depuis 6 fr. jusqu'à 10 fr. inclusivement...... ceux qui exposent en vente des comes-tibles gâtés, corrompus ou nuisibles. »

Art. 477. — Seront saisis et confisqués..... les comestibles gâtés, corrompus ou nuisibles ; ces comestibles seront détruits. »

Je citerai ensuite la *Loi du 27 mars 1851* s'exprimant ainsi :

« *Art. 1er.* — Seront punis des peines portées par l'article 423 du Code pénal (emprisonnement de trois mois au moins, un an au plus).......   .

« Ceux qui vendront ou mettront en vente des substances ou denrées alimentaires qu'ils sauront être falsifiées ou corrompues.......

« Seront punis d'une amende de 16 à 25 fr. et d'un emprisonnement de six à dix jours, ou de l'une de ces deux peines seulement, suivant les circonstances, ceux qui, sans motifs légitimes, auront dans leurs magasins, boutiques, ateliers ou maisons de commerce, ou dans les halles, foires ou marchés, soit des poids ou mesures faux...... soit des substances alimentaires qu'ils sauraient être falsifiées ou corrompues. Si la substance est nuisible à la santé, l'amende pourra être portée à 50 fr. et l'emprisonnement à quinze jours. Les objets dont la vente, usage ou possession constitue le délit, seront confisqués. »

C'est évidemment en se basant sur toutes ces données légales que les autorités communales ont réglé d'une manière complète les différents points du service de l'inspection des viandes dans les villes confiées à leur administration.

Ce n'est pas ici le lieu d'étudier l'étendue des pouvoirs municipaux lorsqu'il s'agit de réglementer le service de l'inspection ; qu'il me suffise de dire que l'autorité exerce ces pouvoirs en vertu de la loi du 16-24 août 1790 et du décret du 19-22 juillet 1791 ; que, de plus, l'article 471 du Code pénal punit d'amende ceux qui contreviendraient aux règlements faits par l'autorité administrative, et ceux qui ne se sont pas conformés aux arrêtés publiés par l'autorité municipale.

Ne pouvant m'arrêter sur les dispositions prises par chaque administration locale, je ne ferai connaître, comme étude comparative, que la réglementation adoptée à Paris et à Bordeaux. Cette étude permettra de juger dans quel sens doivent être dirigées les mesures à prendre en vue de faire rendre à l'inspection des viandes tous les services que l'on peut en attendre.

Observons tout d'abord que notre intention n'est pas de faire ici la critique de l'ordre de choses admis sur le marché et dans l'abattoir de la capitale ; nous sommes en ce moment à la recherche de la meilleure solution possible à donner aux questions intéressant l'inspection des viandes, et pour cela faire, nous devons étudier et comparer ce qui existe avec ce que nous croyons qu'il y aurait de mieux à faire. Nous prions donc nos lecteurs de nous croire animé des meilleures intentions possibles.

On sait qu'à Paris le marché général aux bestiaux se tient à La Villette, sur un vaste emplacement dont les dispositions réunissent les meilleures conditions possibles à tous les points de vue. Espace, luxe, commodités de tous genres : tout y est réuni à l'avantage des vendeurs et des acheteurs.

L'ouverture du marché de La Villette a eu lieu le 21 octobre 1867.

Aux marchés de La Villette sont attachés deux inspecteurs, dont l'un vétérinaire, avec le titre d'inspecteurs principaux. Placés immédiatement dans le ressort de la Préfecture de police, ces agents sont particulièrement chargés de la surveillance de la mise à exécution des arrêtés et règlements de police concernant le marché aux bestiaux ; de plus, ils tiennent comme une sorte de comptabilité des matières des approvisionnements du marché, de leur nature, de leur qualité et des prix moyens de vente du bétail sur pied.

Parmi les prescriptions édictées par l'ordonnance de police du 25 mars 1830, qui régit encore aujourd'hui le marché de La Villette, on trouve les deux articles suivants dont l'exécution paraîtrait naturellement devoir appartenir aux inspecteurs principaux :

« *Art. 174.* — Les bestiaux seront visités avant l'ouverture de la vente, pour s'assurer s'ils sont ou non susceptibles d'être vendus à la boucherie. »

« *Art. 175.* — Les bestiaux qui n'auront pas l'âge requis ou qui seront trop maigres pour être livrés à la boucherie, seront exclus du marché. »

Mais il faut convenir que la quantité considérable d'animaux présents à chaque marché, eu égard au nombre des inspecteurs et au peu de temps dont ils pourraient disposer pour effectuer la visite de ces animaux, rend cette visite tout à fait impossible, et cependant « cette prescription, dit Bizet dans son ouvrage sur le commerce de la boucherie et de la charcuterie en France, est d'une grande sagesse ; suivie rigoureusement, exécutée par des hommes experts dans la matière, elle aurait pour résultat de garantir la salubrité de toutes les viandes livrées à la consommation.

Cette première partie du service de l'inspection des viandes à Paris laisse donc à désirer, et cela d'autant plus que les conditions faites aux inspecteurs attachés à l'abattoir proprement dit rendent fort difficile l'examen des animaux abattus.

L'abattoir général de Paris est situé également à La Villette, près du marché aux bestiaux, dont il n'est séparé que par le canal de l'Ourcq.

Quoique la communication ait été établie entre ces deux établissements, il n'en résulte pas moins, par le fait de cette limite naturelle, une véritable indépendance entre les services de l'un et de l'autre ; à tel point que les attributions des inspecteurs du marché aux bestiaux ne s'étendent pas au-delà de ce marché.

Les inspecteurs spécialement affectés à l'abattoir sont au nombre de quatre, et leurs attributions sont réglées également par l'ordonnance du Préfet de police du 25 mars 1830 dans la disposition suivante :

« TITRE Ier, art. 7. — Il y aura *six* inspecteurs de la boucherie, et plus s'il est nécessaire, *pour surveiller toutes les contraventions aux règlements qui pourront se commettre*, réprimer le mercandage et concourir, avec le syndicat, à l'exécution de toutes les mesures jugées nécessaires dans l'intérêt général.......

« L'Inspecteur de police constatera le fait de la mort des bestiaux morts naturellement dans les abattoirs. Les inspecteurs de la boucherie les enverront à la ménagerie, ainsi que toutes les viandes (dans quelque lieu qu'ils les trouvent) *qu'ils reconnaîtront ne pouvoir être livrées à la consommation*. Le procès-verbal sera transmis au président du tribunal de commerce, qui nommera deux artistes vétérinaires, l'un pour le boucher, l'autre pour le vendeur, aux fins de procéder à l'autopsie de l'animal et de constater les véritables causes de sa mort. »

Un premier fait ressort de cette organisation : c'est que les inspecteurs de l'abattoir ont autant pour mission de surveiller les contraventions aux règlements de police que de visiter les viandes abattues.

En second lieu, on remarque que parmi les inspecteurs opérant à l'abattoir il n'existe pas de vétérinaire proprement dit : Du reste, l'art. 10 de l'Ordonnance de police de 1830 a même pris le soin de délimiter la catégorie dans laquelle doivent être pris ces inspecteurs. « Comme il est essentiel, dit cet article, que tous les employés de la boucherie connaissent cet état pour bien remplir leur service dans l'intérêt général, ils seront choisis parmi d'anciens bouchers ou fils d'anciens bouchers qui posséderont l'estime du commerce. »

On peut donc dire que, en cas de difficulté, ces juges en première instance appartiennent à la classe des gens dont ils sont appelés à apprécier les faits et gestes, et qu'il n'est fait appel aux lumières de la science vétérinaire qu'en cas de contestation entre les inspecteurs ou le boucher et le vendeur.

J'ai eu l'honneur et le plaisir d'être reçu par MM. les Inspecteurs des abattoirs de La Villette, et je puis dire qu'ils m'ont paru être aussi compétents que peuvent l'être des praticiens ayant chaque jour l'occasion d'assister à l'abatage d'une grande quantité d'animaux. Je vais même plus loin, car je pose en principe que ces honorables praticiens ont acquis une rectitude de jugement et d'appréciation qui manque à la plupart des vétérinaires n'ayant pas passé par cet immense laboratoire, ce grand amphithéâtre que l'on appelle un abattoir. Je ne crois blesser aucun de mes confrères en parlant de la sorte, car c'est de la bouche d'un grand nombre d'entre eux que j'ai entendu sortir cet aveu, et l'un de nos grands maîtres de la science m'écrivait dernièrement que « les vétérinaires ont intérêt à être initiés à des connaissances trop étrangères à la plupart d'entre eux, faute d'un enseignement qui jusqu'à présent ne leur a pas été donné. »

Mais on conviendra aussi que si, placés dans des conditions d'études aussi belles, un ou plusieurs vétérinaires étaient attachés à l'inspection des viandes à l'abattoir de La Villette, ces hommes de la science, dont le savoir eût été préalablement et officiellement reconnu par la voie d'un concours, ne manqueraient pas au bout d'un certain temps d'acquérir une dose de connaissances pratiques d'autant meilleures qu'elles seraient raisonnées et qu'elles s'appuieraient sur ce canevas que l'on appelle la *méthode*, guide indispensable à toute étude que l'on veut rendre fructueuse et pour soi et pour ceux qui nous entourent. Quel puissant moyen d'étude pour celui qui, ayant remarqué plusieurs fois sur le marché aux bestiaux un ou plusieurs sujets, les a soigneusement examinés de leur vivant, puis les a suivis jusqu'à l'abattoir, pour contrôler *de visu* le côté juste ou faux de son appréciation? Qui donne au boucher cette sûreté d'appréciation, ce coup d'œil si remarquable pour juger un animal vivant au point de vue de son poids et de son rendement probable, si ce n'est l'obligation dans laquelle il est chaque jour d'assister à l'ouverture des sujets dont il a fait choix? Quelle est donc l'école où les sujets d'étude abondent plus qu'à un abattoir; et si tout cela est vrai, pourquoi priver la science et la pratique d'observations qui ne peuvent être recueillies que par un homme jouissant de la compétence voulue pour en tirer le meilleur parti possible?

Tel doit être à mon avis le rôle du vétérinaire inspecteur de la boucherie, et voilà pourquoi il y a lieu de s'étonner de ne pas voir de vétérinaire attitré à l'abattoir de La Villette.

Il resterait maintenant à examiner si les dispositions matérielles de l'abattoir de La Villette rendent facile l'inspection des viandes abattues. A ce point de vue, je crois que la grande surface d'abatage, représentée par les échaudoirs et l'isolement respectif de chacun de ces échaudoirs, rend cette inspection difficile, à moins d'avoir recours à l'emploi d'un personnel plus nombreux que celui qui existe actuellement ; mais, sur ce point de la question, je ne saurais invoquer de plus grande vérité que celle renfermée dans ce vieil adage : *qui veut la fin veut les moyens...*

Sur les halles et marchés de l'intérieur de Paris, le service de l'Inspection est plus complet que partout ailleurs. L'inspection des viandes est confiée à un vétérinaire ayant le titre d'inspecteur principal de la boucherie et dont le bureau est à la halle aux grains et farines. Cet inspecteur principal est secondé par seize inspecteurs-adjoints ayant comme lui pour mission de vérifier les viandes partout où leur vente est susceptible de s'effectuer : halles, marchés, ventes à la criée, boucheries particulières, etc. Ces inspecteurs-adjoints sont pris préférablement, ainsi que le veut l'article 10 plus haut cité, parmi d'anciens bouchers ou charcutiers ; toutefois, on compte en ce moment, mais exceptionnellement, parmi eux quatre vétérinaires ayant plus particulièrement pour mission la visite des étaux où se vend la viande de cheval.

Les attributions des inspecteurs de boucherie proprement dits sont réglées par l'ordonnance de police du 25 mars 1830, art. 7, comme celles des inspecteurs attachés à l'abattoir ; ils font, comme ceux-ci, partie du personnel relevant de la préfecture de police; de plus, une disposition spéciale d'une ordonnance du 21 mai 1849 leur sert de guide dans l'appréciation des viandes à la criée :

« *Art. 6.* — Avant leur exposition en vente, ces viandes seront examinées, et celles qui seront trouvées gâtées, corrompues ou nuisibles seront saisies et détruites. »

En somme, on ne peut nier que l'organisation du service de l'inspection des viandes à Paris est incomplète et qu'elle pèche surtout par le mélange des attributions accordées au personnel qui compose ce service. On comprend, en effet, que la situation faite aux inspecteurs à Paris, est telle qu'ils sont à la fois des représentants de la police et des hommes spéciaux pour l'appréciation des viandes, et que de ce mélange d'attributions ressort une organisation qui doit pêcher nécessairement par le côté le plus important, à savoir le côté scientifique. On peut aussi ajouter que ce qui manque à ce service, c'est l'unité d'action, c'est cette corrélation indispensable entre la visite des animaux sur pied et celle des animaux abattus : c'est enfin cet ensemble de dispositions réglementaires nécessaires pour que rien n'échappe à l'inspection : animaux vivants, animaux morts, viandes à l'étal, viandes foraines, etc. Ce qu'il faudrait ensuite c'est que cet ensemble de travail se trouvât centralisé entre les mains d'un vétérinaire chef de service, assisté dans sa mission par des vétérinaires placés dans chacun des endroits où, si je puis parler ainsi, s'exploite en grand la chair animale et ayant sous leurs ordres des praticiens habiles et expérimentés. Ainsi serait constitué,.en cas de difficulté, comme une sorte de tribunal arbitral compétent, pouvant toujours opérer dans les meilleures conditions voulues dans l'intérêt du producteur, du consommateur et du boucher. Telle est l'organisation que nous avons rêvée pour l'inspection des viandes à Paris, tout en nous plaisant à rendre justice aux efforts des agents qui aujourd'hui sont chargés de ce service si difficile, dans une cité aussi grande et dont la population est appelée à consommer des quantités prodigieuses de viandes venant un peu de partout et après avoir passé par des mains habiles à faire disparaître les causes appréciables d'insalubrité.

Résumons maintenant les bases sur lesquelles repose le service de l'inspection des viandes à Bordeaux.

A *Bordeaux*, le service de l'inspection des viandes est confié, depuis le 1er novembre 1872, à un vétérinaire nommé après un concours ayant porté sur des questions se rattachant particulièrement à l'étude des maladies susceptibles de nuire à la qualité des viandes de boucherie. Ce vétérinaire prend les titres de *Vétérinaire de la Ville, Inspecteur général du service des viandes;* il est tenu de loger à l'abattoir et l'*exercice de toute clientèle médicale lui est formellement interdit.*

Ses attributions, longuement définies par des arrêtés municipaux, s'étendent : 1° à la visite des animaux vivants amenés sur le marché au bétail ; 2° à la visite des bestiaux amenés à l'abattoir pour s'assurer s'ils sont sains et peuvent être livrés à la consommation ; 3° à la visite des animaux abattus pour s'assurer de l'état des chairs et issues ; 4° à la visite des viandes foraines amenées en ville et devant servir à la consommation locale ; 5° à la visite des étaux des bouchers et charcutiers exerçant en ville, afin de s'assurer de la bonne qualité des viandes exposées en vente; 6° à la visite des viandes colportées en ville par des marchands circulant en quête d'acheteurs ; 7° à la visite des viandes destinées aux hospices et à la troupe, etc. Il est en outre chargé de la surveillance générale du marché au bétail, au point de vue de l'hygiène publique et de celle des animaux, comme aussi de rechercher et de signaler à l'administration les abus commis et les améliorations qu'il croirait utile d'introduire dans le régime de cet établissement.

L'inspecteur général du service des viandes est assisté de *cinq con-*

trôleurs, dont quatre sont à tour de rôle répartis pendant la durée d'un mois sur les principaux marchés de la ville et à l'abattoir pour effectuer l'inspection des viandes tant sur ces marchés que dans les boucheries; le cinquième, spécialement affecté à l'inspection des viandes de porc, demeure constamment à l'abattoir et a pour devoir de ne laisser sortir aucun porc tué dans l'établissement sans, au préalable, l'avoir reconnu sain et l'avoir revêtu de son estampille. La responsabilité morale des saisies incombe à l'inspecteur général, mais les contrôleurs peuvent arrêter toute marchandise qu'ils croient impropre à la consommation. Enfin, disposition admise par l'administration supérieure et que l'on ne saurait trop louer dans l'intérêt du service, *les décisions prises par le vétérinaire inspecteur général du service des viandes, sont sans appel.* On comprend, du reste, que cette manière d'opérer est la conséquence naturelle des garanties dont s'est entourée l'administration municipale en instituant le concours pour la nomination au poste d'inspecteur général du service.

Le service de l'inspection des viandes, à Bordeaux, repose sur les dispositions administratives suivantes :

A. — MARCHÉ AU BÉTAIL. — « 1° *Arrêté* portant règlement sur le marché général aux bestiaux, du 20 décembre 1856 :

« TITRE III. — *Art. 27.* — Le médecin-vétérinaire du marché aux bestiaux sera tenu d'examiner tous les animaux amenés à la vente ; il visitera tous les jours les parcs et les bouveries, et prescrira toutes les mesures hygiéniques qu'il croira utiles à la santé des animaux et à la salubrité de l'établissement.

« Il remplira ponctuellement les obligations qui lui sont imposées par le présent arrêté. »

« TITRE IV. — *Art. 33.* — Après qu'ils auront été déclarés, et aussitôt qu'ils auront été visités par le médecin-vétérinaire, chaque animal douteux ou malade sera marqué, savoir :

« Ceux dont la qualité sera douteuse ou qui seront supposés atteints de quelque vice ou maladie, d'un D (douteux). Ceux-ci ne pourront être abattus qu'à l'abattoir général. — Le médecin-vétérinaire sera appelé à faire un nouvel examen pour décider si la viande peut être livrée à la consommation ou si elle doit être enfouie.

« Tout animal reconnu impropre à l'alimentation pour cause de maladie, sera marqué R (refusé). Il sera séquestré en fourrière séparée, et le propriétaire déféré, s'il y a lieu, aux tribunaux. La bête abattue sera enfouie.

« Tout animal reconnu impropre à l'alimentation pour cause de maigreur, sera marqué R M (refusé maigre). Il sera remis à son propriétaire qui devra immédiatement le faire conduire hors barrière, et justifier de sa sortie par une attestation de l'octroi. »

D'autres articles de l'arrêté en question s'ajoutent à ces premières dispositions, tels sont ceux relatifs aux vaches reconnues pleines; à l'âge des veaux conduits au marché; aux porcs reconnus atteints de ladrerie, etc., etc.

B. — VIANDES MORTES INTRODUITES EN VILLE. — « *Art. 82.* — Les viandes mortes seront présentées avec le passe-debout de l'octroi, au bureau de l'inspection des viandes, jusqu'à nouvel ordre établi au marché de la criée. »

« *Art. 83.* — Les viandes, si elles sont reconnues saines, pourront être portées sous les halles des marchés au détail ou chez les bouchers et charcutiers de la ville, ou bien enfin être vendues à la criée si c'est la destination qu'a voulu leur donner leur propriétaire. »

« *Art. 84.* — Celles de ces viandes qui seraient déclarées impropres à l'alimentation, parce qu'elles proviendraient d'animaux malsains ou trop maigres, seront saisies; les propriétaires de ces viandes seront déférés à l'autorité judiciaire. »

Je dois, avant de poursuivre cette étude, faire observer que l'arrêté du 20 décembre 1856 ayant été pris à une époque où l'inspection des viandes n'était pas aussi bien organisée qu'elle l'est aujourd'hui, plusieurs de ses dispositions ont été modifiées depuis par des arrêtés postérieurs; d'autres ne tarderont pas à l'être en raison des difficultés que rencontre leur application.

Abattoir et Marchés. — L'inspection des viandes proprement dite s'exerce sur celles provenant d'animaux abattus à l'abattoir public et celles abattues en dehors de la ville ou viandes foraines.

A. — ABATTOIR. — Les règles à suivre concernant les animaux abattus à l'abattoir public sont particulièrement mentionnées dans les articles suivants de l'arrêté municipal du 10 mars 1864 :

« *Art. 5.* — Les bestiaux amenés à l'abattoir ne pourront être admis dans les étables, bouveries et porcheries, aux places qui seront désignées par le Directeur, qu'après avoir été visités par les agents de l'autorité qui s'assureront si chaque animal est sain et peut être livré à la consommation. La visite aura lieu tous les jours. Tout animal reconnu malsain sera provisoirement séquestré, et il en sera référé au maire, qui prescrira telles mesures que les circonstances exigeront. »

« *Art. 10.* — Après l'abatage, les animaux devront être visités de nouveau par les inspecteurs des viandes, qui s'assureront de l'état des chairs et issues. Si elles sont reconnues impropres à la consommation, procès-verbal en sera dressé par les inspecteurs, en présence du propriétaire de l'animal, pour être ensuite, s'il y a lieu, statué ce que de droit par les tribunaux compétents. Ces viandes, chairs et issues, seront enfouies, sous la surveillance de l'autorité, aux frais des propriétaires. »

« *Arrêté du 2 mars 1875. — Art. 1er*. — Tout porc abattu à l'abattoir et reconnu propre à la consommation sera marqué, par les agents du service de l'inspection des viandes, d'une estampille spéciale, portant les lettres V B. Cette estampille sera apposée sur les parties les plus apparentes de l'animal.

« *Art. 2*. — Aucun porc abattu ne pourra être enlevé de l'abattoir s'il ne porte la marque de l'estampille.

B. — VIANDES FORAINES. — L'inspection des viandes foraines est réglée par les arrêtés des 25 avril 1866 et 30 mai 1874.

« *Arrêté du 25 avril 1866. Art. 3*. — Pour pouvoir entrer en ville, les viandes foraines seront escortées par une *conduite* obligatoire et gratuite de l'octroi. Elles seront portées immédiatement à l'un des bureaux d'inspection, et il est expressément interdit de les détourner de leur direction pendant le trajet, ou de retarder leur arrivée sous quelque prétexte que ce soit. »

« *Art. 6*. — Il est défendu d'introduire à Bordeaux aucune espèce de viande malsaine ou impropre à la consommation.

« *Art. 7* — Lorsque les viandes inspectées auront été reconnues propres à la consommation, elles seront marquées par les inspecteurs d'une estampille portant les lettres V B (vu bon). Quant à celles qui seraient déclarées impropres à l'alimentation, il sera procédé à leur égard, et à l'égard des propriétaires, conformément aux dispositions de l'article 10 de l'arrêté du 10 mars 1864. »

« *Arrêté du 30 mai 1874. — Art. 1er*. — A partir de la publication du présent arrêté, les bouchers forains seront tenus d'apporter leurs viandes coupées, savoir :

« Les bœufs et les vaches, par quartiers, *les poumons attenant à l'un des quartiers de devant ;* les veaux par moitiés ou par quartiers. Ils pourront apporter les moutons entiers ou par quartiers et les agneaux entiers.

Colportage des viandes. — Le colportage des viandes de boucherie étant autorisé par un arrêté du 15 juin 1872, les articles 5 et 6 de cet arrêté ont pourvu à la nécessité du contrôle de l'inspection, de la manière suivante :

« *Art. 5*. — Il est défendu de colporter de la viande insalubre. Toute viande reconnue impropre à la consommation sera saisie et détruite. Procès-verbal de la saisie sera dressé, pour être ensuite statué, s'il y a lieu, ce que de droit par les tribunaux compétents. »

« *Art. 6.* — Il ne pourra être colporté d'autre viande que celle qui aura été préalablement soumise au contrôle des agents de l'administration, soit à l'abattoir, soit dans les marchés de la ville ou autres lieux désignés à cet effet. »

Telles sont les bases sur lesquelles la municipalité de Bordeaux a institué le service de l'inspection des viandes. Je n'ai aucun droit pour m'attribuer un mérite quelconque dans cette institution ; aussi suis-je tout à fait autorisé à exprimer combien sont grands les résultats auxquels elle permet d'arriver dans l'intérêt de l'hygiène publique. Qu'il me soit permis seulement d'insister sur ce principe de la nomination au concours du vétérinaire, inspecteur général de la boucherie, et de dire combien il est à désirer que ce principe reçoive son application dans toutes les villes un peu importantes.

A Lyon, le service de l'inspection des viandes ne comprend que deux agents, savoir : un inspecteur principal et un inspecteur pour les abattoirs et marchés. On s'explique jusqu'à un certain point que la présence d'une école vétérinaire dans la seconde ville de France y rend à peu près inutile la création d'un vétérinaire, inspecteur des viandes.

Toutefois, et comme pour faire ressortir certaines bizarreries d'organisation, alors qu'à Paris l'inspection des viandes de troupes est confiée à un officier d'administration, à Lyon, au contraire, ce service est effectué par un vétérinaire.

Dans quelques villes d'une importance moindre que les grandes cités dont nous venons de parler, le vétérinaire inspecteur attaché aux abattoirs et marchés est astreint à effectuer certaines visites journalières, mais exerce ses fonctions administratives concurremment avec l'exercice de sa profession médicale. On comprend, du reste, qu'il ne puisse en être autrement, car les émoluments attachés au poste d'inspecteur des viandes dans de petites villes sont relativement trop minimes pour fournir à cet inspecteur des moyens suffisants d'existence. J'ai vu dans plusieurs villes ces fonctions remplies par d'anciens vétérinaires militaires pour lesquels l'allocation communale s'ajoutait aux ressources dont ils disposaient déjà en vertu de leur pension de retraite et de leur décoration.

Essayons maintenant de faire ressortir l'étendue du rôle dévolu à l'inspecteur des viandes dans l'intérêt de la production et de la consommation.

Dans son *Traité de police sanitaire des animaux domestiques*, M. Reynal, directeur de l'École vétérinaire d'Alfort, a cru devoir formuler son opinion sur l'objet de l'inspection des viandes de la manière suivante :

« Le seul objet de l'inspection des viandes, dit M. Reynal, dans les abattoirs publics ou sur les marchés, devrait être de déterminer quelles sont celles qui, par leurs qualités, peuvent nuire à la conservation de la santé publique, afin de faciliter l'application des règlements municipaux sur la police de la salubrité. Dans ces limites, elle aurait une utilité incontestable. En l'état des choses, elle ne se borne point à cela. Les inspecteurs ont une tendance naturelle à outrepasser ces limites, *à se substituer à l'initiative des intérêts privés*, à se préoccuper, par exemple, de la valeur nutritive des diverses sortes de viande, et à user de l'autorité que leur donne la fonction qu'ils exercent pour distraire de la consommation les viandes qu'ils jugent comme étant de qualité inférieure. Ils y sont encouragés par le préjugé qui porte nos populations à exagérer le plus souvent la protection ou la tutelle qu'il y a lieu de demander au gouvernement ou à l'administration. »

Continuant dans le même ordre d'idées, l'auteur ajoute : « Porter atteinte à la fortune publique sans que la nécessité en soit bien démontrée, ce serait déjà commettre une faute ; mais lorsque cette faute a, en outre, pour conséquence de restreindre la source où se puise la force des populations, c'est-à-dire celle de la nation, elle est doublement regrettable. »

Et plus loin : « Le rôle de l'inspection nécessite, de la part du fonctionnaire appelé à l'exercer, des connaissances profondes, étendues, variées auxquelles les études des vétérinaires peuvent seules préparer suffisamment. »

Quelque respect que je professe pour l'auteur des lignes qui précèdent, j'avoue ne pas partager complètement sa manière de voir au sujet des attributions qu'il veut bien accorder aux inspecteurs des viandes, ou tout au moins l'esprit qui paraît avoir présidé à la rédaction de ces lignes.

Je crois que notre divergence d'opinion tient particulièrement à ce que l'honorable directeur d'Alfort méconnaît un peu les conditions pratiques si difficiles dans lesquelles s'exercent les fonctions d'inspecteur de la boucherie. Du reste, il faut avouer que bon nombre de vétérinaires ne se rendent pas compte de ces difficultés pratiques et émettent à ce sujet des appréciations qui leur sont *exclusivement* inspirées par les données pathologiques qu'ils ont puisées dans leur enseignement vétérinaire. C'est là un tort, et un grand tort que je vais essayer de faire comprendre le mieux qu'il me sera possible.

Pour bon nombre de vétérinaires, un animal de boucherie ne peut réellement être considéré comme insalubre qu'autant que l'autopsie qui en est faite démontre l'existence de lésions *spécifiques* suffisantes pour donner à la viande du sujet des propriétés nuisibles à la santé. C'est ainsi que l'on s'accordera généralement à éloigner de la consommation les sujets atteints d'affections charbonneuses, par exemple. A priori, ce raisonnement paraît irréfutable, et il est certain qu'à ce compte fort peu de maladies sont de nature à entraîner la saisie des viandes, parce que fort peu d'entre elles sont de nature à communiquer à la viande des propriétés malfaisantes, inhérentes à l'essence même de la maladie.

Mais n'y a-t-il donc que ces affections spéciales, à nature virulente, contenant un *germe transmissible*, auxquelles on puisse attribuer la propriété de rendre la viande insalubre ? Nous ne le croyons pas, et nous sommes persuadé que tous les vétérinaires et tous les praticiens qui ont suivi de près et pendant quelque temps les travaux d'un abattoir partagent notre manière de voir. Considérez-vous, par exemple, comme pouvant être livrés à la consommation ces sujets chez lesquels on rencontre les lésions caractéristiques de la *péritonite chronique* avec fausses membranes, adhérences, épanchement, infiltration séreuse des muscles abdominaux et par dessus tout *maigreur extrême*, conséquence des souffrances que le malade a eu à endurer ? Voyez cette viande pâle, décolorée, molle, de laquelle suinte un liquide clair répandu partout, s'épanchant à la coupe ; direz-vous qu'elle est bonne parce qu'elle ne recèle pas un élément virulent, contagieux, transmissible par ingestion ; elle est maigre, et pourquoi est-elle maigre, n'est-ce pas parce qu'elle a souffert, et si elle a souffert, c'est qu'il y a eu *fièvre*, état de consomption pendant lequel l'animal s'est *brûlé* lui-même, pour l'élément carboné être remplacé dans des proportions bien supérieures par l'élément aqueux, *l'eau,* cette matière qui se paie ainsi bien cher la livre et dont l'abondance ne peut que nuire à la santé du consommateur.

Mais, dira-t-on, l'exemple invoqué n'est pas convaincant parce qu'il est choisi parmi les affections les plus graves laissant après elles des traces sur la nature et les effets desquelles il n'y a pas à discuter... Soit... Prenons donc un cas plus simple en apparence et dont les conséquences peuvent être autant, si ce n'est même plus sérieuses, au point de vue de la santé du consommateur. Ce cas, je le trouve tout tracé dans l'extrait suivant emprunté au *Recueil de médecine vétérinaire,* n° de mars 1875.

Au mois de *septembre,* un bœuf météorisé est abattu et saigné à la campagne par un *valet de ferme* en attendant l'arrivée du boucher. Celui-ci arrive *quatre heures* après l'abatage et procède à la préparation de l'animal suivant le mode habituel. Mais le lendemain, ce bœuf, n'ayant pu être vendu sur place, est coupé en *morceaux* par un homme *étranger au métier de la boucherie*, puis expédié à Paris dans des paniers et cela par un temps *chaud et mou*.

Arrivée à Paris, *la viande est saisie*. J'avoue que cette saisie ne m'étonne pas du tout et je dis que j'en aurais probablement fait autant que l'inspecteur en tant qu'acte de sévérité.

Je signalerai seulement à ce propos un écueil que doit éviter un inspecteur des viandes : je veux parler du motif invoqué et *affirmé* dans la circonstance comme ayant provoqué la saisie. L'inspecteur de Paris devait en effet se contenter de saisir la viande sans avancer qu'elle provenait d'un animal *ayant longtemps souffert de la fièvre*, car en règle générale un inspecteur qui se trouve en présence d'une viande altérée, mais qui n'a pu constater la maladie ou la cause matérielle de l'altération, ne doit pas affirmer dans un rapport à l'autorité un fait dont il n'a pu acquérir la certitude. Il ne doit pas oublier que son appréciation peut, comme cela est arrivé pour le cas dont je parle, avoir des conséquences très graves, et pour le propriétaire ou boucher dont il suspecte ainsi sans raison la loyauté, et pour lui-même.

Cela dit, je reviens à la viande en question.

Il peut paraître sans doute extraordinaire à certains vétérinaires d'entendre dire que de la viande provenant d'un bœuf sacrifié pour cause de *météorisation* puisse être distraite de la consommation ; on cherche l'élément virulent ou le principe quelconque qui dans la météorisation peut donner à la viande des propriétés malfaisantes ; on ne voit qu'un dégagement de gaz ne pouvant passer au travers du rumen et conséquemment atteindre la viande, et l'on ne peut croire à la saisie de la dite viande pour cause d'insalubrité.

Et pourtant, rassemblons les circonstances qui ont précédé et accompagné l'envoi de cette viande à Paris et nous jugerons ensuite :

1° *Viande provenant d'un sujet météorisé.* — La météorisation subsistant pendant un certain temps entraîne un état congestionnel général, une coloration foncée des poumons, du foie, de la rate, du *système musculaire*, du tissu cellulaire sous-cutané et jusque dans le cerveau et les méninges. Certes, que le sujet ayant été saigné avant la mort, ces caractères congestionnels devaient être moins apparents ; mais incontestablement ils devaient exister, et cela d'autant plus que la saignée n'a été faite qu'après des tentatives effectuées en vue de combattre la météorisation.

2° *Le sujet a été saigné par un homme étranger au métier de boucher ;* d'où il est permis de croire à une saignée incomplète et conséquemment à une raison s'ajoutant à la première pour expliquer la présence d'une certaine quantité de sang anormale au sein des tissus.

3° *La viande est coupée en morceaux par une personne également étrangère à la boucherie ;* tout porte donc à croire qu'elle fut mal travaillée, les os plus ou moins brisés et les muscles plus ou moins *hachés.*

4° La viande, *ainsi travaillée,* est expédiée à Paris *dans des paniers* où elle est accumulée par morceaux, et cela par une *température chaude et molle*

Or, je demande si ne se trouvent pas réunies dans cette expédition toutes les conditions les plus favorables possibles à une *fermentation* et par suite une *décomposition* des solides et des liquides constituant le tissu musculaire. De là l'aspect foncé, l'odeur repoussante, l'apparence répugnante, la consistance molle de cette viande, et conséquemment une impossibilité matérielle de la livrer à la consommation.

Ainsi voilà un bœuf sacrifié pour météorisation et dont la viande a contracté par le fait même de la météorisation une prédisposition à la décomposition putride, c'est-à-dire à devenir une cause d'empoisonnement que n'ont fait qu'augmenter les mauvaises conditions qui ont présidé à l'abatage de l'animal, à la préparation et à l'expédition de la viande à Paris ; voilà une maladie, primitivement cause du sacrifice de l'animal, qui, envisagée *essentiellement* au point de vue de ses causes et de sa manifestation sur l'organisme, n'est pas de nature à communiquer à la viande des propriétés insalubres dans le sens généralement accordé à cette expression, et qui devient une cause d'insalubrité par cela même qu'elle peut faire naître une prédisposition à une décomposition cadavérique d'autant plus certaine que les conditions dans lesquelles la viande sera placée seront plus mauvaises.

Eh bien, nous le disons sans aucune idée préconçue, c'est là un de ces faits qui se renouvellent à chaque instant dans l'appréciation des viandes de boucherie et qui nécessitent, de la part de l'Inspecteur, un ensemble de connaissances pratiques que l'on ne peut acquérir qu'en fréquentant assidûment un abattoir, en assistant au sacrifice de nombreux animaux, parmi lesquels on rencontre bien des lésions diverses, de telle façon que l'on arrive à commettre le moins d'erreurs possible et, dans tous les cas, à ne se prononcer qu'avec la plus grande circonspection.

Nous pourrions multiplier à l'infini les faits du même genre nécessitant une appréciation sérieuse et raisonnée de l'Inspecteur des viandes. Je n'ajouterai que quelques mots pour compléter mon argumentation, relative à l'étendue du rôle de l'Inspecteur.

L'honorable M. Reynal établit que c'est à tort que les inspecteurs des viandes se prononcent sur la valeur nutritive des diverses sortes de viande. Je crois, moi, qu'indépendamment de l'obligation qui est faite à l'Inspecteur dans certaines villes, à Bordeaux par exemple (art. 84 du règlement), de ne pas accepter les viandes trop maigres, il est de son devoir de ne pas laisser vendre au public, à quelque bas prix que ce soit, de la viande que lui, Inspecteur, sait parfaitement ne renfermer aucun élément nutritif. Je dis même que les idées de soi-disant philanthropie qui pousseraient à agir autrement ne tendraient rien moins qu'à abuser de la confiance et de la bourse de gens qui, s'ils ne peuvent consacrer qu'une petite somme à l'acquisition d'un morceau de viande, ont besoin, par la nature particulière de leurs travaux journaliers, de rencontrer dans cette viande les forces qu'ils perdent par un travail laborieux. Quelle est donc la localité où la population, sachant qu'on lui vend de la viande maigre et sans valeur nutritive, ne songerait pas à accuser l'Inspecteur de la boucherie d'incapacité ou de... complaisance !

Je répéterai ici ce que j'ai dit dans une autre circonstance : l'Inspecteur de la boucherie qui joint à ce titre celui de vétérinaire a, à chaque instant, dans une grande ville, sa responsabilité engagée vis-à-vis de l'administration municipale chargée de veiller aux intérêts des consommateurs. A chaque instant on invoque son diplôme *de capacité* pour prouver à la population que la viande qu'elle consomme est bonne ; il est comme une sorte de bouclier destiné à protéger la municipalité contre les mauvaises intentions que, de nos jours plus qu'à toute autre époque, on est disposé à lui attribuer à l'égard des pauvres, à l'égard de la classe ouvrière.

Mais, dit-on, agir de la sorte, refuser les animaux trop maigres, c'est porter atteinte à la fortune publique. A cela je réponds que la fortune publique ne se mesure pas à la quantité plus ou moins considérable de bêtes étiques dont on est disposé à encombrer les marchés d'approvisionnement. La vraie fortune publique ne peut reposer non plus sur le bien-être acquis par ces trafiqueurs de chair animale, par ces êtres mercantiles qui spéculent sur l'une des nécessités les plus importantes de la vie humaine.

Dans la matière, la véritable fortune publique s'accroîtra d'autant plus qu'elle reposera sur une production plus abondante de viande de bonne qualité et non sur la vente d'animaux dont la viande est épuisée, soit par la vieillesse et les privations journalières, soit par un travail exagéré ou une production laitière poussée jusque dans ses dernières limites.

En dehors du raisonnement viennent, du reste, se placer les résultats fournis par l'analyse qualitative et quantitative des éléments qui entrent dans la composition de la viande. La valeur nutritive des viandes est généralement calculée d'après l'âge des animaux qui les ont fournies, leur sexe, leur état de graisse, leur état de santé, etc. Chimiquement parlant, elles doivent cette valeur nutritive à l'*osmazôme*, matière essentiellement azotée et très-complexe, et à *la graisse*, substance carbonée. Quant à la *fibre musculaire* proprement dite, elle est par elle-même insipide et devient peu nourrissante, lorsque l'ébullition lui a enlevé les deux premiers éléments cités. De plus, il résulte des analyses faites par le Dr Letheby (1) « que la proportion d'eau, qui ne dépasse pas 45 % chez les animaux très-gras, atteint chez les animaux maigres jusqu'à 65 %; que la viande grasse renferme plus de 50 % de plus de matières nutritives que la viande maigre et enfin que les bons morceaux de viande grasse contiennent un huitième de plus d'éléments nutritifs et quatre fois autant de graisse que les meilleurs morceaux de viande maigre. »

Or, il est évident que les bœufs livrés à la boucherie après un travail excessif et sans avoir été refaits par une alimentation riche et copieuse, ces bœufs, dis-je, se *sont brûlés* eux-mêmes ; leur chair est devenue plus dure, moins riche en osmazôme ; leur graisse a disparu aussi bien à l'extérieur que dans l'épaisseur des muscles ; et qu'enfin la coupe de la viande ne dénote plus que la présence exclusive des fibres qui la constituent. Et si cette explication est rationnelle lorsqu'elle s'applique à des animaux usés par l'âge et le travail, à plus forte raison l'est-elle lorsque la maigreur est la conséquence d'un état maladif quelconque. Ne savons-nous pas que la fièvre de réaction *brûle* le malade au point de déterminer un amaigrissement profond ?

Et maintenant je demande à un inspecteur sur qui pèse toute la responsabilité du service, s'il consentira à laisser consommer impunément des viandes dont la mauvaise qualité est dénotée par une maigreur extrême ? Si, dans tous les cas, j'en connaissais un qui voulût assumer cette responsabilité, je lui conseillerais de faire un examen des viandes maigres le lendemain du jour où il en aura toléré la mise en vente ; il verra alors, particulièrement pendant l'été, ces viandes devenues sèches et noires, les aponévroses dures et jaunes transformées en un véritable parchemin sur lequel les dents s'acharneraient sans succès.

De ce qui précède il résulte que le rôle de l'inspecteur des viandes

---

(1) *De l'Inspection sanitaire des viandes de boucherie*, par M. Van-Hertsen.

ne consiste pas seulement (tout au moins à nos yeux) à empêcher la consommation des viandes dites *insalubres* ou viandes dont l'usage peut déterminer des maladies plus ou moins graves, mais aussi celles de ces viandes qui sont incapables de réparer les pertes faites journellement par l'économie.

Pris à ce double point de vue, ce rôle est bien plus utile parce qu'en même temps qu'il garantit la santé publique, il a pour effet de favoriser la consommation d'une viande qui est la *seule* de laquelle on puisse dire qu'elle *est une source où se puise la force des populations.*

Pour que l'inspection des viandes donne toutes les garanties désirables, il est nécessaire qu'une rémunération suffisante soit attribuée à cette fonction, afin que ceux qui sont appelés à l'exercer réunissent toutes les conditions de *savoir*, de *fermeté* et d'*honnêteté* qu'elle implique. Sans doute que l'honnêteté se rencontre dans les positions subalternes ; mais il n'est pas bon, en règle générale, que l'homme se trouve placé entre son intérêt et son devoir ; or, comme les marchands intéressés à livrer ou à faire livrer à la consommation des viandes altérées, s'efforcent bien souvent de circonvenir les inspecteurs de boucherie pour qu'ils s'abstiennent d'être trop rigoureux, ceux-ci manqueront d'autant moins à leur devoir qu'on leur aura fait une situation meilleure. Il faut faire la part de l'humaine faiblesse : il est évident que quand une place est insufffisamment rétribuée et qu'on s'y trouve exposé à de fortes tentations, les dangers peuvent être assez grands pour qu'on y succombe. En élevant la situation des inspecteurs et en les choisissant dans la catégorie des hommes qui ont fait des études scientiques, on relève leur fonction dans la considération publique et on la revêt de l'autorité nécessaire pour qu'elle soit remplie à la grande satisfaction des intérêts qu'elle est chargée de sauvegarder. C'est évidemment dans le but d'éviter l'écueil dont nous venons de parler que la ville de Bordeaux a, tout en imposant au vétérinaire de la ville, Inspecteur général du service des viandes, *l'obligation de ne faire aucune clientèle médicale*, entouré cette place d'avantages que n'avait encore créés aucune autre ville ; nul doute aussi que la pensée qui a inspiré la création de cet emploi n'ait été également animée du désir de lui donner dans l'avenir une situation qui soit à tous les points de vue en rapport avec les services qu'il aura rendus et qu'il peut rendre chaque jour tant à la population qu'à l'administration.

Pour donner une idée des résultats *numériques* obtenus par le service de l'inspection des viandes à Bordeaux, je vais citer un relevé des viandes retirées de la consommation par ce service pendant l'année 1874.

Tableau des saisies effectuées pendant l'année 1874.

QUANTITÉS ENTRÉES A L'ABATTOIR	NATURE DES VIANDES SAISIES	QUANTITÉS SAISIES
Bœufs et Vaches .. 17,365	Bœufs et Vaches........	77
Moutons..... ... 101,437	Moutons..............	153
Porcs........... 29,440	Porcs.............:....	143
Agneaux.......... 51,211	Agneaux..............	857
»	Veaux morts-nés.......	344
»	Agneaux id.	95
»	Viandes avariées.......	4.189 k. 400 g.
»	Foies, rates, etc........	1.105
»	Poumons..............	247

Voici maintenant un relevé des principales affections ou altérations des viandes ayant nécessité les saisies mentionnées au précédent tableau.

Disons de suite que l'examen de ce relevé pouvant donner à supposer que la saisie s'attaque quelquefois à des sujets atteints de maladies par nature peu redoutables au point de vue alimentaire, telle que la *péripneumonie*, par exemple, nous prions nos lecteurs de croire que cette saisie n'est prononcée qu'autant que les affections citées ont acquis une importance, un développement tellement considérables que l'organisme entier en a subi de graves modifications. Du reste, les détails dans lesquels nous entrerons plus tard prouveront comme quoi nous n'agissons qu'avec la plus grande réserve et la certitude de bien faire.

TABLEAU *indiquant les principaux motifs de saisies.*

BŒUFS ET VACHES					MOUTONS ET CHÈVRES	AGNEAUX ET CHEVREAUX		PORCS		ORGANES DIVERS	VIANDES AVARIÉES
Phthisie tuberculeuse	Péri-pneumonie	Péritonite chronique	Métro-péritonite	Maigreur extrême	Maigreur et cachexie aqueuse	Maigreur extrême	Défaut d'âge	Ladrerie	Mal rouge		
26	4	43	2	32	153	500	357	68	75	Ramollissement du foie.	Viandes corrompues
										Envahissement du foie par les douves hépatiques et les échinocoques	Viandes étouffées.
										Dilatation extrême des canaux biliaires.	Viandes saigneuses,
										Abcès.	Viandes trop maigres.
										Kystes.	Viandes malades.
										Tumeurs, etc.	

En prenant comme base d'appréciation les poids moyens ordinaires des animaux retirés de la consommation pour les raisons ci-dessus énoncées, on arrive à évaluer le poids approximatif des saisies opérées à 40,000 kilog. environ.

Je terminerai ce chapitre par l'énoncé des devoirs que l'inspecteur de la boucherie a à remplir envers l'autorité municipale, sous la dépendance de laquelle il est placé.

A Bordeaux, ces relations officielles sont édictées de la manière suivante :

Arrêté du 10 septembre 1872 réglant les attributions du vétérinaire de la ville, inspecteur-général du service des viandes :

« *Art. 6.* — Il (l'inspecteur) devra rendre compte au maire, par des rapports généraux et hebdomadaires, de la surveillance qui lui est attribuée et de la marche du service dont la direction lui est confiée. Néanmoins, dans les cas exceptionnels, il devra lui adresser des rapports spéciaux.

« *Art. 7.* — Tous les jours et à l'heure qui lui sera indiquée par le maire, le vétérinaire de la ville, inspecteur-général, réunira à l'abattoir les contrôleurs des viandes pour recevoir les communications de ces agents et pour leur donner ses instructions. »

Ces deux articles n'ont pas besoin de commentaires ; l'énoncé seul des mesures qu'ils prescrivent suffit pour en faire ressortir toute l'importance.

Seulement, comme il importe que l'autorité ne soit pas exclusivement pourvue des renseignements se rattachant à la question essentiellement matérielle du service, j'ai pensé qu'il était opportun d'adresser au maire de la ville des rapports trimestriels traitant spécialement des questions scientifiques se rattachant aux saisies opérées par le service de l'inspection.

Chacun de ces rapports est accompagné d'un tableau synoptique dont je donne ici un spécimen :

TABLEAU synoptique des Viandes saisies par le Service de l'Inspection, tant à l'Abattoir que sur les marchés de la Ville, pendant le 2e trimestre 1874.

BŒUFS ET VACHES — MOTIFS DE SAISIE				MOUTONS ET CHÈVRES	AGNEAUX ET CHEVREAUX trop jeunes ou trop maigres REFUSÉS OU SAISIS		PORCS			ORGANES DIVERS		VIANDES AVARIÉES
Péripneumonie	Phthisie	Périonite chronique	Maigreur extrême	Maigreur et affections diverses	au marché d'approvisionnement	à l'abattoir et sur les marchés	LADRES Refusés au marché l'abattoir	LADRES Saisis à l'abattoir	MAL ROUGE	Foies	Poumons	
2	9	5	4	30	172	4.273	50	42	9	307	26	782 kilog.

TOTAUX : Bœufs et Vaches.................... 20
Moutons.............................. 30
Agneaux et Chevreaux........... 1.445
Porcs.................................. 71

TOTAL DES ANIMAUX RETIRÉS DE LA CONSOMMATION....... 1.566

On conçoit que, pour rédiger des tableaux dans le genre de celui qui précède, l'inspecteur général est obligé de tenir un registre sur lequel sont inscrits :

1° Les noms des personnes au préjudice desquelles les saisies sont effectuées ;

2° La date des saisies ;

3° La nature des saisies ;

4° Les motifs des saisies.

L'inspecteur est libre d'ajouter à la tenue de ce registre tous les développements qu'il croit utiles dans l'intérêt du service et de la science. -

Lorsque, comme cela a lieu à Bordeaux, le personnel chargé de l'inspection des viandes se compose de plusieurs agents ou contrôleurs placés sous la surveillance d'un inspecteur général, il importe que ces agents remettent à l'inspecteur, à la fin de chaque semaine, un relevé ou bulletin des saisies par eux effectuées; pour cela faire, chaque contrôleur doit tenir un registre d'inscriptions dont la vérification appartient à l'inspecteur général.

Quant aux relations scientifiques qui accompagnent la remise à l'autorité du tableau synoptique trimestriel, elles doivent, tout en conservant la forme de rapports administratifs, dénoter de la part de l'inspecteur général le désir d'approfondir les questions sur lesquelles son attention a été particulièrement appelée.

Le vétérinaire, inspecteur général, ne doit pas oublier que ces relations scientifiques, rendues publiques par la presse médicale, empruntent toute leur importance à l'exactitude et à la sincérité avec lesquelles elles sont rapportées. Aussi ne doit-il pas négliger les rapprochements entre les faits d'anatomie pathologique qu'il a observés et les données anatomiques normales ou les explications physiologiques que lui ont apprises ses premières études dans l'art médical.

Telle est, à nos yeux, la véritable mission de l'inspection des viandes de boucherie, et tels sont les devoirs des agents dont le rôle est de veiller sur la salubrité et la qualité alimentaire de ces viandes.

Nous ne doutons pas que, ainsi comprise, cette mission ne rencontre de nombreux détracteurs ; mais, ce dont nous ne doutons pas non plus, c'est que, ainsi entendue, elle peut rendre et rend là où elle est sérieusement reconnue des services réels à la population.

C'est, animé de ces idées, que nous avons songé à sortir quelque peu de ces données officiellement admises et dont la conséquence pratique n'a pas toujours été suffisamment élucidée. C'est pour cela aussi qu'il nous a paru utile de faire précéder les notions nécessaires à l'appréciation proprement dite des viandes, de quelques développements zootechniques indispensables pour tout vétérinaire désireux de juger et surtout de *bien juger* les faits chaque jour soumis à sa compétence.

CHAPITRE II

Étude anatomique et physiologique du bœuf au point de vue de la boucherie.

Le bœuf constitue une des ressources principales de l'alimentation animale de l'homme. Envisagé à ce point de vue, il se fait remarquer par l'ampleur de ses formes, par son poids, et surtout par le grand développement des parties les plus utiles à la consommation. Ses mœurs paisibles, sa douceur, sa démarche lente, son tempérament sanguin-lymphatique, tout chez lui annonce une tendance naturelle à jouir avec plaisir des bienfaits que procure le repos associé à une bonne nourriture. Plus que tout autre animal, il profite des conditions favorables au bien-être matériel, et l'on s'aperçoit de l'heureux parti qu'il en tire à l'embonpoint qu'il acquiert, à la graisse dont s'imprègne tout son corps extérieurement comme intérieurement.

Deux principales dispositions organiques favorisent cette tendance naturelle du bœuf à devenir l'animal de boucherie par excellence ; savoir : *l'abondance de son tissu cellulaire, le développement remarquable de son appareil digestif.*

Tissu cellulaire. — Le tissu cellulaire du bœuf est, dans les conditions ordinaires d'âge et de santé, mou, lâche et spongieux. « Répandu dans tout le corps, il entoure les organes, les unit et en même temps les sépare les uns des autres ; il pénètre dans leur épaisseur et se comporte de la même manière à l'égard de toutes leurs parties ; entrant dans la composition de tous les organes, il est le principal élément de leur organisation. » A ces caractères, donnés par Béclard comme particuliers au tissu cellulaire en général, nous pouvons ajouter qu'autour des organes comme dans la trame même des tissus, il sert de dépôt à la graisse, et que son abondance explique jusqu'à un certain point la facilité d'engraissement du bœuf ; de même aussi que cette abondance du tissu cellulaire et sa pénétration facile par la graisse expliquent la qualité exceptionnelle que peut acquérir la viande, dont les fibres sont entrelacées par le réseau si multiplié qu'envoie le tissu entre chacune d'elles.

Les conditions si variables de l'élevage, jointes à certaines nécessités topographiques ou à quelques habitudes agricoles locales, ont modifié sensiblement, il faut en convenir, ces dispositions propres à l'espèce qui nous occupe, au point de lui donner dans maintes contrées une taille élevée, des formes sèches, une peau épaisse, *un tissu cellulaire serré, condensé,* et comme conséquences, une rusticité remarquable, une résistance extraordinaire à supporter la fatigue, les privations, voire même les influences les plus défavorables à la santé. Mais, quelque puissantes que soient ces causes, elles cèdent devant l'influence inhérente à l'organisation même de l'animal, dès que les conditions d'existence viennent à s'améliorer, et tel bœuf du marais ou de la montagne dont la constitution dénotait les conditions si difficiles qui avaient présidé à son développement, acquiert bientôt, sous l'influence du régime et des soins à l'étable, des qualités sur lesquelles l'éleveur intelligent et bon connaisseur a compté et comptera toujours avec raison. Or, on ne saurait trop le dire, ce retour du bœuf, sous l'influence de nouvelles et meilleures conditions, ne peut s'expliquer que par la facilité de pénétration dévolue à toutes les parties qui le constituent par l'abondance et la division infinie de son tissu cellulaire. Quant au rôle accompli dans cette circonstance par l'appareil digestif, il est des plus importants, ainsi que le démontrent les développements suivants :

Appareil digestif. — L'appareil digestif du bœuf présente certaines dispositions importantes à noter. Privé de dents incisives à la machoire supérieure, le bœuf saisit les aliments à l'aide de sa langue. Celle-ci, garnie sur sa face supérieure de prolongements coniques durs dirigés en arrière, amène les aliments dans la bouche, où ils sont soumis à l'action des molaires ou grosses dents, dont la table est très-irrégulière et rend possible le broiement des fourrages durs et grossiers. Disons en passant que cette absence d'incisives supérieures explique la difficulté qu'éprouve le bœuf à se nourrir dans un pâturage à herbes courtes, que la double rangée incisive du cheval tond, au contraire, avec facilité.

L'*estomac* du bœuf se compose de quatre compartiments, dont le plus grand, appelé *rumen* ou *panse*, peut renfermer jusqu'à 150 et 200 livres d'aliments. Formé au moment de la naissance, le rumen se développe graduellement après le sevrage.

Les trois autres compartiments sont le *réseau* ou *bonnet*, dont l'intérieur offre une disposition semblable à celle des cellules de cire, dans lesquelles les abeilles déposent leur miel ; le *feuillet* ou *livre*, ainsi nommé en raison des nombreuses feuilles qui le constituent et entre lesquelles les matières alimentaires sont plus sèches et plus difficiles à détacher que dans les autres compartiments de l'estomac ; la *caillette,* point de l'organe où s'effectue particulièrement la digestion.

La véritable digestion du bœuf ne s'accomplit qu'après que les aliments, primitivement déglutis, ont passé une seconde fois sous l'action combinée des grosses dents et de la salive déversée dans la bouche. C'est ce phénomène du retour des aliments à la bouche, après une première mastication, que l'on appelle *rumination*. Le bœuf rumine le plus souvent couché ou en repos; c'est pour lui un besoin réel, et l'on ne saurait trop répéter que *le bœuf qui n'a pas ruminé n'a pas mangé*.

Quelque importance qu'ait la digestion gastrique du bœuf, elle n'exclut pas la nécessité d'un travail s'effectuant dans des *intestins* étroits, mais très-longs et très-flexueux. Leur longueur, évaluée à 47 mètres environ, s'explique par la différence entre la nature essentiellement végétale de la nourriture et la substance exclusivement animale que cette nourriture doit former.

L'importance du rôle accompli par l'appareil digestif du bœuf est fournie :

1° Par le développement de cet appareil et par l'élaboration plus achevée que, grâce à l'acte de la rumination, les aliments subissent dans les réservoirs gastriques ;

2° Par les effets que produit l'alimentation sur le tempérament et la constitution de l'animal, comme aussi sur son élevage et son engraissement ;

3° Par la relation existant entre les diverses maladies dont le bœuf peut être atteint et l'organe gastrique.

Quelques mots compléteront cet énoncé :

Dans son ensemble, l'appareil digestif du bœuf représente une capacité extraordinaire, et cette capacité explique comment cet animal peut résister à des conditions alimentaires plus que modestes. L'expérience démontre chaque jour que, même après un jeûne de vingt-quatre heures, on trouve encore dans le rumen de bœufs abattus pour la boucherie, de 100 à 150 livres d'aliments, c'est-à-dire 20 à 30 livres de fourrage mélangées à trois ou quatre fois leur poids d'eau. Ajoutons à cela que la nourriture prise par l'animal qui nous occupe est suffisamment préparée, élaborée, pour servir à son accroissement en poids, en volume et en qualité et que de cette façon tout est disposé pour que ce qu'il absorbe soit transformé en produits assimilables. « L'animal, dit M. Colin dans son remarquable traité de physiologie, est sollicité irrésistiblement à ruminer par suite d'un besoin analogue à la faim, et il y est, en outre, invité par l'attrait d'un plaisir que la nature attache constamment à la satisfaction d'un besoin. Ce besoin est instinctif; il se fait sentir chez les jeunes animaux élevés dans l'isolement, dès qu'ils reçoivent une nourriture solide et avant qu'ils aient vu ruminer d'autres animaux de leur espèce. »

L'influence du rôle accompli par les organes digestifs sur le tempérament du bœuf est facile à comprendre. Nous verrons, en effet, que la conséquence naturelle d'une digestion active est la production abondante de deux liquides, *sang et lymphe*, dans lesquels le corps puise constamment les éléments de son existence et de sa force ; nous verrons, en un mot, que le système digestif tient sous sa dépendance les autres systèmes organiques de l'économie, et que conséquemment il détermine la nature du tempérament chez les bêtes bovines. Ce n'est pas ici le lieu d'insister sur le rôle de l'appareil digestif dans la transformation des aliments donnés chaque jour, soit comme ration d'entretien, soit comme ration de production. Qu'il me suffise de rappeler que c'est par l'influence des sucs digestifs que le sarrazin, l'orge, le maïs, les fèves, la farine, etc., sont transformés en viande de première qualité, pénétrée dans tous les sens par de la graisse ; de même que c'est sous l'influence de la nourriture que se créent et s'entretiennent nos races diverses.

L'importance du système gastro-intestinal du bœuf est encore démontrée chaque jour par la corrélation existant entre l'estomac et les diverses maladies dont le bœuf est atteint. Il est facile de se convaincre en effet, dans la pratique vétérinaire, que toute affection un peu sérieuse se complique immédiatement chez le bœuf de symptômes révélant une modification des fonctions accomplies par l'estomac, tels que : absence de la rumination, météorisme, surcharge de la panse, gastrite, gastro-entérite, etc.

Circulation du sang. — D'un travail aussi actif que celui dont l'appareil digestif est le siége résulte, avons-nous dit, la formation abondante d'un liquide appelé *sang*, lequel doit fournir les muscles ou la viande, la graisse, etc., sans compter tous les liquides et tous les solides organiques dont il est la source. Nous reviendrons plus tard sur l'examen comparatif des caractères normaux et des caractères pathologiques du sang du bœuf.

Le *cœur*, les *artères* et les *veines* constituent l'appareil servant à la circulation du sang. Remarquons que *les veines ont un diamètre relativement plus grand que celui des artères*, et que souvent même plusieurs veines accompagnent une même artère, disposition qui, jointe au développement particulièrement remarquable des veines ramenant au cœur le sang provenant des organes digestifs, nous donne encore une preuve du travail puissant accompli par ces organes.

La quantité de sang que peut donner un bœuf mort, par effusion complète de ce liquide, varie entre 4 et 5 % de son poids ; quant à la richesse de ce sang, elle est évidemment influencée par la quantité, la qualité et la nature des éléments composant la ration journalière, en même temps que par les conditions hygiéniques, plus ou moins heureuses, au milieu desquelles a vécu l'animal.

Parmi les éléments qui composent le sang, il en est que l'on a intérêt à faire augmenter le plus possible : ce sont ceux qui, sous les noms de *fibrine, albumine, matières grasses,* etc., concourent à la formation de la viande ou de la graisse; d'autres, qui ne doivent exister qu'en proportion moindre : ce sont ceux qui servent à former les os, les cornes, les onglons, parties utiles sans doute, mais dont le développement doit être aussi restreint que possible.

Circulation lymphatique. — Indépendamment de l'appareil vasculaire, par l'intermédiaire duquel se fait la circulation du sang, il existe un autre ordre de vaisseaux ayant, avec le premier, les rapports les plus intimes et jouant chez l'animal qui nous occupe un rôle très-important. Ces vaisseaux sont transparents et charrient, de la circonférence au centre, un liquide blanc appelé *lymphe.* Puisant ce liquide dans les intestins, sous la peau, et *dans toutes les parties où abonde le tissu cellulaire,* les lymphatiques traversent, de distance en distance, des corps ovales, d'un volume variable, appelés *ganglions,* dans lesquels la lymphe subit un travail d'élaboration ; puis ils se terminent dans deux réservoirs, placés l'un sous la colonne vertébrale, l'autre à l'entrée de la poitrine. La lymphe, puisée dans les intestins, prend spécialement le nom de *chyle;* le chyle est donc particulièrement appelé à former la matière organique, et quant à la lymphe proprement dite, elle est le produit de la décomposition incessante des organes. Chyle et lymphe se confondent ensuite dans un même réservoir, pour être mélangés au sang noir ou sang veineux. Chez le bœuf les lymphatiques sont gros, nombreux et aboutissent à des ganglions très-volumineux, *disposition concordant parfaitement avec le tempérament mou de cet animal et l'abondance de son tissu cellulaire.*

Respiration. — L'action des organes digestifs se complète par le rôle que jouent les organes composant l'*appareil respiratoire.*

La fonction de *respiration* consiste dans l'entrée dans la poitrine d'une certaine quantité d'air, et la sortie d'un gaz devenu irrespirable, gaz appelé acide carbonique, auquel s'ajoute une proportion sensible de vapeur d'eau. Chez le bœuf adulte, ce double mouvement s'exécute de quinze à dix-huit fois par minute, et dix-huit à vingt-une fois chez le jeune animal.

Au point de vue physiologique, on peut résumer la fonction respiratoire de la manière suivante : l'air, pénétrant dans les poumons au moment de l'inspiration, transforme le sang noir ou sang veineux en sang rouge ou sang artériel, et subit lui-même, en raison de l'élément qu'il a abandonné (oxygène) pour cette transformation, une modification telle que, de respirable qu'il était au moment de son entrée dans la poitrine, il est devenu impropre à la respiration, et capable de vicier à sa sortie, autour de lui, une quantité quatre fois égale à celle qu'il représente. Or, un taureau produisant en une heure 271 litres de ce nouvel air impur, appelé acide carbonique, il est facile de juger combien est active la source d'infection dans une étable mal aérée et dans laquelle sont rassemblés un grand nombre d'animaux. Les deux éléments composant l'acide carbonique sont donc l'un *oxygène*, fourni par l'air, l'autre *carbone,* fourni par le sang. Le résultat extérieur le plus appréciable de la transformation subie par le sang au sein des poumons est la production d'une certaine quantité de chaleur, s'élevant chez le bœuf à + 38°9 centigrades, chaleur appréciable à la peau, et surtout au niveau des ouvertures naturelles.

On a toujours intérêt à placer les animaux soignés et préparés pour la boucherie, dans des conditions telles que la fonction de respiration ne soit pas trop active, car le carbone que fournit le sang est un des éléments de la viande, et surtout de la graisse ; or, il est évident que, plus il est usé de carbone par la respiration, moins il en reste pour fournir à la production de ces matières de consommation, qui représentent les parties les plus utiles de l'animal de boucherie. Cette donnée explique pourquoi l'engraisseur entretient ses bœufs dans des étables relativement petites, eu égard à la quantité d'animaux qu'elles doivent renfermer, dans lesquelles chaque animal use conséquemment peu de carbone pour s'en approprier une plus grande proportion à l'avantage de la formation de la graisse.

J'ai dû tracer, aussi brièvement que possible, les traits caractéristiques des trois grandes principales fonctions organiques jouant un rôle si important dans la constitution du bœuf de boucherie ; et pour rester dans les limites que comporte mon sujet, je chercherai à rattacher à ces fonctions l'étude des autres parties constituantes de l'individu, envisagé comme machine à produire, surtout de la viande et de la graisse.

Appareil locomoteur. — En premier lieu se place l'*appareil locomoteur* dont le développement, plus ou moins grand, influe notablement sur la qualité du bœuf de boucherie.

Os. — Tous les mouvements, soit du corps, soit des membres, s'effectuent à l'aide de leviers constitués par les *os*, sur lesquels agit une puissance résidant dans les *muscles*. Les os sont les organes passifs de la locomotion, et les muscles en sont les organes actifs. Les uns et les autres obéissent, comme toutes les autres fonctions du reste, à l'action nerveuse, dont le centre est au *cerveau*, et dont la distribution s'effectue par l'intermédiaire de *la moelle épinière et des nerfs.*

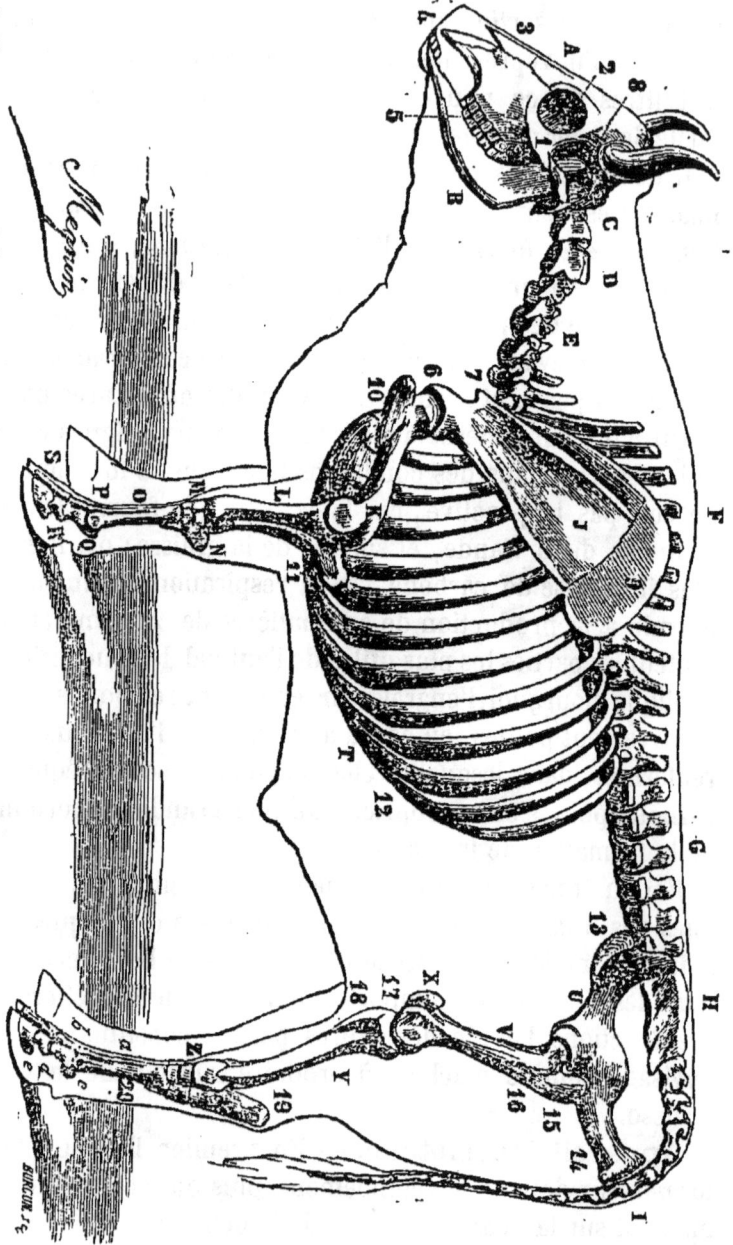

A. Tête.
B. Mâchoire inférieure.
C. Atlas (1re vertèbre du cou).
D. Axis (2e vertèbre du cou).
E. Les 5 autres vertèbres du cou.
F. Vertèbres dorsales.
G. Vertèbres lombaires.
H. Sacrum.
I. Os coccygiens.
J. Omoplate ou scapulum.
K. Humérus (os du bras).
L. Radius et Cubitus (avant-bras).
M. Os carpiens (os du genou).
N. Os crochu.
O. Os métacarpiens (ou du canon).
P. 1re phalange (os du paturon).
Q. Grands sésamoïdes.
R. 2e phalange (os de la couronne).
S. 3e phalange (os du pied).
T. Les côtes.
U. Le coxal (os de la croupe).
V. Fémur (os de la cuisse).
X. Rotule.
Y. Tibia (os de la jambe).
Z. Os du tarse (os du jarret).
a. Métatarsien (os du canon).
b. 1re phalange postérieure.
c. 2e phalange postérieure.
d. 3e phalange postérieure.

1. Arcade zygomatique.
2. Cavités orbitaires.
3. Os sus-nazeaux.
4. Dents incisives.
5. Dents molaires.
6. Articulation scapulo-humérale.
7. Acromion.
8. Cavité temporale.
9. Cartilage de l'omoplate.
10. Trochiter.
11. Olécrane.
12. Cartilages costaux.
13. Ilium (os de la hanche).
14. Ischion (os de la fesse).
15. Trochanter.
16. Crête fémorale.
17. Articulation fémoro-tibiale.
18. Crête du tibia.
19. Calcanéum.
20. Péroné.

FIG. 1. — SQUELETTE

Extraite du *Tableau d'anatomie élémentaire* de M. Mégnin.

Les os et les muscles contribuent en outre, et simultanément, à donner au corps sa forme et ses contours.

Par leur ensemble, les os constituent le *squelette* (FIG. 1), vaste charpente sur laquelle repose tout l'édifice animal et dont le développement offre, chez le bœuf, des dimensions très-variables. Au nombre de près de deux cents, les os du bœuf se développent lentement. Le poids du squelette est susceptible de varier suivant la race, l'âge, la nourriture, le tempérament de l'animal. On peut l'évaluer, en terme moyen, au dixième du poids de la masse totale du corps; cependant, ainsi que nous venons de le dire, l'on observe à cet égard des différences énormes, eu égard à la race des animaux. C'est ainsi que, d'après des pesées que nous avons faites sur un bœuf limousin et sur un bœuf garonnais, nous avons obtenu une proportion de plus de 20 % d'os.

Le tissu propre des os se compose d'une trame organique azotée, dans laquelle sont déposés, dans la proportion de 50 %, des carbonates et phosphates calcaires, qui donnent à l'os sa résistance.

L'extérieur de l'os est formé d'une membrane fibreuse très-vasculaire, appelée *périoste;* l'intérieur, creusé en forme de canal dans les os longs, loge la moelle, substance grasse et pulpeuse. « La moelle ou graisse des os n'est que de la graisse tout à fait semblable à celle que l'on trouve dans les autres parties du corps; seulement elle est plus molle et plus flexible, parce qu'elle contient plus d'oléïne. La graisse des os est renfermée dans des cellules sans noyaux et logée, en plus ou moins grande abondance, dans les cavités centrales, les cellules médullaires et les canalicules les plus larges. Les cellules graisseuses se trouvent dans un tissu conjonctif lâche, à larges mailles et sans forme déterminée, dans lequel se ramifient des vaisseaux et des nerfs nombreux. » (LEYH et ZUNDEL. — *Anatomie des animaux domestiques.*)

D'abord constitués par une matière *muqueuse,* les os s'imprègnent ensuite de gélatine, deviennent plus durs, blancs et élastiques; ils passent, en un mot, à l'état *cartilagineux* pour prendre plus tard l'état *osseux* proprement dit, par leur imprégnation de matières calcaires. L'ossification ne s'opère pas à la fois dans toute l'étendue de l'os; les points par lesquels elle commence, pour s'étendre ensuite progressivement, s'appellent noyaux d'ossification. Ceux de ces noyaux placés aux extrémités de l'os s'appellent *épiphyses,* lesquelles ne se soudent au noyau principal que lorsque le squelette est complètement développé. Dans les os longs l'accroissement en longueur se fait par la transformation osseuse du cartilage, qui réunit les épiphyses au corps de l'os. Leur accroissement en épaisseur se fait par l'ossification de la couche profonde du périoste. Voici à ce sujet quelques explications empruntées au *Traité d'anatomie* de M. Chauveau, et qu'il est indispensable de connaître au point de vue spécial qui nous occupe. « La formation du tissu osseux dans la couche profonde du périoste est très-active pendant la jeunesse des animaux ; mais bientôt elle se ralentit, pour cesser complètement dans l'âge avancé. Dans la première période de la vie, à mesure que des couches nouvelles s'appliquent à la surface de l'os, les couches anciennes les plus rapprochées du canal médullaire disparaissent par résorption. Plus tard le mouvement de résorption l'emporte sur la force de formation, qui est, dans la vieillesse, complètement annulée....... *Quand les os ont cessé de croître, la nutrition devient moins active,* mais il est évident qu'elle s'accomplit pour entretenir dans un état convenable la matière organique du tissu osseux. »

Il ressort de ces développements que l'accroissement des os, tant en longueur qu'en épaisseur, se continue jusqu'à la période de la vie que l'on appelle l'âge adulte, et qu'arrivés à ce point, la taille, qui est complètement subordonnée au développement en longueur des os, et le poids du squelette n'augmentent plus. Si donc l'éleveur dispose de moyens à l'aide desquels il peut devancer le développement complet du squelette, les substances alimentaires qui, sans cette véritable *précocité,* eussent été employées à l'accroissement des os, celles qui eussent fait la moelle, seront transformées en muscles et en graisse, parties qui, au point de vue de la boucherie, sont autrement utiles que les os.

Tel est, en effet, le but poursuivi dans l'amélioration des animaux de boucherie, au point de vue de la taille et du développement proportionné de chacun des rayons osseux, but qu'il n'est pas toujours facile d'atteindre, mais qu'ont atteint tout d'abord les éleveurs anglais, et depuis, un grand nombre d'éleveurs français.

Certaines races jouissent d'une prédisposition notable à transformer les matériaux alimentaires à l'avantage du système osseux ; telles sont, en général, toutes celles dites races de travail ; mais il ne faut pas oublier qu'un élevage en liberté, au grand air, une alimentation recueillie sur un sol calcaire ou provenant d'un sol fortement amendé par du calcaire, favorisent le développement du squelette ; que certains fourrages légumineux tendent au même résultat ; qu'il en est encore de même de l'usage continu des eaux dites séléniteuses ou eaux chargées de carbonate et de sulfate de chaux, empruntées par elles aux sols qu'elles ont traversés ; ajoutons enfin qu'un développement disproportionné du squelette peut tenir à l'emploi de reproducteurs mâles d'une taille relativement plus élevée que la taille des femelles. Dans les races d'engraissement proprement dites, on tend à faire diminuer le squelette le plus possible par l'emploi de reproducteurs à os minces et courts, et par une alimentation dont la nature et la quantité poussent rapidement à l'achèvement de la charpente osseuse.

L'examen microscopique dénote, dans la substance compacte des os, l'existence de nombreux canaux, dirigés la plupart dans le sens de l'axe osseux, s'anastomosant les uns avec les autres et s'ouvrant, d'une part, à la surface extérieure de l'os, d'autre part, dans l'intérieur du canal médullaire et dans les aréoles de la substance spongieuse qui occupe, comme on le sait, les extrémités de l'os.

Ces petits canaux, appelés canaux de Havers, sont plus abondants, dit Béclard, dans les os des jeunes sujets que dans ceux des vieillards. Comme les canalicules donnent passage à des vaisseaux, et qu'ils sont en outre remplis de graisse, on comprend comment le tissu osseux devient plus sec et moins vasculaire avec les progrès de l'âge. Les canaux de Havers n'existent pas dans le tissu spongieux ; ils sont remplacés par de petites cavités, tapissées intérieurement par une membrane celluleuse, et « disposées irrégulièrement dans l'épaisseur de la substance fondamentale qui constitue les cloisons des aréoles de ce tissu. » (Chauveau.)

De chaque côté du front, le bœuf porte des appendices ou *cornes* sur lesquelles nous aurons à revenir lorsque nous traiterons la question de l'appréciation de l'âge des animaux. Disons cependant qu'elles sont généralement plus fines chez la vache que chez le taureau, et qu'elles entretiennent des relations sympathiques avec les organes sexuels ; leur vie est comme suspendue pendant la gestation, et certains auteurs ont écrit qu'il existe un rapport réel entre le nombre des cercles entourant les cornes et le nombre des parturitions. Le taureau castré jeune a les cornes plus belles et plus fines que celui qui a subi cette opération tardivement. On a fait valoir, non sans raison, que le grand développement des cornes était une condition indispensable pour l'attelage du bœuf de travail ; nous pensons que l'on a un peu trop amplifié sur la nécessité des cornes à ce point de vue ; du reste, ce n'est pas ici le lieu de discuter cette question. Ce qu'il y a de plus certain, c'est que la meilleure bête de boucherie est celle dont les cornes sont blanches, fines et d'une longueur restreinte. En Angleterre, où l'élevage du bœuf tend plus particulièrement à la production et à l'amélioration des animaux de boucherie, on a su diminuer considérablement la longueur de ces appendices, particulièrement dans la race perfectionnée de Durham, encore appelée race courtes-cornes. Cette pratique des Anglais est basée sur ce principe que les cornes emploient à se former une portion notable de nourriture qui serait incontestablement mieux utilisée au profit de la formation de la viande.

Muscles. — Les os reçoivent leurs mouvements des *muscles* (FIG. 2). Ceux-ci, que la boucherie connaît mieux sous le nom de *viande*, de

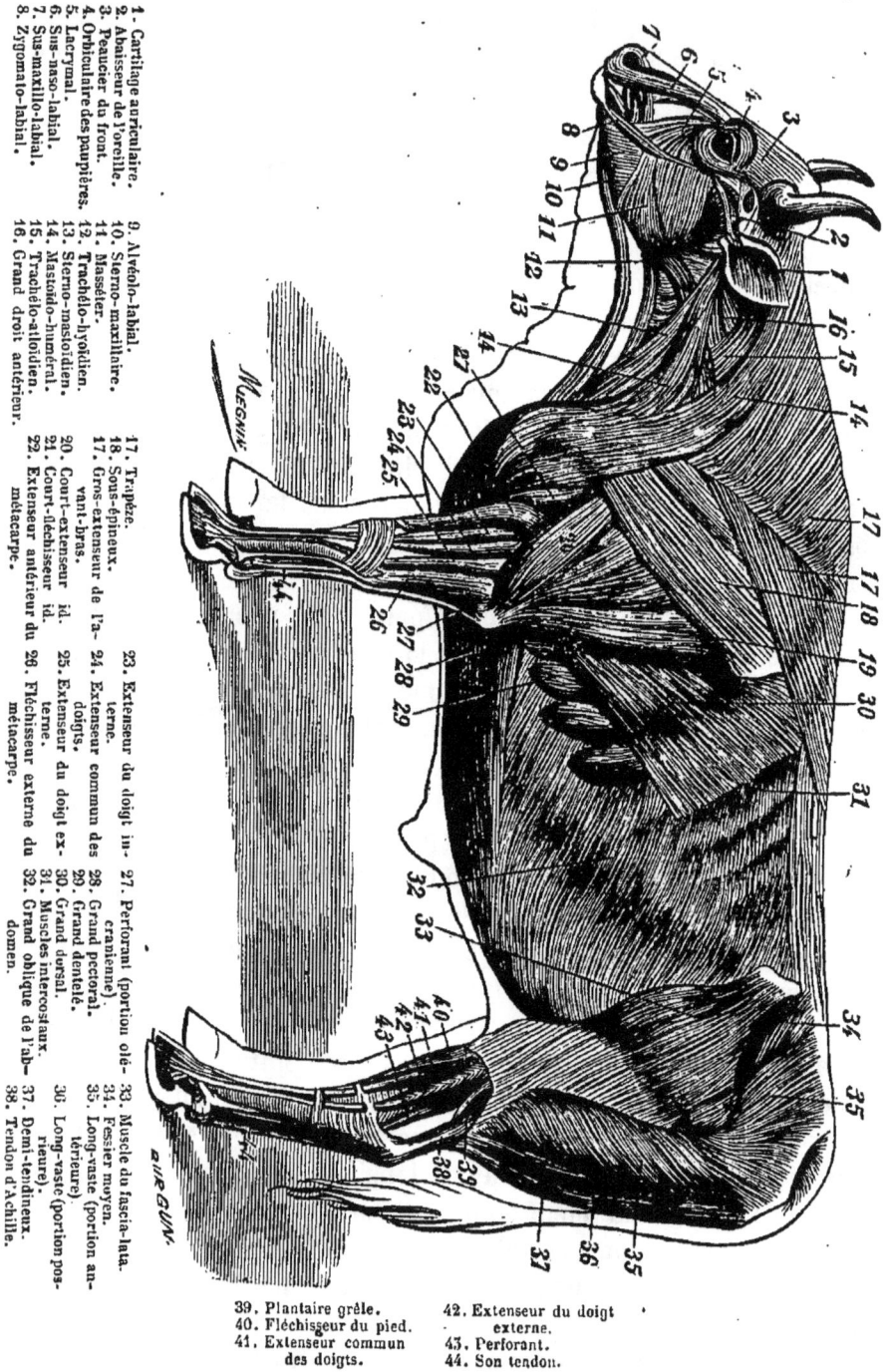

1. Cartilage auriculaire.
2. Abaisseur de l'oreille.
3. Peaucier du front.
4. Orbiculaire des paupières.
5. Lacrymal.
6. Sus-naso-labial.
7. Sus-maxillo-labial.
8. Zygomato-labial.
9. Alvéolo-labial.
10. Sterno-maxillaire.
11. Masseter.
12. Trachélo-hyoïdien.
13. Sterno-mastoïdien.
14. Mastoïdo-huméral.
15. Trachélo-atloïdien.
16. Grand droit antérieur.
17. Trapèze.
18. Sous-épineux.
17. Gros-extenseur de l'avant-bras.
20. Court-extenseur id.
21. Court-fléchisseur id.
22. Extenseur antérieur du métacarpe.
23. Extenseur du doigt interne.
24. Extenseur commun des doigts.
25. Extenseur du doigt externe.
26. Fléchisseur externe du métacarpe.
27. Perforant (portion olé-cranienne).
28. Grand pectoral.
29. Grand dentelé.
30. Grand dorsal.
31. Muscles intercostaux.
32. Grand oblique de l'abdomen.
33. Muscle du fascia-lata.
34. Fessier moyen.
35. Long-vaste (portion antérieure).
36. Long-vaste (portion postérieure).
37. Demi-tendineux.
38. Tendon d'Achille.

39. Plantaire grêle.
40. Fléchisseur du pied.
41. Extenseur commun des doigts.
42. Extenseur du doigt externe.
43. Perforant.
44. Son tendon.

FIG. 2. — SYSTÊME MUSCULAIRE.

Extraite du *Tableau d'anatomie élémentaire* de M. Mégnin.

chair, donnent aussi à la presque totalité du corps ses formes arrondies, ses contours gracieux dessinés par la peau. C'est au cou, dans les régions supérieures des membres, à la croupe, à la fesse, à la cuisse, etc., que sont les masses musculaires les plus considérables ; l'extrémité inférieure des membres en est dépourvue. Pour se rendre compte de la valeur réelle des muscles ou de la viande chez le bœuf de boucherie, il importe de se rappeler que le muscle est constitué par un certain nombre de *faisceaux* polyédriques, de volume variable, pouvant être divisés en plusieurs parties élémentaires, auxquelles on donne le nom de *faisceaux primitifs* (FIG. 3). Ces faisceaux primitifs, encore appelés faisceaux ou *fibres striées*, en raison de leurs stries transversales, sont formés eux-mêmes de l'accolement d'un grand nombre de fibrilles ou *fibres primitives*, maintenues rapprochées par une enveloppe commune, appelée *sarcolemme* ou *myolemme*.

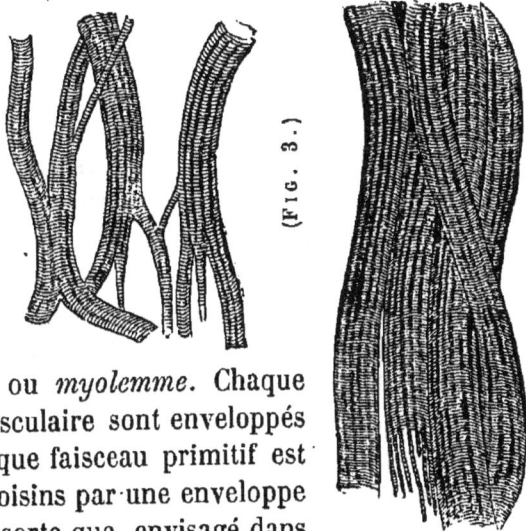

(FIG. 3.)

Chaque muscle, chaque fibre musculaire sont enveloppés de tissu cellulaire, et chaque faisceau primitif est lui-même séparé de ses voisins par une enveloppe du même genre, de telle sorte que, envisagé dans son ensemble, le muscle est parcouru par une grande quantité de tissu cellulaire formant un réseau facile à reconnaître à la coupe transversale du muscle, et cela d'autant plus aisément que ce tissu cellulaire est plus pénétré de graisse. La longueur des fibres musculaires, leur réunion par masses plus ou moins considérables, donnent aux muscles leur longueur et leur épaisseur qui, ainsi qu'on le sait, sont variables, suivant la région du corps que l'on examine. Les faisceaux primitifs sont de couleur jaune ou rose pâle ; accolés en masse, ils donnent au muscle la couleur rouge que nous lui connaissons. « Presque partout, dit M. Colin, les muscles se trouvent par couches juxtaposées, les plus volumineux dans les superficielles et les plus petits au-dessous des autres. »

Le muscle se contracte sous l'influence de l'action nerveuse, et il conserve cette contractilité quelques instants même après la mort, ce dont on s'aperçoit au tressaillement des fibres encore chaudes de l'animal récemment sacrifié. Voici comment s'expliquent, d'après

M. Marcet, la composition et la nutrition du tissu musculaire (1) :

« Le tissu musculaire est composé de substances appartenant à trois classes différentes. La première comprend celles qui constituent le tissu proprement dit, ou cette portion de la chair qui reste insoluble quand on en prépare l'extrait aqueux connu sous le nom de bouillon ou de consommé, et qui est le bouilli. Les substances de cette première classe sont le principe albumineux, l'acide phosphorique, de la potasse et de la magnésie en proportions variables.

« La seconde classe renferme les mêmes substances et dans les mêmes proportions, par rapport au principe albumineux ; seulement elles sont en dissolution et à l'état colloïde (consistance gélatineuse). Enfin la troisième contient en plus du chlore et de la soude, en quantité minime il est vrai. Ces dernières substances sont à l'état cristalloïde, par conséquent diffusible. Les substances de la première classe constituent le tissu musculaire à l'état d'assimilation complète ou achevé ; celles de la deuxième sont tirées du sang dans l'état propre à former ce tissu ; celles de la troisième sont des détritus résultant de sa nutrition et de son fonctionnement, en voie d'élimination. La proportion des substances de la deuxième classe présente dans les muscles est d'environ un tiers au-delà de ce qui est nécessaire aux besoins immédiats de leur nutrition. L'excédant a pour objet, apparemment, de pourvoir à l'exercice musculaire pendant un jeune prolongé. On comprend que cet excédant varie beaucoup, selon l'état d'embonpoint de l'individu. »

J'ai reproduit ce passage pour démontrer l'importance des dernières recherches scientifiques concernant le tissu musculaire ; mais je puis simplifier de beaucoup la question de la nutrition des muscles en disant que le sang qui les parcourt leur abandonne une portion de ses éléments, tels que fibrine, albumine, matière grasse et matière colorante. D'où il résulte que les aliments qui, sous un volume donné, favorisent le plus la formation de ces éléments constitutifs du sang, sont aussi ceux qui favorisent le plus la formation de la viande, et que toute cause qui détermine un appauvrissement du sang, telle que nourriture insuffisante ou trop aqueuse, excès de travail, diarrhée prolongée, etc., met non-seulement obstacle au développement des muscles, mais encore oblige l'animal à vivre aux dépens des matériaux accumulés soit dans les muscles, soit autour des muscles.

On observe que, chez le taureau, les masses musculaires des parties antérieures du corps sont plus développées que celles des parties postérieures ; il n'en est plus de même lorsque l'animal a été privé jeune

---

(1) *Recueil de médecine vétérinaire.* Mars et avril 1871.

des organes de la génération. S'il était reconnu qu'un système osseux très-développé entraînât comme conséquence un grand développement des muscles, on aurait avantage à favoriser l'accroissement du squelette, mais il n'en est pas ainsi. Le plus ordinairement, des muscles allongés et peu épais recouvrent des os longs et gros, tandis qu'un système osseux court et mince est généralement accompagné de masses de chair tout à la fois épaisses, volumineuses et de qualité recherchée.

Nous aurons occasion de revenir sur l'examen des muscles, à propos du rendement en viande que donnent les bœufs de boucherie, et des différentes qualités de viande fournies par ces animaux.

Graisse. — Nous avons vu, en parlant du tissu cellulaire, que ce tissu servait de réceptacle à la *graisse*, soit à l'intérieur, soit autour des organes. Chez le bœuf, la graisse s'accumule de préférence dans l'épaisseur et autour des muscles, autour des reins, sur les côtes, à la base de la queue, etc. Les dépôts extérieurs de graisse servent, ainsi que nous le verrons plus loin, à apprécier la qualité de l'animal de boucherie. La graisse qui se trouve autour des reins, dans les mésentères et épiploons, prend particulièrement le nom de *suif*. Généralement plus blanc et plus consistant que la graisse proprement dite, le suif ne se dépose dans ses lieux de prédilection qu'à une période déjà assez avancée de l'engraissement. La quantité de graisse varie beaucoup avec la qualité des sujets ; en moyenne, elle est de 4 à 5 % du poids du corps ; mais cette proportion augmente chez les animaux dont l'engraissement est avancé, au point de dépasser quelquefois 10 %. Quant à la qualité de la graisse, elle dépend de l'âge et du régime du bœuf. L'animal jeune a généralement la graisse moins ferme et plus blanche que l'animal adulte, surtout lorsqu'il a vécu dans des prés ou a été nourri de racines ; l'engraissement à l'étable avec certains farineux, comme le maïs, les tourteaux de colza, de lin, l'emploi des boissons farineuses chaudes, rendent la graisse molle, et quelquefois même jaune.

L'examen microscopique du tissu adipeux le démontre formé de vésicules arrondies, brillantes à leur centre, mais à bords tout à fait obscurs. « Lorsque les vésicules adipeuses sont en masses assez considérables, dit Béclard, les côtés par lesquels elles se correspondent sont un peu déformés, même sur l'animal vivant, et prennent un aspect

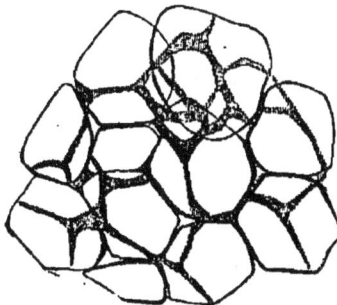

(Fig. 4.)

légèrement polyédrique. » (Fig. 4.) Autour de chaque vésicule existe une membrane propre, sur laquelle on ne peut constater la présence d'aucun vaisseau. Les vaisseaux rampent et se terminent dans les lames du tissu cellulaire qui entoure et unit les vésicules.

Au point de vue de sa composition chimique, la graisse est considérée comme étant formée d'une base, la *glycérine*, unie à des acides organiques, qui sont : l'*acide stéarique*, l'*acide oléique* et l'*acide margarique*. Ses éléments constitutifs sont : le carbone, l'hydrogène et l'oxygène; mais, en raison de l'excès du carbone sur les autres éléments, on peut dire que la graisse est un produit essentiellement carboné, trouvant conséquemment les conditions les plus favorables à sa formation dans une nourriture riche en substances carbonées, telle que grains et farineux, comme aussi dans le séjour des animaux au sein d'une atmosphère où la respiration n'est pas trop activée, ainsi que cela se voit dans certaines étables bien disposées pour faciliter l'engraissement. La physiologie démontre que les matières grasses contenues dans les aliments, et appelées plus particulièrement à favoriser l'engraissement des animaux, sont *émulsionnées*, c'est-à-dire réduites à un état de division extrême par l'action des liquides déversés dans l'intestin par le foie, le pancréas et certaines glandes intestinales. Ainsi émulsionnées, ces matières s'introduisent dans le sang par la voie des chylifères, et peuvent s'y rencontrer dans des proportions considérables. « Il faut aussi admettre, dit M. Bouley (1), que l'organisme des animaux n'est pas seulement collecteur de graisse, mais qu'il est aussi formateur, en ce sens que, par ses actions chimiques propres, il transformerait en matières grasses les substances féculentes transformées elles-mêmes, au préalable, en glycose, sous l'influence de la salive, et surtout du suc pancréatique. C'est cette transformation en matière grasse qui nous explique comment on parvient à engraisser les animaux en les nourrissant avec des aliments féculents. »

Un engraissement prompt, de trois à quatre mois de durée, s'accuse par le dépôt de la graisse plus à l'extérieur qu'à l'intérieur, ce qui fait dire aux bouchers que les animaux sont *fleuris*. Chez les sujets préparés avec soin en vue de la boucherie, la graisse se distribue plus uniformément dans tous les points de l'organisme et donne à la viande un aspect dont nous ferons ressortir les caractères lorsque nous traiterons des qualités des différentes catégories de viande.

Ajoutons, en terminant cette étude physiologico-chimique de la graisse, que la pratique démontre qu'un engraissement exagéré diminue

---

(1) *Dictionnaire* de MM. Bouley et Reynal.

les facultés prolifiques des producteurs et provoque même souvent l'avortement des vaches pleines.

Peau. — Les grandes fonctions organiques dont nous avons fait une description aussi succincte que possible, mais applicable au bœuf de boucherie (qui nous occupe spécialement), toutes ces fonctions, disons-nous, entretiennent avec la *peau* des relations importantes à connaître. Nous devons donc parler de la peau et de ses dépendances.

La peau enveloppe tout le corps et se moule sur les différentes parties osseuses ou musculaires qu'elle recouvre; de plus, elle se replie au niveau des ouvertures naturelles, pour constituer ce que l'on nomme les *muqueuses.* Sous cette dernière forme, aussi bien qu'à l'extérieur, la peau constitue dans tous les cas un véritable organe protecteur.

La peau extérieure, ou peau proprement dite, est composée de deux couches superposées; dans la plus profonde existent des *glandes,* les unes chargées d'entretenir l'onctuosité, de donner le moelleux à la peau, les autres spécialement destinées à sécréter la *sueur.* Sa couche superficielle ou *épiderme* est garnie de poils nombreux, ayant chacun tous les éléments de la vitalité. Sa couche profonde est séparée des parties sous-jacentes par une couche abondante de tissu cellulaire.

La peau a des fonctions importantes à remplir, et, de toutes ces fonctions, une des plus remarquables est sans contredit une respiration toute particulière, ayant, avec la respiration accomplie par les poumons, une relation telle que toute perturbation apportée dans la fonction cutanée entraîne l'existence d'un trouble de l'appareil respiratoire proprement dit. Voici comment M. Colin s'exprime à propos de l'absorption des gaz par la peau (1) :

« La peau nue de la plupart des animaux, ou la peau qui offre une foule de points non couverts par les poils, les plumes et autres productions de même nature, jouit de la faculté d'absorber les corps gazeux avec lesquels elle est en contact. *Elle absorbe l'oxygène, comme la muqueuse des voies aériennes,* mais à un degré infiniment restreint. Sous ce rapport, *elle constitue un poumon étalé* dont la surface est beaucoup moindre que celle de l'organe essentiel de l'hématose, *poumon qui,* comme l'autre aussi, *exhale de l'acide carbonique et une grande quantité de vapeur aqueuse.* Ce fait complexe se prouve par l'asphyxie qui, à divers degrés, se produit consécutivement à l'application d'enduits imperméables à la surface cutanée. »

---

(1) *Traité de physiologie comparée des animaux,* par G. Colin, 1873.

Après avoir émis la même opinion scientifique, Béclard ajoute (1) : « On sait, quant à ce qui concerne l'absorption des gaz par la peau, qu'on peut empoisonner des animaux en les enfermant dans un milieu gazeux délétère, quoique leur tête soit située en dehors de l'appareil. »

L'absorption par la peau d'une certaine quantité d'oxygène, et le rejet simultané d'acide carbonique par la même voie, s'effectuent en vertu des lois de l'endosmose gazeuse. Ajoutons encore que la peau entretient des rapports fonctionnels avec d'autres organes, et en particulier avec les organes urinaires.

En dehors des circonstances maladives, l'activité de la peau se trouve augmentée ou diminuée, suivant les conditions extérieures dans lesquelles les animaux sont placés. C'est ainsi que, chez le bœuf exclusivement entretenu à l'étable, la peau est souple, moelleuse et garnie d'un poil fin et soyeux, tandis qu'elle devient épaisse, dure, recouverte d'un poil long, abondant et grossier, sur l'animal vivant continuellement au dehors, exposé aux variations brusques de l'atmosphère.

Les soins du pansage donnés à la peau augmentent l'activité de ses fonctions, et, par contre, l'activité des fonctions digestives, et l'on peut dire que le bœuf à l'engrais profite d'autant mieux et plus promptement de la nourriture, qu'il est entretenu dans un plus grand état de propreté par un pansage journalier. Nous verrons, dans une autre partie de ce travail, combien sont importants les caractères fournis par l'état des poils recouvrant la peau et par l'état des muqueuses apparentes pour l'appréciation des maladies dont le bœuf peut être atteint.

Conclusion. — Des développements dans lesquels nous sommes entrés, sur l'organisation du bœuf, il résulte que chez cet animal le rôle de l'appareil chargé de la digestion prédomine au plus haut point, et que de cette importance digestive résulte un développement remarquable du système *sanguin-veineux* et du *système lymphatique.* Partant de là on reconnaît que les qualités du bœuf de boucherie dépendent avant tout de l'activité plus ou moins grande imposée à cet appareil et du sens vers lequel est dirigée cette activité. Toutes les causes capables d'agir sur l'appareil digestif, soit directement, soit indirectement, ont donc infailliblement pour résultat de faire prédominer l'un ou l'autre des systèmes qu'il tient sous sa dépendance. Or, si sous le nom de *tempérament* on entend « la prédominance d'un ou de plusieurs systèmes organiques, tenant en quelque sorte tous les autres sous leur dépendance (2) », on conclut que le tempérament du bœuf de bou-

---

(1) BÉCLARD, *Anatomie générale.*
(2) DELAFOND, *Pathologie générale.*

cherie ne peut être que *sanguin-veineux*, et *surtout lymphatique ;* on conclut aussi qu'il suffit de faire tourner les fonctions accomplies par l'appareil digestif au profit de ce qui représente la viande et la graisse, au détriment des parties osseuses, pour arriver à former le bon bœuf de boucherie. La pratique de l'engraissement démontre, en effet, qu'une nourriture choisie, riche en substances carbonées, distribuée régulièrement, pouvant se digérer dans des conditions de repos, est le meilleur moyen de profiter avec avantage de la *prépondérance gastrique* de l'animal destiné à la boucherie.

Constitution. — Quant à la constitution du bœuf de boucherie, on ne peut nier qu'elle est complètement subordonnée aux conditions qui président à l'élevage et à l'entretien de l'animal. D'une manière générale on peut dire que cette constitution est peu énergique, que ses réactions vitales sont lentes, et qu'elle n'est, en définitive, que le reflet de la prédominance acquise par le système lymphatique dans l'organisation de l'animal. Mais encore faut-il reconnaître que l'on constate des différences remarquables, suivant les types que l'on envisage. C'est ainsi, par exemple, que le bœuf de boucherie créé par les Anglais diffère essentiellement de nos races françaises du Midi, sensiblement améliorées au point de vue de l'engraissement. Dans tous les cas, une vérité incontestable, au point de vue physiologique, c'est que la constitution comme le tempérament du bœuf de boucherie sont généralement sous l'influence du rôle important accompli par le système gastro-intestinal, système dont l'influence se fait partout sentir, ainsi que nous l'avons démontré précédemment.

Nous terminerons cet aperçu anatomique et physiologique du bœuf par quelques développements relatifs à l'âge de cet animal ; on sait, du reste, combien est importante la question de l'âge des animaux de boucherie ; aussi croyons-nous utile de résumer ici l'état des connaissances actuelles sur cette question.

Appréciation de l'âge. — L'âge du bœuf se connaît à des signes fournis par l'inspection des dents et par celle des cornes frontales. Nous examinerons successivement ces deux moyens utiles à consulter, car ils se contrôlent l'un l'autre.

1° Connaissance de l'âge par les dents. — Le bœuf possède *trente-deux* dents, dont huit incisives et vingt-quatre molaires. Dans la pratique, les dents incisives sont seules consultées pour l'appréciation de l'âge ; encore faut-il tenir compte, dans l'importance à attacher aux caractères fournis par les dents, de la race, de la précocité, des croisements et du genre de nourriture des sujets.

« Ces circonstances, dit M. Reynal, exercent une influence marquée sur la rapidité plus ou moins grande avec laquelle s'opèrent l'évolution, l'usure et les transformations diverses que subit l'appareil dentaire par la marche du temps. »

Les incisives du bœuf, au nombre de huit, occupent toutes la machoire inférieure. On les distingue en deux *pinces*, deux *premières mitoyennes*, deux *secondes mitoyennes* et deux *coins*. Mobiles dans leurs alvéoles, elles s'écartent pour fournir un point d'appui au bourrelet fibreux, arrondi, de la machoire supérieure.

Les premières incisives sont caduques, et leur remplacement fournit des caractères précieux pour la connaissance de l'âge.

Chaque dent se compose de deux parties, dont une libre, aplatie d'avant en arrière, d'autant plus large qu'on l'examine plus près de son bord antérieur, va se terminant par un rétrécissement ou *collet* très-prononcé, auquel fait suite la partie enchâssée ou *racine* de la dent. Dans son ensemble, chaque dent représente assez bien une pelle, dont le manche serait constitué par la racine.

La face postérieure de la partie libre, la plus utile à consulter, est oblique et garnie de deux canelures longitudinales, entre lesquelles existe une éminence de forme conique, dont la base s'élargit et se termine vers l'extrémité libre de la dent. L'usure progressive du bord antérieur de la dent amène la disparition également progressive ou le *rasement* de l'éminence conique dont nous venons de parler et des canelures qui la bordent, et l'on dit dans ce cas que la dent est *nivelée*. Au fur et à mesure que se produit le rasement, apparait, sur la surface de frottement nouvellement formée, une petite bande transversale jaunâtre placée près du bord supérieur de la dent. Cette bande, analogue à l'*étoile dentaire* de la dent du cheval, gagne petit à petit le milieu de la table dentaire, s'élargit, devient carrée, puis arrondie et subit, en un mot, les transformations que subit la dent elle-même, sous l'influence de l'usure. On dit que la machoire est *au rond* lorsque les dents encore vierges décrivent ensemble, par leur bord antérieur, un demi-cercle régulier ; on la dit *au ras* lorsque le rasement a mis toutes les incisives de niveau. Contrairement à ce que l'on observe chez le cheval, l'usure de l'incisive du bœuf s'accompagne de diminution de la longueur de l'organe, de telle sorte que, dans la vieillesse, les dents ne paraissent plus que sous forme de chicots jaunâtres ou noirâtres, d'autant plus courts et plus écartés les uns des autres que l'animal est plus avancé en âge.

La dent vierge du bœuf est constituée par deux substances principales : l'une, l'*émail*, formant autour de la partie libre et sur une partie de la racine une couche continue, beaucoup plus mince à la face interne de la dent ; l'autre, l'*ivoire*, composant tout le reste de l'organe ; avec l'âge, la cavité interne de la dent se remplit d'un ivoire de nouvelle formation, plus jaune que l'ivoire primitif.

Les développements qui précèdent permettent de diviser l'étude de l'âge du bœuf en deux périodes : la première comprenant les caractères fournis par les dents caduques depuis leur apparition jusqu'à l'époque de leur remplacement ; la seconde traitant des dents de remplacement depuis leur sortie jusqu'à une époque de la vie après laquelle la connaissance positive de l'âge n'est plus absolument nécessaire.

1re PÉRIODE. — *Dents caduques.* — Le veau naît ordinairement avec ses deux pinces et ses deux premières mitoyennes. Dans le cas cependant où ces quatre dents ne seraient pas sorties au moment de la naissance, ce qui peut tenir à des causes diverses, l'évolution dentaire se fait de la façon suivante :

Du deuxième au cinquième jour apparaissent les pinces et les premières mitoyennes ;

Du cinquième au dixième jour sortent les secondes mitoyennes ;

Du quinzième au vingtième jour a lieu l'éruption des coins.

Au total, l'évolution complète des premières dents se fait dans l'espace de vingt à vingt-cinq jours, mais c'est vers le sixième mois seulement que l'arcade incisive est *au rond.*

Le rasement des incisives caduques se fait dans l'ordre suivant :

Pour les pinces, du sixième au dixième mois ;

Pour les premières mitoyennes, à un an ;

Pour les deuxièmes mitoyennes, à quinze mois ;

Pour les coins, de dix-huit à vingt mois (FIG. 5).

Ainsi que le fait observer M. le professeur Lecoq, cette usure est subordonnée au genre de nourriture de l'animal. Dans les veaux engraissés au lait, pour la boucherie, l'absence de frottement retarde l'usure.

2e PÉRIODE. — *Dents de remplacement.* — Vers l'âge de dix-huit à vingt mois, les pinces caduques sont chassées par leurs remplaçantes, mais celles-ci n'ont complètement terminé leur éruption qu'à *deux ans* (FIG. 6).

Ce remplacement a lieu ensuite :

Pour les premières mitoyennes, de *deux ans et demi à trois ans* (FIG. 7) ;

Pour les secondes mitoyennes, de *trois ans et demi à quatre ans* (FIG. 8) ;

Pour les coins, de *quatre ans et demi à cinq ans* (FIG. 9).

A six ans, les coins ayant achevé leur éruption, la machoire est complètement *au rond.*

(FIG. 5.)

(FIG. 6.)

(FIG. 7.)

(FIG. 8.)

(FIG. 9)

(FIG. 10.)

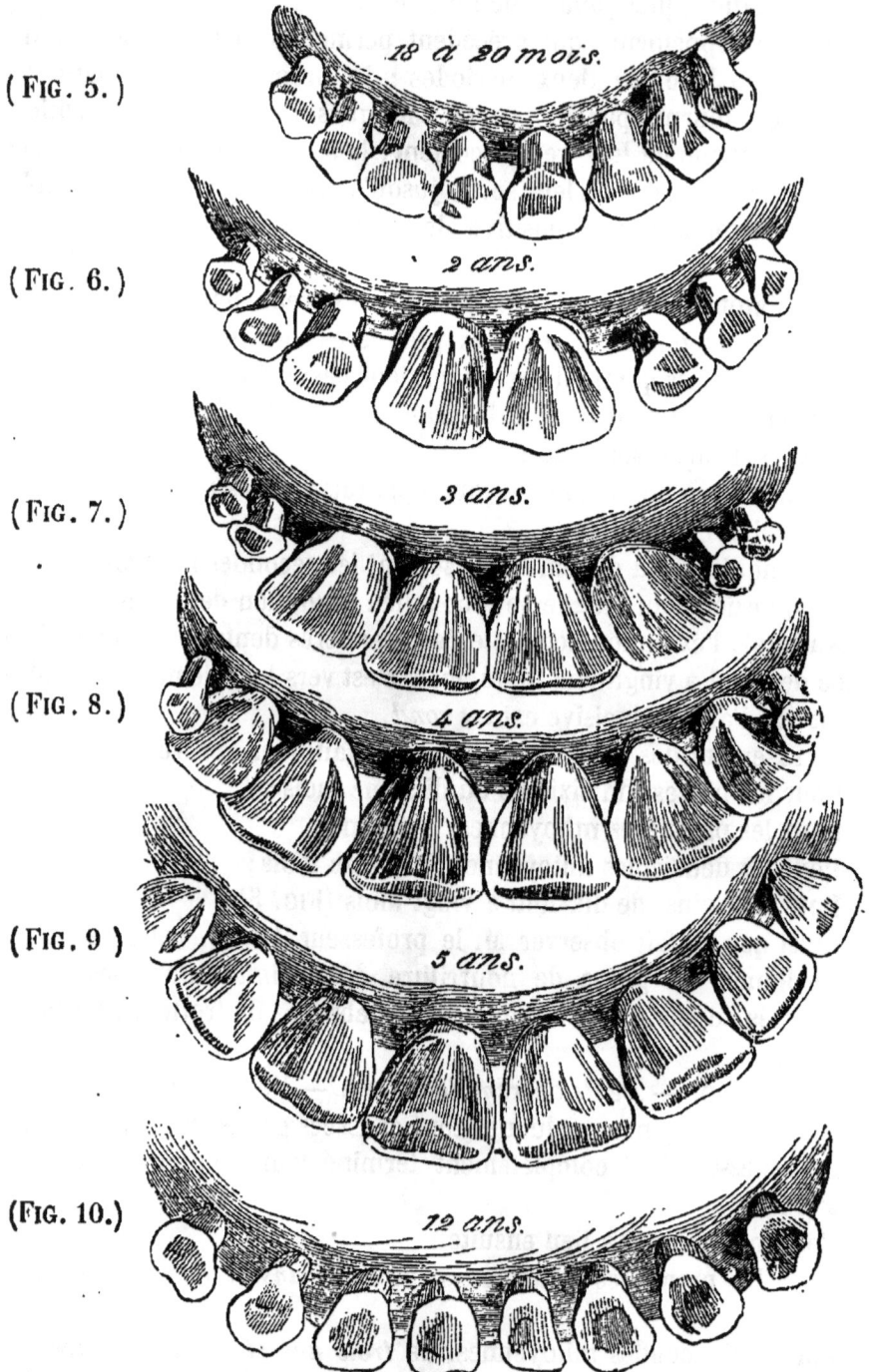

De *sept à huit ans,* nivellement des pinces.

De *huit à neuf ans*, nivellement des mitoyennes.

De *neuf à dix ans*, nivellement des coins.

A mesure que s'effectue ce nivellement des dents incisives, on remarque que, suivant l'ordre de leur évolution, elles deviennent successivement concaves, prennent une forme carrée, et que l'étoile dentaire devient de plus en plus apparente. De plus, vers dix ans, la machoire est devenue presque droite, et les dents ont commencé à s'écarter les unes des autres.

De *dix à douze ans*, les dents se raccourcissent et s'écartent de plus en plus les unes des autres, et l'étoile dentaire, qui a pris une forme carrée, est garnie d'une bordure blanche (Fig. 10).

Après cette époque, les dents s'écartent de plus en plus, l'étoile dentaire devient ronde et la machoire n'est plus garnie que de chicots arrondis, droits, jaunes ou noirs.

Les modifications apportées par l'élevage rendent dans bien des cas l'appréciation de l'âge très-difficile ; comme le dit M. Bouley, en rendant les animaux plus précoces, afin de hâter le jour de leur mort et de livrer plus vite leurs chairs aux exigences croissantes de la consommation humaine, l'industrie agricole a accéléré l'évolution de tous les organes, et les dents, qui, par leur apparition successive comme par les modifications de formes qu'elles subissent, nous servent à mesurer la durée de la vie, les dents ont participé à ce mouvement pour ainsi dire précipité de formation organique. » (*Dictionnaire* de MM. Bouley et Reynal.)

Ajoutons que les variations observées dans l'usure des dents de remplacement tiennent beaucoup à la nature des matières composant la nourriture des animaux. C'est ainsi que les aliments durs et fibreux, les fourrages grossiers, usent plus les dents que l'herbe des pâturages, de même qu'un régime dans lequel entrent beaucoup de matières farineuses use bien moins les dents que le régime de pâturage en liberté. D'après M. Villeroy, chez les vaches nourries avec des résidus de distillerie, les dents s'usent promptement, surtout si ces résidus ont été préparés dans des chaudières de fer.

2° *Connaissance de l'âge par les cornes* — Les cornes frontales sont ces deux appendices placés de chaque côté de la base de la tête et s'adaptant sur deux chevilles osseuses, creuses intérieurement et communiquant avec les sinus frontaux, vastes chambres vides qui occupent la région intérieure de la tête correspondant au front. A la base de chaque corne la peau forme un bourrelet, duquel naissent chaque année des anneaux ou cercles servant à apprécier l'âge du bœuf.

Aussitôt après la naissance du veau, le doigt, appliqué de chaque côté du front de l'animal, perçoit la sensation d'un petit corps rugueux et mobile. Au bout d'un mois, cette rugosité s'est transformée en une petite saillie pointue qui, s'allongeant jusqu'à la fin de la première année, constitue alors un petit *cornillon* légèrement contourné, et dont la longueur est de dix à douze centimètres environ.

De *douze à quinze mois* apparaît, à la base de la jeune corne, un cercle limité par un *sillon* peu distinct. Un semblable cercle et un nouveau sillon se forment à la fin de la *seconde année;* mais ce n'est réellement qu'à la *troisième année* qu'un troisième sillon est devenu bien apparent, en même temps que les deux premiers se sont graduellement effacés; aussi est-on dans l'habitude, dans la pratique, d'apprécier l'âge du bœuf en considérant ce dernier sillon formé comme étant véritablement le premier et caractérisant l'âge de *trois ans*. Chaque année est ensuite marquée par la formation d'un nouveau sillon, de telle sorte qu'il devient facile de dire l'âge d'un bœuf, en comptant pour trois ans le premier sillon à partir de la pointe de la corne, et ajoutant à ce chiffre trois, autant d'années qu'il y a de sillons apparents entre le premier et la base de la corne. C'est ainsi, par exemple, que deux sillons à la corne caractérisent l'âge de *quatre ans;* trois sillons *cinq ans*, et successivement.

L'appréciation de l'âge du bœuf par les cornes est donc, comme on le voit, très simple; cependant, il ne faut pas oublier que les caractères fournis par ce moyen n'ont réellement de valeur qu'autant qu'ils sont contrôlés par l'examen des dents, car plusieurs causes sont capables de modifier le développement régulier des cornes. Au nombre de ces causes, il faut placer la disparition du sillon sous l'influence du frottement du joug chez les bœufs employés au travail, puis l'influence produite par les conditions d'élevage dans lesquelles sont placés les animaux. « Les conditions alternatives d'abondance ou de privation, dit M. Reynal, exercent, sur le plus ou moins grand développement des cercles cornés, une influence marquée dont il faut tenir compte. C'est ainsi qu'il n'est pas rare de voir un nouvel anneau dépasser et absorber même son aîné à la suite d'une alimentation riche en principes assimilables. »

Ajoutons que, dans la vieillesse, la déformation des cornes rend l'appréciation de l'âge difficile. Chacun sait enfin avec quelle adresse le marchand rape quelquefois la corne au point de faire disparaître toute trace des sillons, et prive ainsi l'acheteur de ce moyen d'investigation, dont malheureusement il se contente dans bien des cas.

CHAPITRE III

Examen du bœuf sur pied

L'appréciation sur pied d'un bœuf de boucherie repose sur plusieurs caractères fournis par sa *race*, son *âge*, son *sexe*, sa *conformation*, son *état de graisse* et son *état de santé ou de maladie*.

1° Race. — Les meilleures races de bœuf de boucherie sont-elles celles nées, élevées et entretenues dans le seul but de fournir des animaux ne devant recevoir aucune autre destination que la boucherie, ou bien celles qui ne sont engraissées qu'après avoir payé largement leur entretien, pendant sept ou huit ans, par le travail ou la production laitière ?

Il serait peut-être difficile de répondre d'une façon qui satisfît complètement à ces deux manières de voir, soutenues de part et d'autre par des éleveurs éminents.

Je vais cependant émettre une opinion basée sur une étude pratique, opinion que chacun appréciera, en tenant compte du milieu agricole et commercial dans lequel il est placé et des préférences accordées par la boucherie.

Un fait m'a frappé depuis que je m'occupe sérieusement des questions de boucherie, c'est qu'il n'est aucune de nos races françaises qui résiste absolument à l'engraissement ; depuis le charolais, le limousin, ces types par excellence du bœuf de boucherie français, jusqu'au salers, cet animal, dont la conformation semble si antipathique à la graisse et à la qualité, depuis le bœuf des montagnes jusqu'au bœuf de la plaine ou du marais, la possibilité de fournir à l'abatage beaucoup de viande et de bonne viande, associée à une proportion notable de graisse, m'a réellement frappé. Seulement, ce qui est non moins incontestable, c'est qu'alors que certaines races, comme la charolaise par exemple, s'engraissent promptement, il en est d'autres, comme la race du Salers, autre exemple, qui, à conditions égales, prennent la graisse plus lentement et moins uniformément. On ne peut donc plus avancer, comme on le faisait autrefois, que la production du bon bœuf de boucherie est le privilége exclusif de certaines races ; mais ce que l'on peut dire, c'est que le sens dans lequel sont élevées certaines races, les habitudes culturales développées dans plusieurs contrées d'élevage, les exigences de la consommation dénotent que l'éleveur a reconnu tout l'avantage qu'il y aurait à diriger la production des animaux de boucherie dans le sens de la *précocité*. La précocité, en effet, est la base sur laquelle repose la production des races anglaises dites perfection-nées, et c'est aussi celle qui devrait guider toutes nos opérations d'élevage en présence de l'accroissement continuel de la consomma-tion de la viande. Il n'y a, dit M. Magne, qu'à élever notre bétail d'une manière convenable pour le mettre en état d'être livré jeune à la boucherie.

Des tentatives ont été faites en vue de donner la précocité à plu-sieurs de nos races tardives et plus résistantes à l'engraissement ; quel-ques-unes ont été couronnées de succès ; et si toutes n'ont pas égale-ment réussi tout d'abord, c'est qu'elles reposaient exclusivement sur l'emploi de reproducteurs qu'un engouement un peu trop grand consi-dérait comme infaillibles : j'ai désigné les animaux de Durham.

Parlant des bœufs de la région du Sud-Ouest, M. Dupont, de Bor-deaux, déclare ces animaux réfractaires à l'amélioration par le durham, et constate la sagesse de ceux qui l'ont abandonnée. « Moins riches, dit cet honorable confrère, moins enthousiastes, moins *éclairés* peut-être que nos voisins du Nord, nous avons été *préservés* par nos habi-tudes, nos mœurs et nos besoins spéciaux de culture. »

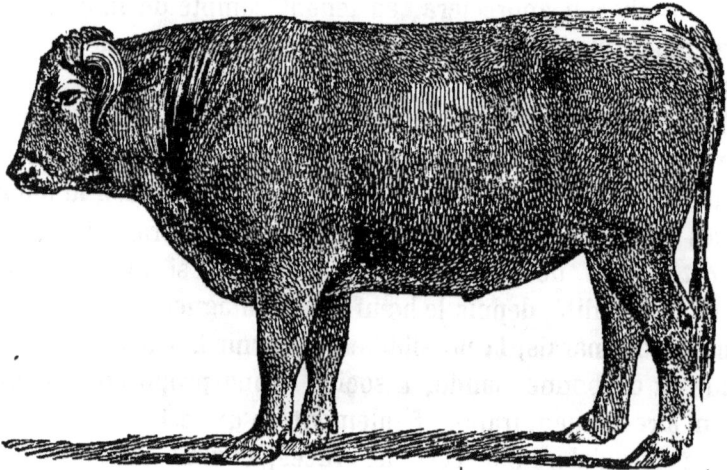

(Fig. 11. — Bœuf Garonnais.)

On s'explique d'autant mieux le peu d'empressement des éleveurs garonnais à demander au durham d'améliorer leurs bœufs que ceux-ci ont, au point de vue de la boucherie, des qualités tout à fait remar-quables. Leur viande marbrée, leur graisse abondante et lourde, en font des animaux très-recherchés du commerce et de la consom-mation ; on les a même vus luttant avec avantage dans certains con-cours avec le charolais, le normand et le durham lui-même. « En résumé, dit M. de Dampierre, la race garonnaise (Fig. 11.) est une de nos plus belles et de nos meilleures races françaises, *une des plus belles et des meilleures du monde.* Elle manque de finesse, elle peut être perfectionnée encore, mais *elle doit l'être par elle-même,* [et toute infusion de sang étranger n'est pas sans péril et ne doit être tentée qu'avec une grande réserve. »

L'emploi de la *sélection,* comme moyen propre à donner la précocité, a du reste fourni de très-bons résultats.

Parmi les races de boucherie qui se sont le plus améliorées par elles-mêmes, il faut citer au premier chef la race charolaise. (FIG. 12.) « La précocité de cette race est remarquable, dit M. de Dampierre, et ses bœufs sont généralement disposés à la boucherie dès l'âge de quatre à six ans. Ils atteignent le poids de 1,200 à 1,400 kilogrammes, poids vivant. » Ce n'est pas à dire pour cela que le croisement du charolais par le durham n'ait donné naissance à de bons produits ; mais la

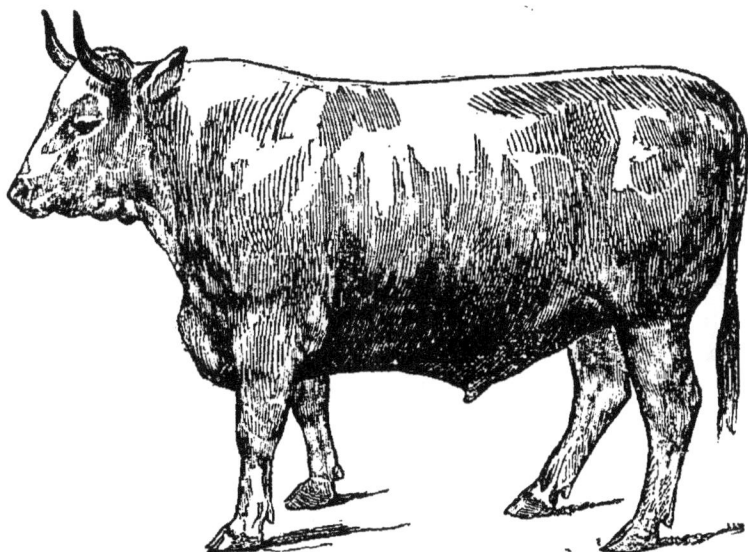

(FIG. 12. — BŒUF CHAROLAIS.)

majorité des éleveurs du pays croit, avec juste raison, que si ce croisement a pour avantage d'augmenter la précocité du type local (ce qui me paraît douteux) en même temps que son rendement en viande nette, il a pour inconvénient de le rendre plus exigeant et moins bon travailleur. Dans plusieurs concours de boucherie, on a pu constater la supériorité des produits charolais purs sur les produits durham-charolais, et Baudement lui-même a déclaré que la qualité de la viande du charolais n'était pas sensiblement modifiée par le durham.

Parlant de la race du bocage vendéen, M. de Sourdeval a dit : « Notre race, considérée particulièrement dans ses deux tribus d'élite, est un des spécimens les plus remarquables de l'amélioration *en dedans*, ramenant sans cesse les générations vers un type déterminé, dans lequel se rencontrent la plupart des grandes qualités de l'espèce : régularité, beauté mâle dans les formes, force, courage au travail, *chair délicate.* »

Je citerai encore, à l'appui de la possibilité d'obtenir des produits précoces sans l'intervention de sang étranger, les résultats offerts par le concours général d'animaux de boucherie au mois de février dernier (1874).

Là nous avons vu primer un *garonnais de trente-cinq mois*, du poids de 900 kilogrammes ; un *charolais de trente mois*, pesant 705 kilogrammes ; un *bazadais de quatre ans*, pesant 870 kilogrammes, voire des *salers de quatre et cinq ans*, atteignant les poids de 890, 943 et 970 kilogrammes. Faut-il citer ces *bœufs basques de quatre à cinq ans*, dont le poids varie de 900 à 1,000 kilogrammes, et ces petits *landais de trois à cinq ans*, atteignant jusqu'à 950 kilogrammes.

Est-ce à dire qu'il faille complètement rejeter le durham, dont les qualités pour la boucherie sont incontestables ? Non, assurément. Les

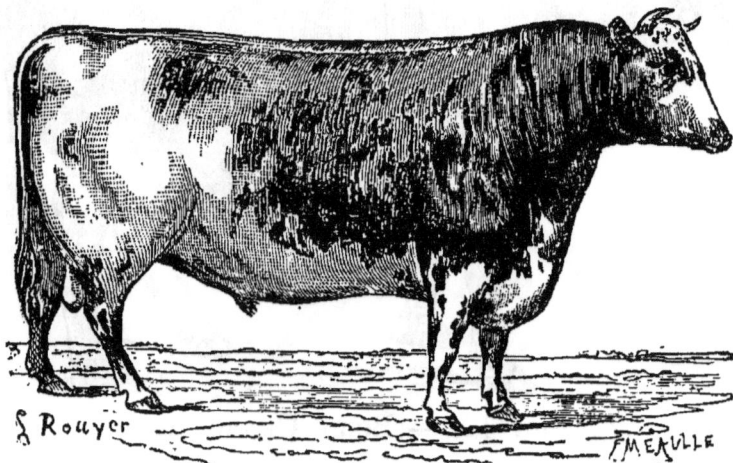

(FIG. 13. — RACE DE DURHAM.)

comptes-rendus des concours de boucherie nous ont certainement révélé les beaux résultats obtenus par les croisements du limousin, du nivernais, du normand, etc., par le durham. J'ai vu moi-même des produits bien remarquables et bien recherchés par la boucherie locale, de croisements entre le durham et le type dit maraîchin, type localisé dans les pâturages maritimes de la Charente-Inférieure et de la Vendée, et dont la nature semble être tout à fait antipathique au durham.

Le durham (FIG. 13) a incontestablement certaines qualités pour la boucherie, mais la science, aussi bien que la pratique, démontre que le mélange du sang durham avec nos races bovines de l'ouest et du midi détruit en partie la qualité pour elles si précieuse de races travailleuses, et c'est là évidemment le seul motif qui a fait reculer devant l'emploi du type anglais pour l'amélioration de ces races au point de vue de la boucherie. Nous reconnaissons qu'il y a encore à faire pour augmenter les qualités de nos animaux de travail au point de vue de la boucherie, mais nous voudrions aussi qu'il fût bien reconnu qu'il n'y a pas incompatibilité entre les formes à rechercher chez un bœuf de boucherie et celles qui caractérisent un bœuf de travail. Que faut-il, en effet, à un bœuf de travail pour qu'il soit fort et bien établi ? Il lui faut « un appareil digestif fonctionnant bien, une poitrine ample et une respiration étendue, des lombes fortes, des cuisses pourvues de muscles épais, un abdomen léger, des avant-bras et des jarrets larges (Magne). » Or, que demandons-nous de plus à un bœuf de boucherie ? Rien, si ce n'est un peu moins de volume du squelette, résultat auquel nous pouvons arriver, et auquel nous arrivons déjà par un choix de reproducteurs pris parmi nos races elles-mêmes ; résultat enfin dont nous sommes bien plus certains d'assurer la *fixité* par l'emploi de ces reproducteurs.

L'aptitude à prendre la graisse, dit M. Magne, ne résulte pas d'une organisation spéciale, comme l'aptitude à donner beaucoup de lait, l'aptitude à produire de la laine extra-fine, etc.; elle tient à la mollesse des tissus, à la propension au repos, en un mot, à des dispositions anatomico-physiologiques qui n'excluent ni la conformation particulière des organes locomoteurs, sans laquelle il n'y a pas de grande aptitude à travailler, ni le volume des organes lactifères qui caractérise les excellentes laitières ; de sorte, qu'il est pleinement démontré pour nous que, si toutes les races de boucherie ne sont pas propres à travailler et à donner beaucoup de lait, toutes celles qui remplissent ces deux dernières conditions sont appropriées à l'engraissement ou peuvent y être appropriées avec facilité. (*Recueil*, juin 1855.)

Qu'il ait été amené par les événements, ou que ce soit le résultat d'un enseignement acquis, il est un fait que je tiens à noter ici, c'est que, sur les dix mille *bœufs* environ qui alimentent annuellement l'abattoir de Bordeaux, plus des deux tiers sont représentés par des animaux de *quatre à six ans* ; il y a donc là un résultat atteint. On ne saurait demander mieux, car le bœuf de la Garonne n'est pas fait et ne rend pas au poids avant cet âge. Parlerai-je du bazadais, *ce durham du midi*, qui, sur nos marchés comme dans les concours de boucherie, arrive à donner les plus beaux résultats comme poids, jeunesse et qualité.

Le regretté Baudement, dont les études ont été faites exclusivement, trop exclusivement peut-être, sur des animaux de concours, et qui avait en conséquence une prédilection bien sensible en faveur des races anglaises, auxquelles il reconnaissait, avec juste raison, une précocité remarquable, Baudement n'a pu s'empêcher d'émettre l'appréciation comparative suivante des races françaises et anglaises :

« En moyenne, la qualité des races françaises est de très-peu inférieure à celle des bœufs de race anglaise ou croisée; *ce n'est pas forcer les chiffres que de considérer la qualité comme étant sensiblement égale dans l'un et l'autre groupe pris en masse.* »

Après avoir fait ressortir que, tandis que pour les races françaises, ce sont les bœufs âgés de trois à sept ans, non entretenus exclusivement en vue de la boucherie, qui ont la qualité la plus élevée, c'est avant trois ans et jusqu'à cinq ans que les bœufs anglais accusent le plus de qualité ; Baudement ajoute : « Le principe de la *spécialisation*, comme condition première de la perfection des races, trouverait ici une nouvelle confirmation dans les faits. »

Nous croyons avec Baudement aux grands résultats qu'entraînerait, dans certaines circonstances, l'application du principe de la spécialisation des races, envisagé au point de vue de la consommation. Depuis plusieurs années, par exemple, la consommation s'est préoccupée du prix élevé atteint par la viande de boucherie. Cet accroissement et ce maintien du prix de la viande ont trouvé leur explication naturelle dans les causes suivantes : 1° augmentation de la consommation, qui n'est plus en rapport avec la production et l'élevage; 2° dépopulation animale des pays envahis pendant la malheureuse guerre de 1870-1871; 3° pertes dues à l'invasion de la peste bovine, pouvant être évaluées à près de cinquante-sept mille têtes de bétail; 4° disette fourragère en 1871, etc.

Or, pour parer le plus promptement possible au déficit causé par cette association de calamités, bon nombre d'éleveurs ont répondu par un argument irréfutable : *Faisons vite et bien*, sachons profiter de la précocité inhérente aux races anglaises, *spécialisons* la production et l'élevage du bœuf de boucherie, et nous aurons des sujets que nous livrerons à la consommation dès l'âge de trente à trente-six mois, au lieu d'être obligés d'attendre jusqu'à quatre, six ou huit ans, ainsi que l'exigent les races de travail; en un mot, faisons du durham.

Ce raisonnement, disons-nous, ne manque pas de vérité, car l'expérience a démontré que l'élevage du bœuf, au point de vue *spécial et exclusif* de la boucherie, fournissait des résultats tout à la fois surprenants et avantageux.

Il résulte, en effet, des tableaux publiés par Baudement, que des bœufs durham âgés de deux, trois et quatre ans ont donné des rendements en viande nette variant de 65 à 70 %, et de 8 à 11 % de suif. Seulement, il faut observer, ainsi que l'a dit Baudement lui-même, que ces renseignements ont été obtenus par l'abatage de *bœufs de concours*. Quoi qu'il en soit, et tout en admettant l'exagération des chiffres fournis par des sujets de choix, on peut bien croire à un avantage réel résultant de la production et de l'élevage de races spécialement et uniquement affectées à donner de la viande et de la graisse.

Il est également hors de doute qu'au point de vue de la bonne économie agricole, le producteur gagnerait à entretenir simultanément, sur son exploitation, et des animaux appartenant aux races précoces pour la boucherie et des sujets destinés à l'exécution des travaux culturaux. *Toute la question réside dans la possession de ressources alimentaires permettant d'atteindre à la fois l'un et l'autre but.*

Mais si, des avantages reconnus à la production du bœuf de boucherie par l'emploi du durham, envisagée au point de vue de la *quantité de viande* obtenue et de la *précocité* des sujets, nous passons à l'examen de cette même production au point de vue de la *qualité de la viande*, nous arrivons à reconnaître une autre vérité non moins incontestable que la première, à savoir qu'un bœuf de deux et trois ans ne peut fournir à la consommation une viande de qualité égale à celle d'un bœuf ayant atteint l'âge de quatre à huit ans, engraissé après avoir travaillé pendant deux, trois ou quatre ans ; tout au moins ce raisonnement est-il applicable à la majorité de nos races françaises ; nous allons plus loin, nous disons que la supériorité accordée à l'étranger à la viande de nos races du Limousin, du Périgord, de la Garonne, etc., tient à ce que, sous l'influence d'un travail modéré et de bons soins à l'étable, le tissu musculaire s'est condensé et s'est imprégné, dans toutes ses parties, de la graisse et des éléments azotés qui donnent à la viande ses propriétés réellement nutritives. Nous verrons d'ailleurs un peu plus loin que Baudement lui-même était arrivé à convenir que les jeunes sujets ont généralement plus de tendance à prendre de la graisse extérieure, tandis que les animaux adultes ont plus de disposition à se l'approprier à l'intérieur.

Cette qualité intérieure, inhérente à nos bonnes races françaises, rencontre en France une consécration réelle tant de la part du boucher que de la part du consommateur.

Voici, à ce propos, ce que nous écrit un des bouchers les plus compétents et les mieux placés du commerce de la boucherie à Paris :

« Mon opinion sur la race de durham peut se résumer ainsi : viande d'un gras huileux, passable à rôtir, mauvaise à bouillir ; sa graisse est molle, sans consistance, et domine beaucoup trop, surtout lorsque le suif est à un prix aussi bas que celui auquel il est aujourd'hui ; sa viande est souvent brune, à grain peu serré ; elle n'est pas marbrée ou persillée ; aussi la boucherie de Paris accorde-t-elle une grande préférence aux mérites des races nivernaise, charolaise, choletaise, limousine, garonnaise, bazadaise, normande, mancelle, etc. Je crois, ajoute ce boucher, que le pays qui convient le mieux au durham est la Normandie, où les bœufs *ne travaillent pas* et ont une conformation défectueuse, qui ne fait que gagner par le croisement durham. »

J'ai en maintes circonstances constaté combien sont recherchés ces bons bœufs garonnais ou limousins, ces beaux sujets du Périgord, âgés de cinq à six ans, qui donnent à l'abatage une belle viande *bien persillée,* et 50 à 60 kilogrammes de suif ; j'ai constaté aussi que le consommateur lui-même recherche les morceaux *ainsi pénétrés par la graisse* préférablement à ceux qu'il ne peut manger qu'après les avoir fait débarrasser de l'épaisse couche de graisse qui les recouvre.

En résumé, nous croyons aux avantages de la *spécialisation* appliquée aux animaux de boucherie, lorsque l'éleveur a à sa disposition les ressources alimentaires suffisantes ; nous croyons que la boucherie trouverait dans ce moyen une mine féconde, particulièrement lorsque des conditions indépendantes de la volonté ont sensiblement diminué les grandes voies d'approvisionnement auxquelles puise d'ordinaire la consommation ; nous croyons que la précocité communiquée à quelques-unes de nos races françaises, par l'emploi des reproducteurs de Durham, serait un bienfait réel pour l'alimentation publique ; mais nous sommes aussi convaincus que nos bonnes races de travail, conduites à la boucherie vers cinq à six ans, huit ans au plus tard, répondent mieux *par leurs qualités* aux besoins de l'alimentation et aux habitudes de la consommation que ne sauraient le faire des sujets engraissés dès l'âge de deux à trois ans. Et nous sommes d'autant plus portés à parler de la sorte que, physiologiquement parlant, *l'antagonisme n'est pas aussi grand qu'on pourrait le croire entre la conformation du bon bœuf de boucherie et celle du bon bœuf de travail.*

Nous compléterons cette appréciation des races bovines au point de vue de la boucherie par les relevés suivants, recueillis sur les marchés de La Villette, lesquels démontrent, d'une façon irréfutable, combien la boucherie de Paris attache de préférence à nos races françaises, comparativement aux races anglaises ou croisées-anglaises, dont nous n'avons vu que de rares spécimens lors de notre dernière visite à La Villette. Nous devons ces renseignements à l'obligeance de notre honorable confrère M. Nicole, Inspecteur principal au marché de La Villette.

BŒUFS. — Les bœufs *normands*, dans la saison, sont ceux qui sont le plus estimés par la boucherie de Paris ; ensuite viennent les *choletais*, les *périgourdins*, les bons bœufs d'herbe du *nivernais* et du *charolais*, les *manceaux*, les *limousins*. Les bons *bretons*, malgré l'exiguité de leur taille, sont estimés pour leur qualité de viande.

Normands. — Les bœufs normands (vallées d'Auge et Cotentin) arrivent sur nos marchés vers la mi-juin ; leurs apports cessent vers la mi-janvier. C'est de juillet à novembre qu'ont lieu les plus gros approvisionnements.

Choletais. — Du courant de décembre à la fin de juin. Il en vient maintenant toute l'année, mais les gros apports ont lieu en janvier, février, mars, avril, mai et juin.

Périgourdins. — Du mois de décembre au mois d'avril.

Gascons. — Du 15 juin à la fin septembre.

Saintongeois (Charente). — De la fin de décembre au courant de mai ; les fortes expéditions ont lieu en janvier, février et mars.

Manceaux (Sarthe, Mayenne, Orne). — Depuis Noël jusqu'à courant de mars, sans préjudice d'un certain nombre de ces animaux engraissés en Normandie, et ramenés sur notre marché comme bœufs normands dans la saison des apports de cette dernière provenance.

Marchois (Creuse). — De la fin de novembre à la fin de janvier.

Limousins (Haute-Vienne). — De la fin de novembre à la fin d'avril ; *summum* des apports en décembre, janvier et février.

Nivernais. — Commencement de juin à fin novembre.

Charolais. — Commencement de juin à fin septembre.

Bœufs du Marais (Charente-Inférieure). — Commencement de juin à fin septembre. Ces bœufs sont très-améliorés depuis trente ans et sont recherchés actuellement par la boucherie.

Poitevins (Vienne et Deux-Sèvres). — Du courant de janvier à fin de mai.

Nantais (Loire-Inférieure). — De la fin de février jusqu'à la fin de mai.

Bretons proprement dits (Ille-et-Vilaine, Morbihan, Côtes du Nord, Finistère). — Ils fournissent au marché de Paris un contingent annuel de huit à dix mille bœufs, d'un poids mort moyen de 180 à 200 kilogrammes et d'une bonne qualité de viande. Ces bœufs viennent sur le marché de juillet à janvier.

Bourbonnais (Allier). — Du 15 décembre à la fin de juin ; les forts arrivages ont lieu en janvier, février, mars et avril.

Berrichons (Cher). — Toute l'année ; forts apports de février à mai. La vallée de Germigny fournit en outre à notre marché des bœufs d'herbe de courant juillet à fin novembre.

Marchois (Creuse). — Du 25 novembre au 31 décembre, forts arrivages ; ils se prolongent, en diminuant mensuellement, jusqu'à fin mars.

VACHES. — Les vaches *cordières* ne méritent plus, sur notre marché, la désignation de vaches grasses. Il y en a bien encore un certain nombre qui, provenant d'étables de nourrisseurs, sont en bon état par suite de leur alimentation exceptionnelle, mais le plus grand nombre sont des vaches épuisées par l'âge ou la fatigue, venant en majorité du département de Seine-et-Oise et des départements limitrophes, dans un rayon d'environ 10 myriamètres. Leur poids moyen général ne s'élève guère au-delà de 180 à 200 kilogrammes ; elles sont généralement achetées par les fournisseurs de troupes ou par des marchands qui les revendent à la petite culture.

Quant aux vaches de bandes, elles continuent à venir des bonnes sources de provenances du bétail : normandes, choletaises, nivernaises, charolaises, mancelles, garonnaises, limousines, etc.

L'Auvergne, le Puy-de-Dôme et le Cantal en fournissent un contingent annuel de six à huit mille, de qualité médiocre, dont le poids mort moyen n'excède guère 200 kilos.

Depuis le commencement de 1874, la Suisse a expédié sur notre marché près de quinze cents vaches de bonne seconde qualité, et d'un poids moyen général d'environ 250 kilos. Cette importation paraît devoir se continuer.

L'importance des renseignements qui précèdent n'échappera à personne, et dénote, de la part de celui qui les a recueillis, un grand esprit d'observation ; aussi croyons-nous devoir lui en exprimer ici nos sincères remerciements.

Nous ajouterons enfin que, sur les marchés de Lyon, les bœufs les plus recherchés appartiennent à la race charolaise, dont la qualité supérieure est universellement reconnue par la boucherie de cette grande ville.

2° *Age.* — Il ressort des développements qui précèdent que, s'il est des races dont les produits peuvent être livrés à la boucherie dès l'âge de deux ans et demi à trois ans, on peut dire qu'au point de vue de la qualité de la viande le moment de la vie où la viande de bœuf est la meilleure est celui compris entre l'âge de quatre et huit ans ; que du reste, pour la majorité de nos races françaises, c'est à cette période seulement que la viande est faite et est le plus uniformément pénétrée par la graisse. « La viande est, en général, plus nourrissante et plus digestive, dit Becquerel, *quand les animaux ont atteint leur croissance.* »

Il importe donc en France, au point de vue de la qualité de la viande, de savoir associer, dans les limites possibles jusqu'à nouvel ordre, cette qualité précieuse du bœuf que nous avons appelée précocité, avec cette aptitude au travail qui caractérise nos principales races bovines, car le temps n'est pas encore venu où le cheval sera seul utilisé aux travaux des champs ; et lorsqu'au lieu de livrer à la boucherie nos bœufs à l'âge de dix et douze ans, nous arriverons à leur donner cette destination dès l'âge de cinq, six et huit ans, nous aurons alors accompli un immense progrès à l'avantage du producteur et du consommateur. Nous avons vu, du reste, combien l'on était entré déjà dans cette voie ; mais il ne faut pas oublier que, si le principe de la *spécialisation* des races n'est pas encore entré dans nos mœurs, c'est que, comme l'a dit M. Dupont, nos habitudes et nos besoins spéciaux de culture s'y opposent.

3° Sexe. — Un préjugé assez généralement répandu veut que la viande de vache vaille bien moins que la viande de bœuf. Et cependant la preuve du contraire a été maintes fois donnée. En rendant compte du concours international de Poissy, en 1862, M. Sanson disait : « La partie la plus uniformément belle de l'exposition était celle des vaches, *d'une finesse et d'un engraissement parfaits.* Les visiteurs en ont été vivement frappés. Cette première épreuve, ajoute M. Sanson, a montré qu'en réalité *les vaches sont supérieures aux bœufs au point de vue de la boucherie.* »

Le préjugé contre la viande de vache tomberait de lui-même si on ne livrait à la consommation que des vaches encore jeunes, n'ayant pas encore porté, ou n'ayant donné que trois à quatre produits au plus et engraissées avant d'être épuisées par une lactation continuelle. Trop souvent il arrive qu'on ne livre à la boucherie que des vaches dont l'âge est trop avancé pour permettre au propriétaire de compter sur leurs produits, ou chez lesquelles la maigreur est la conséquence d'un état maladif sérieux. Aussi ces vaches, difficiles à engraisser, donnent-elles souvent l'occasion de constater l'existence de lésions pulmonaires, et particulièrement de la phthisie tuberculeuse.

Une vache de cinq à huit ans, pleine de trois à sept mois, bien nourrie, bien soignée, s'engraisse généralement très-bien et donne de la viande de qualité égale, si ce n'est même supérieure, à celle de la viande de bœuf. Chacun sait que l'état de gestation, en annihilant chez la vache tout instinct génésique, favorise l'engraissement ; je dirai même, contrairement à ce qui est généralement admis, qu'un état de gestation de huit mois et plus peut encore concorder avec un état de graisse remarquablement beau, comme quantité et comme qualité ; j'ai constaté ce fait en maintes circonstances, et je crois que si l'abatage des vaches avancées en gestation doit être interdit, c'est plutôt parce qu'il cause la destruction de produits prêts à naître, et qui fussent entrés plus tard dans la consommation, que parce qu'il favorise l'usage de viandes ayant perdu complètement leurs qualités nutritives. C'est encore en tenant compte des bons effets produits sur l'engraissement par l'annihilation de l'orgasme génésique, que l'on a conseillé et pratiqué avec succès l'opération de la castration des vaches.

La fréquentation des abattoirs fournit à l'Inspecteur des viandes de nombreux sujets d'étude, au point de vue des jugements qu'il doit porter sur la qualité des vaches amenées sur les marchés d'approvisionnement. Très-souvent, en effet, on constate que des vaches, paraissant maigres de leur vivant, *trompent favorablement* à l'abatage. J'ai été à même de faire plusieurs fois cette observation sur les petites vaches de la race bordelaise, à apparence chétive, à hanches saillantes, à maigreur extérieure très-accentuée, et qui, à l'abatage, donnaient une viande de bonne deuxième qualité, et une quantité de suif intérieur proportionnellement remarquable ; c'est là, on peut le dire, qu'il importe de ne porter un jugement qu'avec une connaissance complète de la race sur laquelle on doit émettre un avis.

Le taureau n'est amené qu'en proportion relativement restreinte sur les marchés, et, dans tous les cas, il ne se vend jamais un prix égal à celui du bœuf. Ce que l'on voit le plus souvent, ce sont des taureaux de quatre à cinq ans, qui, trop âgés ou trop lourds pour faire la saillie, ont été castrés depuis quelques mois et préparés à la boucherie par une nourriture exceptionnelle, ou bien encore des taureaux qui, pour une cause quelconque, ont été écartés de la saillie, et portent encore les traces d'un bistournage récemment effectué dans le but de les faire passer comme bœufs. Ces animaux, aussi bons qu'ils paraissent, ne valent jamais le *véritable bœuf*, qui a été privé jeune de ses organes reproducteurs. Le taureau castré ou tourné tardivement se reconnaît toujours à sa tête forte et large à la base, à son cou court, épais, bombé et plissé supérieurement, à son devant épais et lourd, comparé au train postérieur toujours plus mince, à son œil qui a conservé quelque peu de la fierté masculine. De plus, la main, engagée entre les cuisses, perçoit la présence des testicules, dont l'atrophie incomplète dénote le manque de finesse du sujet. Comparé au bœuf, le taureau est toujours, à âge égal et toutes proportions gardées, plus lourd que lui, et ne saurait jamais être mis au même rang pour la qualité de la viande, ainsi que nous le verrons plus loin.

Le bœuf proprement dit est, sans contredit, l'animal préféré pour la boucherie; son appréciation repose sur les caractères dont nous nous sommes déjà occupés et sur ceux qu'il nous reste encore à examiner.

4° *Conformation.* — Lorsqu'il s'agit d'apprécier la forme, les contours d'un corps quelconque, on aime assez généralement à supposer ce corps enveloppé d'une figure géométrique régulière, permettant de se rendre compte, au premier coup d'œil, des vides existant entre ce que l'on observe et la figure fictivement admise. C'est ainsi que certains agronomes ont cru, ainsi que nous l'étudierons plus loin, pouvoir rapprocher le corps du bœuf de boucherie de la forme du cylindre et mesurer même le poids de l'animal à l'aide de la formule admise pour mesurer cette figure de capacité.

De même je ne connais pas de moyen plus pratique pour avoir, au simple coup d'œil, une idée de la conformation d'un bœuf de boucherie que celui donné par l'anglais Stephens.

Ce moyen consiste à envisager successivement l'animal sur quatre faces, savoir : de profil (Fig. 14), par devant (Fig. 15), de face par derrière (Fig. 16), et renversé vu par le dos (Fig. 17).

Chacune de ces faces supposée encadrée est d'autant plus parfaite, annonce une conformation d'autant meilleure, qu'elle remplit plus exactement le cadre qui l'entoure. Il faut convenir que bien peu de nos races françaises ont une conformation telle que l'une ou l'autre des quatre faces ne laisse pas de vides dans le cadre qui l'entoure, mais c'est en cela justement que réside l'avantage du procédé Stéphens, c'est qu'il met à même *instantanément* de reconnaître les défauts de conformation de la grande majorité de nos bêtes de boucherie. On se rendra compte du reste très-facilement de l'importance que j'attache à ce moyen en songeant que le plus ou moins de largeur de l'une ou de l'autre des quatre faces admises correspond au développement plus ou moins complet atteint par les parties les plus importantes d'un animal de boucherie, savoir la poitrine, le dos, les reins et la culotte. On le comprend d'autant mieux que l'on sait apprécier davantage le rôle accompli par de vastes poumons, se mouvant à l'aise dans une poitrine haute et large, formée de côtes arrondies et bien arquées, comme aussi celui d'un appareil digestif logé dans un abdomen dont le développement est proportionné à la largeur des reins et des lombes; on s'explique enfin la valeur du moyen précité lorsqu'on songe que c'est au niveau des lombes, de la croupe et des cuisses qu'existe le plus de viande, et surtout la viande de meilleure qualité.

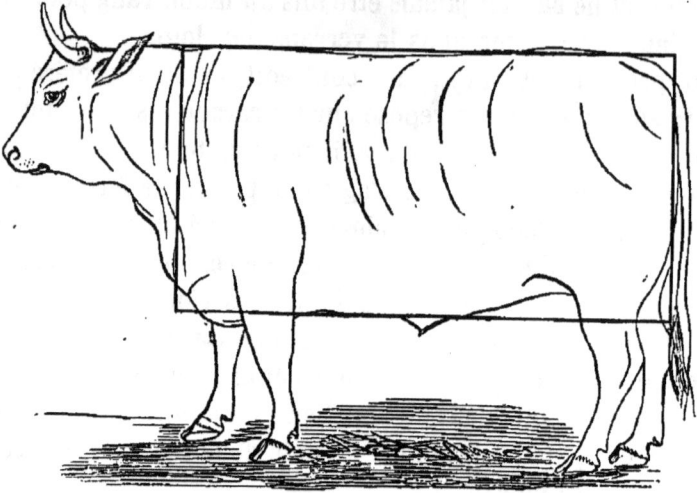

(Fig. 14.)

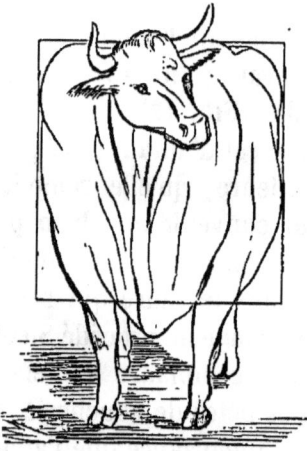

(Fig. 15.)

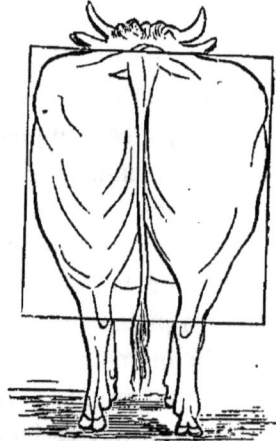

(Fig. 16.)

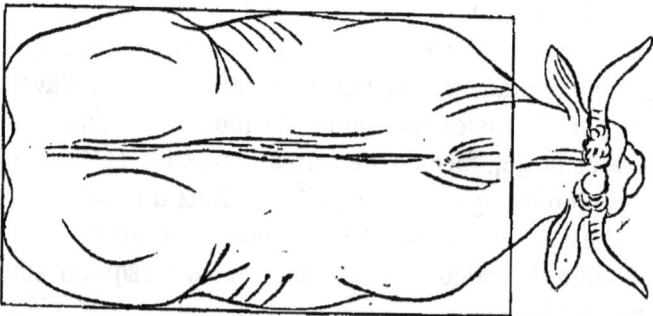

(Fig. 17.)

En dehors de ces parties principales, tout dans l'animal de boucherie ne doit plus être considéré que comme accessoire, et ne doit avoir conséquemment qu'un développement relativement restreint. C'est ainsi que la tête, le cou, les membres seront d'autant plus parfaits qu'ils seront plus petits, plus fins ou plus minces. .

David Low trace de la façon suivante la conformation la plus convenable pour la boucherie : « 1° La tête doit être fine, un peu longue et conique vers le mufle, qui doit être mince lui-même ; 2° les cornes doivent être fines, pointues, et placées sur le sommet de la tête ; les oreilles doivent être minces, les yeux saillants et vifs ; 3° le cou ne doit point être grossier ; il doit être grand à son union avec l'épaule et conique vers la tête ; 4° la poitrine doit être ample et se bien projeter en avant des membres antérieurs ; 5° l'épaule doit être large et se confondre doucement avec le cou, et derrière avec l'échine ; 6° le dos et les cuisses doivent être droits, amples et plats ; 7° le tronc, derrière les épaules, doit être grand, et les côtes bien arquées ; 8° les os de la hanche doivent être écartés l'un de l'autre, presque de niveau avec les os du dos ; des os de la hanche à la croupe, le quartier doit être long, large et droit ; 9° la queue doit commencer au niveau du dos, être large au sommet et fine vers l'extrémité ; 10° les jambes doivent être courtes, charnues jusque vers le jarret ou le genou, plates et minces au-dessous, les sabots doivent être étroits ; 11° la peau doit être souple au toucher ; la panse ne doit pas être pendante, et les flancs doivent être bien arrondis. »

On sent que ce portrait du bœuf de boucherie a été tracé par un appréciateur ayant plus particulièrement sous les yeux les animaux perfectionnés de la race anglaise de boucherie, dite de Durham ; mais il nous permet cependant d'apprécier les défauts de conformation de plusieurs de nos races françaises, qui pèchent par une taille trop élevée, un squelette trop développé, un trop grand rapprochement des hanches, des membres trop grands, trop gros et trop lourds, des cuisses minces et plates, une poitrine étroite, une côte sanglée en arrière des épaules, une tête forte, garnie de longues et grosses cornes, et par dessus tout une constitution les rendant difficiles à engraisser.

De ce qui précède il ne faudrait cependant pas conclure qu'une conformation défectueuse, ou pêchant par quelque point du corps, exclut complètement toute aptitude à prendre de la graisse. Admettre ce principe serait méconnaître le côté pratique de la question qui nous occupe ; ce serait nier des faits journellement observés d'engraissement, même avancé, sur des sujets dont la conformation est loin d'être régulière. Je dis, parce que j'en suis certain, qu'un bœuf mal fait peut être gras, et que s'il fallait n'engraisser pour la boucherie que les bœufs à conformation parfaite, la grande majorité de nos bœufs de travail serait exclue de la consommation. Mais ce qu'il faut dire aussi c'est que la quantité plus ou moins grande de graisse ne constitue pas, à elle seule, la qualité d'un bœuf, et que de deux bœufs gras le meilleur en qualité, et le plus productif pour le boucher, celui qui donnera le plus de viande, et surtout de viande de première qualité, sera toujours celui dont la conformation se rapprochera le plus de la régularité et de l'ampleur des formes, parce que cette ampleur et cette régularité concordent avec un jeu parfait des organes chargés de confectionner la meilleure viande et la meilleure graisse, en même temps que la plus grande quantité de l'un et l'autre produit ; ajoutons enfin que c'est avec une bonne conformation que les animaux arrivent plus *promptement* à acquérir le maximum de graisse et de qualité qu'ils peuvent atteindre. Les éleveurs reconnaissent, du reste, la justesse de ces observations en s'appliquant à faire naître et entretenir chez leurs animaux les qualités de conformation que j'ai citées ; le bœuf charolais, le limousin, le bazadais et tant d'autres races, aujourd'hui améliorées, nous en fournissent des exemples.

Baudement a publié, sur la conformation du bœuf, des observations d'une bien grande importance, et qui dénotent au moins toute la persévérance avec laquelle ce professeur regretté a abordé les grandes questions se rattachant à la zootechnie.

Après de nombreuses pesées et un nombre aussi grand de mesures, Baudement a établi comme loi irréfutable que chez le bœuf le poids vif, ou le développement total du corps, est toujours en rapport avec l'ampleur de la poitrine ; qu'en un mot, le développement des diverses parties du tronc, leur conformation, sont intimement liés au développement de la cavité thoracique. Mais le point le plus remarquable des observations de Baudement, c'est que l'ampleur de la poitrine ne témoignerait en aucune façon de l'activité plus ou moins grande des fonctions respiratoire et circulatoire. Calculant cette activité d'après le poids absolu des poumons, et le poids absolu du cœur, Baudemen établit que ce poids est plus élevé chez les sujets aptes au travail, et moins chez ceux disposés à s'engraisser. Le développement des poumons et du cœur n'est donc pas en rapport avec la capacité de la cavité thoracique, mais bien avec l'activité des fonctions qu'ils exécutent, en raison de l'aptitude spéciale des animaux. D'où il suit que l'aptitude au travail, entraînant avec elle une grande activité respiratoire et circulatoire, correspond à des poumons et à un cœur plus denses et plus actifs pour un volume donné ; l'aptitude à l'engraissement s'accompagne, au contraire, d'une moins grande densité de ces organes, et conséquemment d'une activité moindre des fonctions qu'ils accomplissent.

« Dans l'un comme dans l'autre cas, suivant Baudement, l'ampleur de la cavité thoracique a pour corollaire une étendue plus considérable des masses musculaires qui l'entourent, un plus grand développement des épaules, en somme une conformation meilleure ; mais la constitution de ces masses musculaires diffère, comme leur volume propre, suivant l'activité des fonctions respiratoire et circulatoire. Les fibres musculaires, les agents contractiles de la force prédominent lorsque l'exercice a développé l'activité de la vie de relation : les matériaux de l'assimilation nutritive, ce qui constitue la viande en augmentant, non la densité, mais le volume du muscle, sont, au contraire, prédominants, lorsque cette activité a été restreinte. » (SANSON. — *Zootechnie.*)

Nous laissons à Baudement tout le côté spécieux de ce raisonnement ultra-théorique ; ce qui nous est démontré à nous, d'une façon positive, c'est que la largeur de la poitrine jointe à une ampleur générale des formes, sont les signes les plus positifs de la qualité et du poids des bons bœufs de boucherie.

En règle générale, on peut dire que les animaux à taille moyenne ou de petite taille sont meilleurs pour la boucherie que ceux dont le corps repose sur quatre hauts piliers. Rarement on rencontre chez le bœuf de haute taille cette épaisseur de muscles fessiers, descendant jusque près des jarrets ; presque toujours, au contraire, la haute taille appartient aux races à forte charpente, à la fois peu productives au boucher, qui ne sait pas tenir compte du poids représenté par le squelette, et au consommateur, qui paie le poids des os le même prix que le poids de la viande.

Je citerai, à l'appui de ce que j'avance, les appréciations portées sur quelques races par des hommes compétents. Parlant du *bœuf manceau*, M. de Dampierre dit : « Il a la charpente osseuse très-développée ; par son croisement avec le durham, il recevrait une précocité qui lui manque, une diminution des os au profit des parties charnues, plus de poitrine et moins d'abdomen, des modifications enfin dans toute sa conformation, qui le rendraient plus économique à élever, plus disposé à l'engraissement précoce qu'il ne l'est aujourd'hui. » Tous les auteurs s'accordent à reconnaître que le bœuf dont nous parlons donne de bonne viande et s'engraisse facilement, mais qu'il a la tête forte, le squelette énorme, et donne à l'abatage une proportion de viande relativement restreinte.

A propos du bœuf garonnais, M. le professeur Magne, après avoir fait ressortir les qualités que présentent certaines variétés du type, ajoute : « Les animaux si grands sont difficiles à engraisser, et même à entretenir, à cause des besoins considérables de leur énorme corpulence. *Il serait urgent de donner plus d'ampleur aux régions qui fournissent la viande de première qualité.* Il y aurait tout avantage à donner à toutes les variétés de la race la largeur du poitrail, l'épaisseur du garrot, l'ampleur de la poitrine et le volume des cuisses, qui distinguent le bon bœuf agenais. »

On observe à cet égard des améliorations bien sensibles, et les bœufs achetés aux foires de La Réole, Meillan, Castillon, etc., nous en donnent la preuve.

Dès 1857, M. Vialard, vétérinaire, alors répétiteur à La Sausaie, disait en parlant du bœuf de Salers : « Les reproches que l'on peut faire aux salers sont les suivants : ils sont grossiers, durs à l'engraissement, ils viennent un peu tard, *ils manquent d'ampleur dans les cuisses et les fesses,* tandis que l'avant-main est développé outre mesure. »

Ces reproches sont encore applicables à nombre de grands bœufs de Salers amenés sur les marchés de Bordeaux. Nous en voyons encore beaucoup dont la taille est trop élevée, les hanches saillantes, les fesses peu charnues, les cuisses minces ; aussi la boucherie leur reproche-t-elle un rendement relativement minime, dû à un engraissement irrégulier entraînant une légèreté remarquable de la viande, à un manque de viande dans les parties principales ; *ils ne rendent pas au poids.* On reconnaît d'autant mieux ces défauts chez certains salers qu'à côté de ceux-là nous en voyons dont la conformation est bien meilleure, et dont l'engraissement est plus parfait ; ce sont ceux particulièrement qui ont été engraissés dans le Périgord et la Saintonge, pays de l'engraissement par excellence.

Parlant de la race normande, au point de vue de la boucherie, M. Sanson dit ceci : « La viande qu'elle fournit est fort estimée comme qualité, mais on ne peut manquer d'être frappé de l'infériorité de son rendement net et *de la grande proportion d'os, de réjouissance, qu'elle contient.* » Cette grande proportion d'os tient évidemment au développement extrême de la taille, laquelle se maintient, dit M. Sanson, entre 1^{m}65 et 1^{m}80. « On a vu des bœufs atteindre jusqu'à l'énorme taille de 2^{m}46, avec une corpulence à l'avenant. »

Que l'on se figure un animal géant de ce genre, arrivé à un certain degré d'engraissement, et l'on comprendra ce *troisième prix* donné au concours de Paris, en 1874, à un bœuf normand, du poids de

1,551 kilogrammes, poids extraordinaire, atteint, sans contredit, aux dépens des plus grands sacrifices.

La peau fine ou peu épaisse, souple, le poil fin, court et soyeux appartiennent au bon bœuf de boucherie, car ces caractères sont l'apanage d'un tempérament sanguin-lymphatique, dont l'action se fait d'autant mieux sentir que les soins de la main sont plus régulièrement donnés pendant l'engraissement.

Nous verrons plus loin quelle relation peut exister entre la conformation d'un animal et son poids. Disons seulement ici que l'appréciation du poids ne repose pas exclusivement, comme on pourrait le croire, sur l'état de graisse plus ou moins prononcé du sujet. Les bœufs à grande charpente ont toujours beaucoup de poids, mais beaucoup moins proportionnellement que les bœufs trapus, à épaules épaisses, à poitrine large, à cuisses charnues, et dont la fibre est ferme et résistante au toucher.

Il est un dernier point se rattachant à la conformation, dont je dois dire quelques mots, particulièrement au point de vue du choix des bœufs pour l'engraissement; je veux parler de la netteté des membres et de la régularité des aplombs. Il semble, au premier abord, que la présence de tares osseuses aux membres soit peu de nature à influer sur la qualité des bœufs de boucherie, et pourtant on ne peut nier que cette netteté est l'apanage des races fines, à tempérament lymphatique, s'engraissant bien et promptement, parce qu'elles utilisent, le plus complètement possible les matériaux nutritifs à la formation des parties utiles au détriment du squelette, tandis que le contraire s'observe particulièrement chez les animaux qui joignent, à un squelette fortement développé, des formes grossières et saillantes, une constitution robuste, une peau épaisse, garnie d'un poil grossier. Quoi de plus fin, de plus régulier, de plus net que le membre du durham, du charolais ou du limousin ; quoi de plus gros et de plus sujet aux éparvins, à la courbe, etc., que le membre du *grand* bœuf grossier de la Garonne, du Morvan ou du Marais ! Cette qualité, du reste, est d'autant plus à rechercher que nous avons reconnu la nécessité du bœuf à *deux fins*, du bœuf qui n'est engraissé qu'après avoir travaillé pendant cinq à six ans, travail pour lequel l'intégrité des membres est toujours une bonne chose à rechercher.

Quant à la régularité des aplombs, on peut dire, jusqu'à un certain point, qu'elle est aussi indispensable pour le bœuf à l'engrais que pour le cheval de travail, car avec elle coïncident toujours une ampleur, un développement proportionné des grandes cavités splanchniques, dont nous connaissons toute l'importance, au point de vue des qualités du bœuf de boucherie.

5° *État de graisse.* — Pour apprécier la valeur d'un bœuf de bou-cherie quant à son état de graisse, l'inspecteur, à l'exemple du boucher, doit avoir assez de pratique pour pressentir le mode d'en-graissement auquel l'animal a été soumis, car de ce mode découlent la qualité et le rendement.

En général le boucher, tout en recherchant l'animal dont l'appa-rence extérieure annonce un certain degré d'engraissement, estime davantage encore celui qu'il prévoit devoir lui donner beaucoup de suif aux rognons, parce qu'en effet beaucoup de suif aux rognons corres-pond le plus ordinairement à un engraissement complet et uniforme. Or, on ne saurait nier que la pratique de l'engraissement a pris depuis quelques années une direction telle que fort souvent des animaux, qui paraissent fin-gras, ont presque toute leur graisse à l'extérieur ; ils sont *fleuris,* comme on dit en terme de boucher, mais n'ont rien dedans. Je ne voudrais pas qu'on m'accusât d'une trop grande ten-dance à la critique, et cependant je ne puis pas ne pas dire que cette manière d'engraisser *tout extérieure* est un peu la conséquence de la spéculation qu'ont engendrée depuis quelques années les concours d'animaux de boucherie. Je ne suis pas le seul, du reste, qui ait constaté cet état de graisse tout extérieur, et Baudement s'est ex-primé à ce sujet de la manière suivante : « Les jeunes sujets ont géné-ralement plus de tendance à prendre de la graisse extérieure, à *mettre tout dehors,* comme disent les bouchers ; les adultes ont plus de dis-position à prendre la graisse intérieure, le suif. La physiologie com-prend qu'en *façonnant* pour la boucherie des animaux, dont on hâte la maturité, on obtienne entre autres résultats un développement ex-traordinaire du tissu cellulaire ; que les couches extérieures à la viande prennent ainsi plus d'épaisseur que chez les animaux de travail, où ces couches considérables sont impossibles, *que parfois même ces couches puissantes se remplissent seules de graisse,* ou que la graisse ne pénètre qu'autour des plus gros faisceaux fibreux ; mais la physiologie ne voit pas pourquoi la graisse serait, chez les animaux précoces, exclue des mailles du tissu cellulaire interposé aux fibres des muscles, et ne pénétrerait pas jusque dans les profondeurs de la viande, quand les conditions de bon élevage et de bon engraissement sont d'ailleurs rem-plies. »

Au point de vue physiologique, le raisonnement de Baudement est juste, et vient parfaitement appuyer le fait que j'ai énoncé, à savoir que l'engraissement extérieur est la conséquence d'une mauvaise méthode suivie ou d'une méthode spéculative. Toujours est-il que la pratique met chaque jour sous nos yeux des animaux très-gras au-dehors, qui ont, comme on dit, *tout mis dehors,* et qui n'ont rien ou peu de chose en dedans.

On comprend fort bien qu'il y a avantage pour le boucher, et pour le consommateur, à ce que la graisse existe abondamment aux rognons, au mésentère, à l'épiploon, etc., parce que, lorsqu'elle existe là, elle existe partout, et la viande en est généralement pénétrée. Nous verrons plus loin le moyen à l'aide duquel on peut apprécier cette qualité.

Les vieux animaux sont ceux dont la viande se laisse plus difficilement pénétrer par la graisse; un bœuf de cinq à huit ans sera, à ce point de vue, toujours préférable; à cette période aussi de la vie du bœuf, on rencontre toujours beaucoup plus de graisse intérieure que lorsque les sujets sont engraissés à un âge moins avancé.

Dans son traité d'hygiène, Becquerel dit, à propos de la question qui nous occupe : « Les animaux élevés en liberté, trouvant dans des pâturages riches une nourriture facile et abondante, en même temps que la nuit on leur donne, dans des étables saines, bien disposées, sèches et bien aérées, de bons fourrages, sont dans des conditions qui donnent à leur viande le maximum de puissance nutritive. L'embonpoint qu'ils peuvent présenter et la graisse que contiennent leurs tissus, ne sont pas une garantie que la graisse qui en provient soit de facile digestion; souvent c'est le contraire qui a lieu. Les animaux qui ne se livrent à aucun mouvement présentent, en général, une quantité de graisse plus considérable que ceux qui sont placés dans des conditions opposées. » Ajoutons à cela que les bœufs engraissés dans les pâturages ou soumis à un engraissement mixte, tantôt à l'étable, tantôt au pâturage, apportant la variation dans la nature des aliments, ces bœufs, disons-nous, ont la viande plus ferme, plus uniformément pénétrée par la graisse, et celle-ci est plus blanche, moins huileuse que lorsque l'engraissement s'est fait exclusivement à l'étable, et surtout à l'aide d'aliments farineux chauds; aussi le toucher extérieur perçoit-il une différence sensible entre la résistance de la graisse dans le premier et le second cas.

Les bouchers estiment en général qu'un bon bœuf, un bœuf gras, mais non poussé au dernier degré d'engraissement, donne de 25 à 30 kilogrammes, tant en suif de rognons qu'en suif de tripes, et autant en suif de dégras, c'est-à-dire en graisse extraite de la viande au moment de la vente aux consommateurs; au total, de 50 à 60 kilogrammes de suif; remarquons, en passant, qu'au bout de quatre à cinq jours, le suif subit un déchet de 12 à 14 % environ.

Le commerce de la boucherie adopte des expressions particulières pour désigner les différents degrés d'engraissement auxquels parviennent les animaux.

Un bœuf *en bonne chair, en état*, est celui qui, sans être maigre, a encore beaucoup à gagner pour être gras.

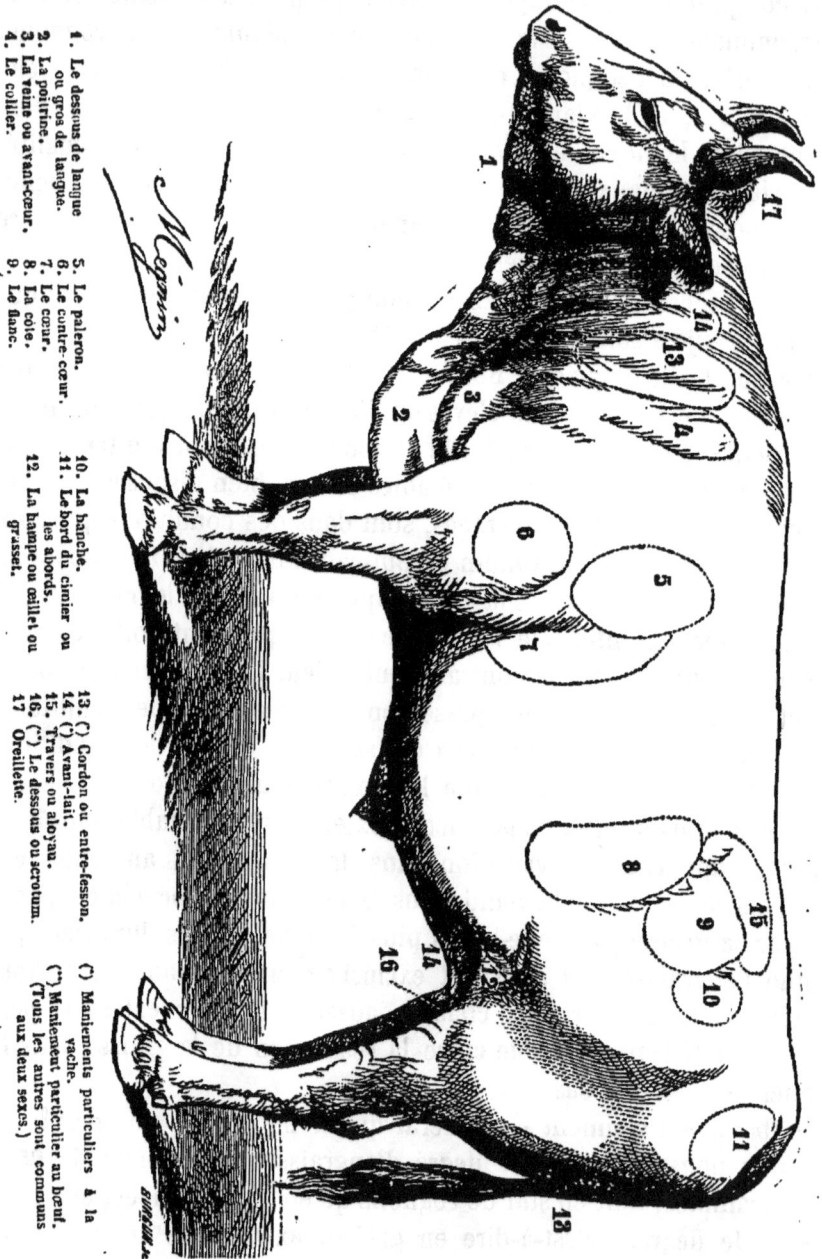

1. Le dessus de langue ou gros de langue.
2. La poitrine.
3. La veine ou avant-cœur.
4. Le collier.
5. Le paleron.
6. Le contre-cœur.
7. Le cœur.
8. La côte.
9. Le flanc.
10. La hanche.
11. Le bord du cinier ou les abords.
12. La hampe ou œillet, ou grasset.
13. (*) Cordon ou entre-lesson.
14. (*) Avant-lait.
15. (*) Travers ou aloyau.
16. (*) Le dessous ou scrotum.
17. (*) Oreillette.

(*) Maniements particuliers à la vache.
(*) Maniement particulier au bœuf.
(*) (Tous les autres sont connus aux deux sexes.)

(Fig. 18. — Maniements du bœuf gras.)

Extraite du *Tableau* de M. Mégnin, d'après M. le professeur Goubaux.

On le dit *demi-gras ou fleuri, gras, fin-gras*, suivant que son degré d'engraissement est plus ou moins avancé.

Par opposition à l'animal plus ou moins gras, on peut citer le sujet *dépris, maigre, étique, n'ayant que la peau sur les os*, pour désigner une maigreur plus ou moins prononcée.

L'état de graisse n'appartenant généralement qu'à l'animal en bonne santé, bien soigné et nourri abondamment, on peut admettre *à priori* que la maigreur est la conséquence de l'âge avancé, de la fatigue, de l'épuisement, de la maladie ou de la privation de nourriture.

Maniements. — Pour constater l'état d'engraissement auquel est parvenu un animal, il importe de le toucher, de le *manier* dans les différents points du corps, et particulièrement dans les régions où la graisse se dépose de préférence ; de là, l'expression de *manets* ou *maniements* pour désigner ces saillies plus ou moins apparentes formées sous la peau par l'accumulation de la graisse chez l'animal préparé à la boucherie.

La main sert donc à apprécier la situation, le volume, le poids, la résistance et la finesse propres à ces accumulations de graisse. Des hommes pratiques, tels que MM. Bardonnet-des-Martels, Chamard, Guenon, ont traité habilement la question des maniements ; un savant professeur de l'École vétérinaire d'Alfort, M. Goubaux, en a fait une description basée sur des documents anatomiques ; un éleveur habile, M. Poncet, a étudié les maniements au point de vue de leur formation successive chez l'animal à l'engrais ; mais nous croyons que l'auteur qui a le mieux étudié les maniements et leur valeur pratique est le regretté Baudement, auquel je ferai de nombreux emprunts, tout en faisant connaître mon appréciation personnelle. Je diviserai l'étude des maniements en deux parties. Dans la première, j'indiquerai la place occupée par chacun d'eux et le mode d'exploration ou moyen d'en apprécier la forme, le volume, etc. Dans la seconde, j'étudierai l'importance relative de chacun des maniements. Pour l'une comme pour l'autre, j'adopterai l'ordre généralement suivi par le boucher dans son exploration.

A. *Situation et exploration des maniements* (Fig. 18).—Disons tout d'abord, et une fois pour toutes, que, quelle que soit la main destinée à apprécier le maniement, on doit toujours approcher l'animal avec une certaine prudence, et se placer de telle façon que l'on n'ait à redouter ni les pieds ni les cornes du sujet, puis prendre un point d'appui, avec la main restée libre, sur la partie du corps le plus à la portée, relativement à l'endroit que l'on désire explorer.

1° Cimier, bords ou abords ou couard. — Ce maniement comprend dans son ensemble, dit M. Goubaux, la base de la queue, la partie postérieure de la croupe, les parties latérales de l'anus (et de la vulve chez la femelle), et enfin l'angle de la fesse. Il faut reconnaître cependant que l'accumulation de la graisse à la base de la queue caractérise un assez haut degré d'engraissement, et que, dans bien des cas, c'est de chaque côté de l'anus, immédiatement au-dessus de l'angle interne de l'ischisim, et en remontant de chaque côté de l'anus que l'explorateur, par l'opposition du pouce aux autres doigts, peut, en comprimant, s'assurer de l'étendue, du volume et de la consistance de l'accumulation graisseuse de forme ovale existant au point désigné. M. Goubaux rappelle qu'on trouve, au milieu du tissu cellulaire ou de la masse graisseuse, un *ganglion lymphatique* situé à la partie postérieure du bassin, et un autre *ganglion* plus petit situé à la partie superficielle et postérieure de la croupe.

2° *Dessous, rognon, brague ou scrotum* (chez le bœuf). — Ce maniement, particulier au bœuf, a pour siége les bourses, dont il occupe la partie supérieure, au point où existent *les ganglions lymphatiques.* L'explorateur, placé derrière l'animal, est obligé de s'approcher le plus près possible des fesses du sujet pour engager la main et l'avantbras entre les cuisses, jusqu'à ce qu'il puisse saisir et soupeser la masse scrotale dont il apprécie ainsi le volume, le poids et la consistance ; j'ajoute que, de la finesse et de l'onctuosité de la peau, il juge de la qualité de la graisse ; c'est aussi en explorant ce maniement que l'on peut s'assurer si la castration ou le bistournage de l'animal ont été bien et complètement faits, comme aussi du temps depuis lequel l'opération a été pratiquée. On admet en théorie que bœuf *castré* perd beaucoup mieux les instincts de la masculinité et s'engraisse plus facilement et plus uniformément que le bœuf *bistourné*. Nous croyons que ce principe est erroné, ainsi que l'a démontré, du reste, la discussion qui a eu lieu à ce propos au sein de la société centrale de médecine vétérinaire.

3° *Cordon, entre-fesson, entre-fesses, entre-deux ou braie* (chez la vache). — Ce maniement, propre à la vache, placé à la partie postérieure du corps, entre les deux fesses, le long de la région périnéenne, occupe un espace variable suivant la taille des animaux et est recouvert par un poil fin et soyeux. Sa forme est celle d'un cordon plus ou moins épais.

Pour l'apprécier, l'explorateur, placé derrière l'animal, engage la main ouverte entre les cuisses, perpendiculairement au corps, saisit le dépôt de graisse, et, comprimant légèrement en remontant, se rend compte de l'étendue, du volume et de la consistance de ce dépôt.

4° *Hanche ou maille.* — Ce maniement occupe une situation suffisamment indiquée par son nom. Bien prononcé chez les animaux dont l'engraissement est très-avancé, il manque la plupart du temps chez les bœufs d'approvisionnement; lorsqu'il existe, il se présente sous une forme arrondie, modelée sur la partie osseuse qu'il recouvre; la main, mise à plat, en apprécie l'épaisseur et la consistance.

5° *Hampe, lampe, grasset, fras, œillet ou œillères.* — On peut dire qu'après les abords, c'est le maniement auquel s'arrète le plus souvent le boucher, parce qu'en effet, outre qu'il est un des plus visibles, sa présence dénote toujours une certaine quantité de suif intérieur.

Il occupe le repli de la peau, qui s'étend de la partie latérale du ventre à l'extrémité inférieure et antérieure de la cuisse, au-dessus et en avant de la rotule. La hampe a pour base un amas de graisse, au centre duquel on rencontre un énorme *ganglion lymphatique.*

Pour l'explorer, à droite par exemple, le boucher, prenant un point d'appui sur le dos avec la main droite, engage quatre doigts de la gauche à la face interne du repli que forme la peau en ce point; puis, le pouce occupant la face externe, il soulève la masse et la soupèse pour en apprécier le poids, en même temps qu'il apprécie la consistance de la graisse. L'explorateur doit toujours tenir compte, dans l'appréciation de ce maniement, de l'épaisseur de la peau du sujet.

6° *Avant-lait.* — Particulier à la vache, ce maniement a son point de départ à la face interne de la cuisse, d'où il descend de chaque côté pour gagner le devant des mamelles et former un cordon assez épais, surtout chez les bêtes très-grasses.

Placé à droite de l'animal, l'explorateur place la main gauche dans la région inguinale et la descend en avant, jusque vers la ligne médiane, en suivant le contour du pis. A ce maniement correspond un gros *ganglion lymphatique.*

7° *Travers, aloyau ou râble.* — Ce maniement, dont l'importance est très-grande, occupe le bord supérieur horizontal du flanc au niveau des apophyses transverses des vertèbres lombaires. Il se confond avec le maniement du *flanc* dans les animaux très-gras. Son exploration se fait en appliquant la main à plat, transversalement aux reins, le pouce étant engagé dans le creux du flanc, et pressant conséquemment sur la face inférieure des apophyses transverses des vertèbres lombaires, ainsi que sur les muscles qui s'y attachent; plus l'épaisseur embrassée par la main est considérable, plus il y a de suif aux rognons; plus la résistance opposée à l'application du pouce est grande, meilleure est la qualité de l'animal. Lorsque dans les bêtes grasses le *travers* et le *flanc* forment ensemble une masse bien épaisse, remplissant complètement le creux du flanc, on dit que l'animal est *bien fermé.*

8° *Flanc.* — Ce maniement occupe l'espace compris entre le bord postérieur de la dernière côte en avant, la pointe de la hanche en arrière et le bord libre des apophyses transverses en haut.

D'après M. Goubaux, on trouve en arrière de la moitié supérieure de la dernière côte, et au-dessous de l'extrémité des apophyses transverses des quatre premières vertèbres lombaires, *quatre petits ganglions lymphatiques,* placés dans un espace triangulaire à côtés égaux. Nous avons vu que, dans les animaux très-gras, ce maniement se confond en haut avec l'aloyau; il se confond aussi en avant avec la côte.

9° Côte. — On pourrait appeler ainsi tout dépôt de graisse occupant le tissu cellulaire lâche et abondant qui recouvre les arcs costaux; mais la véritable exploration de ce maniement se fait particulièrement au niveau de la côte qui délimite le flanc de la poitrine. Pour cette exploration, on procède de la manière suivante :

Étant placé à droite de l'animal, la main droite appuyée sur le dos ou le garrot, la main gauche, placée parallèlement à la côte, fait faire saillie à l'accumulation graisseuse en la saisissant entre les quatre doigts en arrière, et le pouce en avant.

10° Paleron ou veine de l'épaule. — Ce maniement est placé à la partie supérieure du bord postérieur de l'épaule, et occupe quelquefois les deux tiers de l'étendue totale de ce bord. Il a pour base, dit M. Goubaux, du tissu cellulaire lâche et abondant, au milieu duquel existent deux petits *ganglions lymphatiques.* Quoique des hommes compétents enseignent l'exploration du paleron avec la main ouverte, et les doigts tournés en haut, j'ai toujours vu les bouchers procéder en mettant la main à plat, parallèlement au corps, et en saisissant la masse entre les quatre doigts en avant, et le pouce faisant résistance en arrière.

11° Contre-cœur. — Ce maniement, qui se confond souvent avec le paleron, occupe l'angle compris entre le bord postérieur de l'épaule et la face postérieure de l'os du bras. Son exploration se fait comme celle du paleron.

12° Cœur. — Ce maniement est situé en arrière du contre-cœur, où, comme l'explique anatomiquement M. Goubaux, en arrière et vers le milieu de la masse musculaire olécranienne. Il répond aussi à peu près à la place occupée par le cœur dans la poitrine, d'où lui vient le nom qu'il porte. Même mode d'exploration que pour le précédent.

13° Collier. — Ainsi nommé, parce qu'il correspond à l'endroit où s'applique le collier chez les bêtes de trait; ce maniement que, dans l'exploration, les bouchers confondent souvent avec la *veine,* occupe les trois quarts supérieurs du bord antérieur de l'épaule. Pour le saisir, l'explorateur, placé à droite de l'animal, plonge vigoureusement et perpendiculairement au corps les quatre doigts de la main droite dans la gouttière, qui sépare la base du cou du bord antérieur de l'épaule correspondante, et oppose à cette résistance la pression du pouce appliqué le long de ce même bord du scapulum. De cette façon le maniement se détache comme une sorte de bourrelet, dont il est facile d'apprécier l'épaisseur et la consistance. Sur les bœufs qui ne sont pas bien gras, il est indispensable, pour bien saisir ce maniement, de faire tourner par un aide la tête de l'animal du côté de l'explorateur.

14° *Veine ou avant-cœur*. — Ce maniement, dont M. Goubaux a donné la situation réelle, se confond le plus souvent avec le collier ; il est placé à l'angle antérieur de l'épaule, et correspond profondément à un ganglion volumineux. Son exploration se fait comme celle du précédent.

15° *Poitrine ou bout de poitrine*. — Constitué par une accumulation de graisse dans le tissu cellulaire, situé à la partie antérieure du sternum, ce maniement correspond à l'extrémité flottante du repli de la peau, qui, sous le nom de fanon, part de la tête et descend jusqu'à l'entrée du thorax. Il est très-développé chez les sujets fin-gras des concours de boucherie ; son appréciation repose tant sur son volume que sur son poids et sa résistance à la pression des doigts.

16° *Dessous de langue, gros de langue, sous-machelière*. — Ce maniement est placé dans l'auge ; il entoure l'extrémité inférieure des deux glandes maxillaires, la jugulaire, et descend de chaque côté de la trachée. *Il dessine*, dit Baudement, *quand il est très-développé, une série d'ondulations au-dessous des machoires ;* mais j'ai remarqué qu'il fait assez souvent défaut, ou tout au moins qu'il est peu souvent saillant. Placé du côté droit, on saisit, pour explorer ce maniement, la corne du même côté, de façon à éviter tout mouvement brusque de la tête de l'animal, puis la main libre palpe et apprécie le volume et la consistance du dépôt graisseux.

17° *Oreille ou oreillette*. — Ce maniement, admis par Guenon, non reconnu par Bardonnet-des-Martels, me paraît cependant digne d'attirer l'attention. Il est placé à la base de l'oreille, entre celle-ci et la corne ; sa forme est ovale. *Il roule*, dit Guenon, *entre cuir et chair comme s'il était détaché de l'un et de l'autre*. L'oreillette a pour base un dépôt graisseux remplissant la fosse temporale.

Son exploration se fait en « le pinçant entre les doigts », après avoir pris la même précaution que pour le précédent.

B. *Importance relative des maniements*. — Prenant pour base la place occupée par les maniements, Bardonnet-des-Martels les a divisés en *maniements pairs ou doubles* et en *maniements impairs ou simples*. Les premiers existent à droite et à gauche du corps, les seconds n'existent que sur la ligne médiane.

Guenon, après avoir établi trois qualités parmi les bêtes de boucherie, insinue que les maniements sont d'autant plus épais qu'ils appartiennent à des sujets se rapprochant davantage de la première qualité.

Tenant compte des observations publiées par les hommes compétents que j'ai cités, j'ai dressé le tableau suivant des maniements envisagés eu égard à la valeur qu'il faut attribuer à chacun d'eux ; j'y ajouterai mes observations personnelles.

N° de la figure.	NOMS des MANIEMENTS	VALEUR des MANIEMENTS	OBSERVATIONS
11	*Abords ou Cimier.*	Indique la graisse extérieure.	Il est un des premiers à se former ; on le constate même chez des animaux âgés, préparés depuis peu pour la boucherie ; seulement, il faut remarquer que, alors que chez les animaux adultes et bien engraissés il forme un véritable bourrelet à la base de la queue et de l'anus, il est au contraire limité dans la plupart des cas à une saillie plus ou moins prononcée de chaque côté de l'anus, immédiatement au-dessus de l'angle interne de l'ischion.
16	*Dessous, rognon ou brague.* (Chez le mâle.)	Indique le suif.	On peut être étonné du silence gardé par M. Chamard à propos de ce maniement, car il donne *incontestablement* des renseignements précieux sur la finesse de l'animal, sur la quantité et la qualité du suif ; aussi sa présence n'est-elle réellement bien sensible que chez les sujets dont l'engraissement est avancé. On estime que le bœuf est d'autant plus fin, que son engraissement est d'autant plus complet,

N.° de la figure.	NOMS des MANIEMENTS	VALEUR des MANIEMENTS	OBSERVATIONS
			que les *marons* (testicules atrophiés par le bistournage) sont plus petits et plus cachés par la graisse accumulée.
13	*Cordon ou entrefesson.* (Chez la vache.)	Indique le suif.	Ce maniement se forme un des derniers, à tel point qu'il est beaucoup de vaches chez lesquelles il est inappréciable. Guenon dit, avec raison, qu'il est ferme et dur chez un individu gras.
10	*Hanche ou maille*	Indique la graisse extérieure et le suif.	Quoique les auteurs reconnaissent ce maniement comme se formant un des premiers, je n'ai réellement constaté sa présence chez nos bœufs du Midi que lorsqu'ils sont d'un engraissement avancé; aussi suis-je porté à dire, avec Bardonnet-des-Martels, que lorsqu'il y a de la graisse sur la pointe de la hanche, il y a de la graisse partout.
12	*Hampe ou grasset.*	Indique le suif.	Il se forme un des premiers et l'on estime qu'un bœuf sera bon intérieurement, qu'il aura du poids, du suif, que la coupe sera belle et la viande persillée lorsque ce maniement *pèse à la main* et est ferme au toucher; mais, ainsi que je l'ai dit précédemment, il faut savoir tenir compte dans l'appréciation de ce maniement de l'épaisseur de la peau au point qu'il occupe.
14	*Avant-Lait.* (Chez la vache.)	Indique le suif.	Il se forme un des derniers et ne se constate que lorsque la vache est bien grasse; on peut même dire qu'il manque chez la plupart des vaches ordinairement livrées à la consommation.

N° de la figure.	NOMS des MANIEMENTS	VALEUR des MANIEMENTS	OBSERVATIONS
15	*Travers ou aloyau.*	Indique le suif ou rognon.	Le grand développement de ce maniement annonce un état de graisse intérieur très-prononcé; il se forme un des derniers. Il faut noter cependant que chez certaines races, où la présence de ce maniement semble faire défaut, les animaux trompent fort souvent avantageusement à l'abatage. Son absence complète coïncide, dans la plupart des cas, avec une maigreur générale du sujet; sa consistance permet, jusqu'à un certain point, de juger le poids de l'animal, dans quelles conditions il a été engraissé où s'il a souffert. L'animal est fin-gras lorsque ce maniement se confond avec le *flanc.*
9	*Flanc.*	Indique le suif et la graisse extérieure.	Ce maniement n'existe pas dans la plupart des bœufs du commerce; lorsqu'il existe, il correspond à un état de graisse tellement prononcé qu'il se confond en haut avec l'aloyau et en avant avec la côte. Il se forme un des derniers.
8	*Côte.*	Indique la graisse extérieure.	Ce maniement est toujours un des premiers formés; aussi le rencontre-t-on aussi bien chez les animaux demi-gras ou fleuris que chez les sujets fin-gras. Lorsqu'en même temps qu'il est très-développé, il est ferme, on peut-être certain de la qualité de la viande. Chez les jeunes sujets dont l'engraissement a été activement poussé, tels que certains bœufs de concours, il est souvent très-épais, mais n'a pas toujours la consistance qui caractérise la véritable qualité.

N° de la figure.	NOMS des MANIEMENTS	VALEUR des MANIEMENTS	OBSERVATIONS
			Ce peu de consistance peut tenir à l'usage de boissons farinées chaudes ou d'aliments huileux tels que tourteaux de lin, de colza, etc.
5	*Paleron ou veine de l'épaule.*	Indique la graisse extérieure.	On peut dire du paleron comme de la côte que lorsqu'il est bien développé et ferme, il annonce le poids et la qualité.
6	*Contre-cœur.*	Indique le poids et la graisse extérieure.	Il se montre un des derniers et fournit les mêmes renseignements que le précédent.
7	*Cœur.*	Indique le poids et la graisse extérieure.	C'est un des maniements se formant en dernier; aussi manque-t-il dans bien des cas, ou bien est-il tellement peu développé que le boucher ne le consulte pas.
4	*Collier.*	Indique le poids et le suif.	Ce maniement, quoiqu'existant toujours, n'est réellement bien appréciable que chez les sujets dont l'engraissement est avancé. Lorsqu'il est bien ferme, il annonce de la qualité : jamais il n'est bien résistant chez les sujets trop jeunes.
3	*Veine ou avant-cœur.*	Indique le poids et le suif.	Mêmes observations que pour le précédent.
2	*Poitrine ou bout de poitrine.*	Indique la graisse extérieure et le poids.	Quoiqu'un des premiers formés, ce maniement manque très-souvent ou n'est que peu développé chez nos races de travail alimentant nos marchés. Sa présence dénote toujours de la qualité. Chez les sujets très-gras il devient une véritable boule de graisse correspondant alors à un poids très-élevé, conséquence d'un engraissement extérieur et intérieur très-prononcé.

Nos de la figure.	NOMS des MANIEMENTS	VALEUR des MANIEMENTS	OBSERVATIONS
1	*Dessous de langue.*	Indique le suif.	Ce maniement manque souvent ou n'est que très peu développé. Il se forme un des derniers.
17	*Oreille ou oreillette.*	Indique le suif.	Ce maniement sert surtout à apprécier les animaux chez lesquels les autres maniements sont peu apparents. J'ai observé que, chez des sujets maigres en apparence, on rencontre souvent *une bonne oreille* promettant de rencontrer un peu de suif aux rognons.

Guenon cite encore un maniement, qu'il appelle la *veine du cou*, qui serait représenté par un cordon roulant sous les doigts le long de la veine jugulaire et indiquerait la présence du suif ou de la graisse intérieure. Ce maniement me paraît devoir être confondu avec le collier.

Des détails dans lesquels nous sommes entrés il résulte :

1° *Que les maniements qui se développent les premiers sont :*

Les abords ou cimier,
La hampe ou grasset,
La côte,
La poitrine,
Le paleron,
L'oreillette.

NOTA. — C'est à tort, à mon avis, que certains auteurs rangent la *hanche* parmi les maniements apparaissant les premiers; j'ai déjà eu occasion de dire que ce maniement correspond à un engraissement assez avancé.

2° *Que les maniements qui se développent les derniers sont :*

Le dessous, brague ou rognons (chez le bœuf),
Le cordon ou entre-fesson (chez la vache),
L'avant-lait,
Le travers ou aloyau,
La hanche,
Le flanc,

6

Le cœur,

Le contre-cœur,

Le collier,

La veine ou avant-cœur,

Le dessous de langue.

3° *Que les maniements annonçant la graisse extérieure sont :*

Les abords,

La côte,

Le paleron,

Le cœur,

Le contre-cœur.

NOTA. — *La poitrine* est rangée aussi par les auteurs comme dénotant la graisse extérieure. Je crois que cela est vrai pour les jeunes animaux dont l'engraissement est précoce, et appartenant plus spécialement aux races dites perfectionnées; mais la pratique démontre suffisamment, je crois, que chez les animaux engraissés après avoir travaillé jusqu'à six ou huit ans, le maniement de la *poitrine* dénote une grande qualité intérieure jointe à beaucoup de poids.

4° *Que les maniements annonçant la graisse intérieure ou le suif sont :*

Le brague, le dessous ou roguon (chez le bœuf),

Le cordon ou entre-fesson (chez la vache),

La hampe,

Le travers ou aloyau,

La veine,

Le collier,

L'oreille ou oreillette.

5° *Que les maniements annonçant plus particulièrement le poids sont :*

Le paleron,

La poitrine,

Le cœur,

Le contre-cœur,

Le travers ou aloyau.

Au point de vue essentiellement pratique, on peut dire que les maniements les plus consultés par le boucher, dans les circonstances ordinaires, sont : les abords, le dessous (chez le bœuf), le cordon (chez la vache), le travers, la hampe, la côte, le paleron, la veine, le collier et l'oreille (ce dernier, particulièrement chez les vaches dénotant peu de qualité par leur apparence extérieure).

Pour compléter cette étude des maniements, je citerai les observations suivantes exposées par Baudement : « En général, dit-il, les maniements qui se prononcent les premiers par l'engraissement sont les derniers à disparaître par l'amaigrissement, et *vice versâ*. Les premiers sont, pour ainsi dire, plus fondamentaux que les seconds, plus tenaces, moins accidentels; ils sont plus solides et moins fleuris. On peut dire aussi en général, et sauf les différences relatives à l'importance des dépôts de graisse, que l'accumulation de la matière grasse s'opère de l'intérieur du corps à l'extérieur, et de l'arrière-main à l'avant-main. » Une dernière observation toute pratique : c'est que les animaux qui viennent de faire un parcours de 15 à 20 kilomètres à pied ont généralement les maniements plus prononcés que ceux qui ont voyagé par chemin de fer ; c'est particulièrement à la hampe et à la brague que s'accentue cette influence de la marche.

6° *État de santé.* — J'ai dit, dans un chapitre précédent, que la mission de l'inspecteur de la boucherie avait un caractère des plus sérieux, parce que c'est derrière lui que s'abrite la municipalité qui l'a nommé, lorsque des plaintes plus ou moins fondées se font entendre sur la qualité et sur l'état plus ou moins sain des animaux livrés à la consommation.

Il serait donc à désirer que tout inspecteur possédât la sûreté de vue, la pratique du diagnostic, *le coup d'œil médical* en un mot, sans lesquels on peut ou bien compromettre les intérêts des producteurs, ou bien porter atteinte à la santé des consommateurs. Cela vient du reste à l'appui de ce que j'ai déjà avancé, à savoir que l'on ne peut être inspecteur de boucherie, un véritable gardien de la santé publique, si l'on n'est pas vétérinaire, et surtout vétérinaire ayant exercé la médecine des animaux pendant plusieurs années.

Quelque restreintes que puissent être mes connaissances à cet égard, je vais essayer cependant de présenter, aussi brièvement que possible, les signes et les symptômes que peut offrir un bœuf au moment de sa visite sur pied, en observant que cette étude ne s'applique qu'aux animaux réservés pour la boucherie.

Pour apprécier avec assurance un état maladif quelconque d'un animal, il importe d'être fixé, au préalable, sur les signes caractérisant *la santé;* en un mot, il faut savoir faire la différence entre le bœuf sain et le bœuf malade.

Lorsque le bœuf est conduit sur les marchés d'approvisionnement ou dans les foires, il a parcouru, dans bon nombre de cas, soit à pied, soit en chemin de fer, une route plus ou moins longue. Aussi paraît-il, lorsqu'il n'a pu se reposer, être sous le coup d'une fatigue d'autant plus prononcée qu'il est plus gras ou plus lourd. La position debout n'est donc pas toujours régulière, ni constante. Tantôt l'animal piétine, tantôt un membre est complètement soustrait à l'appui ; sa marche est pénible, si même l'animal ne boîte.

J'ai vu très-souvent des bœufs tellement fatigués que, peu d'instants après leur arrivée sur le marché, leur corps se couvrait d'une sorte de rosée perlant après les poils, même par la température la plus froide.

Lorsque le bœuf est couché, la fatigue se traduit soit par un décubitus latéral complet, soit par l'appui de la tête sur le sol par la machoire inférieure.

Le bœuf bien portant a l'habitude, lorsqu'il se lève, de vousser fortement en contre-haut la colonne vertébrale, mouvement auquel succèdent un abaissement proportionné de la ligne dorso-lombaire, en même temps qu'une forte extension des membres, et particulièrement des membres postérieurs. On nomme *pandiculations* ces contractions passagères des muscles, et l'on peut dire que l'absence des pandiculations caractérise le plus souvent un état maladif ; le boucher dit que le bœuf *s'étend*.

Dans l'état de santé, la peau du bœuf est souple, onctueuse, et se détache facilement des parties qu'elle recouvre. L'état plus ou moins propre de la peau dépend de la saison et des habitudes locales d'élevage. Les bœufs d'hiver ont la peau garnie de crottes ; la même malpropreté s'observe chez certaines races qui vivent constamment sur une litière humide et rarement renouvelée ; elle peut encore être la conséquence d'une disette de litière ou être provoquée par une diarrhée persistante, particulièrement lorsque les animaux mangent du vert.

Les bœufs qui ont voyagé en chemin de fer ont souvent la peau légèrement entamée ou dépilée, particulièrement à la base de la queue et à la pointe des fesses ; le frottement produit par les arrêts brusques, ou les *coups de tampon*, déterminent ces dépilations. Les animaux qui sortent des pâturages ont le poil moins brillant, moins lisse que ceux engraissés à l'étable. Ceux qui ont manqué de soins présentent fort souvent, outre la maigreur, des dépilations, des dartres, des traces de gale, des poux même quelquefois, sur des points du corps plus ou moins étendus. La peau sèche, adhérente aux côtes, le poil piqué, joints à de fréquents frissons, annoncent la souffrance. A l'état normal, la température de la peau du bœuf varie entre 38°5 et 39°5 ; dans le début de certaines affections, telles que le typhus, cette température s'élève à 41°, et même 42° ; elle s'abaisse sensiblement dans les dernières périodes des maladies inflammatoires. Lorsqu'au printemps ou à l'automne, ou bien encore lorsqu'à un temps chaud des mois de juillet et d'août succèdent des pluies abondantes, on aperçoit sur les bœufs sortant des contrées marécageuses des tumeurs isolées, molles, crépitantes, plus ou moins étendues, augmentant presque à vue d'œil pour arriver à former des engorgements œdémateux, recouverts d'une peau tendue et crépitante, on peut soupçonner l'existence du *charbon*, maladie terrible, sur laquelle nous aurons à revenir plus tard.

Quoique attachée bas généralement, la tête du bœuf conduit sur le marché jouit encore d'une liberté de mouvements assez grande pour que l'on puisse reconnaître si elle prend une direction et une attitude anormales. La tête portée en avant annonce une gêne des organes respiratoires. L'abattement qui accompagne toute maladie grave fait porter bas la tête. Est-elle penchée à droite ou à gauche, on redoutera quelque catarrhe des cornes ou quelque tumeur ou cœnure dans l'un des hémisphères cérébraux. Si, lorsque l'animal est couché, il tourne souvent la tête vers le ventre ou s'il la maintient longtemps dans cette position, on peut soupçonner l'existence d'une maladie sérieuse des organes digestifs, telle que gastro-entérite simple ou compliquée de péritonite.

Chez le bœuf en bonne santé l'œil est vif et brillant, la conjonctive rosée. L'œil à paupières gonflées, à conjonctive rouge-foncé, dénote une pléthore sanguine ; pâle et sans vigueur, il annonce l'anémie, la misère, la souffrance. La couleur rouge-noir coïncide fort souvent avec l'existence des symptômes caractéristiques des maladies charbonneuses. On signale aussi comme symptômes du typhus contagieux du gros bétail une grande prostration, la tête portée basse, une physionomie inquiète, l'œil rouge, la cornée vitreuse, et d'abondantes larmes irritant et dépilant la peau du chanfrein.

Le regard menaçant, joint à des mouvements désordonnés de l'animal, peut provenir soit d'un caractère méchant, soit d'un état de surexcitation génésique, comme cela se voit chez le taureau ardent ou la vache en rut ou en feu ; ces animaux sont rarement gras.

L'œil doux, tranquille, appartient particulièrement aux animaux lymphatiques ou à ceux que les soins journaliers de l'homme et le travail ont rendus familiers et dociles. « Les animaux qui se laissent manier, qui ne craignent pas l'approche de l'homme, dit M. Magne, prennent rapidement la graisse. »

Les oreilles du bœuf bien portant ont la température normale propre à tout le corps entier ; celles dont la température s'élève annoncent un travail fébrile ; les oreilles alternativement chaudes et froides correspondent à une maladie grave des voies digestives. Les cornes fournissent les mêmes renseignements que les oreilles.

En bonne santé, quelle que soit la couleur de sa robe, le bœuf a toujours le mufle couvert d'une rosée abondante qui disparaît sous l'influence de la fièvre due à un travail inflammatoire quelconque. Les maladies graves de la poitrine ou du ventre, telles que hémorrhagies intestinales, pleurite ou péritonite sur-aiguë s'accompagnent toujours d'une contraction particulière de la face, qui fait dire qu'elle est *grippée*.

La bouche fraîche annonce la santé ; la bouche chaude et sèche coïncide avec un grand échauffement intestinal. Un écoulement abondant de salive correspond soit à une angine, soit à la présence d'un corps étranger dans l'œsophage, soit aussi à la présence d'aphthes dans la bouche et sur les gencives ; j'ai vu encore le ptyalisme coïncider avec une maladie grave de l'os des machoires, ou une carie des molaires rendant la mastication difficile. Je citerai aussi le ptyalisme particulier aux bœufs atteints de typhus ; la salive est alors écumeuse et l'on remarque que sur le bourrelet de la machoire supérieure, sur les gencives et sur les papilles de la face interne des joues, l'épiderme est soulevé par de la sérosité et détaché par les mouvements de la langue laissant à nu des plaies d'un rouge vif.

Le grincement des dents caractérise particulièrement l'inflammation des muqueuses gastriques.

En repos, le bœuf bien portant rumine et l'on peut dire que la rumination dénote un état normal et physiologique des fonctions digestives ; toutefois, il faut remarquer que le bruit qui se fait dans un marché, les attouchements fréquents, les changements de place dont l'animal est l'objet, ont souvent pour effet d'empêcher la rumination.

Le bœuf qui n'a pas mangé depuis longtemps beugle fréquemment ; il en est de même de la vache *en feu*, et de celle qui est séparée depuis peu de son veau. Le beuglement diffère essentiellement de la *plainte* ou gémissement court qui accompagne les maladies graves et qui apparaît surtout pendant que les animaux sont couchés. La surcharge de la panse peut aussi provoquer la plainte.

En santé, le bœuf ne tousse qu'exceptionnellement pendant son séjour sur nos marchés. Lorsqu'il tousse, il importe de s'assurer de la nature et de la fréquence de la toux. La toux naturelle est faible et traînée et s'accompagne d'une violente secousse de l'abdomen et de l'allongement de la tête. C'est surtout lorsque dans une contrée existent quelques raisons de craindre la péripneumonie qu'il faut attacher une grande importance à la nature de la toux. Au début de cette affection la toux est petite, sèche et douloureuse ; elle s'accompagne à une période plus avancée d'un jetage blanchâtre mêlé de stries sanguines, d'une plainte à peu près continue et d'une sensibilité extraordinaire de la colonne vertébrale. Une toux sèche, sifflante et souvent répétée annonce dans tous les cas une affection grave des voies respiratoires, notamment la phthisie tuberculeuse. Observons cependant que, pendant l'été, la poussière des marchés ou des champs de foire, aidée de la forte chaleur, provoque souvent des quintes de toux ; on peut dire aussi que le même symptôme peut dénoter l'arrêt dans la gorge de quelques débris de fourrage sec.

A l'état sain, on ne s'aperçoit pas de l'existence d'un jetage par les naseaux, l'animal ayant l'habitude de nettoyer avec la langue chaque orifice nasal ; mais, lorsque par ces orifices s'écoulent des matières sanieuses ou un pus grumeleux, associé même quelquefois à des stries sanguines, lorsque, joint à cela, l'air expiré a une odeur fétide, on doit redouter, ainsi que nous venons de le voir, une maladie sérieuse des poumons, et conséquemment porter son attention d'une façon particulière vers la poitrine. Le rejet, par les cavités nasales et par la bouche, de mucosités associées à des matières alimentaires, coïncide, soit avec une inflammation du pharynx, soit avec un état d'atonie de l'œsophage, soit avec une affection de l'orifice cardiaque, soit enfin avec une véritable indigestion de la panse.

Chez le bœuf adulte, le nombre des respirations est de 15 à 18 par minute ; il est de 18 à 21 chez le jeune animal ; enfin il varie de 12 à 15 chez l'animal âgé.

La régularité des mouvements respiratoires accuse la santé. L'accélération de la respiration peut être provoquée par différentes causes telles qu'un exercice violent ou une longue marche, un état de graisse très-prononcé, une plénitude extrême de la panse, un état de gestation avancée chez la femelle, la surexcitation ou la frayeur, enfin l'existence d'une maladie d'un point quelconque de l'appareil respiratoire.

Chez tous les bœufs, en général, la pression de la colonne vertébrale faite avec la main en arrière du garrot provoque la flexion de la dite colonne ; je dis même, avec Cruzel, que c'est un signe de vigueur et de bonne santé ; mais si la compression provoque une flexion exagérée, *douloureuse*, accompagnée de toux sèche et sifflante, alors on peut soupçonner l'existence de la phthisie tuberculeuse. M. Coculet signale la sensibilité extrême de la colonne vertébrale, jointe à la plainte exagérée et même au gémissement, comme appartenant à l'inflammation des séreuses diaphragmatiques. Nous avons dit qu'elle pouvait coïncider aussi avec l'existence de la péripneumonie.

L'examen de la cavité abdominale permet de constater soit une augmentation, soit une diminution du volume de cette cavité,

L'augmentation peut être générale ou partielle.

L'augmentation générale coïncide le plus souvent avec l'indigestion, l'épanchement péritonéal, l'ascite, ou avec l'existence d'abcès ou de kystes volumineux dans l'abdomen.

Parmi les causes les plus importantes à signaler comme provoquant une augmentation partielle de la cavité abdominale, il faut placer les *hernies*. La situation de la tumeur herniaire, son volume, permettent de soupçonner la nature de l'organe hernié ; mais c'est surtout par la palpation et l'auscultation que l'on obtient le résultat cherché. On peut enfin, s'il y a doute, compléter l'examen par l'exploration rectale. « Si, dit M. le professeur Lafosse, qui a traité cette question avec un talent pratique remarquable, dans l'organe que vous avez ainsi extrait du sac, vous sentez les mouvements, les contours, la consistance d'un fœtus, c'est la matrice qui forme la hernie ; si, au contraire, vous n'y sentez qu'une masse pâteuse, ou l'élasticité des gaz, ou même seulement ces mouvements lents et ondulés, nommés vermiculaires, la hernie est intestinale ; il y a de fortes présomptions qu'elle est épiploïque, si vous ne constatez aucun des précédents caractères. »

Les hernies les plus communes à constater sont celles de l'intestin ; mais on doit aussi signaler celles du rumen, apparaissant toujours du côté gauche dans les deux tiers inférieurs de la cavité abdominale. Récentes, ces hernies s'accompagnent d'une infiltration du tissu cellulaire sous-cutané, d'un œdème plus ou moins considérable suivant le temps plus ou moins long qui s'est écoulé depuis l'apparition de la hernie plus, d'une fièvre de réaction très-intense. Occasionnés pour la plupart par des coups de corne, ces accidents s'accusent aussi par des traces de blessures, des dépilations superficielles plus ou moins étendues.

Un état proéminent du flanc gauche peut dépendre, soit d'une surcharge d'aliments dans la panse, ce qu'accuse à la main la sensation molle et pâteuse des matières accumulées, soit d'une indigestion avec météorisation, ce que dénotent la tension du flanc et le son clair, tympanique, produit par la percussion. L'ingestion d'une grande quantité d'eau froide dans un appareil digestif à peu près vide d'aliments, occasionne souvent des coliques avec distension de l'abdomen et frissons généraux.

Chez la vache, le développement exagéré du côté droit du ventre annonce un état de gestation d'autant plus avancé que le ventre est plus abattu ; cependant, chez les vieilles vaches, le développement extrême du ventre peut être la conséquence de nombreux vêlages ; c'est par la palpation méthodique que l'on peut se rendre un compte positif de la situation.

M. Lafosse fait remarquer que, dans la fièvre charbonneuse, la rate fait parfois une saillie assez sensible le long de l'hypochondre gauche, surtout chez les ruminants maigres. L'hypertrophie ou l'inflammation du foie peut soulever assez visiblement la dernière côte et le flanc droits.

La diminution du volume du ventre est le plus souvent la conséquence d'une abstinence prolongée se rattachant à toutes les maladies graves, susceptibles d'ôter à l'animal le besoin de manger ou de diminuer sensiblement l'appétit. La privation extrême de nourriture peut aussi donner lieu au même symptôme.

Dans l'état de santé, les matières fécales du bœuf, *la bouse,* ont une consistance variable avec le genre de nourriture auquel l'animal est soumis. La diarrhée simple est assez commune, et ne donne lieu à aucune crainte dans la plupart des cas; mais si les matières expulsées sont à la fois molles, gluantes et mêlées de stries sanguinolentes, alors il faut craindre un état inflammatoire très-violent de la muqueuse intestinale. Dans le cas de gastro-entérite, les matières sont, suivant la période de la maladie, ou très-dures, moulées,et coiffées, ou de consistance molle, et recouvertes de mucosités sanguinolentes, à odeur fétide. L'état relevé, levretté du ventre, joint à des efforts continuels sans résultat et à l'expulsion réitérée de gaz, annonce un grand échauffement intestinal, associé quelquefois à une péritonite grave. Ce dernier état s'observe très-fréquemment sur les animaux de boucherie.

De violentes coliques, accusées par le lever et le décubitus successifs et réitérés de l'animal, ainsi que par une agitation extraordinaire de la queue et de violentes contractions ou battements de l'urètre suivies du rejet de quelques gouttes d'urine, donnent à supposer l'existence de calculs dans la vessie, et préviennent ainsi l'inspecteur qu'il doit s'assurer, après la mort du sujet, si les derniers efforts ou la chute sur le sol au moment de l'abatage n'ont pas provoqué la rupture de la vessie, auquel cas la viande devient inutilisable pour la boucherie.

L'écoulement d'une urine sanguinolente peut tenir à une maladie par altération du sang, à l'usage de plantes âcres et irritantes, ou à la présence de calculs dans les reins ou les uretères.

Chez la vache, une urine trouble ou légèrement colorée en rouge peut aussi tenir à une inflammation de la vessie, ou à une association à l'urine de débris ou de matières provenant d'une récente parturition. On rencontre souvent sur les marchés des vaches dont la vulve semble être placée au fond d'un véritable cul-de-sac, limité en haut par la base de la queue, et de chaque côté par la saillie très-prononcée des ischiums. Le plus souvent, ces vaches sont vieilles et doivent à cette disposition particulière de l'organe génital externe, d'être l'objet incessant des tentatives amoureuses inutiles des taureaux avec lesquels elles vivent en commun; nos bouchers bordelais donnent à ces vaches la qualification d'*encourues,* et considèrent leur viande comme étant de qualité inférieure.

Le bœuf, qu'il soit castré ou bistourné, a quelquefois des abcès au niveau du scrotum. La vieille vache peut aussi avoir des engorgements du pis, des abcès plus ou moins durs et plus ou moins douloureux. J'ai vu, rarement il est vrai, des bœufs maigres ayant des sarcocèles volumineux, gênant la marche et paraissant faire souffrir considérablement les sujets atteints.

Parmi les affections des membres susceptibles de porter atteinte à la qualité de la viande, je citerai *les plaies, les blessures* plus ou moins pénétrantes dans quelque région musculaire ; le *rhumatisme articulaire* qui, par les douleurs qu'il occasionne, amène le dépérissement prompt de l'animal, et quelquefois même l'émaciation de toute la portion musculaire principale du membre malade; la *fourbure,* maladie commune surtout chez les animaux préparés à la vente par une abondante et riche nourriture, et auxquels on a fait faire une longue route à pied, ou que l'on a contraints à rester debout durant un long parcours en chemin de fer ; la *limace* ou furoncle, intéressant d'abord le coussinet graisseux situé en dessous du ligament inter-digité, pour arriver à détruire ensuite le tissu cellulaire, les ligaments et la peau.

La raideur des membres appartient soit à la fatigue, soit à une maladie grave ; elle peut aussi être la conséquence d'un refroidissement brusque déterminant un arrêt de la circulation générale.

La *paralysie* d'une région amène soit le relâchement des muscles de cette région, soit l'émaciation des muscles paralysés. L'*ankylose* d'une articulation entraîne l'immobilité, et, comme conséquence aussi, l'émaciation des muscles appartenant au membre atteint.

Tel est, aussi raccourci que possible, le tableau des symptômes que l'inspecteur peut rencontrer sur les bœufs ou les vaches conduits sur les marchés d'approvisionnement. En le traçant, je n'ai pas eu la prétention de traiter la question des maladies du bœuf, ainsi que le comportent les ouvrages spéciaux sur la pathologie. J'ai voulu simplement attirer l'attention de l'inspecteur sur la nécessité d'assister à l'ouverture des sujets à l'égard desquels il a émis un diagnostic, afin de s'assurer de l'état et de la qualité de la viande que fourniront ces animaux.

Conclusions, rendement, poids vif, poids net. — Étant donnés les divers renseignements fournis par la *race*, l'*âge*, le *sexe*, la *conformation*, l'*état de graisse* et l'*état de santé* d'un animal, il importe à l'inspecteur, désireux d'apprécier cet animal sur pied, de pouvoir tirer, de l'examen qu'il a pu faire, des *conclusions sur le poids vif* du sujet en même temps que sur la quantité de *viande nette* et de *suif* qu'il donnera à l'abatage.

Le rapport entre le *poids vif* et le *poids net* est susceptible de varier, et il n'est guère qu'une longue pratique du commerce de la boucherie ou une fréquentation journalière des abattoirs qui puissent autoriser à formuler des jugements assurés sur cette question, à apprécier, en un mot, ce que l'on est convenu d'appeler le *rendement* d'un animal.

Étant donc donnée comme point de départ la nécessité de connaître le poids vif d'un animal, il est incontestable que la meilleure manière de connaître ce poids est de peser cet animal à la bascule ; c'est là, en effet, le moyen employé sur les marchés spécialement affectés à la vente des animaux de boucherie. Le boucher expérimenté sait cependant se passer de bascule, et se trompe rarement de beaucoup sur le poids vif d'un bœuf ; il est du reste, dans la plupart des cas, intéressé à ne pas se tromper, car il achète le plus ordinairement *à l'œil*, c'est-à-dire par approximation personnelle, basée sur les caractères dont nous avons parlé jusqu'ici dans ce chapitre.

On a proposé des méthodes pouvant guider pour arriver à trouver le rendement d'un bœuf. « Ces méthodes, dit Baudement, sont de deux sortes différentes d'après les moyens d'appréciation qu'elles emploient. Les unes cherchent à déterminer le poids net d'après le poids vif préalablement constaté de l'animal ; les autres veulent arriver à la connaissance du poids net ou du poids vif, d'après certaines mensurations, c'est-à-dire en se basant sur le volume de l'animal. »

Je citerai simplement dans la première catégorie la méthode d'Anderdon qui consiste à prendre la moitié du poids vif de l'animal, à y ajouter les 4/7 du même poids vif, et diviser le tout par 2 ; le quotient donne le poids net. Soit, par exemple, un bœuf pesant 700 kilogrammes : la moitié de 700 est de 350
les 4/7 de 700 sont . . . 400

TOTAL. . . 750

qui divisés par 2 = 375 kilog., chiffre représentant le poids net. En définitive, ajoute Baudement, cette méthode revient à admettre un rendement net de 53, 5 pour 100 du poids vif. »

Parmi les méthodes reposant sur la connaissance du volume de l'animal et utilisant la *mensuration* pour arriver à trouver le rendement net, nous plaçons en première ligne celle de Mathieu de Dombasle.

Mathieu de Dombasle, ayant établi que le poids de viande nette fourni par un animal est en rapport avec le périmètre de sa poitrine, procède au mesurage de la manière suivante :

L'animal étant placé sur une surface plane, dans la position la plus naturelle possible, c'est-à-dire les membres antérieurs également avancés et la tête en position ordinaire, on prend un décamètre ou cordon gradué, inextensible, dont un côté est divisé en centimètres et l'autre porte des nombres représentant les poids en viande nette correspondant aux divisions centimétriques. On place l'extrémité du cordon au sommet du garrot, on le fait passer ensuite en arrière du coude gauche par exemple, puis sous la poitrine, entre les avant-bras, et on le fait remonter sur le plat de l'épaule droite pour joindre le premier point de départ. Le résultat obtenu est inscrit, puis on répète la même opération en passant derrière le coude droit de façon à croiser la direction prise dans la première mesure. Le plus ordinairement ces deux opérations donnent des résultats semblables, mais, en cas de longueurs différentes, on prend la moyenne. C'est en procédant de la sorte que Mathieu de Dombasle a établi le tableau suivant :

Mesurage des bêtes à cornes par le CORDON DOMBASLE.

MESURE	POIDS	MESURE	POIDS	MESURE	POIDS	MESURE	POIDS
mètr. c.	Livres.	mètr. c.	Livres.	mètr. c.	Livres.	mètr. c.	Livres.
1 81	350	2 05	507	2 29	710	2 53	950
1 82	356	2 06	514	2 30	720	2 54	962
1 83	362	2 07	521	2 31	730	2 55	975
1 84	368	2 08	528	2 32	740	2 56	987
1 85	375	2 09	535	2 33	750	2 57	1000
1 86	381	2 10	542	2 34	760	2 58	1012
1 87	387	2 11	550	2 35	770	2 59	1025
1 88	393	2 12	558	2 36	780	2 60	1037
1 89	400	2 13	566	2 37	790	2 61	1050
1 90	406	2 14	575	2 38	800	2 62	1062
1 91	412	2 15	583	2 39	810	2 63	1075
1 92	418	2 16	591	2 40	820	2 64	1087
1 93	425	2 17	600	2 41	830	2 65	1100
1 94	431	2 18	608	2 42	840	2 66	1112
1 95	437	2 19	616	2 43	850	2 67	1125
1 96	443	2 20	625	2 44	860	2 68	1137
1 97	450	2 21	633	2 45	870	2 69	1150
1 98	457	2 22	641	2 46	880	2 70	1162
1 99	464	2 23	650	2 47	890	2 71	1175
2 »	471	2 24	660	2 48	900	2 72	1187
2 01	478	2 25	670	2 49	910	2 73	1200
2 02	485	2 26	680	2 50	920		
2 03	492	2 27	690	2 51	930		
2 04	500	2 28	700	2 52	940		

Il ressort de ce tableau que le poids augmente de 3 kilogrammes par centimètre, depuis 1ᵐ81 jusqu'à 1ᵐ96 de circonférence du thorax, et qu'ensuite il croît progressivement de 4, 5, 6 et 7 kilogrammes par chaque centimètre.

J'ai pour ma part essayé et vu essayer plusieurs fois le cordon Dombasle pour l'appréciation des animaux de boucherie, et je dois dire que si les résultats qu'il donne sont assez rapprochés de la vérité, lorsqu'il s'agit d'animaux à conformation à peu près régulière, ils sont rarement aussi exacts que ceux fournis par la bascule. On conçoit, du reste, les différences que l'on constate entre le cordon et la bascule, en songeant aux cas, assez nombreux dans nos races de travail, où le développement de la poitrine n'est pas relativement proportionnel à celui des parties postérieures du corps. On ne peut donc se servir avantageusement du cordon qu'avec une connaissance pratique des autres caractères inhérents à la race, à l'âge, à la conformation et à l'état de graisse du sujet, caractères sur lesquels nous avons déjà insisté.

Baudement, parlant de la méthode Dombasle, dit ceci : « En définitive, on trouve que cette méthode est fondée sur le principe que le poids est constamment dans un certain rapport avec le périmètre du thorax. Il y a beaucoup de vrai dans ce principe, comme je l'ai montré par mes expériences sur le développement de la poitrine ; mais il s'en faut qu'il soit absolument vrai, comme cela résulte des mêmes expériences. Aussi les résultats trouvés par M. de Dombasle restaient-ils généralement exacts pour les animaux de sa contrée et pour les animaux analogues par les caractères, les aptitudes, le développement, l'âge, l'état de graisse. Mais on comprend combien est rare cette ressemblance, portant sur tant de points, et c'est seulement des indications que l'on peut chercher dans cette méthode, en corrigeant les chiffres d'après la connaissance que l'on peut avoir de ces animaux. »

La seconde méthode, reposant sur la mensuration des animaux, est due à M. Quételet, directeur de l'observatoire de Bruxelles. M. Quételet compare le corps de l'animal à un cylindre d'eau qui aurait pour circonférence celle de la poitrine, et pour hauteur les onze dixièmes de l'espace compris entre le milieu du bord antérieur de l'épaule et la pointe de la fesse. Les mesures sont prises en centimètres, et les poids donnés en kilogrammes.

Pour procéder suivant la *méthode Quételet* on prend, comme pour le procédé Dombasle, un long cordon inextensible gradué en centimètres ; on en place une extrémité sur le sommet du garrot, puis, entourant la poitrine de façon à faire passer le cordon en arrière des deux coudes, on revient au point de départ. On a ainsi un premier chiffre qui vous donne la circonférence de la poitrine. Cela fait, on mesure la distance qui sépare le bord antérieur de l'épaule d'une perpendiculaire touchant à la partie postérieure de la cuisse correspondante et l'on obtient un nouveau nombre.

Il suffit ensuite de se reporter aux tables établies par M. Quételet pour trouver le poids vif demandé. On trouve ce poids à l'endroit de la colonne verticale correspondant à la rencontre des deux données fournies par le mesurage.

Nous donnons ici les tables Quételet, persuadé que, dans certaines circonstances, elles peuvent rendre service ; on y voit, par exemple, qu'un bœuf dont la circonférence, en arrière des épaules, est de 144 centimètres, et qui mesure 124 centimètres de longueur, donnera 225 kilogrammes poids vif. (Voir les tableaux ci-après.)

Poids brut des bêtes à cornes en kilogrammes

Circonférence prise derrière l'épaule	Longueur en centimètres depuis le bord antérieur de l'épaule jusque derrière la cuisse															
	120	124	128	130	132	134	136	138	140	142	144	146	148	150	152	154
140	206	213	220	223	226	230	233	237	240	244	247	250	254	257	261	264
142	212	219	226	229	233	236	240	244	247	251	254	258	261	265	268	272
144	218	225	232	236	240	243	247	250	254	258	261	265	269	272	276	280
146	224	231	239	242	246	250	254	257	261	265	269	272	276	280	284	287
148	230	238	245	249	253	257	261	265	268	272	276	280	284	288	291	295
150	336	244	252	256	260	264	268	272	276	280	283	287	291	295	299	303
152	243	251	259	263	267	271	275	279	283	287	291	295	299	303	307	311
154	249	257	266	270	274	278	282	286	291	295	299	303	307	311	316	320
156	256	264	273	277	281	285	290	294	298	302	307	311	315	319	324	328
158	262	271	280	284	288	293	297	302	306	310	315	319	323	328	332	337
160	269	278	287	291	296	300	305	309	314	318	323	327	332	336	341	345
162	276	285	294	299	303	308	312	317	322	326	331	335	340	345	349	354
164	282	292	301	306	311	315	320	325	330	334	339	344	348	353	358	362
166	289	299	309	314	318	323	328	332	338	342	347	352	357	362	366	371
168	296	306	316	321	326	331	336	341	346	351	356	361	366	370	375	380
170	304	314	324	329	334	339	344	349	354	359	364	369	374	379	385	390
172	311	321	331	337	342	347	352	357	362	368	373	378	383	383	393	399
174	318	329	339	344	350	355	360	366	371	376	382	387	392	397	403	408

Poids brut des bêtes à cornes en kilogrammes.

Circonférence prise derrière l'épaule	Longueur en centimètres depuis le bord antérieur de l'épaule jusque derrière la cuisse															
	140	142	144	146	148	150	152	154	156	158	160	162	164	166	168	170
176	380	385	390	396	401	407	412	418	423	428	434	439	445	450	455	461
178	388	394	399	405	411	416	422	427	432	438	444	449	455	460	466	471
180	397	403	408	414	420	425	431	437	442	448	454	459	465	471	477	482
182	406	412	417	423	429	435	441	446	452	458	464	470	475	481	487	493
184	415	421	427	433	438	444	450	456	462	468	474	480	486	492	498	504
186	424	430	436	442	448	454	460	466	472	478	484	490	496	503	509	515
188	433	439	445	452	458	464	470	476	483	489	495	501	507	514	520	526
190	442	449	455	461	468	474	480	487	493	499	506	512	518	525	531	537
192	452	458	465	471	477	484	490	497	503	510	516	523	529	536	542	549
194	461	468	474	481	487	494	501	507	514	520	527	534	540	547	553	560
196	471	477	484	491	498	504	511	518	524	531	538	545	551	558	565	572
198	480	487	494	501	508	515	521	528	535	542	549	556	563	570	576	583
200	490	497	504	511	518	525	532	539	546	553	560	567	574	581	588	595
202	500	507	514	521	529	536	543	550	557	564	571	579	586	593	600	607
204	510	517	524	532	539	546	554	561	568	575	583	590	597	605	612	619
206	520	527	535	542	550	557	565	572	579	587	594	602	609	616	624	631
208	530	538	545	553	560	568	576	583	591	598	606	613	621	628	636	644
210	540	548	556	563	571	579	587	594	602	610	618	625	633	641	648	656

Poids brut des bêtes à cornes en kilogrammes.

Circonférence prise derrière l'épaule	Longueur en centimètres depuis le bord antérieur de l'épaule jusque derrière la cuisse																	
	152	154	156	158	160	162	164	166	168	170	172	174	176	178	180	184	188	192
212	598	606	614	622	629	637	645	653	661	669	677	685	692	700	708	724	740	755
214	609	617	625	633	641	649	657	665	673	681	689	698	705	713	721	737	754	769
216	621	629	637	645	653	662	670	678	686	694	702	711	719	727	735	751	768	784
218	632	641	649	657	666	674	682	691	699	707	715	724	732	740	749	765	782	799
220	644	652	661	669	678	686	695	703	712	720	729	737	746	754	763	780	797	813
222	656	664	673	681	690	699	707	716	725	733	742	751	759	768	776	794	811	828
224	668	676	685	694	705	712	720	729	738	747	755	764	773	782	790	808	826	843
226	680	688	697	706	715	724	733	742	751	760	769	778	787	796	805	822	840	858
228	692	701	710	719	728	737	746	755	764	773	783	792	801	810	819	837	855	874
230	704	713	722	732	741	750	759	768	778	787	796	806	815	824	833	852	870	889
232	716	725	735	744	754	763	773	782	791	801	811	821	830	839	849	868	887	905
234	728	738	748	757	767	776	786	796	805	815	824	834	843	853	863	882	901	920
236	741	751	760	770	780	790	800	809	819	829	839	848	858	868	878	897	916	936
238	754	763	773	783	793	803	813	823	833	843	853	863	873	883	893	912	932	952
240	766	776	786	797	807	817	827	837	847	857	867	877	887	897	907	928	948	968

Tout en reconnaissant à la méthode Quételet une certaine valeur, lorsqu'il s'agit de bœufs bien faits, bien gras, comme ceux des concours, nous pensons que, appliquée à la majorité de nos races françaises, et surtout à la majorité des animaux conduits sur les marchés

pour l'approvisionnement, cette méthode ne donne que des appréciations imparfaites, tant sont loin de se rapprocher du cylindre les sujets
dont nous venons de parler.

C'est par cette raison qu'en Angleterre on a combiné, dit Baudement, avec la mensuration, les circonstances d'état de graisse, de race,
de sexe, et que l'on a pu former des tables donnant le poids net de
tous les animaux.

Je ne m'arrêterai pas plus longtemps sur les moyens de mensuration
préconisés pour apprécier le poids vif ou le poids net d'un bœuf sans
avoir recours à la bascule, car je suis intimement persuadé que la
grande pratique, basée sur des connaissances sérieuses, est le meilleur
guide dans l'appréciation des animaux de boucherie. Ce que l'on peut
toujours assurer, c'est qu'un bœuf *fait*, dont le poitrail est large, les
épaules bien écartées, le garrot épais, les côtes arrondies, les reins
larges et épais est un bœuf lourd. Ce que l'on peut dire encore, c'est
que la race, l'âge du sujet, le développement des parties musculaires, le
volume plus ou moins considérable de la charpente osseuse, la quantité et la nature de la graisse, l'état de plénitude ou de vacuité de la
panse, la présence d'un fœtus plus ou moins gros, etc., sont autant de
circonstances dont il faut tenir compte pour déterminer le rendement net probable d'un bœuf ou d'une vache. Ajoutons enfin que,
dans cette estimation approximative, il faut aussi tenir compte de la
saison dans laquelle on se trouve. Les bouchers savent fort bien que,
depuis le mois de mai jusque fin septembre, le bœuf engraissé aux
pâturages ne rend pas proportionnellement à ce que semble promet-
tre son état ; qu'il est, en un mot, plus léger que celui conduit au
marché pendant ou à la sortie de l'hiver.

On est dans l'habitude d'établir les rendements de la manière suivante :

	POIDS NET,	POIDS DU SUIF.
Bœufs en chair............	50 à 55 %	4 à 5 %
Bœufs demi-gras.........	55 à 60 %	5 à 8 %
Bœufs gras..............	60 à 65 %	6 à 10 %
Bœufs fin-gras...........	65 à 70 %	10 à 12 %

Voici, à propos du rendement, quelques renseignements relatifs aux
bœufs alimentant la boucherie de Paris :

Le rendement net des bons bœufs de boucherie qui viennent à Paris
varie un peu selon la nature et les races ; il est urgent aussi de tenir
compte, dans les appréciations, du mode de pesage à Paris, qui comprend la tête et les rognons, ce qui n'est pas compris dans les régions
du Nord et de l'Est, où le pesage se fait sans tête, sans queue, sans
rognons de chair et de graisse, et sans onglet et hampes, diaphragme.

Race nivernaise........	Rendement........	66 %	du poids vif.
— limousine........	—	64 %	—
— choletaise........	—	62 %	—
— comtoise........	—	61 %	—
— salers ....:........	—	58 %	—
— mancelle....	—	57 %	—
— normande........	—	56 %	—

Races croisées et sous-races peu connues. Rendement moyen 52 à 54 %.

En somme, on peut évaluer à très-peu de chose près le rendement des bons bœufs de boucherie qui alimentent Paris *à une moyenne de 60 %.*

Et la moyenne générale de toutes les qualités, à 52 %.

Nous avons pu également recueillir les données suivantes sur le rendement des bœufs qui approvisionnent ordinairement les marchés de Bordeaux :

Bœufs âgés de trois à cinq ans.

Limousins et périgourdins, de trois à cinq ans, fin-gras.			70 %
Bazadais et landais.......	—	—	70 %
Limousins et périgourdins.	—	gras.	65 %
Garonnais........	—	—	60 %
Bazadais.... :..........	—	—	55 à 62 %
Landais	—	—	65 %

Bœufs âgés de plus de six ans.

Limousins, bazadais et landais....	demi-gras.		52 à 54 %
Garonnais.............	—		50 à 52 %
Périgourdins.................	—		52 à 55 %

Les observations nombreuses faites tant en Angleterre qu'en France ont fourni, sur les rendements, des renseignements qu'il est bon de signaler brièvement. C'est ainsi que l'on a observé qu'à poids vif égal les vaches donnent un rendement en poids net plus élevé que les bœufs; que le rendement net des races perfectionnées en vue de la boucherie, est toujours proportionnellement supérieur au rendement des races élevées et entretenues dans un but tout autre que la boucherie; que, pour les taureaux, le rapport du poids net au poids vif est plus élevé, tandis que ce même rapport doit être abaissé pour les vaches ayant fait plusieurs veaux ou les bœufs d'un âge avancé; qu'enfin il faut tenir compte, dans l'évaluation des produits croisés, de l'influence des parents, le père généralement auquel le produit ressemble le plus.

CHAPITRE IV

Examen du veau

Les développements dans lesquels je suis entré à propos de l'examen du bœuf de boucherie me dispenseront de donner de longs détails à propos du veau ; aussi, mettrai-je à profit les lignes consacrées à l'étude de ce jeune animal pour tracer, aussi brièvement que possible, les caractères à l'aide desquels il est permis de se rendre compte de son âge aux différentes périodes de la vie fœtale. Ces caractères seront puisés, les uns dans les ouvrages spéciaux d'anatomie et de physiologie dont je puis disposer, les autres dans les notes particulières que j'ai recueillies sur la question. J'insiste d'autant plus sur l'importance de cette question qu'elle me paraît être imparfaitement connue par bon nombre de vétérinaires n'ayant que peu de rapports avec les travaux d'un abattoir et qu'elle me paraît, en outre, avoir une certaine importance au point de vue de la médecine légale.

§ Ier. — CARACTÈRES DE L'AGE DU VEAU AVANT LA NAISSANCE.

Le veau que l'on rencontre dans la matrice de la vache au moment de l'abatage est désigné par la boucherie sous la dénomination de veau *mort-né,* expression assez exacte, lorsqu'on songe que le sacrifice de la mère par effusion de sang entraîne toujours la *mort* du fœtus, mais qui cesse d'être vraie si l'on envisage que l'animal ne vient réellement au monde, *ne naît réellement* que lorsqu'il est naturellement chassé de la matrice par les efforts de la mère.

Nous rappellerons brièvement qu'à l'ouverture de la cavité abdominale la présence d'un fœtus s'accuse par le développement plus ou moins considérable qu'a pris la corne de la matrice dans laquelle il est logé, la droite le plus ordinairement ; que les membranes enveloppant le fœtus sont, en procédant de l'extérieur à l'intérieur, et sans compter la matrice :

1° Le *chorion,* dont la face externe est garnie de plaques vasculaires concaves, véritable placenta embrassant exactement les cotylédons utérins ;

2° L'*allantoïde,* sorte de sac constitué par un épanouissement du canal de l'ouraque, et considéré comme un réservoir urinaire contenant un liquide roussâtre dans lequel l'analyse chimique démontre, durant les premiers mois de la vie fœtale, une certaine quantité de sucre ;

3° L'*amnios*, second sac enveloppant directement le fœtus et contenant un liquide citrin, légèrement salé, renfermant 99 % d'eau, plus de l'albumine et plusieurs sels, dont les principaux sont du chlorure de sodium, du sulfate et du phosphate de chaux.

Nous rappellerons enfin que l'union du fœtus à la matrice de la mère se fait par l'intermédiaire du *cordon ombilical*, dans la composition duquel entrent deux artères et deux veines, ces dernières se réunissant en un seul tronc à leur entrée dans l'abdomen, plus l'*ouraque* qui, par sa dilatation terminale, constitue le sac allantoïdien.

L'appréciation de l'âge du veau avant la naissance repose sur les caractères fournis : *1° par ses dimensions et son poids ; 2° par son état physique extérieur ; 3° par l'état de ses viscères intérieurs.*

1° *Dimensions.* — Voici, d'après Gurlt, les dimensions du fœtus de vache aux sept périodes de son évolution embryonnaire :

Première période.. dans les deux premières semaines, l'œuf a.   2 $^{mill.}$ 2
Deuxième période.. 3° et 4° semaine, le fœtus a...............   9 —
Troisième période.. 5° à 8° semaine.....................   48 —
Quatrième période.. 9° à 12° semaine. ....   149 —
Cinquième période.. 13° à 20° semaine....,............   325 —
Sixième période.... 21° à 32° semaine.................   650 —
Septième période... 33° à 40° semaine.................   812 —
finisant à la naissance.

Dans son remarquable traité de physiologie, M. le professeur Colin donne le tableau suivant, indiquant l'accroissement du fœtus de vache (1) :

Tableau de l'accroissement du fœtus de vache

NUMÉROS d'ordre	POIDS TOTAL de l'utérus et de son contenu	POIDS de l'utérus	POIDS des enveloppes fœtales	POIDS du fœtus	POIDS du liquide allantoïdien	POIDS du liquide amniotique	OBSERVATIONS
			Fœtus de vache				
	GR.	GR.	GR.	GR.	GR.	GR.	
1	1665	790	312	83	167	275	
2	7870	2300	850	1345	1100	2660	
3	7020	1515	845	1505	1010	2120	
4	13100	2470	825	3550	1050	5220	
5	14200	3080	1100	3830	2450	3670	
6	15700	4040	2290	5900	2250	1140	765 gr. de suc cotylédonaire
7	19765	3936	1730	9604	2770	1725	
8	51000	»	»	14000	»	»	L'utérus, les enveloppes et les liquides pèsent 37000 gr.
9	50600	6735	2820	31500	6700	2500	
10	71000	14000		28500	28000		

(1) COLIN, *Physiologie comparée*, 2° édition.

Voici un relevé publié dans le récent traité d'*Obstétrique vétérinaire*, de M. le professeur Saint-Cyr, de Lyon, indiquant le poids du veau à la naissance, d'après divers auteurs :

32 kilog.................... ...		schwitz.
36 —		—
36 —		—
49 — 500......		—
40 —		—
41 —		—
45 —		—
44 —		—
46 —		—
31 — 500.....................		—
36 —		mancelle-normande.
20 à 25 kil.....................		durham-bretonne.
35 à 45 —		flamande.
38 —		durham-normande.
8 à 9 —		algérienne.

Sur soixante-neuf veaux nés à La Sausaie en un an, trente-trois pesèrent en moyenne de 31 à 35 kilogrammes.

J'ai procédé moi-même au pesage d'un grand nombre de veaux morts-nés, les uns appartenant aux grandes races de la Garonne, du Périgord, du Limousin, etc., les autres extraits de vaches bretonnes pures ou bordelaises, croisement hollandais-breton, et je crois pouvoir donner les chiffres suivants comme indiquant des moyennes exactes :

AGE DES VEAUX.			POIDS.			
2 à 3 mois de vie fœtale...			2 à	3 kilog., suivant races.		
3 4	—		3	5	—	—
4 5	—		5	7	—	—
5 6	—		6	8	—	—
6 7	—		7	10	—	—
7 8	—		15	20	—	—
8 9	—		20	30	—	—

Comparés aux chiffres qui précèdent, ceux que je donne fournissent une différence bien remarquable entre le poids des veaux morts-nés des races méridionales et celui des veaux normands ou flamands. J'ai rarement trouvé de veau arrivé à neuf mois de gestation qui dépassât 30 kilog., ce qui semblerait dénoter, de la part des vaches méridionales en général, une infériorité sensible au point de vue de leur faculté formatrice comparée à celle des belles et puissantes vaches du nord ou de l'est.

2° *État physique extérieur.* — Durant les trois ou quatre premiers mois de la gestation, le veau se présente sous un aspect muqueux ; sa couleur est rose-pâle, sa surface est glissante ; toutes les parties qui le constituent sont molles, les os eux-mêmes manquent de consistance et plient facilement. Les yeux sont clos par les paupières intimement soudées. La soudure des os de la tête étant incomplète, le doigt perçoit facilement l'existence d'une fontanelle supéro-postérieure large. Les onglons sont mous et jaunâtres ; les attributs extérieurs du sexe sont parfaitement marqués.

Vers l'âge de quatre à cinq mois, l'aspect du sujet est encore rosé, mais quelques poils clair-semés existent sur les lèvres et au menton. Les yeux sont clos ; un bourrelet muqueux, tendre, sur lequel se dessine la trace des emplacements qu'occuperont les incisives existe à la machoire inférieure. Les os des membres sont plus résistants ; les onglons, constitués par une corne molle, jaune et de texture fibreuse, se continuent avec la peau par un léger sillon circulaire.

De cinq à six mois, mêmes caractères que précédemment ; seulement, les poils sont plus abondants à la lèvre inférieure et au menton, et clair-semés autour des naseaux ; fontanelle moins large ; onglons tendres, la moitié supérieure plus dure, jaune et d'aspect cartilagineux, la moitié inférieure molle.

De six à sept mois, la peau, qui a pris une épaisseur plus grande, est recouverte d'un léger duvet sur toute son étendue, mais moins apparent à la face interne des cuisses, aux ars et sous le ventre ; les poils sont plus longs sur la moitié inférieure des membres, à la queue et à la tête ; une sorte d'épis circulaire, existant de chaque côté du front, annonce la future place des cornes ; les lèvres, le menton, les oreilles sont particulièrement garnis de longs poils. Les paupières sont distinctes et se séparent facilement, laissant à découvert un œil terne. Parmi les incisives, les pinces et les premières mitoyennes sont peu profondément placées sous le bourrelet muqueux de la machoire ; extraites de leurs alvéoles, ces dents constituent comme une sorte de cornet creux, très-mince, dont la base, de forme quadrangulaire, livre passage à la pulpe dentaire. Os de la tête à sutures distinctes, mais à bords rapprochés. La fontanelle résultant de la soudure incomplète des deux noyaux d'ossification du frontal, ayant encore près d'un centimètre de diamètre. Cordon ombilical, gros de près de 8 centimètres de circonférence. Onglons hauts de 5 centimètres, la moitié inférieure molle et blanchâtre, la supérieure jaune et de consistance cornée.

Depuis cette période jusqu'au terme de la vie fœtale, on observe un accroissement d'autant plus sensible des caractères assignés aux périodes précédentes que l'on s'approche davantage du terme normal de la gestation. Dans toutes ses parties, le corps acquiert plus de consistance, les os des membres deviennent tout à fait durs, ceux de la tête se rapprochent, la fontanelle disparaît. La peau, recouverte d'un vernis caséeux, se garnit de poils sur toute son étendue ; les onglons, qui à huit mois étaient durs dans leurs deux tiers supérieurs et mous inférieurement, deviennent, au dernier moment, complètement durs et cornés. Les pinces et les premières mitoyennes sont sorties, ou d'autant plus près d'apparaître que l'âge du fœtus se rapproche davantage du moment normal de la mise bas ; les autres dents sont placées peu profondément, et le doigt en perçoit facilement la présence. Le cordon ombilical est gonflé et mesure, au dernier moment, près de dix centimètres de circonférence.

Ajoutons à ces détails que le liquide amniotique, aussi bien que le liquide allantoïdien, est en quantité relative d'autant plus grande que le fœtus est plus jeune ; que, de plus, le liquide allantoïdien se rapproche d'autant plus par sa nature de la composition de l'urine qu'on l'examine à une période plus rapprochée du terme de la vie fœtale.

3° *État des viscères intérieurs.* — Comme mon intention n'est pas de faire ici un traité complet d'embryogénie, je me contenterai de rappeler, aussi brièvement que possible, les modifications subies par les viscères intérieurs durant la vie fœtale, renvoyant aux ouvrages spéciaux pour une étude approfondie de la question.

L'ostéogénie, ou étude des transformations successives qu'éprouvent les os pendant leur développement, a été décrite de la manière suivante par Rigot dans son *Traité d'anatomie :*

« 1° A l'état que l'on est convenu d'appeler *muqueux* ou *celluleux,* les os sont fluides ou demi-fluides, incolores, transparents, et conséquemment invisibles, comme le sont d'ailleurs, à cette même période de la vie embryonnaire, toutes les autres parties de l'organisme, avec lesquelles ces organes ne forment qu'une masse homogène, au milieu de laquelle il n'apparaît encore aucune trace d'organisation ;

« 2° A cette première phase de développement, dont la durée est toujours très-courte, succède l'*état cartilagineux,* dans lequel tous les os, prenant simultanément une teinte blanche et une consistance supérieure à celle des autres parties de l'organisme, commencent à se montrer avec la forme qu'ils devront conserver ;

« 3° A cette seconde période de développement, pendant laquelle les os croissent en tous sens, succède l'*état pierreux,* ou, en d'autres termes, la transformation progressive du cartilage en os. »

Il y a plusieurs parties du squelette, dit M. Chauveau, qui ne subissent pas la transformations osseuse et qui restent le plus souvent, pendant toute la vie de l'animal, à l'état cartilagineux. Ces cartilages permanents se rencontrent dans les points où la charpente osseuse devait présenter une certaine flexibilité et sur les surfaces articulaires (1).

Dans les premiers mois de la vie fœtale les os sont tendres et plient facilement sous les doigts ; la majeure partie d'entre eux est constituée par une substance cartilagineuse ; seuls le frontal, les pariétaux et les os de la face ont une organisation particulièrement fibreuse. L'ossification s'effectuant graduellement, les extrémités des os ou *épiphyses*, d'abord unies au corps de l'os au moyen d'un cartilage, se transforment en *apophyses* par les progrès de l'ossification.

Vers l'âge de trois à quatre mois, les os de la tète sont encore minces et se coupent facilement ; leurs noyaux d'ossification sont faciles à isoler les uns des autres par la traction ; les sinus frontaux commencent à se former. Les os des membres, durs dans les deux tiers de leur épaisseur, sont plus tendres et injectés à leur centre. Les arcs costaux sont flexibles. Les cartilages articulaires sont tendres et de couleur rosée.

Le cerveau est de consistance molle, et s'écrase facilement en bouillie grisâtre ; les deux hémisphères sont isolables par le développement de la cloison transparente, les circonvolutions sont appréciables, la vascularisation très-visible ; les enveloppes encéphalo-rachidiennes sont formées. Les paupières sont bien formées et unies par leurs bords ; sous la peau existe l'orifice du cornet acoustique. D'après M. Chauveau, les osselets de l'ouïe apparaissent à l'état cartilagineux vers le troisième mois ; ils s'ossifient graduellement et ont à peu près acquis leur volume définitif à la naissance.

« Le corps des vertèbres se développe plus vite que la partie spinale ; ainsi, vers la fin du deuxième mois, tous les corps vertébraux sont déjà cartilagineux que les lames vertébrales ne sont encore qu'à l'état membraneux. C'est dans le troisième mois que commence l'ossification de la colonne vertébrale. » (Chauveau, *Anatomie*.)

Les muscles sont pâles, mous, gélatineux et s'écrasent facilement. Les cerceaux de la trachée sont formés ; les poumons sont de couleur pâle, mous, s'écrasent en pulpe sous les doigts ; mis dans l'eau, ils tombent au fond du vase ; il est impossible de les gonfler par l'insufflation. Le thymus apparaît comme une sorte de bourgeon placé de chaque côté de l'origine de la trachée. Le cœur est pâle, sans consistance, et la cloison inter-auriculaire est traversée par le trou de Botal.

La bouche, qui jusqu'au troisième mois était restée confondue avec

---

(1) Chauveau et Arloing : *Traité d'anatomie comparée*, 2e édition,

les cavités nasales, en est séparée par la voûte palatine ; les glandes salivaires sont formées. L'œsophage est complètement séparé de la trachée. Les quatre compartiments gastriques sont distincts, et l'aspect caractéristique de la muqueuse de chacun d'eux est appréciable. A la surface de l'intestin existent les villosités et les glandes particulières à cet organe. Le foie remplit presque entièrement la cavité abdominale. La rate, les reins sont bien formés ; les poches scrotales sont constituées, mais les testicules n'y sont pas descendus.

La vessie proprement dite n'existe pas, ou plutôt elle est constituée par une dilatation abdominale du canal de l'ouraque, lequel n'est, comme on le sait, qu'un prolongement de l'allantoïde.

Après les détails qui précèdent, je ne m'arrêterai pas à décrire les modifications subies par les viscères aux différentes périodes de la vie fœtale ; je prendrai seulement le fœtus dans les derniers moments de la gestation, laissant à chacun le soin de déduire les caractères de ces périodes de ceux appartenant aux limites dont j'aurai ainsi tracé le tableau.

Dans le dernier mois de la gestation (FIG. 19.), les organes ont pris les caractères suivants :

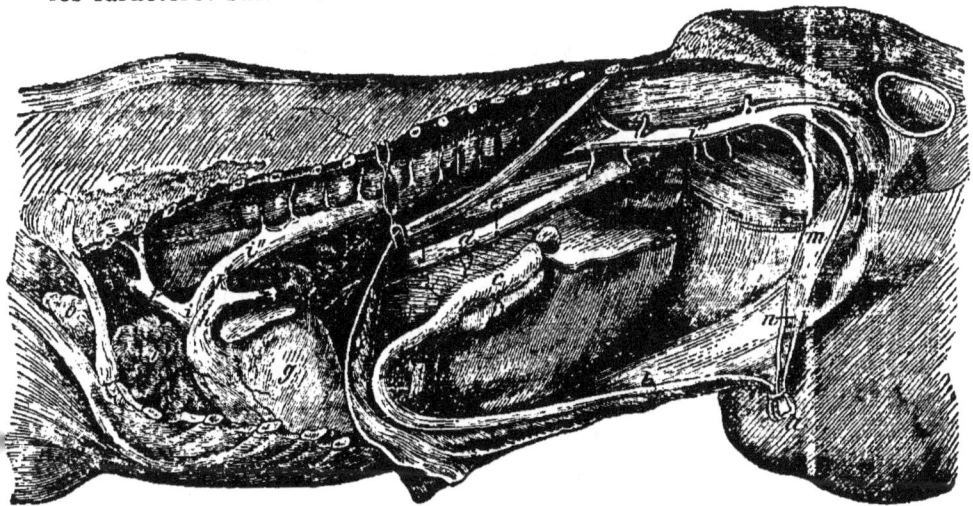

(FIG. 19.)

Extraite du *Traité d'anatomie* de MM. Leyh et Zundel.

Principaux organes du fœtus à terme.

a. Cordon ombilical coupé et lié. — *bb.* Veine ombilicale. — *c.* Veine-porte liée en arrière se confondant avec la veine ombilicale. — *dd.* Veine cave postérieure. — *ee.* Veines hépatiques (sus-hépatiques coupées. — *f.* diaphragme coupé et relevé par un crochet. — *g.* Cœur. — *h.* Artère pulmonaire. — *i.* Tronc commun des deux arbres. — *i'.* Aorte antérieure. — *i".* Aorte postérieure. — *k.* Trou de Botal. — *l.* Artère ombilicale gauche. — *l'.* Artère ombilicale droite. — *m.* Vessie. — *n.* Ouraque. — *oo.* Thymus.

Le plus souvent les pinces et les premières mitoyennes sont sorties. Les noyaux d'ossification de la tête se sont rapprochés et soudés ; les os des membres sont durs, ainsi que les côtes ; toutefois ces dernières plient facilement sous la pression ; la moelle des os longs, quoique de teinte rosée, est d'autant plus ferme que le fœtus est plus proche de sa sortie ; les cartilages articulaires sont d'un blanc rose, et d'autant plus résistants qu'on se rapproche davantage du terme de la gestation. Les yeux sont ouverts ; des poils, enduits d'un mucus gluant, recouvrent tout le corps ; les onglons, durs dans leurs deux tiers supérieurs, sont encore mous à leur partie inférieure, mais cette mollesse, cette sorte d'état fibreux se transforme en corne, d'autant plus résistante que le terme de la mise bas est plus rapproché. Les muscles sont rosés. Les poumons ont pris leur consistance à peu près normale ; le thymus ou ris est très-gros ; le cœur est complet, le trou de Botal ayant 0,003 millimètres de diamètre. Dans l'abdomen les quatre compartiments gastriques sont bien distincts, la muqueuse du rumen est rosée, celle du liber est blanche, celle du réseau d'un blanc rosé ; dans la caillette elle est rosée et recouverte de méconium. Le foie est volumineux, la vésicule biliaire petite. La vessie proprement dite n'est pas encore formée ; elle ne le sera que dans les derniers moments, alors qu'elle se constituera par l'oblitération complète du canal de l'ouraque.

§ 2. — APPRÉCIATION DU VEAU DE BOUCHERIE.

On peut dire, d'une manière générale, que les meilleurs veaux pour la boucherie sont ceux âgés de six semaines à deux mois. Cependant, dans certaines villes, notamment à Bordeaux, il s'abat beaucoup de veaux ayant trois et quatre mois. Cette pratique a pour conséquence de fournir de la viande de veau plus colorée, plus ferme et moins savoureuse que la viande provenant d'animaux plus jeunes.

Les provenances des veaux sur les marchés de Paris, nous écrit M. Nicol, inspecteur à La Villette, sont à peu près par ordre d'importance comme nombre :

Eure,
Eure-et-Loir,
Loiret,
Seine-et-Marne,
Marne,
Pas-de-Calais,
Oise,
Seine-et-Oise,
Puy-de-Dôme,
Aube,
Calvados.

La moyenne d'âge des meilleurs veaux élevés pour la boucherie de Paris est de trois mois; leur rendement est de 70 à 80 kilos. Les ordonnances de police interdisent sur le marché l'exposition en vente de veaux de moins de six semaines.

Il en vient sur le marché de quatre mois et plus, mais ils sont peu recherchés par la boucherie.

J'ajoute à ces détails que généralement à Bordeaux on abat des veaux trop âgés ; la viande est alors rouge et non savoureuse. On tue même quelquefois des veaux tardifs dits *broutards*, d'une qualité fort médiocre.

Le boucher doit rechercher toujours de préférence le veau dont la viande est *blanche*, ce qu'il reconnaîtra à la pâleur de la muqueuse de la bouche, des paupières et de la vulve chez la femelle. Les veaux jeunes et gras, qui ont été presque exclusivement nourris avec le lait d'une ou deux mères, sont ceux qui donnent généralement la viande la plus blanche.

Au point de vue de la conformation, le meilleur veau est celui dont la poitrine est large, le garrot épais, le dos large et droit, la fesse ronde et bien descendue, les membres fins et délicats. Il ne faut pas oublier toutefois que chez le veau les os des membres et les articulations sont toujours *relativement* plus volumineux que chez l'animal adulte ou âgé.

Les *maniements* du veau les plus consultés sont :

1° *La bouche* dont la couleur annonce, comme je l'ai dit, la couleur et la qualité de la viande. Ce n'est pas là, à proprement parler, un maniement ; mais la bouche est tellement appréciée par les bouchers que son examen et partant sa valeur s'ajoutent à ceux des maniements véritables ; aussi doit-elle être considérée comme fournissant, ainsi que l'œil et la *vulve*, un indice précieux.

2° *La poitrine* dont l'exploration se fait comme chez le bœuf et dont le grand développement annonce aussi, comme chez ce dernier, beaucoup de graisse intérieure en même temps que du poids.

3° *Le cordon ou entrefesson* qui, chez la génisse comme chez la vache, correspond à un état de graisse très-avancé et est d'autant meilleur qu'il est plus dur et plus prononcé.

4° *Le rognon ou dessous* dont le volume en même temps que la finesse indiquent la quantité et la qualité du suif.

5° *Le travers ou la longe* qui, exploré comme chez le bœuf, donne la mesure de la largeur et de l'épaisseur de l'un des meilleurs morceaux du veau, en même temps qu'il annonce la quantité et la qualité de la graisse entourant les rognons.

6° *La hampe ou œillère* qui, ainsi que pour le bœuf, annonce la qualité intérieure, lorsqu'en même temps qu'elle est bien développée, elle est ferme au toucher.

7° *Le cimier ou abords* qui annonce la graisse extérieure et s'apprécie comme chez le bœuf.

8° *L'avant-lait*, petite masse sphérique existant en avant des mamelles, chez les génisses très-grasses seulement.

9° *L'aiguillette.* Ce maniement, rarement consulté, est placé de chaque côté de la base de la verge, au devant des bourses ; il annonce, du reste, un engraissement très-avancé.

Le *rendement* moyen d'un veau peut être évalué à plus de 60 0/0 de viande nette.

Le veau en *bonne santé* est généralement gai et difficile à conduire ; il aime à sauter, à gambader et à s'échapper de la main qui le conduit ; il sait aussi fort bien doter d'un coup de pied le chien qui le poursuit ; son mufle est rosé et frais, sa peau souple, son poil fin.

Parmi les *maladies* capables de porter atteinte à la qualité des veaux on peut citer la *diarrhée* qui, au bout de quelques jours, les fait considérablement maigrir. Le principal symptôme de la maladie est le rejet par l'anus de matières liquides abondantes, de couleur jaunâtre et d'une odeur très-fétide ; ces matières s'attachent autour de l'anus et salissent la queue et les fesses. Le boucher qui veut combattre cette maladie des veaux doit leur faire avaler des œufs entiers qu'il écrase dans la bouche ; des tisanes émollientes, des boissons légèrement farineuses additionnées de blancs d'œufs favorisent également la guérison de l'affection ; on fait également usage dans le même but de la magnésie calcinée ou décarbonatée.

J'ai vu très souvent aussi les veaux tomber du *haut-mal* ou *épilepsie*. Dans ce cas, le boucher se contente d'attendre la fin de la crise pour tuer l'animal ; quelquefois aussi il lui jette un peu d'eau froide sur la tête, et bientôt l'animal revient à lui, marche comme s'il n'avait éprouvé aucun malaise.

Les veaux qui, ayant été achetés sur un marché, restent pendant vingt-quatre ou quarante-huit heures sans manger, contractent une *inflammation d'intestins* qui s'annonce par de la tristesse et par le rejet d'excréments durs et coiffés. Aussi ne saurait-on trop conseiller de laisser continuellement de l'eau fraîche à la disposition des veaux que l'on conserve pendant quelques jours, avant de les abattre ; mieux vaut même encore leur faire avaler deux fois par jour un ou deux litres d'eau farineuse.

J'ai eu quelquefois l'occasion de constater la mort presque subite de veaux qui, conduits sur les marchés pendant les grandes chaleurs, buvaient aussitôt arrivés à l'étable une grande quantité d'eau froide, et l'autopsie m'a démontré dans ce cas une congestion sanguine très-prononcée de la muqueuse gastro-intestinale.

Je signalerai aussi l'existence de la *bronchite vermineuse* chez quelques veaux sortant des marais, maladie due à la présence dans les bronches d'un helminthe appelé *strongylus micrurus*, et s'accusant par une toux sonore et quinteuse, accompagnée d'un rejet de mucosités dans lesquelles on voit se remuant en tous sens les strongles isolés ou réunis en paquets.

La région ombilicale peut être le siége d'une *tumeur phlegmoneuse*. Cette tumeur est de forme conique, son volume varie de 25 à 40 centimètres de circonférence et de 10 à 15 centimètres de hauteur. Elle contient un pus grumeleux, blanchâtre, renfermant soit des débris de matières organiques, soit des débris de cordon ombilical.

J'ai rencontré quelquefois aussi des pertes d'urine par l'ombilic, pertes dues à une oblitération incomplète du canal de l'ouraque.

Dans l'un comme dans l'autre cas, les veaux prennent moins bien la graisse que les autres et leur développement s'en ressent.

On peut enfin observer sur les veaux des *arthrites* plus ou moins anciennes, des *hydarthroses,* etc., toutes affections qui, en faisant souffrir les sujets, nuisent aussi à leur développement et les empêchent de prendre de la qualité.

CHAPITRE V

Organisation du mouton et examen du mouton sur pied

§ Ier. — ORGANISATION

Le mouton est, après le bœuf, l'animal qui joue le plus grand rôle dans l'alimentation. Les travaux de statistique estiment à trente ou trente-cinq millions le nombre de moutons existant en France. A Bordeaux seulement la consommation annuelle du mouton s'élève à près de cent mille têtes, et celle des agneaux à cinquante mille.

Comme le bœuf, le mouton est rangé par les naturalistes dans la classe des *ruminants à cornes;* c'est assez dire qu'il partage avec lui les avantages qui se rattachent à la possession d'un estomac à quatre compartiments, et que, comme lui aussi, il jouit de la faculté de *ruminer.* Je ne reviendrai donc pas sur les détails que j'ai déjà donnés à propos de l'organisation et du rôle de ces quatre compartiments gastriques. Il est toutefois certaines particularités spéciales au mouton sur lesquelles il est bon d'insister.

D'après le professeur Delafond, de regrettable mémoire, quatre systèmes principaux prédominent chez l'animal qui nous occupe ; savoir : le système veineux, le système gastrique, le système lymphaticosanguin et le système cutané. Aussi, physiologiquement parlant, est-il facile de se rendre compte de l'influence de ces principaux appareils organiques dans la vie et l'amélioration du mouton, au point de vue de la boucherie ou au point de vue de la production de la laine, comme aussi des effets produits sur ces appareils par les conditions d'élevage et d'entretien dans lesquelles est placé cet animal.

Je ne partage pas l'opinion trop commune qui tend à considérer le mouton comme un être peu intelligent et sans grande spontanéité. Il ne paraît tel que parce qu'il n'est généralement l'objet d'aucune culture ; mais le mouton qu'on élève avec des enfants, par exemple, pour leur servir de compagnon de jeux, manifeste une intelligence qui témoigne que sa stupidité proverbiale n'est qu'apparente. Dans nos races de landes ou de côteaux, le mouton fait preuve d'une énergie et d'une intelligence très-remarquables. Dans les landes, nous le voyons parcourant avec rapidité l'espace qui le sépare du pâtre qui l'appelle ;

sur les côteaux son agilité se traduit par la facilité avec laquelle il recherche sa nourriture journalière.

Comment expliquer ces mouvements d'impatience, cette sorte de *piaffement* auquel se livrent certains moutons à la vue d'un chien, si ce n'est par une véritable irritabilité de caractère et une grande excitabilité musculaire. Je citerai contre la prétendue stupidité du mouton l'intelligence de celui qui, dans un troupeau, devient un véritable chef allégissant considérablement le travail du berger et accourant à l'appel de celui-ci, quelque éloigné qu'il en soit ; je puis encore parler de la lutte qu'il engage quelquefois avec le chien qui le poursuit. C'est à l'abattoir qu'il est également permis de constater maintes fois combien sont grandes l'agilité et l'adresse du mouton, s'échappant ou se refusant à suivre le boucher qui le conduit plus ou moins brutalement à la mort. Du reste, en le dotant si mal en armes défensives, la nature ne pouvait lui refuser l'agilité nécessaire et l'instinc de conservation suffisant pour fuir son ennemi. Ce qu'aime le mouton, c'est d'être en troupes, par bandes ; seul, il s'inquiète, bêle souvent, et finalement dépérit.

Un fait que l'on ne peut nier par exemple, c'est l'influence de l'homme sur la nature et le tempérament *primitif*, si je puis dire, du mouton. Cette influence a eu deux buts en perspective, savoir : la production de la laine et la production de la viande, et c'est par l'intermédiaire du système gastro-intestinal, dont le développement est exceptionnel chez le mouton, que cette action modificatrice de l'homme s'est principalement fait sentir. C'est en Angleterre que les efforts les plus persévérants ont été entrepris pour donner au mouton la plus précieuse de ses qualités, l'*engraissement facile et précoce*.

Le squelette du mouton est constitué par des os longs, relativement au volume et à la taille de l'animal ; il est formé par cent quatre-vingt-seize os, comme celui du bœuf. Au nombre des améliorations poursuivies et obtenues par l'élevage, on peut placer la diminution du squelette dans le but de permettre l'utilisation des matériaux destinés à sa formation, à l'avantage des parties plus utiles, notamment de la viande et de la graisse. Les cornes sont ou tournées en spirale ou simplement contournées en arc ; mais le développement précoce de l'animal empêche fort souvent l'évolution de ces appendices.

Chez le mouton adulte les *muscles* sont d'une belle couleur rouge ; leur coupe met à découvert les lames fibreuses qui séparent les gros faisceaux musculaires ; mais le tissu cellulaire, plus dense, plus serré que chez le bœuf, se laisse aussi plus difficilement pénétrer par la graisse. Celle-ci se dépose de préférence dans des endroits spéciaux, tels que sur les côtes, à la base de la queue, aux rognons, à la poitrine, etc.; elle est toujours plus blanche et plus ferme que celle du bœuf. C'est, croyons-nous, à la résistance de la fibre musculaire, à son tassé, à sa pénétration difficile par la graisse que le mouton doit cette agilité que nous lui connaissons et cette force musculaire dont il donne la preuve lorsqu'on le saisit par une patte, soit pour s'assurer de son état de santé, soit pour le conduire en un point voulu. Que l'élevage ait, dans certaines circonstances données, modifié cette disposition organique, que l'influence climatérique, que la nourriture à la bergerie, sur les montagnes ou dans les pâturages salés des bords de la mer, que l'emploi de reproducteurs particuliers, aient facilité le développement du tissu cellulaire et sa pénétration par la graisse au point de provoquer un engraissement intérieur et extérieur très-remarquable, et une qualité exceptionnelle de la viande : tout cela n'est pas douteux ; mais la constitution musculaire proprement dite ne dénote jamais à la coupe ce marbré, cet entrelacement cellulaire que nous avons reconnu au muscle du bœuf gras.

Le *rendement* en viande du mouton est évalué, en moyenne, à 50 % du poids vif, et peut aller jusqu'à 60 et 70 % dans les bêtes de choix ; celui du suif peut être estimé de 2 à 6 %, suivant l'âge, la race et le degré d'engraissement.

Caractères de l'âge du mouton. — C'est à l'aide des dents que s'apprécie l'âge du mouton. Ces dents sont au nombre de trente-deux, dont huit incisives et vingt-quatre molaires.

Les incisives sont allongées, étroites, sans collet appréciable ; elles appuient, par leur extrémité, sur le bourrelet de la machoire supérieure, et ne sont pas, comme chez le bœuf, mobiles dans leurs alvéoles.

Les premières incisives du mouton sont caduques, et à celles-ci en succèdent d'autres dites remplaçantes.

Les caractères de l'âge du mouton ont été parfaitement décrits par M. le professeur Lecoq, dans son *Traité d'extérieur des animaux domestiques ;* aussi lui emprunterai-je les détails suivants, dans lesquels prédomine la lucidité indispensable à une pareille étude :

« Les dents de l'agneau sont rarement sorties au moment de la naissance, quoique l'on sente déjà les pinces et les premières mitoyennes prêtes à percer la gencive.

« En *vingt-cinq jours* environ, le jeune animal complète son arcade incisive, qui arrive au rond vers trois mois par l'achèvement de l'évolution toujours plus tardive des coins. (Fig. 20 .)

« Vers *quinze à dix-huit mois*, les pinces de lait tombent ei sont remplacées par deux autres, tellement larges qu'il est impossible de les confondre avec le reste des caduques. L'animal quitte le nom d'agneau pour prendre celui d'*antenais* (FIG. 21.)

« Vers *deux ans*, les premières mitoyennes sont remplacées comme les pinces, et l'antenais prend, selon son sexe, le nom de *bélier, mouton* ou *brebis*. (FIG. 22.)

« *Entre trois ans et trois ans et demi* a lieu le remplacement des secondes mitoyennes, les coins sont alors très-petits, et souvent même ils ont disparu. (FIG. 23.)

« *De quatre ans à quatre ans et demi* l'arcade incisive se complète par l'éruption des coins de remplacement. (FIG. 24.)

« A *cinq ans* l'arcade incisive est au rond; mais les pinces ont déjà effectué en partie leur rasement. Souvent même les premières mitoyennes ne sont pas encore arrivées au frottement que l'étoile dentaire est déjà apercevable dans les pinces.

« Après cinq ans, on doit se régler sur le degré d'usure des dents, et surtout sur le plus ou moins de fraîcheur des coins, dont la table est toujours nivelée à neuf ans (FIG. 25), et souvent avant cette époque.

Les pinces et les premières mitoyennes se déchaussent et commencent à branler à six ans. On désigne sous le nom de *queue d'hirondelle* une entaille que portent fréquemment à l'arcade incisive, entre les deux pinces, les moutons qui pâturent sur des terrains où l'herbe est sèche et dure. Cette marque ne se fait guère remarquer avant l'âge de quatre à six ans. »

Ajoutons à cette description que, d'après M. Simonds, les caractères de l'âge du mouton sont avancés dans leur apparition par la

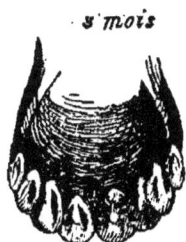

8 mois

(FIG. 20.)

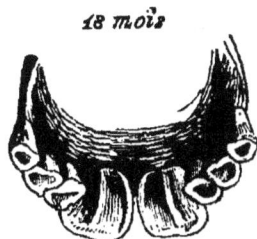

18 mois

(FIG. 21.)

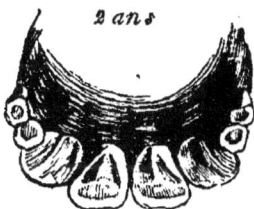

2 ans

(FIG. 22.)

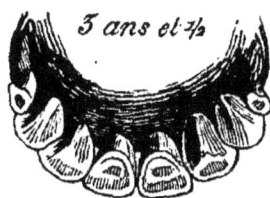

3 ans et 1/2

(FIG. 23.)

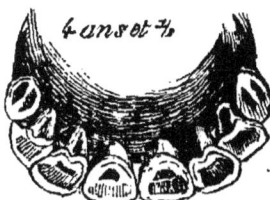

4 ans et 1/2

(FIG. 24.)

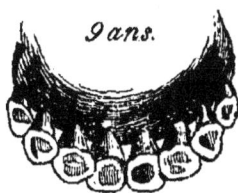

9 ans.

(FIG. 25.)

précocité et par une nourriture exceptionnelle ; ils sont, au contraire, retardés sur les races communes qui se trouvent dans des conditions opposées.

On observe enfin que, chez le mouton âgé, la face se ride, les lèvres s'épaississent et le museau devient plus empâté.

Système tégumentaire. — Nous ne dirons que peu de mots du système tégumentaire ou de la peau du mouton, dont l'étude particulière est en dehors du principal objet de ce travail.

On sait que, chez le mouton, la peau est recouverte d'une infinité de prolongements filamenteux dont l'ensemble reçoit le nom de *laine*.

L'abondance, la qualité et le tassé de la laine sont-ils compatibles avec la qualité de la viande ?

Cette question, qui a été longtemps débattue, paraît être aujourd'hui résolue de la façon suivante par la pratique : Les moutons à toison épaisse, à laine fine, sont généralement plus difficiles à prendre de la graisse que les autres ; leur viande est aussi moindre en qualité. Nous objecterons cependant que l'incompatibilité entre la production de la laine et celle de la viande n'est pas aussi absolue que le prétendent certains auteurs, et que nous avons vu en France des races à laine intermédiaire donnant aussi beaucoup de viande. M. Yvart a établi qu'il existait une corrélation entre l'étendue de la peau du mouton et celle du tube intestinal ; que plus la peau est étendue, plus volumineux est le ventre, et conséquemment plus mauvaise est la conformation au point de vue de la boucherie, ce gros ventre entraînant l'étroitesse de la poitrine, le peu d'épaisseur des cuisses, l'avalure de la croupe, etc. Nous compléterons, du reste, ces données en traitant la question des races.

L'examen des membranes muqueuses fournit, pour l'appréciation de la qualité et surtout de l'état de santé ou de maladie du mouton, des renseignements sur lesquels nous reviendrons en temps opportun.

§ 2. — EXAMEN DU MOUTON SUR PIED.

Je suivrai, pour l'appréciation du mouton sur pied, le même ordre que celui que j'ai adopté pour l'appréciation du bœuf.

1° **Race**. — L'étude des différentes races de moutons a été faite jusqu'ici bien plus au point de vue de la production et de la qualité de la laine qu'au point de vue de la production de la viande.

Cette préférence s'explique par la nécessité généralement reconnue de donner à la plupart de nos laines françaises une qualité qui leur permette de lutter contre la concurrence des laines étrangères, et particulièrement des laines d'Australie. Cependant, comme la production des laines intermédiaires est et sera toujours un but à atteindre, économiquement parlant, on ne peut méconnaître l'importance qu'il y a à concilier, autant que possible, ce genre de production à la production de la viande. On a fait remarquer, avec juste raison, que la production de la viande est le corollaire inévitable d'une culture intensive,

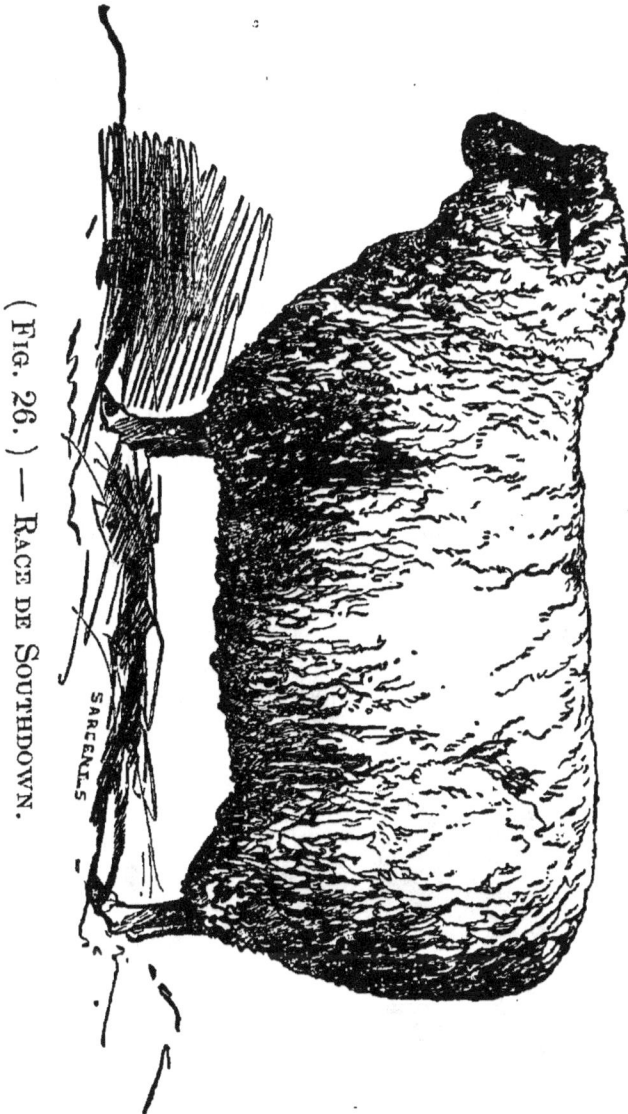

(Fig. 26.) — Race de Southdown.

tandis que le système pastoral favorise la production des races à laine fine. « La première condition pour produire des moutons aptes à donner la viande en quantité notable, dit M. Sanson, c'est de disposer pour leur élevage d'une nourriture suffisante. Là où les individus indigènes trouvent tout juste de quoi s'entretenir avec leurs aptitudes natives, il n'est point possible de songer à développer celles-ci par la seule influence de la génération. »

Parmi les races anglaises les plus perfectionnées au point de vue de la boucherie, il faut citer le mouton *Dishley* ou *New-Leicester*, dont le poids moyen varie entre 60 et 80 kilogrammes, et peut atteindre jusqu'à 100 et 150 kilogrammes, dont le rendement en viande nette atteint jusqu'à 75 %, et celui du suif de 6 à 9 % ; la race de *Southdown* (FIG. 26), dont les produits, à l'âge de douze à quinze mois, atteignent communément un poids de 60 à 70 kilogrammes. D'après Weckerlin, le poids moyen en viande nette d'un mouton gras southdown est de 80 à 100 livres. Le southdown est le mouton dont la viande est le plus estimée en Angleterre. La race de *Cotswold*, dont la taille est plus élevée que celle du Dishley, fournit une viande dont la qualité est, dit-on, meilleure que celle de ce dernier. On assure que des moutons ordinaires de consommation atteignent fréquemment le poids de 40 kilogrammes par quartier. M. Magne cite un cas où ce poids est allé jusqu'à 84 livres, ou 336 livres pour les quatre quartiers.

A la tête de nos races françaises pures il faut placer, comme la plus propre à donner des animaux de boucherie, *la race berrichone*, puis la *solognote* ; bien loin après, au point de vue de la qualité, viennent la race *flamande* et ses dérivées ; le mouton du *Poitou* (FIG. 27), si

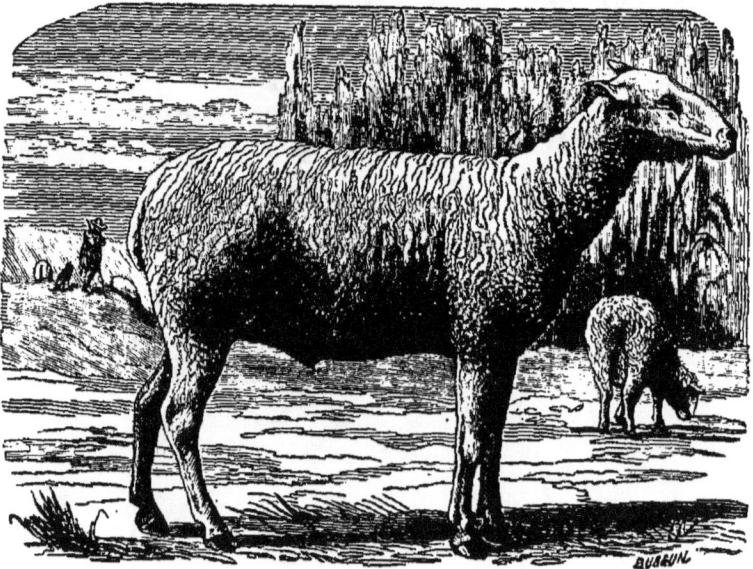

(FIG. 27.) — MOUTON DU POITOU.

recherché par la boucherie bordelaise ; le *Champenois*, le *Gâtinais*, dont la viande est très-estimée ; le mouton de l'*Ariège*, dont la viande jouit d'une grande réputation, attribuée aux plantes aromatiques qu'il consomme sur les pâturages des montages ; le *Languedocien,* venu sur les coteaux rocailleux du département de l'Hérault. Nous citerons encore le petit *Landais,* si susceptible d'acquérir des propriétés bien remarquables au point de vue de la finesse et de la qualité de la viande ; le *Champanais,* dont les bouchers de Bordeaux font le plus grand cas, et le mouton du *Périgord* également très-estimé.

M. Nicol nous a communiqué les renseignements suivants fort intéressants sur l'approvisionnement en moutons des marchés de La Villette :

Dans les moutons, la boucherie de Paris recherche de préférence les Allemands, à cause de leur taille et de leur rendement.

En races françaises, on apprécie beaucoup les bons métis de la Brie et de la Beauce, les Champenois de l'Aube et de la Marne ; les moutons de la Sologne et du Berry, malgré leur petite taille, sont très-estimés à cause de la saveur de leur viande.

Allemands (Wurtemberg, Bavière, duché de Bade). — Apport d'août en janvier. Poids moyen général, 20 à 23 kilos. Age d'abatage, trois ans.

Prussiens (Prusse Rhénane, Prusse du Nord). — Poids moyen, 16 à 19 kilos. Arrivage, de janvier à juillet. Age d'abatage, trente-six à quarante-quatre mois.

Hongrois. — De juin à fin décembre, 16 à 18 kilos.

· *Gâtinais et Poitevins.* — Arrivage, de juin à fin octobre. Poids moyen, 22 kilos pour les Gâtinais, 20 kilos pour les Poitevins. Age d'abatage, de vingt à trente mois.

Flamands et Picards. — Arrivage, de janvier à fin mars. Poids moyen, 24 à 25 kilos. Il en vient beaucoup moins maintenant que par le passé, la Picardie et les provinces du Nord ayant généralement renoncé à faire naître pour se livrer à l'engraissement des métis champenois.

Soissonnais. — Poids moyen, 20 kilos.

Métis. — Fourni en majorité par Seine-et-Oise, Seine-et-Marne, Marne, Aube, Eure-et-Loir ; son poids moyen est de 20 à 22 kilos. On l'abat de quatre à cinq ans ; il vient toute l'année sur le marché.

Champenois. — Arrivage, de juin à novembre ; 18 à 20 kilos.

Ardennais. — Arrivage, d'août à fin novembre ; 20 kilos.

Lorrain. — Arrivage, d'août à fin décembre ; 20 kilos.

Berrichon. — Arrivage, de mai à novembre. Poids moyen, de 15 à 18 kilos.

Nivernais. — Amenés très-jeunes sur le marché, de dix-huit à vingt-quatre mois ; de mars à la fin de l'année, mais les grands arrivages ont lieu en août et septembre. Les Nivernais sont généralement croisés avec les races anglaises Dishley et Southdown.

Bocagers. — Amenés du 1er juin à fin août. Poids moyen, de 14 à 17 kilos.

Solognot. — Arrivage de septembre à décembre. Poids moyen, de 16 à 17 kilos.

Mouton du Dorat (Creuse). — Arrivage de juin à fin août. Poids moyen, de 15 à 19 kilos.

Gascon. — Arrivage de mai à fin septembre. Poids moyen, de 16 à 20 kilos. Abatage, de trois à quatre ans.

Africain. — Importation assez considérable sur notre marché pendant deux ou trois ans. Arrivage de mai à fin septembre. Poids moyen, 17 à 18 kilos. Mais cette importation a diminué par suite du peu de cas qu'en fait la boucherie de Paris et de l'écoulement que trouve cette sorte de moutons dans le midi de la France.

Baudement a fait remarquer avec raison que le croisement de la plupart des races françaises par les races anglaises est le meilleur moyen d'obtenir de bons moutons pour la boucherie. « Produites d'abord, dit cet auteur, plus particulièrement en vue de la laine, nos races de moutons ont été dirigées ensuite vers la production plus abondante de la viande, par un revirement dans les procédés, qui suivit un revirement dans les besoins, et le croisement avec les races anglaises a été le moyen adopté le plus souvent pour atteindre ce nouveau but. »

Mais il ne faut pas oublier que l'élevage du mouton est peut-être plus subordonné encore que celui du bœuf, aux conditions spéciales de climat, de nourriture et d'habitudes commerciales. A l'appui de cette vérité, je citerai le passage suivant extrait d'un travail de M. Dupont, de Bordeaux, relatif à l'amélioration des races ovines du Sud-Ouest. « La spéculation dans l'espèce, dit M. Dupont, se divise en deux termes : la *fabrication de l'agneau* et *celle du mouton.* Il me paraît superflu d'approfondir l'étude des conditions qui imposent à l'éleveur la préférence en faveur de l'industrie des agneaux. Elle nous amènerait à la constatation inutile de la gêne et de la misère de l'élevage et de la grande culture dans la troisième région. Ce point une fois établi, le bélier southdown mérite-t-il la préférence pour l'élevage de l'agneau de boucherie ? » M. Dupont préfère, à ce point de vue, le croisement des races indigènes par le bélier anglo-mérinos ou le mérinos pur, reprochant au southdown de donner à l'agneau une chair rougeâtre et molle sans être tendre.

Il est certain que, les habitudes locales aidant, la production du mouton bordelais proprement dit a complètement disparu pour faire place à l'industrie des agneaux, et l'on peut dire qu'à ce dernier point de vue l'agneau *médocain*, produit du croisement de la race locale par le type anglais à laine longue, réunit toutes les qualités possibles de goût et de finesse.

Parmi les races étrangères importées en France, on a beaucoup fait valoir, au point de vue de l'amélioration des laines, le type espagnol, dit *mérinos*. Dans un travail récent, couronné par la Société centrale d'agriculture de France, M. Sanson a cherché à démontrer comme quoi il était possible d'arriver, par la précocité, à faire du mérinos un animal tout à la fois producteur de viande et producteur de laine ; qu'il n'y avait pas, en un mot, incompatibilité entre ces deux productions. Quoique soutenue habilement par son auteur, cette thèse mérite la consécration du temps et de l'expérience ; quant à nous, nous croyons, jusqu'à nouvel ordre, que les meilleurs moutons, au point de vue de la boucherie, sont ceux qui doivent leur précocité à un croisement par les races anglaises perfectionnées de Disley et de Southdown.

L'association du mérinos, avec bon nombre de races françaises, a eu pour effet d'augmenter surtout la qualité de la laine chez ces dernières : c'est là un fait incontestable ; mais, quant à la qualité de la viande, rien ne prouve jusqu'ici d'une façon irréfutable qu'elle ait été heureusement modifiée par l'emploi du mérinos.

2° Age et sexe. — A l'état d'agneau, on ne saurait, dans les cas les plus ordinaires, tolérer l'utilisation de la viande au-dessous d'un mois ; les races précoces peuvent seules faire quelquefois exception à cette règle ; j'ai vu, en effet, de bons agneaux southdown âgés de dix-huit à vingt jours. La qualité des agneaux dépendant de la quantité de lait dont ils peuvent se nourrir, les possesseurs de brebis cherchent à se débarrasser le plus tôt possible des moindres agneaux pour donner, à ceux qu'ils conservent, le lait de deux mères. Aussi remarque-t-on que les agneaux qui apparaissent sur les marchés au commencement de la saison (janvier ou février), sont généralement moins bons, moins gras que ceux qui viennent en dernier.

Une spéculation préjudiciable à la qualité des agneaux est celle qui consiste à se défaire le plus tôt possible des agneaux, pour utiliser le lait à la fabrication du fromage. Nous avons souvent lieu de constater le fait à Bordeaux, de la part surtout des éleveurs béarnais ; aussi, est-ce particulièrement contre les agneaux de cette provenance que l'inspection a à sévir dans cette ville, soit pour cause d'extrême jeunesse, soit pour trop grande maigreur.

C'est de deux à trois ans que le mouton donne la meilleure viande, surtout lorsqu'il a été castré ou bistourné jeune.

Le bélier, que l'on ne sacrifie que rarement avant l'âge de quatre. ans, donne une viande dure, coriace et d'une odeur cáractéristique.

On estime en bon élevage que les meilleures brebis, celles qui donnent les meilleurs agneaux, sont celles de deux ans à deux ans et demi. On fait très-souvent emplir les brebis pour les engraisser plus facilement; dans tous les cas, il est sage, pour les engraisser, de ne pas attendre qu'elles soient trop vieilles, car elles ne mangent alors que difficilement et profitent mal des dépenses faites pour l'engraisse-. ment. Une brebis de vingt-quatre à trente mois, qui n'a jamais porté, a des qualités exceptionnelles. pour la boucherie. Par ses travaux, Baudement a démontré que les races anglaises étaient plus précoces et plus faciles à engraisser que les races françaises, et que, dans les unes comme dans les autres, la qualité des moutons ayant dépassé deux ans est supérieure à celle des moutons plus jeunes.

3° Conformation. — La destination finale du mouton, celle qui nous occupe spécialement, étant de fournir de la viande pour la consommation, il est évident que la meilleure conformation est celle qui doit donner le plus de viande, et la viande de meilleure qualité. Au point de vue de la quantité, la conformation dont l'ensemble remplit le mieux le cadre que nous supposons entourer l'animal sur ses quatre faces, est sans contredit la plus parfaite. Donc, un poitrail large, un garrot épais, flanqué de deux épaules écartées par le sommet, le dos et les reins larges et droits, la côte arrondie, le ventre rond, la croupe se rapprochant le plus possible de l'horizontalité, des hanches écartées, des fesses larges, épaisses et descendant jusque près des jarrets; une tête fine, dépourvue de cornes ou n'en portant que de petites, des membres courts, secs et fins : tel est le modèle de conformation que l'on devrait désirer rencontrer chez tous les moutons, et plus spécialement chez ceux destinés à la boucherie. Il s'en faut de beaucoup cependant que la plupart des moutons marchands réunissent toutes ces qualités de conformation; mais le portrait que nous en avons fait peut tout au moins servir de base pour tout homme réellement connaisseur, parce qu'il repose tout à la fois sur les données de la théorie et de la pratique.

Faut-il, au point de vue de la boucherie, préférer les grandes aux petites races, ou inversement les petites aux grandes ?

A cela nous pourrions répondre que l'on trouve de bons moutons, des moutons bien gras, aussi bien dans les grandes que dans les petites races. La boucherie de Bordeaux pourrait au besoin témoigner de la qualité des grands et beaux moutons du Poitou aussi bien que de la finesse du petit landais. Cependant, d'une manière générale, on peut dire que le mouton de taille moyenne, à poitrine ouverte, à gigots courts, épais et fermes, est meilleur et plus productif que le mouton élevé sur jambes et étroit dans son ensemble.

J'ai dit précédemment que les effets produits par la nourriture sur le développement des aptitudes du mouton étaient très-remarquables; or, on peut dire avec M. Sanson que la proportion prise par le squelette, à mesure que les conditions d'alimentation deviennent meilleures pour l'individu, à mesure que son squelette peut atteindre l'état d'achèvement en un moindre temps, diminue d'une manière plus ou moins sensible. Le développement hâtif du squelette est donc l'apanage de cette précieuse qualité qui, sous le nom de *précocité,* est tout aussi utile à rechercher dans la production du *mouton de boucherie* que dans celle du bœuf.

4° État de graisse. — Les anciens bouchers assurent que lorsque le suint est tellement abondant qu'il colle la laine en mèches ou plaques brunes sur les côtés du corps, le mouton est gras. Chacun a pu ou pourra constater la véracité de ce jugement. Mais, comme les moutons ne portent pas toujours leur laine lorsqu'ils arrivent sur les marchés, il importe de savoir explorer les *maniements* du mouton qui, comme ceux du bœuf, fournissent de précieux renseignements.

Les *maniements* les plus consultés pour apprécier la qualité du mouton sont :

1° *Le travers ou la longe,* qui a pour base la région lombaire. Pour constater ce maniement, il suffit d'embrasser la région avec la main, et l'on sent à la fois si les reins sont larges et recouverts d'une bonne couche de graisse, en même temps que l'on reconnaît l'épaisseur de la viande et de la graisse voisines des rognons;

2° *L'abord ou cimier* occupant particulièrement le repli de la peau qui se trouve de chaque côté de la base de la queue; il permet d'apprécier l'engraissement intérieur ;

3° *Le dessous ou braque;* particulier au mâle, ce maniement se perçoit comme chez le bœuf, et annonce par son poids et sa consistance la quantité et la finesse de la graisse intérieure. Il permet aussi de reconnaître si l'émasculation ou le bistournage ont été complètement pratiqués ;

4° *La poitrine* qui, chez le mouton bien fait et bien gras, forme une large, épaisse et belle saillie en avant. Le toucher de ce maniement peut se faire l'animal étant debout, mais certains bouchers préfèrent qu'il soit renversé de façon à ce que sa croupe repose sur le sol. Ajoutons que, dans la plupart des cas, la vue suffit pour constater le développement de ce maniement ;

5° *La côte*, appréciée particulièrement en arrière des coudes, et dont l'épaisseur et la consistance dénotent la qualité et l'épaisseur des chairs ;

6° *La mamelle* chez la brebis ; maniement placé en avant de la mamelle proprement dite, et annonçant beaucoup de suif intérieur en même temps que beaucoup de graisse extérieure. Je citerai aussi comme étant beaucoup consulté, quoique n'étant pas un véritable maniement, *l'œil*, dont la couleur rosée ou rouge annonce la santé, et dont la teinte pâle indique, au contraire, l'anémie, la mollesse des chairs et souvent la pourriture ou cachexie aqueuse.

L'appréciation de l'agneau exige une certaine pratique, et la connaissance exacte des qualités ou défauts inhérents aux différentes races que l'on examine.

L'agneau conduit sur le marché a généralement les quatre pattes réunies ensemble par un lien ; aussi profite-t-on de cette disposition pour soupeser l'animal. Mais comme son poids, plus ou moins lourd, peut tenir à la présence de nourriture dans la panse, on ne saurait se fier d'une façon exclusive au renseignement que fournit ce poids ; il est utile d'avoir recours aux quatre maniements suivants :

1° *La queue*. — L'animal étant couché, l'explorateur apprécie, au toucher de la queue, son épaisseur en même temps que la finesse de la peau qui la recouvre. Chez le bon agneau la queue est ronde à sa base, ferme, bien épaisse, la peau en est fine et les os coccygiens sont cachés par l'abondance de la graisse. Les caractères opposés annoncent la maigreur. Je ferai remarquer en passant que souvent il arrive que, pour faire paraître la queue plus grosse qu'elle n'est réellement, le marchand la roule sur le sol avec le pied ; mais l'engorgement consécutif à ce genre de fraude ne saurait tromper l'inspecteur expérimenté ;

2° *Le dessous* : maniement occupant les bourses ; bien développé, il se prolonge en arrière pour former un bourrelet facile à isoler avec les doigts. Joint au maniement précédent, il annonce une grande qualité et une grande finesse du jeune animal. Chez la femelle la mamelle fournit les mêmes renseignements ;

3° *La poitrine*. — Ce maniement doit être celui qui se forme le premier, car il arrive fort souvent, et dans certaines races surtout, que des agneaux ont la poitrine bonne, épaisse et la queue médiocre ;

4° *Les reins*. — Soulever l'animal d'une main, puis apprécier avec l'autre la largeur, l'épaisseur et la couche de graisse garnissant les reins ; tel est le moyen d'utiliser les renseignements fournis par ce maniement. Chez l'agneau maigre la main perçoit la présence des os dénudés de chair et de graisse.

On peut estimer en moyenne qu'un bon agneau, un agneau fait, pèse, vivant et suivant la race à laquelle il appartient, de 9 à 11 kilogrammes, surtout lorsqu'il a tété deux mères jusqu'à l'âge de cinq à six semaines.

Le *rendement* des moutons, toute proportion gardée, varie beaucoup suivant l'âge, la race et l'état de graisse des animaux. En moyenne, on peut estimer ce rendement à 50 °/₀ *de viande nette;* cependant, il peut aller jusqu'à 55, 60 et 70 °/₀ dans les animaux précoces, de race perfectionnée, ou préparés en vue d'un concours de boucherie.

Le rendement en *suif*, que l'on a vu s'élever jusqu'à 12, 15 et 17 °/₀ du poids vif chez des animaux de concours, n'est en moyenne que de 3 à 5 °/₀ sur les moutons ordinaires; il peut même descendre plus bas chez certains individus, jusqu'à ce que l'on arrive à ne plus trouver que de légères traces, tant dans les mésentères qu'autour des rognons.

5° État de santé. — En bonne santé, le mouton est gai, son attitude est fière; la tête n'est généralement portée bas que pendant les fortes chaleurs. Cherche-t-on à le saisir par une patte de derrière, il se défend en secouant vigoureusement le bras de la personne qui le tient. Au bout du nez, autour des yeux, en dedans des oreilles, la peau est rose-clair; la laine est douce, onctueuse, élastique et s'arrache difficilement. La conjonctive est d'un beau rose, particulièrement chez les jeunes bêtes. Lorsque le mouton se couche, il repose sur le sternum et sur le ventre, les membres antérieurs et postérieurs repliés sous la poitrine et sous le ventre; en se levant, il s'étire en voussant la colonne vertébrale.

Lorsqu'il est atteint de quelque affection à marche lente et progressive, sa gaîté a disparu, ainsi que la résistance qu'il oppose à la main qui veut le saisir; ses yeux sont plus ou moins pâles et infiltrés; sa peau est pâle, sa laine s'arrache facilement et est devenue cassante; sa tête est portée bas, et souvent aussi de ses naseaux s'écoule un jetage gluant tombant en longues mèches. Couché, sa respiration est accélérée, pénible et s'accompagne fréquemment de météorisme ou gonflement du flanc gauche; la rumination est lente ou fréquemment interrompue, les pandiculations ont disparu.

La pâleur des muqueuses, jointe à l'infiltration de l'auge, à la pâleur de la peau et à la maigreur, fait soupçonner l'existence de la *cachexie aqueuse* ou *pourriture.*

Une toux petite, répétée, accompagnée de battements du flanc et de sécheresse de la peau, annonce une maladie grave des poumons, et particulièrement la *phthisie tuberculeuse;* les mêmes symptômes peuvent aussi appartenir à la *bronchite vermineuse*, maladie très-commune à constater chez certaines races du Midi.

L'injection de la conjonctive et de la muqueuse nasale, la présence de taches violettes sur la muqueuse de la lèvre inférieure, les battements du cœur tumultueux, l'abaissement sensible de la température du corps, des tremblements généraux, des sueurs froides à la peau, etc., font craindre la présence du *sang de rate*, affection charbonneuse des plus graves.

La présence des aphthes sur la langue et sur les gencives provoque une salivation abondante ; le *muguet* ou *stomatite aphtheuse* est, en effet, une maladie très-commune à rencontrer, particulièrement chez les agneaux.

Le *tournis,* maladie due à la présence dans l'intérieur du cerveau d'un hydatide *(cœnurus cerebralis),* s'accuse par la tristesse, l'inclinaison ou l'oscillement de la tête, la dilatation de la pupille, un décubitus prolongé, et par l'action de tourner toujours du même côté, l'animal décrivant ainsi un cercle allant toujours en se resserrant jusqu'à ce qu'il tombe. J'ai vu aussi cette affection se caractériser par une marche rapide, la tête portée haut, l'animal ne se conduisant plus, comme s'il était aveugle, et venir heurter violemment la tête contre le premier obstacle venu, pour ensuite tomber brusquement sur le sol.

La boiterie due au décollement de la corne des onglons, et accompagnée de la production d'une matière purulente infecte, sont les signes du *piétin* ou pourriture des pieds, maladie qui, en faisant considérablement souffrir les animaux, engendre la maigreur.

La présence de petites taches rouges ou de boutons à bords plus élevés que le centre, d'un volume variant entre celui d'un petit grain de blé et celui d'une pièce de cinquante centimes ou d'un franc, apparaissant à la surface de la peau, autour des yeux, aux lèvres, aux ailes du nez, à la face interne des cuisses, des aines, du fourreau, etc., annonce la période d'éruption de la *clavelée* ou variole du mouton, maladie contagieuse dont les effets et les conséquences peuvent devenir plus ou moins désastreux, suivant qu'elle est *discrète* ou *confluente*.

Lorsque le mouton se mord, se gratte avec le pied ou se frotte le long des corps durs au point de faire allonger la laine et lui faire faire saillie sous forme de mèches sur la surface régulière de la toison, on peut à coup sûr soupçonner l'existence de quelque maladie de peau, et particulièrement de la *gale*, maladie contagieuse aux animaux de la même espèce, mais non à l'homme. Le mouton peut également avoir des *poux*, qui se multiplient quelquefois considérablement, au point de le faire souffrir et maigrir promptement.

Parmi les maladies attaquant les agneaux, je citerai la *diarrhée*, qui apparaît surtout lorsque les mères sont exclusivement nourries d'herbe verte ; la *constipation* qui doit, au contraire, être attribuée à une nourriture exclusivement sèche prise par les brebis ; le *muguet* dont j'ai déjà parlé.

CHAPITRE VI

Abatage et préparation des animaux de boucherie.

Après avoir apprécié les animaux sur pied, il incombe *surtout* à l'inspecteur de boucherie le devoir de juger de leurs qualités et des maladies dont ils peuvent être atteints une fois sacrifiés ou abattus, soit avant, soit après leur *habillage* ou travail préparateur à leur débit.

Dans la majeure partie des cas, la mission de l'inspecteur est rendue plus facile par le travail de préparation auquel le boucher a soumis l'animal abattu. Cet artisan, en effet, enlève la peau et met à découvert les organes splanchniques par l'ouverture des grandes cavités dans lesquelles sont enfermés ces organes. Il ne faut pas se dissimuler pourtant que, dans bien des circonstances, le boucher, désireux de soustraire à l'inspecteur les lésions susceptibles de servir de pièces à conviction, fait disparaitre, par des moyens adroits, tout ce qui serait de nature à mettre l'inspecteur sur la trace d'un état anormal capable de provoquer la saisie de l'animal malade ou malsain.

J'ai donc pensé qu'il était utile, dans le but de mettre l'inspecteur à même d'acquérir l'habitude nécessaire pour juger *promptement* de l'état intérieur d'un animal abattu, de rappeler d'abord brièvement les différentes opérations effectuées en vue de préparer l'animal à être livré à la consommation. Cette description nous permettra de suivre le boucher pas à pas dans l'exercice de ses manipulations, en nous basant sur les données anatomiques qui s'appliquent à chaque organe et sur les règles qui doivent présider à l'exécution d'une autopsie méthodique.

Les différentes opérations à l'aide desquelles le boucher prépare les animaux, pour que leur viande puisse satisfaire les exigences des consommateurs, sont : 1° l'*abatage*; 2° l'*habillage*, et 3° le *dépeçage*.

A. *Abatage des grands ruminants (bœuf, vache et taureau).* — Deux procédés sont particulièrement employés en France pour l'abatage des grands ruminants, savoir : l'*assommage* (1) et l'*égorgement* ou sacrification. Quelquefois l'un ou l'autre moyen est complété par l'*énervation* ou section de la moelle épinière. L'emploi exclusif de l'énervation ne se fait que rarement dans nos abattoirs; on la dit plus sou-

---

(1) Nous avons conservé l'expression d'*assommage*, quoique n'étant pas française, parce qu'elle est généralement adoptée par la boucherie.

vent mise en usage en Angleterre, en Espagne et dans plusieurs autres contrées du midi de l'Europe.

L'*assommage* (Fig. 28 et 29) consiste à renverser l'animal, dont la

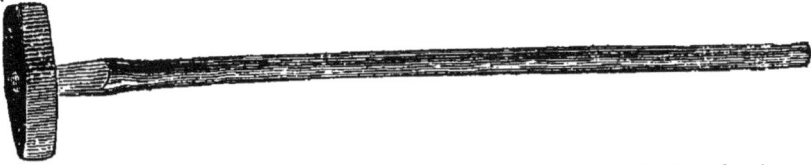

(Fig. 28.) — Masse ordinaire pour l'abatage des animaux de boucherie.

tête est maintenue attachée près du sol, par un coup de masse appliqué soit sur la nuque, soit sur le front, et à compléter le premier étourdissement produit, par d'autres coups du même genre, jusqu'à ce que l'œil du sujet ait perdu toute expression, et que les mouvements de la tête et des membres soient anéantis. Généralement le coup donné sur la nuque fait brusquement tomber l'animal sur les genoux et entraîne

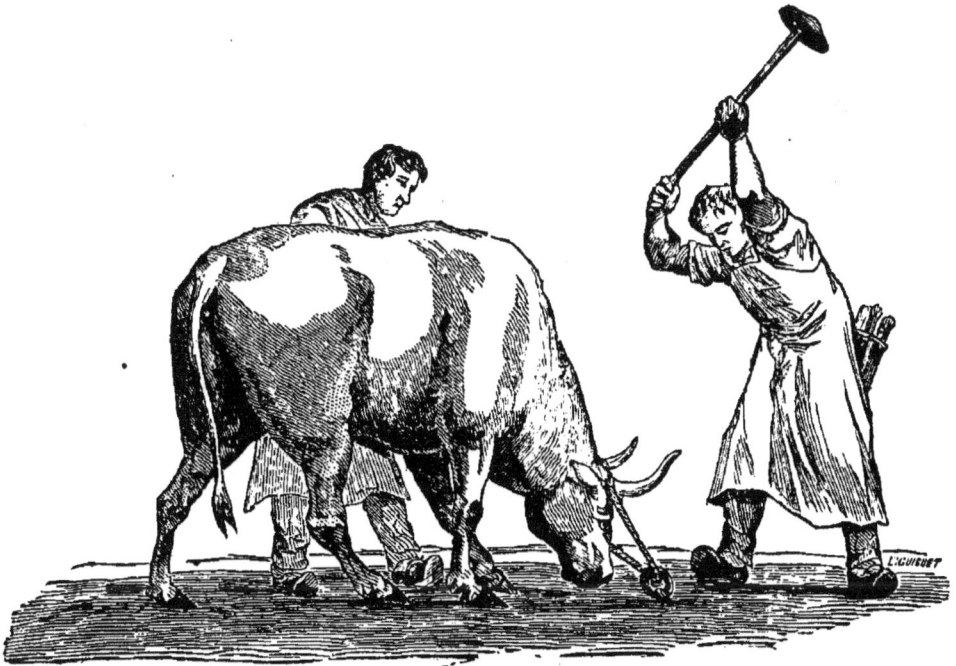

(Fig. 29.) — Abatage d'un bœuf par la masse ordinaire.

un anéantissement à peu près complet; mais les bouchers lui reprochent de produire une chute trop brusque, qui occasionne des ecchymoses sur les points heurtant violemment le sol, et de provoquer des déchirures musculaires et des épanchements sanguins à la face interne des cuisses, par suite de l'écartement des membres postérieurs. Ils préfèrent donc frapper l'animal au milieu du front ; l'effet est moins brusque, et la chute sur le sol a lieu les quatre membres pliés sous le corps.

(Fig. 30.) — Stylet employé pour l'énervation des animaux de boucherie.

On reproche à l'assommage les inconvénients suivants : exécuté par des mains inhabiles, il prolonge la douleur du patient, dont l'anéantissement ne survient quelquefois qu'après douze ou quinze coups de

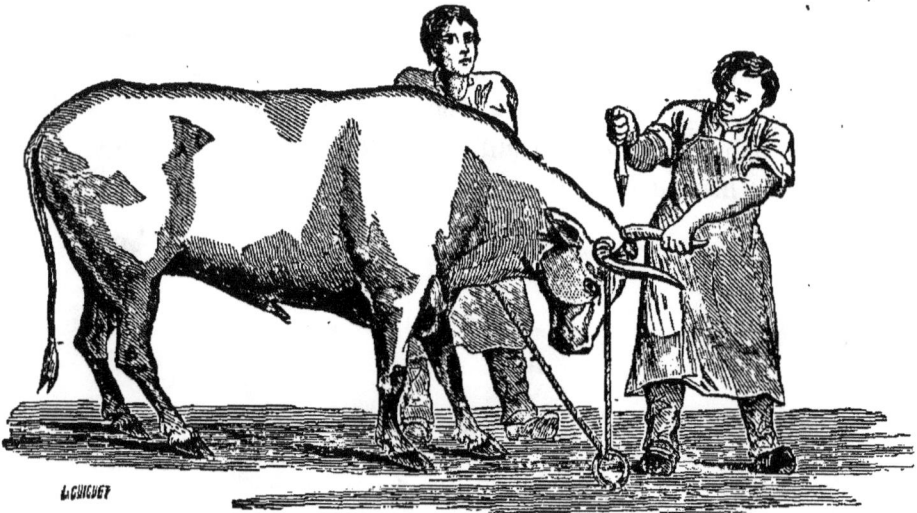

(Fig. 31.) — Enervation d'un bœuf.

masse ; de plus, certains animaux ont ce que les bouchers appellent *la tête molle*, c'est-à-dire paraissent ne s'apercevoir que fort peu du coup de masse, et leur agonie est par cela même prolongée. Cette sorte

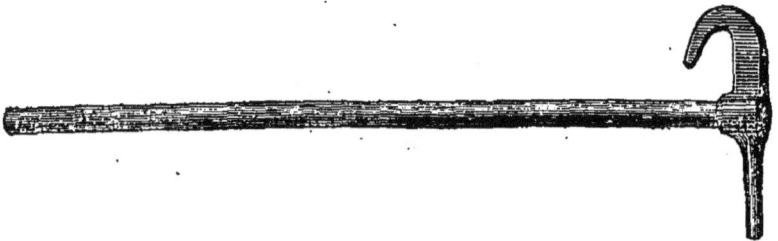

(Fig 32.) — Merlin anglais pour l'abatage du bétail.

d'élasticité contre laquelle lutte l'assommeur me paraît devoir être attribuée à la grande capacité des sinus frontaux, et conséquemment à la résistance offerte par l'air emprisonné que renferment ces sinus. Ajoutons enfin que l'assommage provoque un épanchement sanguin dans le cerveau et ses enveloppes, souvent même un écrasement, qui rendent la vente de cet organe difficile, tout en en facilitant la décomposition, particulièrement pendant l'été.

Pour abréger les souffrances de l'animal, certains bouchers complètent l'assommage ordinaire par l'*énervation* ou section de la moelle épinière faite en introduisant un stylet étroit et effilé, ou simplement la lame aiguë d'un couteau entre l'occipital et la première vertèbre cervicale, opération que le voisinage des pays à combats de taureaux fait appeler à Bordeaux *lancer* le bœuf. L'effet produit par ce moyen est instantané; l'animal est comme comme foudroyé.

Je n'ai jamais vu employer à Bordeaux l'*énerglais,* instrument dont on se sert beaucoup aujourd'hui à l'abattoir de La Villette (FIG. 32 et 33).

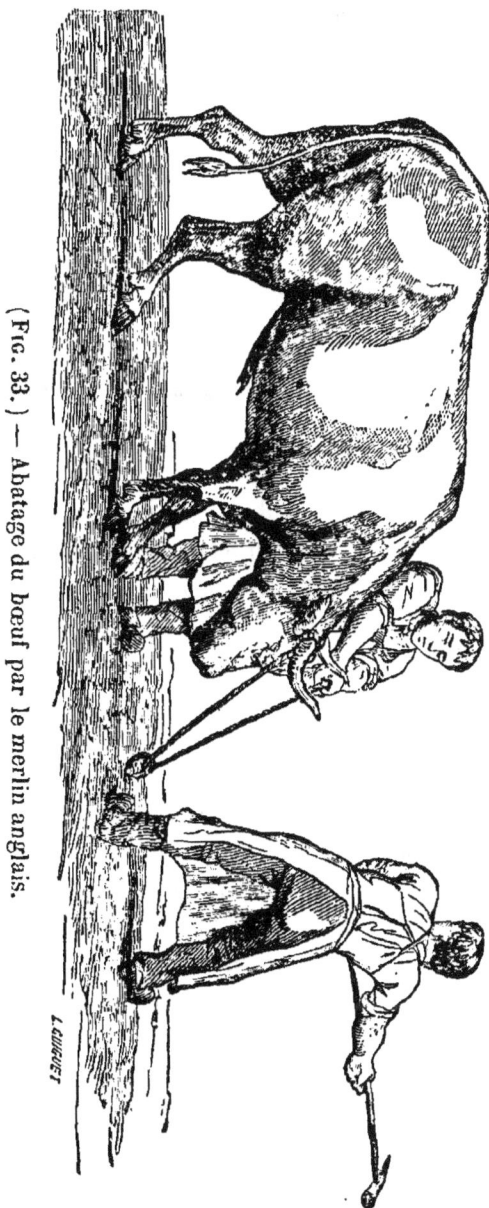

(FIG. 33.) — Abatage du bœuf par le merlin anglais.

vation (FIG. 30 et 31) comme moyen d'abatage proprement dit; elle est, dit-on, quelquefois usitée à Paris, mais la viande des animaux ainsi abattus est moins estimée que celle provenant de sujets abattus par les autres procédés connus.

Une méthode d'assommage beaucoup plus expéditive que la précédente, et d'une action beaucoup plus rapide sur les centres nerveux, consiste dans l'emploi d'un instrument appelé *merlin anglais,* est une sorte de masse en fer pesant 2 kilogrammes, emmanchée à l'extrémité d'un manche long de 90 centimètres. Disposée d'un côté sous forme d'emporte-pièce, cette masse se termine à l'extrémité opposée par un crochet.

L'animal à abattre étant maintenu par une corde à un anneau scellé en terre, la tête moins basse que pour l'assommage ordinaire, le boucher doit d'un seul coup, fortement et habilement porté, enfoncer l'emporte-pièce soit au milieu du front, soit dans la nuque, à égale distance des deux cornes. L'animal frappé tombe comme foudroyé ; ses derniers mouvements sont ensuite anéantis, à l'aide d'une baguette en osier flexible (Fig. 34), introduite dans le trou pratiqué dans la tête, et dirigée de façon à suivre l'axe de la moelle épinière.

Il est incontestable qu'entre des mains expérimentées l'emploi du *merlin anglais* constitue un mode d'abatage très-expéditif, en même temps qu'il abrège les souffrances de l'animal ; seulement cet emploi

(Fig. 34.) — Baguette en osier pour achever les bœufs abattus.

exige tout d'abord de la part du boucher une force musculaire assez développée ; de plus, il doit, à mon avis, être précédé de l'application sur la tête du bœuf à abattre d'un masque quelconque, faute de quoi l'animal voyant arriver le coup cherche à l'éviter, et le boucher de frapper alors à côté du point voulu.

Je préfère donc, comme étant d'un usage beaucoup plus facile, l'emploi de l'appareil suivant, inventé par un honorable boucher de Paris, M. Bruneau, et dont j'emprunte la description si exacte au *Journal d'agriculture*, publié par M. Barral, numéro d'août 1873 :

« Il (l'appareil) consiste en un masque en cuir que l'on met devant les yeux du bœuf, et qu'on maintient par deux courroies, l'une qui passe par-dessus la tête, et l'autre sous la gorge (Fig. 35.) Au milieu de ce masque, et sur l'emplacement du front, M. Bruneau a fait encadrer dans le cuir une plaque en fer, dont le dessous s'applique parfaitement sur le front ; il a fait mouler dans ce but des têtes de bœuf. Au milieu de cette plaque est un trou cylindrique dans lequel on introduit un boulon. La figure 36 représente le plan de cette plaque, et la figure 37 la coupe verticale montrant le trou qui guide le boulon. Aussitôt le bœuf arrivé à l'échaudoir, on lui met le masque, on introduit le boulon dans le trou de la plaque, puis on frappe avec un maillet en bois sur la tête du boulon, qui pénètre de 5 à 6 centimètres dans la cervelle de l'animal, lequel est tué presque instantanément. Le boulon était d'abord en pointe (Fig. 38), mais M. Bruneau ayant reconnu

9

que la mort serait plus prompte si l'air pénétrait dans la cervelle, fait aujourd'hui usage d'un boulon évidé à la partie inférieure, de manière à former emporte-pièce.

« Ce boulon est représenté par les figures 39 et 40. Lorsque le boulon pénètre dans le crâne, en découpant le trou nécessaire à son passage,

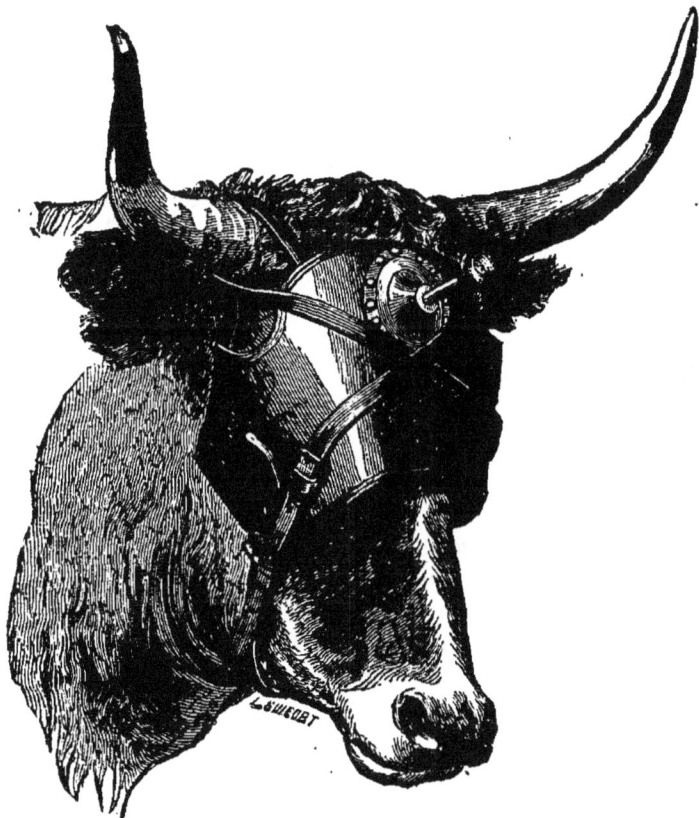

(Fig. 35.) — Tête d'un bœuf recouverte du masque et de l'appareil d'abatage de M. Bruneau.

il y introduit l'air contenu dans sa cavité inférieure. Cette petite quantité d'air suffit pour foudroyer l'animal. Lorsque le bœuf est tombé, on introduit la baguette en osier qui sert aussi dans l'abatage par le merlin anglais, 'et le mouvement des membres est instantanément arrêté. Le maillet employé par M. Bruneau est représenté par la figure 41 ; il pèse 2 kilogrammes 700 ; la longueur de l'instrument a 30 centimètres. L'animal ayant les yeux couverts par le masque, il est inutile de l'attacher aussi solidement que lorsqu'il s'agit de tout autre procédé d'abatage. L'animal même méchant ou vicieux, étant aveuglé, ne fait aucune résistance ; il ne voit ni les préparatifs, ni le coup qui va le frapper. La figure 42 montre l'ensemble de l'opération, qui est si simple et si aisée qu'un homme de force moyenne, et même un jeune homme de quatorze ou quinze ans, peut abattre d'un seul coup de maillet, et sans aucun danger, le bœuf ou le taureau à la tête la plus épaisse et la plus dure. La mollesse des têtes, qui a de si graves inconvénients avec l'emploi de la masse ordinaire, n'en présente aucun avec

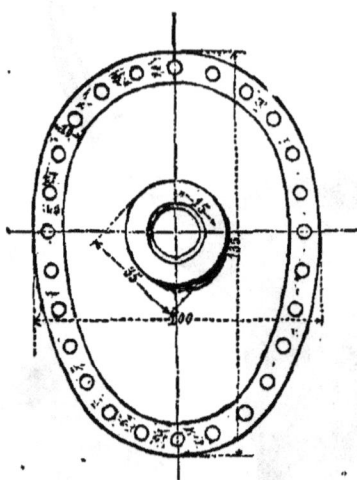

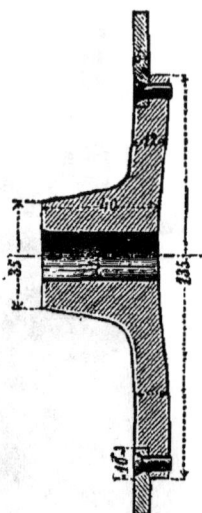

(Fig. 36.) — Plan de la plaque en fer du masque de l'appareil Bruneau.

(Fig. 37.) — Coupe verticale de la plaque du masque

l'appareil Bruneau. En effet, si la tête de l'animal est molle, le boulon pénètre avec plus de facilité, le coup de maillet demande moins de force, et la longue agonie du bœuf à tête molle est entièrement supprimée.

« L'abatage du bœuf avec l'appareil de M. Bruneau se fait avec beaucoup moins de temps qu'il n'en faut pour en faire la description. L'opération prend à peine 30 à 40 secondes. On pratique ensuite immédiatement la saignée. M. Bruneau vient, en outre, d'apporter un perfectionnement à son appareil; il consiste à faire frapper le boulon non pas droit, mais un peu penché, de manière à ce qu'il attaque le cervelet et que l'animal soit tué immédiatement, sans qu'il soit besoin le plus souvent d'introduire le jonc dans le trou du boulon.»

Nous avons vu abattre et fait abattre plusieurs animaux à l'aide du procédé Bruneau, et nous devons à la vérité de dire qu'il nous a paru infiniment préférable aux autres méthodes d'assommage connues, et surtout beaucoup plus à la portée d'un grand nombre de garçons bouchers peu expérimentés dans l'art d'abattre un bœuf. Nous ne lui reprochons, comme du reste à l'usage du merlin anglais, que l'emploi de la baguette en osier pour annuler les mouvements de l'animal, manipulation qui complique trop l'opération et qui la fait même repousser par certains bouchers; du reste, nous croyons que, dans la majeure partie des cas, la baguette n'est pas indispensable. Les avantages de l'appareil Bruneau ont été résumés de la manière suivante, dans un rapport

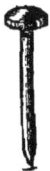

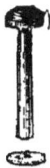

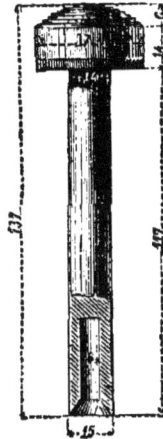

FIG. 38.) — Premier boulon en pointe employé par M. Bruneau.

(FIG. 39.) — Boulon emporte-pièce actuellement employé par M. Bruneau.

(FIG. 40.) — Coupe verticale du boulon, montrant la cavité de la partie inférieure.

adressé au gouvernement belge, au nom d'une commission spéciale, par M. Van Hertsen, inspecteur en chef de l'abattoir de Bruxelles :

1° *La mort survient rapide et sans souffrances ;*

2° *La viande se conserve parfaitement ;*

3° *L'abateur, en pleine sécurité, ne manque jamais son but.*

A cela nous ajouterons, ce qui commercialement parlant n'est pas

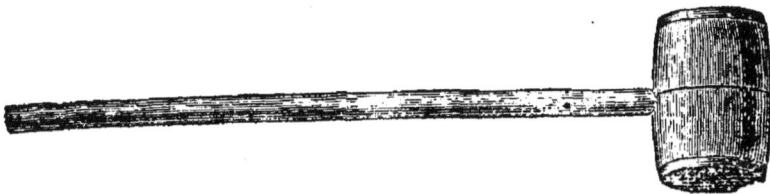

(FIG. 41.) — Maillet en bois pour l'abatage d'après le système Bruneau.

sans importance, que la cervelle du bœuf abattu par ce procédé n'est nullement détériorée, qu'elle est conséquemment d'une conservation plus facile et aussi beaucoup plus présentable à l'acheteur que lorsque l'on s'est servi du mode d'assommage par la masse ordinaire.

Disons enfin, en faveur de ce procédé qui ne saurait trop être connu de la boucherie, que, par une circulaire récente, M. le Ministre de la guerre a ordonné que l'armée en campagne fût pourvue de l'appareil Bruneau, dont le maniement peut être confié à la première personne venue.

Quelle que soit la méthode employée, l'assommage est suivi de

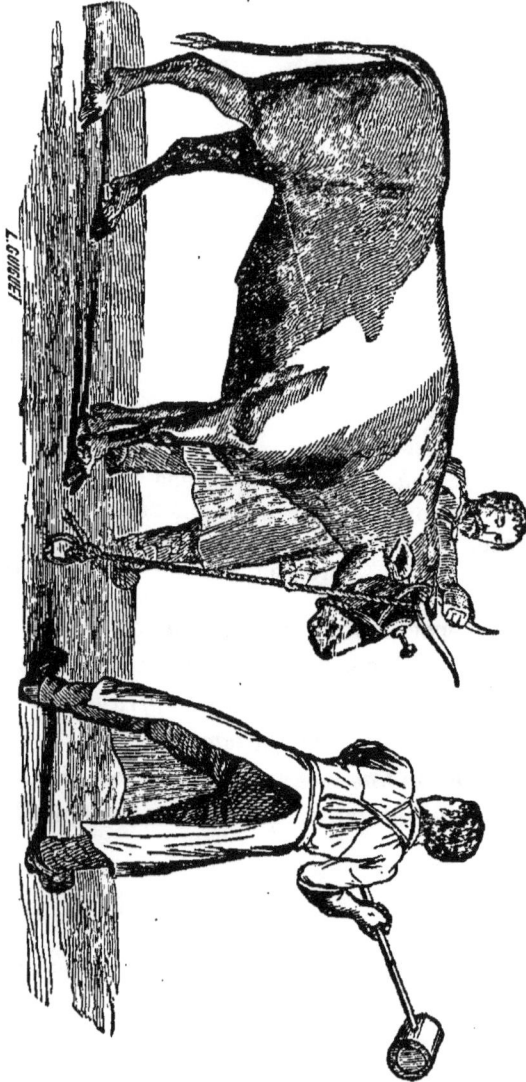

(Fig. 42.) — Abatage d'un bœuf d'après le système imaginé par M. Bruneau.

la saignée, faite au moyen d'une large incision intéressant d'abord la peau, puis l'origine de l'aorte antérieure ou la base de la carotide primitive. Quelques bouchers saignent le bœuf au niveau du gros vaisseau formé de chaque côté par la réunion des deux veines jugulaires. La sortie du sang est favorisée par le *foulage* ou pression exercée avec le pied sur les parois du flanc, et accompagnée d'un mouvement de va et vient imprimé, au moyen d'une corde placée au membre antérieur correspondant.

Le procédé de l'*égorgement* (FIG. 43) est spécialement mis en usage pour fournir la viande destinée aux israélites.

Il consiste, l'animal étant couché, les quatre membres réunis par

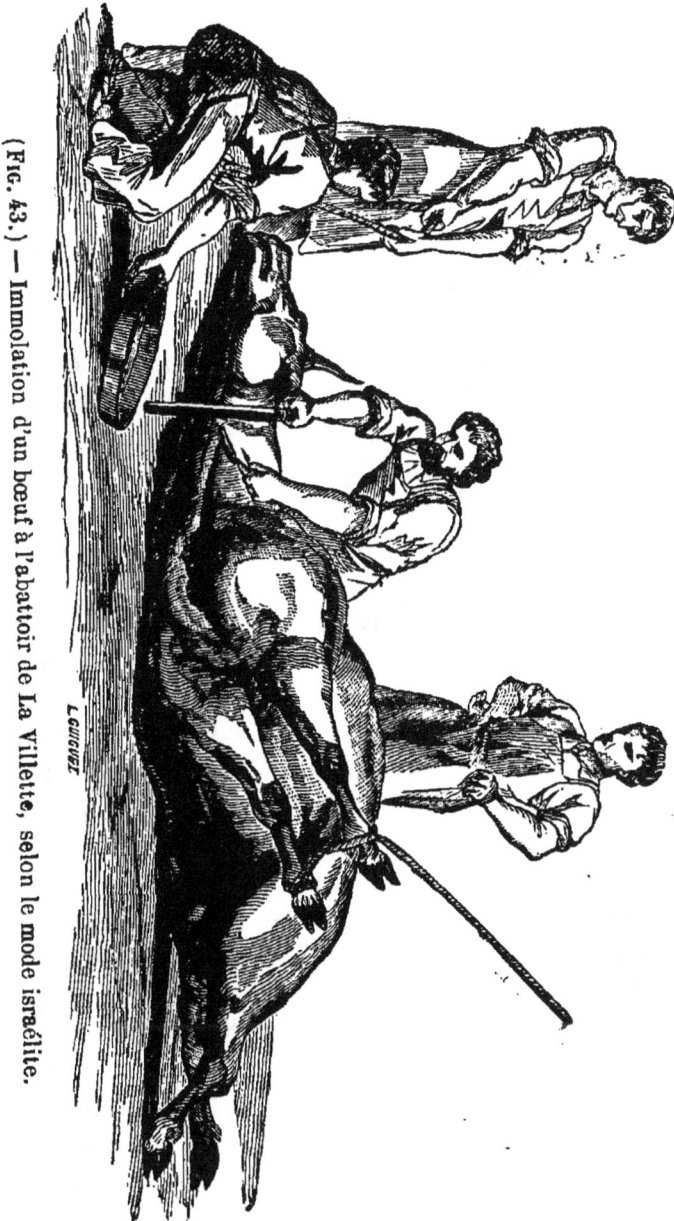

(FIG. 43.) — Immolation d'un bœuf à l'abattoir de La Villette, selon le mode israélite.

des cordages, le cou fortement tendu, à trancher la gorge avec une sorte de *damas* à manche très-court et à lame longue, arrondie à son extrémité et à fil très-tranchant. De la section nette et rapide faite par le *sacrificateur* ou *chokhet* résulte une large plaie béante, de laquelle s'échappe avec force le sang lancé à un mètre et plus en avant ; la lame a donc tranché toutes les parties molles, mais le sacrificateur doit éviter d'atteindre les vertèbres, *car la viande serait impure...* *Ce spectacle effrayant* s'accompagne d'un violent bruit de *souffle* correspondant à l'entrée de l'air par l'orifice béant de la trachée pendant les derniers mouvements respiratoires. J'ai constaté, montre en main, que l'agonie dure environ dix minutes, pendant lesquelles l'animal fait de violents efforts, accompagnés d'une souffrance extrême que traduisent les mouvements et l'œil du patient.

On ne peut nier qu'au point de vue de la qualité nutritive de la viande, la pratique de l'assommage est préférable à l'égorgement, en raison de la quantité de sang relativement plus considérable dont la viande reste pénétrée ; mais on doit reconnaître aussi que, pendant l'été, la viande d'un animal tué suivant le mode israélite se conserve plus longtemps que celle provenant d'un bœuf assommé. Ce n'est pas ici le lieu d'examiner les motifs religieux, à coup sûr très-respectables, en vertu desquels les juifs préfèrent l'*égorgement* à l'*assommage* ; seulement on peut dire que, eu égard à la souffrance, le premier de ces moyens est incontestablement plus barbare que le second.

« En Angleterre, dit M. Zundel, on commence assez généralement à ne plus saigner les animaux de boucherie, et on les tue par asphyxie, en insufflant de l'air sous les côtes, dans le sac pleural ; cependant cette viande, dite *patent-meat,* se conserve facilement et est, dit-on, plus agréable à consommer ; il en est là comme du gibier qui n'est pas saigné non plus, et est très-bon à manger. »

B. *Abatage des veaux.* — L'abatage du veau diffère quelque peu de celui des gros animaux. L'animal, saisi au moyen d'un lien placé au-dessus des jarrets, est brusquement hissé à une hauteur telle que sa tête se trouve au niveau des mains du boucher qui doit pratiquer la saignée. Dans certaines localités la saignée, qui à Bordeaux par exemple se pratique immédiatement en arrière de la branche montante du maxillaire inférieur, est précédée d'un coup de masse appliqué soit sur la nuque, soit sur le front. Ce coup de masse assomme immédiatement l'animal ; ses membres se raidissent, et presque aussitôt a lieu l'écoulement, par la bouche et par les naseaux, des matières alimentaires solides et liquides nouvellement ingérées dans l'estomac, conséquence de la paralysie brusque dont cet organe et l'œsophage sont le siége. Dans d'autres endroits on n'a pas recours à l'assommage préalable, afin d'éviter de meurtrir la cervelle, qui, comme on le sait, se vend pour mets recherché. Le plus grand reproche, en dehors du précédent, que l'on puisse adresser à l'assommage, c'est que les matières s'échappant des naseaux se mêlent au sang *fort souvent utilisé* par les charcutiers comme adjuvant du sang de porc destiné à la confection des boudins, et donnent à ceux-ci, si ce n'est une propriété nuisible, au moins un caractère de malpropreté incontestable. A Paris, les veaux sont égorgés, et non saignés en arrière du maxillaire ; nous croyons que cette méthode a pour principal avantage de concourir à donner à la viande la couleur blanche si recherchée comme indiquant la qualité.

L'égorgement israélite des veaux se pratique comme celui des bœufs, moins le coucher préalable à l'aide des cordes.

C. *Sacrifice du mouton.* — Le mouton qui doit être saigné est, au préalable, étendu sur une sorte d'établi creux (appelé *banchet* à Bordeaux), les deux pattes de derrière croisées de façon à ne pouvoir s'échapper. Le boucher, appuyant un genou sur le corps de l'animal, enfonce son long couteau en arrière du maxillaire et tranche tout à la fois artères et veines, après quoi il paralyse tout violent mouvement et annule toute douleur en imprimant une demi-torsion à la tête. A Paris, on égorge les moutons, procédé qui, dans la circonstance, me paraît surtout avoir pour but de rendre le travail plus prompt et plus facile.

Habillage des grands animaux. — Je résumerai les différents temps de l'habillage de la manière suivante : 1° L'animal étant saigné, *abattre les cornes* préalablement détachées au moyen d'une sorte de hachette ou couperet (ganivette à Bordeaux) ; 2° *couper les pieds,* soit au niveau des genoux et des jarrets, comme cela se fait à Bordeaux, soit simplement au-dessus des onglons, ainsi que cela se pratique à Paris et dans plusieurs villes du nord et de l'ouest ; 3° *souffler l'animal,* c'est-à-dire soulever régulièrement la peau au moyen de l'air que l'on fait pénétrer dans le tissu cellulaire à l'aide d'un fort soufflet, dont la douille pénètre par une ouverture faite le plus souvent au niveau de la poitrine ; 4° *dépouiller* presque complètement, ne laissant la peau attenante que sur le dos et les reins ; 5° *ouvrir l'abdomen* pour en sortir les *issues,* dont le séjour amènerait la décomposition, savoir : les estomacs, les intestins, la vessie, suivie de la verge chez le mâle, la matrice chez la femelle ; 6° *ouvrir la poitrine* par la fente longitudinale du sternum ; 7° *suspendre le cadavre* la tête en bas, à l'aide de poulies et d'un cabestan, ou d'un appareil à engrenages, jusqu'à hauteur d'homme, afin de terminer l'enlèvement de la peau et des viscères pectoraux et abdominaux, en même temps que pour favoriser l'écoulement au-dehors du sang épanché ou arrêté dans quelques vaisseaux; 8° *fendre verticalement* la colonne vertébrale à l'aide du couperet, afin de diviser l'animal en deux moitiés égales. Le mode d'habillage diffère un peu avec les localités ; aussi n'insisterons-nous pas davantage sur ce point de la question.

L'insufflation ne se pratique pas toujours ni partout ; les bouchers l'emploient particulièrement pour les bêtes maigres ou de qualité inférieure ; quelquefois ils ne soufflent que le devant, et non le derrière. A Paris, l'insufflation est de rigueur, même pour les plus beaux animaux.

L'insufflation me paraît être une opération dont les plus grands avantages sont de donner de l'apparence à la viande qui en manque ; d'augmenter le volume de parties par nature peu saillantes, de muscles peu couverts ; de faciliter le travail de débit de viandes qui, par elles-mêmes, manquent de consistance et de donner aux chairs un ton d'un rouge vif, conséquence probable de l'oxydation. On invoque, encore, en faveur de cette pratique, la dessiccation, le *nettoyage* de la viande par le rejet au-dehors des liquides, sang et sérosités, qui gorgent les tissus, et dont la présence nuirait à la conservation de ces tissus. Tout en reconnaissant à l'insufflation la propriété de chasser les liquides au-dehors, je la crois aussi capable de favoriser la décomposition des viandes en facilitant la déchirure des cloisons cellulaires et la pénétration générale des tissus par l'air chargé des germes fermentescibles (Pasteur) et par les liquides refoulés. Du reste, une preuve du mauvais effet produit par l'insufflation nous est fournie par la boucherie anglaise, laquelle s'abstient de souffler les viandes destinées à voyager ; à Bordeaux, nos meilleurs bouchers ne soufflent plus les grands animaux.

Habillage du veau et du mouton. — L'habillage du veau et du mouton se fait à peu près de la même manière que celui du bœuf ; les seules différences sont que l'opération s'effectue l'animal étendu sur un banc ou banchet ; que les viscères ne sont enlevés qu'après que l'animal est suspendu ; qu'enfin le sujet n'est fendu que lorsqu'il est rendu à l'étal du boucher.

Dépeçage. — Nous nous occuperons du dépeçage des viandes dans la partie de notre travail traitant des propriétés nutritives des différentes catégories admises par la boucherie.

CHAPITRE VII

Autopsie méthodique des animaux de boucherie

PREMIÈRE PARTIE. — CONSIDÉRATIONS GÉNÉRALES

« L'autopsie, disent Littré et Robin, est l'examen de toutes les parties d'un cadavre, et, par extension, la description de l'état de ces différentes parties. »

Prise dans son acception la plus large, cette définition concorde parfaitement avec le but que poursuit l'inspecteur de la boucherie, dont la mission, dans'la circonstance, est de s'assurer, par l'inspection des organes, de l'état sain ou maladif de l'animal abattu.

Tel n'est pas cependant tout à fait le sens accordé par tous les auteurs au mot autopsie. Voici comment s'exprime à cet égard le Dr Dechambre, dans son Dictionnaire encyclopédique des sciences médicales :

« Pratiquer une autopsie, c'est placer directement sous les yeux du médecin les organes situés plus ou moins profondément, dans le but de lui permettre de constater *de visu* les lésions ou altérations dont ils peuvent être atteints, et de déduire de cet examen les solutions d'une foule de problèmes relatifs soit à la pathologie, soit à la médecine légale. »

Pour nous, nous croyons rester dans le vrai en donnant au terme d'autopsie une signification beaucoup plus large, en l'envisageant comme synonyme de nécroscopie (νεκρος mort, et σκοπεῖν regarder), c'est-à-dire comme opération à l'aide de laquelle les différents organes sont soumis à notre examen, qu'ils soient sains ou malades, les caractères fournis par les organes sains devant servir de base à l'appréciation des altérations produites par la maladie.

L'autopsie des animaux de boucherie acquiert, dans certaines circonstances, une importance telle que l'observateur n'a pas à s'en rapporter exclusivement aux caractères visibles à l'œil nu; l'intervention du microscope, le secours des études chimiques peuvent être d'une grande utilité. Toutefois, comme notre travail ne doit pas s'éloigner du but essentiellement pratique dans lequel il est écrit, nous nous attacherons à faire ressortir tout d'abord les conséquences que l'on peut tirer de l'examen du cadavre sans le secours du microscope ou des réactifs, nous réservant d'appeler à notre aide ces deux derniers modes d'investigation, lorsque nous aborderons l'étude des lésions produites par les altérations du sang ou la production de tissus accidentels.

L'autopsie *méthodique* des animaux de boucherie se fait avec l'aide des instruments suivants :

1° Couteau à autopsie ;

2° Scalpels forts ou feuilles de sauge et bistouris ;

3° Ciseaux droits et courbés sur plat ;

4° Marteau et rogne-pied ;

5° Scies à main ;

6° Érignes ;

7° Gouge ou élévatoir ;

8° Pinces à dents de souris.

On pourrait certainement utiliser avec avantage certains instruments employés dans les autopsies des cadavres humains, tels que costotome, entérotome, tube insufflateur, etc.; mais nous croyons que ceux dont nous donnons la liste suffisent dans la plupart des cas, et sont, du reste, ceux dont on dispose le plus ordinairement.

Les parties constituantes d'un cadavre sont les unes *solides,* les autres *liquides.* Dans la catégorie des solides organiques on range la peau, les muscles, les os, etc., et tous les principaux viscères intérieurs. Dans les liquides sont compris le sang, la lymphe et tous les produits liquides normaux secrétés par les séreuses, ou certains appareils spéciaux, tels que bile, urine, liquide pancréatique, etc. Solides et liquides fournissent des renseignements précieux au point de vue des études d'anatomie normale et d'anatomie pathologique.

Solides organiques. — Parmi les solides organiques, les uns sont disposés symétriquement de chaque côté de la ligne médiane du corps, et concourent, par une action simultanée, à produire un effet commun ; les autres, occupant plus particulièrement les grandes cavités splanchniques, sont ceux qui, sous le nom générique de *viscères essentiels,* sont de nature à fournir les renseignements les plus précieux pour apprécier la nature des maladies dont les sujets sont atteints.

Les trois grandes cavités renfermant ces viscères sont :

L'*abdomen,* la *poitrine* et le *crâne.* — Nous nous attacherons particulièrement, dans cette étude générale, à l'examen des viscères contenus dans ces trois cavités.

Les viscères essentiels sont *pleins* ou *creux.*

Pour les uns comme pour les autres, l'attention doit particulièrement se porter sur les caractères fournis par :

1° La situation;

2° La forme et le volume;

3° La structure.

Nous pensons qu'à ces trois états se rattachent toutes les autres modifications possibles, telles que couleur, odeur, cohésion, etc.

1° Situation. — La situation d'un viscère comporte avec elle l'examen de ses rapports ou connexions avec les organes voisins, de ses moyens d'attache, de sa direction.

Les viscères situés dans les deux grandes cavités splanchniques principales sont tous séparés les uns des autres, et des parois de ces cavités, par un feuillet séreux continuellement humide, permettant leur glissement respectif les 'uns sur les autres, glissement d'autant plus facile et d'autant plus prononcé que les moyens d'attache sont plus longs et plus extensibles. Ce revêtement séreux, de même que ces duplicatures membraneuses, doués d'une vascularisation très-prononcée, sont le siége d'une exhalation continuelle qui, sous l'influence d'un travail congestionnel ou inflammatoire, peut être augmentée sensiblement; de là ces épanchements, ces productions pseudo-membraneuses, dont l'état d'organisation peut être plus ou moins complet, suivant que la maladie est à une période plus ou moins avancée. Par là s'expliquent ces déplacements, ces soudures anormales entre organes voisins, ou entre ces organes et la paroi interne de la cavité qui les renferme.

Les changements de place des organes peuvent aussi tenir à une modification imprimée à leur texture propre par des causes diverses. La présence d'abcès, de kystes, l'hypertrophie, l'atrophie, sont de ce nombre. D'autres causes, toutes extérieures, provoquent également des modifications à la situation normale de certains organes, telles que éventrations, hernies, déchirures produites par des coups, des heurts, etc. Je citerai encore parmi les déplacements la rotation plus ou moins complète que peut subir la matrice, le refoulement de quelque portion intestinale par suite du développement anormal d'un organe voisin, la descente de la vessie dans l'abdomen par suite de l'accumulation d'urine, etc., etc.

L'espace limité réservé au cerveau, la présence des membranes qui l'enveloppent, ne permettent pas de modification dans sa situation normale.

2° Forme et volume. — La forme et le volume d'un organe sont commandés par le rôle de cet organe et par la place qu'il occupe. La plupart des organes importants augmentent de volume avec l'âge; d'autres, au contraire, comme le thymus, diminuent considérablement ou disparaissent complètement.

Les modifications de forme et de volume des principaux organes ou viscères naissent le plus souvent sous l'influence de la congestion sanguine ou de l'inflammation franche. La congestion sanguine entraîne également avec elle le ramollissement de l'organe; l'inflammation, arrivée à certaine période, peut entraîner, en même temps que l'augmentation de volume, la transformation des tissus normaux en tissus morbides, grâce à l'organisation du sang épanché; telle est, par exemple, l'hépatisation ou l'induration grise de la substance pulmonaire dans les dernières périodes de la pneumonie.

L'augmentation ou la diminution des éléments normaux constitutifs d'un organe amène son hypertrophie ou son atrophie.

Parmi les causes encore susceptibles de provoquer l'augmentation anormale des organes, on peut citer le développement de gaz accidentels (météorisme, indigestion gazeuse); la formation de produits de sécrétion accidentelle (calculs); la présence d'helminthes (échinocoques du foie); les conséquences de vices de nutrition (cancer, tubercules), etc., etc.

Nous reviendrons plus loin sur chacune de ces modifications, imprimées aux principaux viscères organiques par les causes que nous venons d'énoncer.

3° *Structure.* — C'est particulièrement la structure des viscères qui doit attirer l'attention de l'inspecteur de la boucherie lorsqu'il pratique une autopsie.

Par la structure d'un organe, on peut juger du rôle qu'il est appelé à remplir; aussi toute modification importante de cette structure doit-elle apporter, pour certains organes surtout, un trouble non-seulement dans le jeu de ces organes, mais aussi dans l'ensemble des fonctions accomplies par la machine animale.

Plusieurs viscères pleins, comme le foie par exemple, ont, en dehors des vaisseaux et des nerfs qui les parcourent, trois sortes d'éléments constitutifs, savoir : un *tissu propre, des enveloppes et un appareil sécréteur,* ou mieux, un ensemble de canaux destinés à rassembler et conduire le produit sécrété à son lieu de destination. D'autres, comme le poumon, ont une structure canaliculée, lobulée, à lobules séparés par une abondante quantité de tissu cellulaire; d'autres encore, comme le pancréas, sont constitués de lobules et granulations, entourés et unis par du tissu cellulaire, et déversant également leur produit au moyen d'un appareil excréteur, à branches plus ou moins ramifiées, etc., etc.

De nombreuses altérations peuvent envahir plus ou moins les uns ou les autres de ces viscères, depuis la plus simple congestion jusqu'à l'inflammation la plus violente, la dilacération de leur trame, l'hypertrophie ou l'atrophie de leurs tissus constitutifs, l'augmentation, la diminution ou même la pénétration de leurs ; canaux excréteurs par des éléments étrangers à la sécrétion normale ; la formation, aux dépens de leur trame, d'abcès, kystes, fistules ; la présence de loges habitées par des parasites; enfin la transformation fibreuse, cancéreuse, squirreuse et même tuberculeuse.

C'est surtout sur la coupe ou section nette faite avec l'instrument qu'il est possible de constater les modifications de texture imprimées aux viscères par un état pathologique quelconque ; le concours de l'eau employée en lavages peut aussi, en débarrassant la surface obtenue par la section, des liquides ou produits morbides sécrétés ou excrétés, permettre de mieux juger de son état pathologique.

Les liquides sécrétés par les organes peuvent aussi être devenus le siége d'altérations dans leurs propriétés physiques ou dans leur composition chimique ; de clairs ils peuvent devenir troubles, sanguinolents ou purulents, charrier quelques solides anormaux ; d'acides qu'ils étaient, ils peuvent être devenus alcalins, et *vice versâ*.

Parmi les viscères *creux*, il en est, comme les *intestins*, qui sont constitués par une série de couches membraneuses superposées, dans lesquelles on distingue une tunique extérieure ou séreuse, une tunique musculeuse, une tunique fibreuse et une membrane muqueuse. Outre les vaisseaux dont ces membranes sont parcourues, notamment la membrane muqueuse, on constate sur cette dernière un épithélium très-fin, des follicules muqueux, des villosités ou prolongements filiformes doués de propriétés absorbantes, des plis et replis enduits de mucosités et des produits sécrétés par le foie et le pancréas, en même temps que par des *glandes,* qui, comme celles dites de Peyer, peuvent devenir le siége d'altérations très-remarquables, particulièrement dans les affections de nature typhoïde.

Dans la texture d'autres viscères creux, on ne rencontre plus que trois membranes réellement constitutives, une externe séreuse, une charnue ou musculeuse, une interne ou muqueuse abondamment pourvue de follicules muqueux, et garnie d'un épithélium tenant le milieu par sa nature, entre l'épithélium cylindrique et l'épithélium pavimenteux.

L'examen des membranes constituant les viscères creux fournit des renseignements précieux; mais c'est aux caractères que présente la muqueuse que doit s'arrêter d'une façon spéciale l'attention du pathologiste.

Dans l'état ordinaire, la membrane muqueuse des viscères creux est de couleur rosée; elle est enduite d'un liquide visqueux transparent, sans odeur ni saveur, appelé *mucus;* de plus, elle repose sur une couche de tissu cellulaire lâche ou condensé, suivant les organes.

Les lésions les plus communes à observer sont : l'augmentation de la sécrétion muqueuse, la présence de liquides noirs, fuligineux, sanguinolents, de matières ou produits de sécrétion plus ou moins altérées, la coloration sanguine générale ou partielle se traduisant par arborisations, stries, plaques, épanchement sanguin superficiel, hémorrhagie, l'infiltration séreuse du tissu cellulaire sous-muqueux, le ramollissement et la déchirure de la muqueuse, etc. L'inflammation peut aussi y provoquer la formation de produits pseudo-membraneux. Les follicules, les glandes peuvent subir des transformations importantes, telles sont les modifications subies par les glandes de Peyer dans les affections typhoïdes; l'ulcération, la gangrène sont enfin au nombre des lésions que peut offrir la muqueuse des viscères creux.

Dans l'examen nécroscopique, il importe de s'assurer de l'état de la muqueuse, d'abord au point de vue de la situation plus ou moins anormale dans laquelle peuvent l'avoir mise les produits épanchés ou organisés à sa surface ou dans son épaisseur; puis, après l'avoir débarrassée par le lavage des produits qui peuvent y adhérer, le raclement avec le dos de la lame du bistouri aide également à atteindre ce dernier but.

Au nombre des lésions pouvant intéresser la texture même des tuniques composant les organes creux, se rangent les érosions, les déchirures intéressant tout ou partie des membranes constituantes. L'importance de ces déchirures est subordonnée au temps plus ou moins long depuis lequel elles se sont produites et à la cause qui les a occasionnées, et c'est particulièrement sur la muqueuse qu'il importe de remonter à l'ancienneté de la lésion. Récentes, les déchirures de la muqueuse forment des plaies à bords irréguliers, injectés par le sang épanché, l'injection se propageant par plaques, arborisations ou pointillés aux environs de la plaie. Anciennes, les bords se sont épaissis par l'infiltration séreuse dont ils sont le siége, en même temps que le tissu cellulaire sur lequel repose la membrane; un degré d'ancienneté plus prononcé peut même s'accuser par une véritable exsudation plastique, reliant l'une à l'autre les lèvres de la déchirure. J'ai vu, dans une circonstance, une déchirure de la muqueuse vésicale ayant donné lieu à la formation d'un tissu cicatriciel de nature fibreuse.

Dans certaines inflammations chroniques, on constate une adhérence intime entre toutes les tuniques composant le viscère, et un épaississement tellement prononcé qu'il devient impossible d'isoler ces tuniques les unes des autres.

Parmi les causes provoquant les érosions ou déchirures de la muqueuse, les unes sont mécaniques, les autres ont leur source dans les maladies mêmes de l'organe. Parmi les premières, on peut citer la pénétration de corps étrangers dans l'intérieur des viscères, la formation accidentelle de gaz, les manipulations plus ou moins réitérées dans les organes accessibles à la main ou aux instruments de chirurgie, l'existence des produits d'une sécrétion anormale, tels que graviers, calculs. Parmi les déchirures des muqueuses se rattachant aux maladies dont les organes sont le siége, se rangent celles produites par une turgescence des vaisseaux sanguins rampant dans l'épaisseur ou à la surface des muqueuses, celles résultant d'une distension extrême provoquée par un épaississement anormal du tissu cellulaire sous-muqueux, celles qui accompagnent l'entérite, la gastro-entérite ou la cystite aiguë ou chronique, celles qui, sous forme d'ulcérations, s'observent dans les affections de nature typhoïde.

On rencontre encore quelquefois à la surface des muqueuses, des productions anormales, telles que polypes, hypertrophie des follicules ou des villosités, concrétions calcaires.

Liquides organiques. — Les altérations subies par les liquides organiques seront l'objet d'une étude spéciale lorsque nous traiterons des lésions particulières aux maladies dans lesquelles on constate ces altérations, et notamment dans les affections charbonneuses, qui nous intéressent d'une façon spéciale.

Ces considérations générales étant établies, nous allons passer en revue les lésions les plus communes à observer sur le cadavre, en plaçant toujours à côté les uns des autres les caractères fournis par l'animal à l'état sain et à l'état maladif.

1° Caractères fournis par l'examen extérieur du cadavre. — Dans les conditions ordinaires, le boucher procède à l'ouverture immédiate des animaux abattus; toutefois, il importe de connaître, à titre de comparaison, les caractères offerts par le cadavre de l'animal mort sans l'intervention du couteau ou de la masse.

Dans les conditions normales, le cadavre de l'animal mort récemment peut conserver sa flaccidité pendant cinq à six heures, au bout desquelles apparaît la *rigidité cadavérique*. Toutefois, le séjour du cadavre à une température au-dessous de zéro, ou son contact avec un corps froid accélère l'apparition de la rigidité et la fait paraître d'autant plus grande. L'effet inverse est produit soit par le séjour du cadavre sur le fumier, par exemple, soit par son exposition à une température élevée. Après un temps dont la durée varie avec la saison, la rigidité cadavérique est remplacée par un *ramollissement général*, dû à la désassociation des solides et des liquides organiques. Ce dernier état s'accompagne d'infiltration séreuse du tissu cellulaire sous-cutané dans les parties déclives, et notamment dans celles correspondant au côté sur lequel était couché l'animal. On observe également chez les ruminants un ballonnement des flancs, particulièrement du flanc gauche, en même temps que le rejet de spumosités blanchâtres par les ouvertures naturelles, et de plus, le gonflement ou renversement du rectum.

Dans les maladies de nature charbonneuse, on remarque que, peu de temps après la mort, le cadavre devient gonflé outre mesure et répand une mauvaise odeur. Ce gonflement, dû à la présence d'une grande quantité de gaz dans le tissu cellulaire sous-cutané, détermine un renversement du rectum et le rejet par les cavités nasales de spumosités sanguinolentes. Une incision à la peau provoque le dégagement au dehors de ces gaz à odeur infecte, et l'écoulement en nappe d'un sang noir et liquide.

2° *Caractères fournis par l'examen du sang.* — Lorsque le bœuf a été abattu par le coup de masse, l'incitation nerveuse, si nécessaire au jeu régulier des poumons et due particulièrement aux pneumo-gastriques, est subitement anéantie, l'hématose est arrêtée. Aussi, bien que provenant quelquefois d'une ouverture pratiquée à une artère, le sang s'échappant de la large plaie faite à la peau *est noir et s'écoule en nappe*. Dans son remarquable traité de physiologie, M. Colin nous fournit une explication de ce phénomène : « Le rétrécissement de la glotte, dit M. Colin, l'engoûement des poumons, l'embarras de la circulation pulmonaire, l'obstruction partielle des bronches envahies par les mucosités, la rareté des mouvements respiratoires *après l'interruption de l'influence des nerfs vagues*, expliquent les phénomènes qui en sont la conséquence, c'est-à-dire l'imperfection de l'hématose et l'abaissement de la température du corps. *L'artérialisation du sang ne peut plus se faire d'une manière complète, aussi la couleur du sang artériel perd-elle peu à peu son éclat pour prendre une teinte de plus en plus sombre.* »

Il n'en est plus de même lorsque l'animal a été sacrifié suivant la méthode de l'égorgement. On voit en effet, aussitôt l'incision pratiquée, s'échapper avec force, et *par jet saccadé*, le sang rouge-vif sortant des carotides, et à côté l'écoulement en jet continu du sang noir ou veineux provenant des jugulaires.

Chez le mouton en bonne santé, la couleur du sang est d'un beau rouge et tache fortement les mains.

Pendant que s'effectue l'écoulement du sang on constate une diminution progressive de la chaleur de la peau en même temps que la précipitation et l'affaiblissement des mouvements du cœur.

Peu de temps après sa sortie, le sang devient rouge, et le caillot, toujours un peu mou chez le bœuf, est rouge dans toute son étendue. Celui du mouton est plus ferme.

La température moyenne du sang, d'après Delafond, varie de 30 à 40° centigrades, suivant l'âge des animaux et le genre d'alimentation auquel ils ont été soumis. Sa densité varie, eu égard aux mêmes causes, entre 4 et 7° au-dessous de zéro de l'aréomètre Baumé.

Vu au microscope, le sang du bœuf, comme celui du mouton en bonne santé, contient une infinité de *globules rouges* de forme arrondie, du diamètre de $0^{mm}005$ chez le bœuf, et $0^{mm}003$ chez le mouton.

« Leur contour est marqué par une ligne nette qui paraît indiquer l'existence d'une membrane enveloppante très-mince. La moindre évaporation, telle qu'il s'en produit toujours dans le temps qu'exige la disposition d'une goutte de sang entre deux plaques de verre, suffit pour altérer leur forme, les ratatiner et leur donner un aspect *crénelé* qui pourrait faire croire à une altération primitive. (Mathias Duval et Lereboullet. *Manuel du microscope.*)

On rencontre aussi dans le sang d'autres globules dits *globules blancs*, un peu bombés ou légèrement sphéroïdes, d'un blanc argenté et à bords légèrement ombrés. Leur diamètre est d'un tiers plus considérable que celui des globules rouges; leur aspect est granuleux; l'adjonction d'eau les fait gonfler et y fait apparaître un noyau de forme irrégulière, parfois double ou multiple.

Nous plaçant au point de vue spécial qui nous occupe, nous citerons particulièrement les modifications du sang observées dans les maladies charbonneuses, l'apoplexie pulmonaire ou coup de sang, les affections anémiques ou hydroémiques et le typhus.

Chez les sujets atteints de *charbon* ou de *sang de rate*, le sang qui s'écoule est noir, épais, poisseux et colore en rouge-brun les corps avec lesquels il est en contact. Sa coagulation ne s'opère pas, sa putréfaction est prompte. Sa température est abaissée, sa densité sensiblement augmentée. Les globules rouges ont leur contour altéré, *étoilé*, et le microscope distingue dans le sang charbonneux de petits corpuscules allongés appelés primitivement *bâtonnets*, et reconnus depuis par M. Davaine comme étant des *bactéridies* ou infusoires immobiles.

Lorsque l'animal de boucherie est mort sans avoir été saigné, et particulièrement à la suite d'un *coup de sang ou apoplexie pulmonaire*, on constate autour des naseaux quelques traces de sang noir associé à des mucosités écumeuses, et si l'on ouvre un des gros vaisseaux, il ne s'écoule qu'une petite quantité de sang noir mélangé à quelques caillots de même couleur; enfin, contrairement à ce qui se passe pour le sang charbonneux, *le liquide devient rouge lorsqu'il est exposé à l'air et ne contient pas de bactéries.*

Le sang des animaux âgés, maigres, épuisés par le travail associé à une nourriture insuffisante, celui des vieilles vaches épuisées par de nombreuses parturitions et une lactation prolongée, est d'un rouge clair, plus fluide, et ne colore que fort peu la main ou les objets sur lesquels il tombe. Sa température est relativement abaissée, ainsi que sa densité.

Chez le mouton atteint de *pourriture* ou *cachexie aqueuse,* le sang subit, d'après Delafond, les modifications suivantes proportionnées au degré atteint par la maladie : 1° Il devient successivement d'un rose clair, d'un rose pâle et d'un rose très-clair dans les phases successives d'invasion, d'accroissement et de terminaison de la maladie ; 2° Sa température diminue de 1 à 2 degrés ; 3° sa densité, mesurée à l'aréomètre Baumé, diminue de 1 à près de 3 degrés ; 4° sa coagulation s'opère plus rapidement que dans l'état normal ; 5° son caillot devient de plus en plus petit et ferme ; 5° la quantité de sérosité, mesurée dans un tube gradué, augmente de 30 à 40 degrés ; le diamètre des globules, en moyenne de 0ᵐ003 à 0ᵐ004, diminue jusqu'au chiffre moyen de 0ᵐ001 ; 6° la masse totale du sang diminue du quart, du tiers et de plus de moitié depuis l'invasion de la maladie jusqu'au moment où elle détermine la mort.

D'après le professeur Gerlach, le *typhus* s'accompagne d'une diminution notable de la partie aqueuse du sang et d'une augmentation de l'albumine et de la fibrine dans la proportion de moitié environ. Suivant M. Davaine, l'examen microscopique du sang de typhique dénoterait un rapprochement rapide des globules rouges et la présence de filaments comparables jusqu'à un certain point à des bactéries.

3° Caractères fournis par l'appareil tégumentaire. — Dans *l'état normal* la peau du bœuf est couverte de poils qui ne permettent que difficilement d'apprécier sa couleur réelle. — Elle est souple et se détache facilement des tissus qu'elle recouvre ; les poils sont luisants et couchés parallèlement à l'enveloppe tégumentaire à laquelle ils tiennent fortement, ne laissant aucune place vide. La membrane muqueuse ou peau intérieure de l'œil, des lèvres, de l'anus et de la vulve est rosée.

La laine qui recouvre la peau du mouton ne s'arrache pas facilement dans les conditions ordinaires; elle ne devient facile à arracher que lorsque le sujet est mort depuis quelques heures.

États pathologiques. — Tout animal atteint d'une maladie grave a la peau sèche, les poils piqués et ternes. Dans les maladies sérieuses des poumons, telles que la phthisie tuberculeuse, la peau est collée aux côtes.

Contusions, blessures, plaies. — Les blessures faites à la peau peuvent être superficielles ou profondes. Les premières, véritables contusions plutôt que blessures, n'intéressent que les poils et l'épiderme qu'ils recouvrent. Dues à des coups, des heurts, des chocs, les plaies superficielles récentes n'engendrent que des épanchements sanguins dans le tissu cellulaire sous-cutané, de véritables ecchymoses n'intéressant pas les parties musculaires sous-jacentes. Les blessures plus profondes intéressent, non seulement la peau, mais aussi les parties sous-jacentes. — Récentes, ces blessures se traduisent par des solutions de continuité dont la forme varie avec la nature des corps qui les ont faites et par un gonflement mou dû soit à l'épanchement du sang, soit à l'accumulation du liquide séro-sanguinolent dans le tissu cellulaire sous-cutané. — Anciennes, les plaies de la peau s'accusent par une cicatrice plus ou moins étendue, par un épaississement de l'enveloppe cutanée au niveau du point lésé et par son adhérence avec la partie sous-jacente au moyen des produits épanchés et organisés dans le tissu cellulaire. Nous verrons un peu plus loin les modifications subies par le tissu musculaire lésé plus ou moins profondément.

Maladies parasitaires. — Les maladies parasitaires du bœuf telles que la gale (affection très rare), la phthiriase ou affection due à la présence des poux au chignon, à l'encolure, sur les épaules, à la base de la queue, ne portent pas directement atteinte à la qualité de la viande; cependant, on observe que ces maladies apparaissent de préférence sur les animaux misérables, mal nourris, à poil ébouriffé, chez lesquels les mauvais soins, en un mot, ont provoqué la maigreur extrême et ont rendu leur viande, sinon malsaine, au moins peu nutritive.

La toison du mouton galeux est dénuée de laine sur plusieurs points; celle-ci s'arrache très facilement et est devenue sèche et cassante.

Anasarque, pourriture. — L'anasarque, ou infiltration séreuse du tissu cellulaire sous-cutané, s'accuse au dehors, soit par des plaques œdémateuses dans lesquelles la pression du doigt laisse sa trace, soit par un œdème général du corps donnant au cadavre l'aspect d'une masse informe recouverte d'une peau sèche et parcheminée. Cet état s'accompagne d'une décoloration générale des muscles mettant la viande dans l'impossibilité d'être livrée à la consommation.

Le mouton mort de la pourriture ou cachexie aqueuse à la peau pâle ; sa laine s'arrache facilement et est devenue dure, terne et cassante. Une véritable infiltration existe dans le tissu cellulaire sous-cutané et particulièrement sous la gorge et sous la peau des joues. La conjonctive, comme toutes les autres muqueuses apparentes, est pâle et infiltrée.

Maladies charbonneuses — J'ai dit déjà que le cadavre de l'animal mort de maladie charbonneuse est immédiatement très gonflé, par suite du développement d'une abondante quantité de gaz infects dans le tissu cellulaire sous-cutané. Dans le cas de tumeurs charbonneuses au poitrail, en dedans des cuisses ou au niveau des gros glanglions lymphatiques, la peau correspondant à ces tumeurs est soulevée, tendue et crépitante sous le doigt. On peut aussi observer, dans les parties déclives, des infiltrations plus ou moins profondes du tissu cellulaire.

Le sang de rate, qui n'est autre que le charbon du mouton, s'accuse par une odeur nauséabonde du cadavre et une coloration rouge violacé ou noirâtre de la peau, extérieurement comme intérieurement, coloration que partagent également les muqueuses apparentes.

L'inspecteur ne doit procéder qu'avec les plus grandes précautions à l'autopsie d'un sujet qu'il soupçonne atteint d'une affection charbonneuse; point n'est besoin d'ajouter qu'il doit proscrire complètement l'usage de la viande provenant du même sujet. Nous aurons du reste l'occasion de revenir sur cette question.

Typhus des bêtes à cornes. — D'après M. le professeur H. Bouley, un des modes suivant lesquels se traduit quelquefois à l'extérieur l'existence du typhus consiste en une sorte d'éruption sur différentes régions de la peau, de petites vésicules se développant sur une base congestionnée, semblables à celles qui résultent d'une application vésicante. C'est au pis, au périnée, au scrotum, sur les mamelles, autour de la vulve, à la face interne des cuisses, aux bords des narines et même sur les faces latérales de l'encolure que s'observent particulièrement ces vésicules. Une lésion caractéristique et constante du typhus est la coloration rouge-brique de la conjonctive et de la muqueuse vaginale.

Clavelée. — La clavelée est une maladie éruptive particulière au mouton. La période plus ou moins avancée pendant laquelle a lieu la mort de l'animal, le mode de manifestation, influent sensiblement sur les qualités de la viande du sujet atteint; aussi, vais-je brièvement exposer les caractères offerts par la peau aux différentes périodes de la maladie.

Au début, on n'observe que de petits points rouges occupant la surface de la peau, notamment autour des yeux, sur la face, les lèvres, les ailes du nez, la face interne des cuisses, les aines, le fourreau, les mamelles, sur toutes les régions, en un mot, dépourvues de laine. A une période un peu plus avancée, ces points ont fait place à des taches rouges, arrondies, légèrement saillantes et de la largeur d'une pièce de cinquante centimes à un franc. A une troisième période, les saillies sont devenues de véritables indurations arrondies, de petits boutons occupant l'épaisseur de la peau, des *pustules*, en un mot, saillantes à leur centre, rouges, entourées d'une auréole plus pâle, isolées ou confluentes ; bientôt ces pustules s'aplatissent et sont recouvertes d'une pellicule blanche au-dessous de laquelle existe un liquide clair, limpide ou légèrement jaunâtre, *de nature virulente*. A la dernière période, enfin, la place est occupée par des croutes adhérentes, qui se transforment ensuite en écailles et en poussières se détachant facilement. La peau étant enlevée, on constate son amincissement et la présence de taches rousses aux points de sa face interne correspondant aux parties extérieures qu'occupaient les pustules claveleuses.

D'une manière générale on pourrait, *peut-être,* dire que l'usage de la viande provenant de moutons claveleux ne peut occasionner d'accidents sérieux ; et cependant on ne peut nier que la clavelée ne suit pas toujours une marche très-régulière et que lorsque l'éruption commence par les muqueuses digestive ou pulmonaire, au lieu de paraître primitivement à la peau, elle peut entraîner soit l'asphyxie, soit une diarrhée intense. Dans l'un et l'autre cas l'état de souffrance des animaux, la fièvre intense qui précède le travail éruptif ne peuvent que concourir à donner à la viande un aspect foncé, repoussant, ou un état de maigreur extrême associé à une décoloration et à un relâchement remarquable du tissu musculaire, caractères peu propres à encourager ou à faciliter la vente de la viande. J'ai dit précédemment qu'on pourrait *peut-être* croire à l'innocuité absolue de la viande de claveleux ; j'aurai à revenir, dans une autre partie de ce travail, sur cette question, au point de vue alimentaire.

Traces de vésicatoires. — La constatation sur l'étendue de la poitrine de surfaces dépilées, de couleur rosée ou pigmentée de noir, dénote que l'animal a été traité pour une maladie grave des principaux organes respiratoires ayant nécessité l'application de vésicants, et doit par cela même appeler l'attention de l'inspecteur.

4° Physionomie du cadavre après l'enlèvement de la peau. — Pour simplifier notre sujet et surtout pour éviter les redites, nous supposerons le cadavre suspendu et complètement débarrassé de la peau. Dans cette position, nous ne nous occuperons que de l'extérieur du cadavre, l'examen intérieur se confondant avec l'étude des principaux viscères. La peau du sujet étant enlevée, un premier coup d'œil nous permet d'apprécier :

1° La qualité et la finesse de l'animal ;

2° Son rendement probable en viande et en graisse ;

3° L'état plus ou moins sain des parties mises à découvert par l'enlèvement de la peau.

Nous procéderons dans cette étude de la couche la plus superficielle à la partie profonde.

L'enlèvement de la peau a mis à découvert le tissu cellulaire extérieur, les accumulations graisseuses, lorsqu'elles existent, les muscles peauciers longeant les parois latérales du thorax et de l'abdomen, le panicule charnu recouvrant la région dorso-lombaire, les muscles du cou, ceux des membres enveloppés de leur ceinture aponévrotique, les parties osseuses et musculaires de la tête, l'aponévrose fessière, les testicules entiers ou atrophiés du mâle, la glande mammaire chez la femelle, enfin les extrémités inférieures osseuses des membres.

Le tissu cellulaire forme entre la peau et les parties sous-jacentes une couche continue que l'on aperçoit d'autant mieux que l'animal a été plus soufflé après l'abatage. Il est, toutefois, moins abondant au cou, au membre antérieur depuis le haut de l'avant-bras et sur les parties postérieure et latérale des fesses. C'est particulièrement le long de l'épine dorso-lombaire et sur les côtes qu'il existe en plus grande quantité. C'est aussi dans ces points, notamment sur les reins et les côtes, qu'il sert de dépôt à la graisse dite de couverture ; chez le sujet bien préparé pour la boucherie, l'accumulation de la graisse se fait aussi observer à la base de la queue, sur la croupe, à la poitrine, au niveau des testicules et en avant des mamelles. La bonne graisse est particulièrement ramassée sur les lombes ainsi que sur les côtes postérieures en masses oblongues auxquelles la position suspendue du cadavre donne l'aspect de véritables bourrelets dont l'épaisseur, la couleur, la consistance, la finesse sont appréciées par la main et l'œil exercés. A la poitrine, la graisse forme comme une sorte de calotte allongée moulée sur la partie antérieure du sternum. Au niveau des testicules, ce sont deux pelottes arrondies dans lesquelles, chez le sujet bistourné, disparaît l'organe atrophié, et d'autant plus grosses et plus fines que l'engraissement est plus *fini*. Sur la croupe, le tissu cellulaire est plus condensé, plus serré.

On estime, en boucherie, qu'un bœuf est d'autant plus fin, sa qualité d'autant meilleure, son engraissement mieux réussi, que la graisse de couverture est plus ferme et plus blanche. La graisse jaune et molle est l'apanage de quelques races ou la conséquence d'un engraissement trop hâtif ou trop précipité, obtenu par une nourriture riche en matières huileuses telle que tourteaux de colza, de lin, par l'usage abusif du maïs ou, enfin, par l'emploi de boissons farineuses chaudes, associé à un séjour continu dans une étable basse, dont la température est constamment élevée.

La coloration rosée de la graisse extérieure peut être la conséquence de la fatigue, d'une marche forcée, d'une fièvre provoquée par une grande souffrance. Lorsqu'elle est tachée de plaques rouges, cela annonce que l'animal a été meurtri soit par ceux qui étaient avec lui durant son parcours en chemin de fer, soit par les coups; l'épanchement sanguin, dans ce cas, est accompagné de sérosité jaunâtre qui rend la graisse plus molle et plus friable ; nous verrons plus loin que le double épanchement sanguin et séreux peut pénétrer jusque dans l'épaisseur des muscles sous-jacents.

Les muscles de l'avant-bras, ainsi que ceux de la croupe et de la jambe, sont enveloppés par une expansion aponévrotique remplissant, dit M. Colin, le rôle de ceinture appelée à servir de point d'appui aux muscles qu'elle entoure. Cette enveloppe, de nature fibreuse, offre une résistance d'autant plus prononcée, une épaisseur d'autant plus grande que les animaux sont plus âgés et ont travaillé pendant plus longtemps. Sa finesse, son aspect nacré laissant apercevoir la couleur rouge-chair du muscle, dénotent au contraire une grande qualité de l'animal correspondant presque toujours à un âge peu avancé.

Dans l'état normal, les muscles sont de couleur *rouge-chair*, ni trop pâles ni trop foncés. Cette couleur résulte de l'accollement des faisceaux primitifs qui, pris séparément, ont une teinte jaunâtre ou rose-pâle. Dans l'épaisseur des muscles se voient les intersections tendineuses, les lames aponévrotiques ; autour des muscles, comme autour de leurs plus petites divisions, existe l'enveloppe cellulaire dans laquelle se dépose la graisse pour constituer le marbré que dévoilera la coupe transversale. De consistance molle, humide, peu élastique aussitôt après la mort, le muscle sain acquiert promptement par son séjour à l'air plus de résistance ; sa couleur se fonce ; il n'adhère plus au doigt. Son volume, eu égard à la région dont il provient, est toujours proportionné au développement général du sujet et l'art de l'éleveur consiste à faire développer le plus possible l'élément musculaire chez l'animal de boucherie, parce que cet élément représente la partie essentiellement utile, celle qui donne le poids et conséquemment la valeur marchande.

Au point de vue qui nous occupe, il n'est pas inutile de rappeler la disposition générale des muscles. Voici, à ce propos, comment s'explique M. Colin : « Presque partout les muscles se trouvent par couches juxtaposées, les plus volumineux dans les superficielles, et les plus petits au-dessous des autres. *Les masses les plus considérables se voient au cou, autour des rayons supérieurs des membres, de la croupe, de la cuisse, etc.* Dans certaines régions, telles que la jambe, l'avant-bras, ils manquent à la face interne des rayons osseux. Autour des rayons inférieurs, il n'y a plus que des tendons ou des expansions aponévrotiques. »

Les muscles peuvent présenter diverses modifications, soit dans leur couleur, soit dans leur consistance, soit dans leur volume.

Au point de vue de la couleur, les modifications sont le *rouge-foncé* et le *rouge-pâle*.

La couleur rouge-foncé des muscles peut être *générale* ou *locale*. La couleur rouge-foncé générale est ou *normale* ou *accidentelle*. Elle est normale chez le taureau, par exemple. Chez lui, en effet, les muscles sont courts, épais, fermes au toucher et d'un rouge-noir, notamment au cou ; la fibre musculaire est plus grossière que chez le bœuf, elle est aussi moins pénétrée par la graisse.

La couleur rouge-foncé générale et accidentelle peut être la conséquence d'une saignée insuffisante, d'une fatigue extrême provoquée par un long parcours à pied et surtout par une température élevée, d'une fièvre consécutive à un état inflammatoire sur-aigu ; elle peut encore être due à un état apoplectique général, à un échauffement prolongé, une constipation opiniâtre provoquée par une nourriture trop riche donnée à l'excès au commencement ou à la fin de l'engraissement.

Les vieux bœufs et surtout les vieilles vaches ont rarement les muscles d'une couleur aussi rosée que les animaux adultes.

Le temps plus ou moins long qui s'est écoulé depuis l'abatage de l'animal influe aussi sur la couleur des muscles. Un bœuf abattu et demeuré exposé à un fort courant d'air, à un vent sec, devient noir du jour au lendemain, particulièrement pendant l'été ; mais cette couleur n'est que superficielle.

La coloration foncée générale des muscles peut aussi tenir à l'existence d'une affection charbonneuse. Dans ce cas, le tissu cellulaire général et le tissu cellulaire inter-musculaire sont gorgés d'une infiltration séreuse, de couleur citrine ; les muscles sont d'une couleur rouge-noir, très-friables et s'écrasent facilement sous les doigts.

Chose digne d'être notée, c'est que chez les animaux morts du typhus, les muscles conservent leur couleur normale et leur coupe ne laisse pas écouler ce sang noir et poisseux que contiennent les muscles des animaux charbonneux.

La couleur rouge-foncé locale est la conséquence d'un épanchement sanguin provoqué par une contusion, une blessure quelconque. Point n'est besoin, dans la majorité des cas, d'apprécier quelle peut être la nature des corps vulnérants ; aussi, me bornerai-je à faire connaître la nature des lésions musculaires le plus souvent rencontrées.

Les coups de cornes que se donnent les bœufs entre eux, les meurtrissures dues aux heurts ou commotions déterminés par le transport en chemin de fer, la morsure des chiens de conduite, les coups violents et répétés, les piqûres récentes ou anciennes faites par un instrument de culture, une fourche, etc., telles sont les principales conditions auxquelles on peut rattacher la plupart des blessures que présentent les animaux de boucherie.

Ces blessures n'ont pas toutes entraîné infailliblement la déchirure de la peau. C'est ainsi que les coups de corne donnés le plus souvent dans la région du flanc, n'intéressent ordinairement que le tissu cellulaire et les muscles, sans laisser d'autres traces à la peau que des dépilations plus ou moins étendues ; de même aussi que l'on voit fort souvent des bœufs dont le dos et les lombes sont complètement meurtris après un parcours en wagon, sans que du vivant de l'animal on ait pu pressentir ces altérations. Cruzel a cité des exemples de coups de corne donnés dans le flanc, ayant même produit la déchirure du rumen, sans solution de continuité de la peau.

Les morsures dues à la dent des chiens donnent fort souvent naissance à des lacérations de la peau et à des déchirures des parties sous-jacentes. J'ai eu également à constater des déchirures de la peau et des muscles sous-cutanés par suite d'accidents survenus en chemin de fer, tels qu'un effondrement du plancher d'un wagon.

Si les plaies sont récentes, elles sont accompagnées d'une tuméfaction molle due à la fois à l'épanchement du sang dans les parties lésées et au travail congestionnel dont ces parties deviennent aussitôt le siège ; le tissu musculaire est déchiré plus ou moins régulièrement suivant la nature et la forme du corps vulnérant ; d'un rouge vif à l'endroit lésé, la coloration diminue progressivement pour devenir jaunâtre sur les limites de l'engorgement, par suite de l'épanchement séreux qui se forme dans le tissu cellulaire environnant la partie atteinte, particulièrement dans la région déclive.

L'ancienneté des blessures s'accuse par un épaississement anormal de la peau au point lésé, un engorgement plus ou moins épais et dur, la désorganisation du tissu musculaire propre et sa transformation par les éléments plastiques épanchés, la présence d'abcès ou de kystes plus ou moins volumineux et complètement isolés des parties voisines ou compliqués de décollements, de fistules.

Une modification susceptible d'atteindre le tissu musculaire à la suite des mouvements désordonnés auxquels s'est livré un animal demeuré longtemps couché sur un point du corps, est la gangrène humide, état qu'annoncent la coloration noire des parties incisées, leur dilacération facile sous les doigts et quelquefois aussi leur odeur putride.

La coloration *rouge-pâle* des muscles ne peut provenir que d'un état général anémique ou hydroémique.

Chez les animaux de la boucherie l'état anémique est le plus souvent consécutif à un état maladif longtemps prolongé ou à une maigreur engendrée par un travail excessif, une lactation prolongée, une nourriture insuffisante. La coloration pâle des muscles accompagne aussi l'épanchement pleurétique ou péritonial très-prononcé.

Les muscles du mouton atteint de pourriture ou cachexie aqueuse sont pâles ou blafards, infiltrés, comme lavés; leur fibre est pâle et sans consistance. Nous avons vu, du reste, les caractères offerts par le sang dans cette affection; aussi nous est-il facile de nous expliquer cet état particulier de la fibre musculaire.

La modification la plus commune à observer dans le volume des muscles est *l'atrophie* ou diminution due à un manque de nutrition. Toute plaie profonde, luxation, inflammation articulaire chronique accompagnée d'engorgement, paralysie occasionnant l'immobilité d'un membre, amène l'atrophie des muscles moteurs de ce membre. C'est particulièrement aux membres postérieurs que j'ai eu l'occasion de rencontrer l'atrophie des muscles, caractérisée le plus souvent par un relâchement et une décoloration du tissu musculaire. Toutefois, il peut arriver que l'atrophie s'accompagne de flétrissure, de resserrement et de coloration foncée du tissu musculaire.

Quant à l'atrophie générale ou mieux maigreur, marasme, elle est, comme on le sait, la conséquence de la misère, de l'âge, du travail forcé, toutes causes qui se traduisent encore chez l'animal de boucherie par bien d'autres caractères que ceux fournis par le système musculaire. L'hypertrophie normale s'observe particulièrement dans les muscles du cou du taureau; quelques sujets travailleurs se font également remarquer par le grand développement et la densité des muscles de cette même région.

Vu dans son ensemble, le veau fraîchement dépouillé, qui n'est pas trop avancé en âge, a une couleur blanche et légèrement rosée. Le tissu cellulaire sous-cutané est plus blanc que celui du bœuf et n'est jamais aussi généralement pénétré par la graisse. Ce n'est qu'à la poitrine, au niveau des testicules on des mamelles, à la base de la queue, de chaque côté de l'anus, que s'accumule la graisse extérieure; on n'en voit sur les reins que chez les veaux fins. Plus serré que celui du bœuf sur presque toute l'étendue du corps, il n'est réellement lâche qu'au niveau des points que je viens de citer. La couleur rose pâle des muscles constitue une qualité très-recherchée par la boucherie; le motif de cette préférence est que cette couleur coïncide avec une finesse de la viande qui n'appartient qu'aux veaux ayant tété longtemps ou à ceux dans le régime desquels les boissons farineuses sont entrées pour une large part. Le muscle du bon veau est donc tout à la fois blanchâtre ou rose et tendre.

Vus au microscope, les faisceaux musculaires primitifs du veau sont striés, mais à stries moins régulièrement disposées que chez le muscle du bœuf; encore faut-il que le sujet ait au moins atteint l'âge de deux mois pour que ces stries soient bien faciles à distinguer. Le tissu cellulaire inter-musculaire est en lamelles fines, et ne se pénètre jamais de graisse au point de donner à la coupe du muscle l'aspect marbré que l'on connaît au muscle du bœuf bien gras.

Chez le veau trop jeune, l'élément principal constitutif des muscles est la gélatine, dont les propriétés nutritives sont encore l'objet de contestations. D'après les recherches de Magendie, de Bérard, la gélatine ne contient pas d'éléments réparateurs proprement dits, et Bérard ajoute que l'addition de cette substance aux aliments dérange les fonctions digestives d'un grand nombre d'individus.

D'autre part, M. Guérard conclut que la gélatine est indispensable à l'entretien de la vie par le rôle que, suivant toute vraisemblance, elle est appelée à remplir sous les formes variées du tissu cellulaire.

Il nous est difficile, théoriquement parlant, de nous prononcer d'une façon catégorique en présence de ces deux assertions contraires.

Mais, si nous nous plaçons à un point de vue essentiellement pratique, nous reconnaîtrons que la viande de veau, fort bien acceptée par les estomacs délicats, par les convalescents, ne doit cette destination *privilégiée* qu'à l'abondance de gélatine qui entre dans sa composition et dont le pouvoir nutritif ne peut qu'être relativement très-restreint. Or cette propriété nutritive, déjà limitée dans la viande de veau *faite,* nous paraît devoir être encore beaucoup plus restreinte dans le muscle dont la couleur pâle, le peu de consistance, dénotent un degré de formation moins accentué. Il y a donc loin, à nos yeux du moins, entre le pouvoir nutritif du muscle dont l'élément principalement constitutif est la gélatine, et celui du muscle qui a acquis, sous l'influence de quelques semaines de plus, les propriétés inhérentes aux substances protéiques. Nous croyons, en mot, que si le muscle du veau trop jeune doit ses propriétés laxatives à l'abondance de la gélatine, principe insipide, il acquiert, à l'âge de deux mois, des propriétés nutritives qui ne feraient qu'augmenter, véritable progression croissante, jusqu'au moment où le sujet serait rendu à l'âge adulte, explication en faveur de laquelle plaident, non-seulement l'analyse chimique, mais aussi les caractères physiques fournis par la couleur, la texture et la consistance des différentes parties composant la trame organique.

On a cité comme pouvant se rencontrer dans les muscles du veau un cysticerque susceptible de se métamorphoser dans l'intestin de l'homme en une espèce de ténia, dite *tænia mediocanellata*. M. le professeur Saint-Cyr, de l'école vétérinaire de Lyon, a même fait à ce propos une communication très-importante à l'Académie des sciences. Il y a donc lieu, au point de vue de l'inspection des viandes, de tenir compte de cette découverte ; toutefois, pour ce qui nous concerne, nous n'avons jamais eu l'occasion de constater la présence de ce cysticerque. Nous terminerons cet examen du cadavre par quelques mots relatifs à l'état des os et des articulations.

Nous avons vu déjà combien sont grandes les différences pouvant exister dans le volume des os des bœufs de boucherie. D'une manière générale on peut dire que le grand développement du squelette est incompatible avec une quantité proportionnelle de viande ; nous n'avons pas à revenir sur ce point.

A l'exception des fractures entraînant avec elles des désordres plus ou moins considérables, suivant leur nature et suivant leur siége, on n'a que très-rarement à constater d'altérations du tissu osseux. Je citerai cependant comme étant les plus communes les maladies de l'os de la machoire inférieure, dues à des piqûres d'aiguillons, des coups de corne ou au frottement réitéré contre des corps durs. Lorsque ces ostéites sont superficielles, le périoste seul est enflammé, d'où résulte un gonflement au niveau du point lésé, un épaississement de la table externe de l'os et un épanchement des produits de l'inflammation dans les tissus avoisinants. Si l'inflammation date de quelque temps, l'engorgement est devenu dur, résistant, de nature lardacée, d'apparence squirreuse, d'où le nom d'ostéosarcôme donné à cette sorte de transformation du tissu osseux. Quelquefois même on rencontre, au sein de l'engorgement, des points purulents, des fistules donnant écoulement à un pus sanieux, de mauvaise odeur, et au fond desquelles le stylet perçoit la sensation de l'os rugueux carié. J'ai vu souvent de ces tumeurs occupant un point rapproché d'une molaire et être le siége de fistules pénétrant jusque sur la dent atteinte de carie, et donnant écoulement à un pus mal lié, d'un gris-jaunâtre, d'une odeur repoussante.

Dans ce cas, l'amaigrissement général est concomitant à l'état morbide de l'os.

Depuis quelque temps l'attention des vétérinaires a été appelée sur une maladie des os s'attaquant particulièrement aux vaches dans un état de gestation avancée, et sous l'influence d'une privation de nourriture; je veux parler de l'*ostéoclastie* bovine. C'est principalement à MM. Zundel, Paul Bouley et Vernant que l'on doit les travaux publiés sur cette affection, laquelle consiste particulièrement en « une fragilité remarquable des os, qui se vicient, se fracturent à la moindre violence extérieure, et quelquefois sans causes bien connues ». D'après les auteurs que j'ai cités, l'ostéoclastie, qui coïncide toujours avec un état de maigreur extrême, peut être attribuée à une nutrition incomplète du système osseux, qui ne trouve point dans l'alimentation quotidienne les sels minéraux qui lui sont nécessaires, et notamment le phosphate de chaux. Aussi ces os sont-ils devenus plus légers, moins denses, cassants, fragiles, et, par ce fait, incapables de remplir leurs fonctions de leviers locomoteurs (1).

Je citerai enfin les tumeurs osseuses ou exostoses des membres, telles que la forme, l'éparvin.

Les seules articulations visibles sont celles des membres. Plus larges proportionnellement chez le veau que chez le bœuf, les surfaces articulaires sont, chez le premier, de couleur bleu plombé; blanche ou rosée chez le second; elles deviennent rougeâtreuses chez le veau fatigué par la marche.

Dans ses éléments de chirurgie vétérinaire, M. le professeur Gourdon a donné, des plaies articulaires, la description suivante : « De la plaie transformée souvent en une fistule remplie de fungosités molles, s'écoule le liquide synovial qui, de jaune et transparent, devient grisâtre, purulent, augmente en quantité et répand, au bout d'un jour ou deux, surtout pendant les temps chauds, une odeur fétide caractéristique. »

Comme complication de l'inflammation de la synoviale articulaire, M. Gourdon cite le gonflement des extrémités articulaires des os, la suppuration des synoviales, l'altération et l'épanchement de la synovie dans les tissus, la formation d'abcès autour de la jointure, l'érosion des cartilages, l'inflammation des gaines voisines, l'ankylose. L'ankylose est très-commune à observer chez les bœufs d'un certain âge.

On constate aussi chez le bœuf de boucherie des hydarthroses ou

---

(1) Vernant. *Recueil de médecine vétérinaire.* Août 1875.

gonflements des capsules synoviales par l'accumulation de la synovie, telles que mollettes et vessigons.

Les hygromas ou accumulations indolentes de sérosité dans le tissu cellulaire de la face antérieure du genou sont aussi communs à rencontrer, particulièrement chez les vaches âgées.

J'ai constaté plusieurs fois également des luxations complètes ou incomplètes de la rotule, mais surtout de l'articulation coxo-fémorale. La luxation complète de cette dernière articulation entraîne presque toujours une émaciation des muscles du membre malade, par suite de l'inertie que leur impose le manque d'appui sur ce membre.

CHAPITRE VIII

Autopsie méthodique des animaux de boucherie

DEUXIÈME PARTIE. — CARACTÈRES FOURNIS PAR LES CAVITÉS SPLANCHNIQUES ET LES VISCÈRES INTÉRIEURS

Avant d'entreprendre l'énoncé et l'étude des lésions pathologiques fournies par les principaux viscères, je crois devoir insister sur ce fait que ce travail n'a trait exclusivement qu'aux animaux de boucherie, et ne saurait conséquemment être considéré comme un véritable traité d'anatomie pathologique. Je dirai surtout *ce que j'ai observé*, renvoyant aux ouvrages spéciaux pour l'étude plus complète des altérations particulières aux maladies des ruminants; enfin, mes exposés seront aussi succincts que possible, parce que je n'ai pas la prétention de faire autorité en la matière, et que, aussi consciencieuse qu'elle puisse être, mon œuvre se complétera dans l'avenir soit par l'adjonction de nouvelles observations, soit par les modifications que le temps et le travail m'engageront à apporter à celles déjà publiées.

Nous procéderons dans notre étude par l'examen :

1° De la *cavité abdominale* et des organes qu'elle renferme ;

2° De la *cavité thoracique* et de son contenu ;

3° Des *cavités ou chambres diverses de la tête* et des altérations du cerveau ou de ses enveloppes.

1° Examen de la cavité abdominale.

L'ouverture de la cavité abdominale se fait de la manière suivante : l'animal étant étendu sur le dos et maintenu dans cette position au moyen de corps durs, de coins en bois engagés de chaque côté du cadavre, on pratique une longue incision pénétrant graduellement jusque sur les organes internes, *mais sans les toucher*, et allant de l'appendice xyphoïde du sternum au pubis, en suivant la direction de la ligne blanche.

En médecine humaine, on fait généralement à la fois l'ouverture de l'abdomen et du thorax au moyen de deux incisions qui, partant de l'articulation sterno-claviculaire, passent au niveau des articulations chondro-costales et gagnent l'épine iliaque antérieure et supérieure, pour être réunies inférieurement par une incision à concavité supérieure passant au-dessus de la symphise pubienne. De là résulte un lambeau ou *tablier* constitué par la paroi abdominale antérieure, qui peut être relevé au niveau de la cage thoracique ou prolongé jusqu'au point de départ des deux premières incisions, mettant ainsi à découvert les organes abdominaux et thoraciques.

Je ne sache pas que, chez nos grands animaux domestiques, on pratique à la fois l'ouverture des deux grandes cavités splanchniques. Tout au plus pourrait-on, dans le cas de vacuité de la panse, ouvrir l'abdomen par l'enlèvement complet de la paroi abdominale inférieure, au moyen d'une incision ovalaire ; mais, dans la majeure partie des cas, le volume considérable et le poids de la masse gastro-intestinale s'opposent à suivre ce mode opératoire. C'est donc simplement par une incision longitudinale, s'étendant du sternum au pubis, que se pratique l'ouverture de la cavité abdominale ; c'est ensuite par une traction, opérée à droite et à gauche, sur les deux moitiés latérales ainsi obtenues que l'on peut se rendre compte de la place occupée par les plus gros viscères.

L'ouverture met tout d'abord à découvert la *toile, coiffe* ou *torche*, grand épiploon recouvrant la face inférieure du sac droit du rumen et la caillette, pour se confondre en arrière avec le grand mésentère ; c'est dans cette enveloppe que s'accumule une grande quantité de suif chez les animaux très-gras ; elle est, au contraire, mince, transparente et d'un jaune pâle chez les sujets très-maigres.

L'extraction des différents organes se fait ensuite dans l'ordre suivant :

1° Les *réservoirs gastriques* suivis des *intestins* et de la *rate* maintenue sur le bord gauche du rumen ;

2° *La vessie ;*

3° *La matrice ;*

4° *Le foie* suivi de la vésicule biliaire ;

5° *Le pancréas ;*

6° *Les reins* suivis des uretères.

Inutile d'insister sur la nécessité de couper les ligaments qui attachent ces différents organes au diaphragme, aux hypochondres, aux lombes, etc.

Je ferai seulement remarquer que l'extraction d'un viscère creux doit être précédée de l'application de ligatures à la naissance et à la terminaison du viscère, pour éviter la sortie au-dehors des matières qu'il peut renfermer, matières qui, indépendamment de l'importance que peut offrir leur examen au point de vue pathologique, auraient aussi pour inconvénient de se répandre sur les organes voisins et de les salir.

L'enlèvement de ces viscères a mis à nu le sac péritonéal, les muscles et les vaisseaux ou conduits divers sur lesquels s'applique ce sac.

Chez l'animal sain, mort par effusion de sang et ouvert immédiatement après la mort, la cavité abdominale est lisse et tapissée dans toute son étendue par la séreuse péritonéale formant de nombreux replis qui, sous les noms de ligaments, mésentères, épiploons, maintiennent en place les gros viscères, tout en leur ayant permis, du vivant de l'animal, certains mouvements limités par l'étendue et la laxité de ces replis.

Sa face externe prend la qualification de *pariétale* sur les points où elle tapisse les parois abdominales, et celle de *viscérale* là où elle s'applique sur les organes.

Dans toute son étendue, sa face interne est légèrement humide grâce à la sécrétion séreuse dont elle est le siége.

L'observation démontre chaque jour combien doit être restreinte la sensibilité du péritoine chez le bœuf. Nous aurons, en effet, à citer maintes circonstances dans lesquelles l'autopsie d'animaux de boucherie a dévoilé la présence d'altérations organiques graves, de vices de sécrétion extraordinaires ayant coïncidé, du vivant de l'animal, avec les apparences de la santé et concordant même avec un état de graisse souvent très-développé.

Je rappellerai qu'on divise la cavité abdominale en six régions, savoir : une antérieure ou diaphragmatique, une postérieure ou pelvienne, une supérieure ou sous-lombaire, une inférieure ou abdominale et deux latérales encore appelées hypochondres.

La paroi antérieure ou diaphragmatique est uniquement constituée par le diaphragme qui, partant de la partie supérieure de la 13e côte, s'attache successivement sur les 12e, 11e, 10e, 9e et 8e côtes, en formant, jusqu'à l'appendice xyphoïde du sternum, une cloison à convexité postérieure.

On y remarque trois ouvertures superposées dans l'ordre suivant : en haut l'*ouverture aortique ;* au milieu l'*ouverture œsophagienne;* en bas celle donnant passage à la *veine cave postérieure.*

Les organes en rapport avec cette paroi sont : à gauche, le rumen, le réseau et la rate; au centre, le feuillet ; à droite, le foie et la caillette.

La région postérieure ou pelvienne est constituée par le bassin. Elle renferme en avant et à gauche, le lobe postérieur gauche du rumen ; au milieu, la vessie, le rectum, les organes génitaux internes du mâle, le vagin et le corps de la matrice chez la femelle. Chez le bœuf dont l'engraissement est avancé, ces différents organes sont entourés d'une abondante couche de graisse. On remarque encore à l'entrée du bassin le prolongement péritonéal qui, après avoir recouvert la portion antérieure de la vessie, s'arrête au niveau du col vésical.

La région supérieure ou lombaire a pour base la face inférieure des vertèbres lombaires dont le corps et les apophyses transverses sont recouverts par les muscles psoas et l'aponévrose lombo-iliaque.

Elle est parcourue par l'aorte et la veine cave postérieures, et par les cordons du grand sympathique. On y rencontre successivement la base de la rate, le pancréas, les reins et les uretères; de plus, elle sert d'attache à de longues productions mésentériques. C'est autour des reins que s'accumule en quantité plus ou moins considérable la graisse à laquelle on donne plus spécialement le nom de *suif*.

La région inférieure ou abdominale est constituée par la tunique abdominale, la ligne blanche, les muscles grand et petit obliques de l'abdomen (costo et ilio-abdominal), grand droit (sterno-pubien), transverse des lombes (lombo-abdominal) et le fascia-transversalis. Remarquons, en passant, le grand développement et l'épaisseur remarquable de la tunique abdominale chez le bœuf, conséquences du volume et du poids considérables des principaux viscères digestifs.

On peut dire que le rumen repose par sa face inférieure sur toute l'étendue de la région abdominale inférieure; toutefois, au niveau du flanc droit sont placés les gros intestins et l'intestin grêle. Dans la période de gestation, la matrice vient occuper le flanc droit en refoulant les intestins dans la partie basse de la cavité.

Des deux *régions latérales ou hypochondres*, la gauche est en rapport avec la base de la rate et le sac gauche du rumen, la droite avec la caillette.

LÉSIONS ABDOMINALES. — Les lésions cadavériques que l'on a l'occasion d'observer, tant dans la cavité abdominale que sur les viscères qu'elle renferme, sont nombreuses et variées.

Pour en faciliter l'étude, je les diviserai en *lésions péritonéales* et *lésions viscérales* et pourrai de la sorte construire le tableau suivant :

A. — LÉSIONS PÉRITONÉALES

1° LÉSIONS INFLAMMATOIRES FRANCHES............	Péritonite............	Aiguë. Chronique.
2° VICE DE SÉCRÉTION.....	Ascite............	Idiopathique. Symptômatique
3° VICES DE NUTRITION....	Abcès. Kystes. Tumeurs diverses.	
4° PARASITISME.		

B. — LÉSIONS VISCÉRALES

1° LÉSIONS INFLAMMATOIRES FRANCHES	Gastro-entérite.	
	Entérite	*Aiguë simple.* *Hémorrhagique* *Diarrhéique.* *Chronique.*
	Splénite.	
	Hépatite.	
	Néphrite.	
	Cystite.	
	Métrite	*Aiguë.* *Chronique.*
2° VICES DE SÉCRÉTION	Calculs	*Du foie.* *Des reins.* *De la vessie.*
3° DILATATIONS. OBSTRUCTIONS	Indigestions. Égagropiles. Corps étrangers.	
4° ANOMALIES, DÉVIATIONS.	Avortement. Gestation extra-utérine. Torsion de l'utérus.	
5° HERNIES	Intestinale. Ombilicale. Du rumen.	
6° MALADIES PARASITAIRES.	Tœnias. Douves ou fascioles. Echinocoques. Strongles.	
7° VICES DE NUTRITION	Cancer. Tubercules.	

A. — LÉSIONS PÉRITONÉALES

1re CATÉGORIE. — LÉSIONS INFLAMMATOIRES FRANCHES

Péritonite. — Les lésions du péritoine se rencontrent très-communément sur les animaux de boucherie. On peut, en effet, constater depuis la simple congestion péritonéale locale ou générale jusqu'aux désordres les plus graves dus à l'inflammation aiguë ou chronique de la séreuse.

La simple congestion péritonéale se voit particulièrement chez les animaux qui ont souffert par la fatigue, la privation de nourriture ; elle peut aussi coïncider avec une inflammation récente de l'un des gros viscères abdominaux, particulièrement des intestins.

Elle s'accuse par une coloration rouge générale ou partielle de la séreuse pariétale surtout, par une coloration rosée et un état grenu de la graisse, notamment au niveau des rognons. Les mésentères et les épiploons présentent, eux aussi, par plaques éparses cette coloration anormale. Roche-Lubin a décrit une irritation hémorrhagique du péritoine régnant à l'état épizootique sur des agneaux tondus, née sous l'influence d'un refroidissement brusque de l'atmosphère.

Chez le veau qui a cessé de téter depuis plusieurs jours et qui a été privé de boissons, le péritoine prend une teinte rosée générale qui s'accentue surtout au niveau du suif des rognons.

La péritonite vraie peut être locale ou générale.

La péritonite locale est provoquée le plus souvent, soit par quelque coup de corne donné dans le flanc, quelque choc au niveau des reins ; elle peut être due également à la présence d'un corps étranger dans l'intérieur de la panse.

Lorsqu'elle est provoquée par un coup de corne dans le flanc, elle coïncide presque toujours avec la présence d'une hernie de l'un des organes abdominaux, particulièrement des intestins ou d'une portion du rumen. Nous reviendrons sur ce point en traitant des lésions herniaires.

La péritonite aiguë générale est rarement idiopathique ; le plus souvent, au contraire, elle coïncide avec quelque affection viscérale grave, notamment avec l'entérite et la métrite. Elle peut aussi coïncider avec une rupture de la vessie ou la présence de quelque tumeur, abcès, kyste ou cancer ; elle peut, enfin, coïncider avec une affection tuberculeuse générale.

Dans les cas les plus ordinaires, elle s'accuse par une coloration rouge très-sensible de la séreuse péritonéale, particulièrement au niveau des reins et des hypochondres ; cette coloration apparaît du reste d'autant mieux que la surface est ordinairement plus blanche ou jaunâtre, comme sur la partie aponévrotique du diaphragme et des muscles abdominaux, sur les épiploons, les masses graisseuses des reins, du bassin.

Les ganglions mésentériques sont également injectés et leur volume est augmenté. Lorsque la maladie date de cinq à six jours environ, l'ouverture de la cavité abdominale donne écoulement à un liquide trouble, roussâtre ou jaunâtre, et mélangé de quelques flocons albumineux.

A ce moment, la quantité de liquide est de 5 à 6 litres; mais, à une période plus avancée de la maladie, elle peut atteindre jusqu'à 50 et 60 litres. Le tissu cellulaire sous-séreux est alors infiltré de sérosité jaunâtre; la séreuse (viscérale et pariétale) soulevée par l'infiltration, se déchire facilement, et de la déchirure s'écoule un liquide clair très-abondant. Les muscles des parois abdominales sont pâles, comme lavés par le liquide de l'épanchement. La graisse des reins a pris un aspect grenu ; elle est garnie d'un pointillé rougeâtre et ne se fige que lentement. Quelques plaques molles, de nature albumineuse, à texture aréolaire, jaunâtres ou blanchâtres, adhèrent en plusieurs points de la séreuse.

Ce n'est que lorsque la maladie date d'une dizaine de jours que l'on constate l'existence de véritables fausses membranes, colorées en rouge par les vaisseaux qui les parcourent. Quatre à cinq jours plus tard, les fausses membranes sont devenues jaunâtres, plus fermes, plus difficiles à déchirer et établissant souvent des adhérences entre la paroi abdominale et les organes ou entre les organes eux-mêmes.

On peut, enfin, rencontrer des lésions dénotant la *chronicité* de la péritonite, telles que transformation de la séreuse en membrane épaisse, nacrée, d'aspect fibreux; fausses membranes épaisses, pâles ou grisâtres, établissant des adhérences intimes entre les feuillets péritonéaux, ou rupturées de façon à ne laisser de chaque côté que des débris flottants. Chose digne d'être notée, c'est que le liquide épanché est d'autant plus clair que sa formation remonte à une époque plus éloignée.

Pour donner une idée de l'influence que peut avoir sur le poids d'un animal, la présence d'une quantité plus ou moins grande de liquide épanché dans la cavité abdominale, par suite de péritonite chronique, je citerai le fait suivant : Une vache hors d'âge, de race garonnaise, abattue à l'abattoir, atteinte d'une péritonite chronique au plus haut degré, avec épanchement considérable, a pesé vivante 302 kilog. Elle a fourni les rendements suivants :

Poids de la viande, 47 kilog. 500.

Poids des os, 55 kilog.

Poids du suif, 19 kilog.

Poids de la peau, 30 kilog.

En somme, 151 kilog. 500. On voit donc que, défalcation faite du poids moyen des viscères intérieurs, tête, pieds, etc., la quantité de liquide épanché peut être évaluée à 25 ou 30 kilog. environ. Avis au boucher qui achète dans des conditions où il lui est permis de supposer l'existence d'une maladie semblable.

J'ai eu quelquefois l'occasion de constater la terminaison de la péritonite par la *gangrène*, accusée particulièrement par l'odeur putride s'exhalant à l'ouverture du cadavre, par la présence d'une grande quantité de liquide gris-sale, infect, associé à quelques débris membraneux jaunâtres ou rosés et sans consistance, par une décoloration générale des muscles abdominaux et une couleur verdâtre, répandue sur toute l'étendue du péritoine, des mésentères et épiploons ; par le gonflement et le ramollissement des ganglions mésentériques ; enfin, par la couleur noire d'un sang diffluent et participant à l'odeur infecte générale. J'ai remarqué que, dans cette circonstance, les viscères abdominaux se sont corrompus peu d'instants après leur sortie de la cavité et que le sang épanché au-dehors ne se coagulait que lentement.

2ᵉ CATÉGORIE. — VICE DE SÉCRÉTION

Ascite ou hydropisie péritonéale. — J'ai de grandes raisons pour croire que l'*ascite idiopathique* se rencontre rarement chez le bœuf ; je suis au contraire porté à penser qu'elle coïncide presque toujours avec une inflammation chronique du péritoine.

Quoi qu'il en soit, le liquide caractéristique de l'ascite est incolore ou d'un jaune sale ; le péritoine est d'un blanc mat, comme lavé, rugueux, terne ; à sa surface existent quelques adhérences, quelques débris de fausses membranes. Les muscles de l'abdomen et ceux du bassin sont pâles, décolorés, imprégnés du liquide épanché et se déchirent facilement.

D'après M. Clément, le liquide de l'ascite idiopathique serait composé d'une grande quantité d'eau et d'une petite portion d'albumine et de matières extractives, tandis que celui provenant d'une inflammation aiguë ou chronique du péritoine donne, à l'analyse, de l'albumine et de la fibrine en assez grande quantité, ainsi que des globules purulents.

J'ai eu l'occasion de constater la présence d'une certaine quantité de liquide clair dans l'abdomen de moutons atteints de cachexie aqueuse à un degré très-avancé.

3ᵉ CATÉGORIE. — VICES DE NUTRITION

a. Abcès. — On rencontre assez souvent de petits abcès accolés aux parois de l'abdomen, à membrane pyogénique très-injectée et à pus très-louable ou de nature caséeuse analogue à la matière que l'on rencontre dans les dépôts calcaires des vaches phthisiques.

On trouve aussi fréquemment chez le veau des abcès contenant un pus assez épais, d'un blanc légèrement verdâtre, au niveau de l'ombilic ; quelquefois même ces abcès accompagnent une oblitération incomplète du canal de l'ouraque.

Le 29 avril 1874, j'ai pu constater la présence d'un abcès énorme entourant le rein droit chez un bœuf. Logé dans l'enveloppe péritonéale, cet abcès occupait l'espace réservé au suif du rognon ; son contenu était un pus liquide, gris-clair, mal lié, mais n'ayant en aucune façon pénétré le tissu propre du rein. La surface externe de celui-ci était seulement quelque peu décolorée ; l'intérieur de l'organe était intact. La présence d'une cicatrice à la peau au niveau des lombes, une légère tuméfaction des parties musculaires sous-jacentes m'ont donné à supposer que l'abcès constaté avait eu pour cause primitive et éloignée quelque accident, quelque chute sur les reins ou quelque violent coup sur cette région.

b. Kystes. — M. Reboul a cité, dans le *Journal des vétérinaires du Midi*, un cas très-remarquable de kyste volumineux, du poids de 10 kilog. environ, placé en avant du sac droit du rumen et ayant déjeté le bonnet, le feuillet et la caillette sur la partie antérieure du sac gauche. Ce kyste était à plusieurs loges, contenant soit un liquide jaunâtre, puriforme, soit de la matière caséeuse, soit une substance blanchâtre, d'aspect lardacé, comme squirrheuse, soit, enfin, une matière pultacée, verdâtre, mi-liquide et d'une fétidité insupportable.

c. Tumeurs diverses. — J'ai eu l'occasion de rencontrer, le 5 août 1875, sur un bœuf très-gras, une *tumeur sarcomateuse* énorme située au niveau du rein gauche, ce dernier organe ayant conservé son intégrité complète. Cette tumeur à forme ronde, pesait environ 7 kilog. 500. De l'avis du professeur d'histologie de l'Ecole de médecine de Bordeaux, il y aurait lieu d'attribuer cette tumeur à la transformation sarcomateuse d'un testicule demeuré dans la cavité abdominale.

4e CATÉGORIE. — PARASITISME

Des expériences citées par mon frère, M. Baillet, professeur à l'école d'Alfort, il résulte que l'on peut rencontrer dans le péritoine de certains ruminants un cestoïde appelé *cysticercus tenuicollis* dont la présence se dévoile par les lésions suivantes :

« Quantité considérable de liquide séro-sanguinolent dans le péritoine, et cependant ses vaisseaux paraissent intacts ; foie gorgé de sang, sa surface est parsemée d'une innombrable quantité de petits sillons droits, un peu sinueux, les uns d'un rouge brun, les autres d'un rouge plus clair, diversement entrecroisés ; capsule hépatique se détachant avec facilité et laissant voir alors les sillons creusés dans le parenchyme du foie, et en partie comblés par des caillots sanguins ; on y trouve, en outre, de petites vésicules ovoïdes ; il en est qui sont adhérentes à la capsule détachée, d'autres nagent dans le sang épan- ché ; galeries, vésicules et caillots existent aussi dans l'épaisseur du foie ; vésicules et canaux hépatiques gorgés de bile ; rate saine.

« Epiploon injecté ; sang épanché entre ses lames coagulé et conte- nant aussi des vésicules. Poumon ecchymosé sous la plèvre ; les peti- tes ecchymoses sont aussi occupées par des vésicules. Liquide spu- meux et rosé dans les bronches et la trachée ; muscles pâles et décolorés.

« Quel que soit le lieu où elles se trouvent, les vésicules, à parois transparentes, sont remplies d'un liquide clair, incolore, sans trace de *scolex* ; à un fort grossissement, leur membrane paraît granuleuse, quelques-unes opèrent des contractions évidentes ; *les plus grosses sont dans le foie et le péritoine ;* leur longueur est de 2 à 3^{mm} sur 1 à 1 1/2^{mm} de largeur ; les plus petites n'ont pas plus de 0^{mm}35 à 0^{mm}60. »

B. — LÉSIONS VISCÉRALES

1re CATÉGORIE. — LÉSIONS INFLAMMATOIRES FRANCHES

Je n'ai jamais eu jusqu'ici l'occasion de rencontrer de lésions *exclu- sivement* localisées dans le rumen, le réseau ou le feuillet. J'ai toujours vu les quelques altérations pathologiques existant dans l'un ou l'autre de ces réservoirs coïncider avec un état inflammatoire bien sensible de la caillette et des premières portions de l'intestin grêle. Sans nier, toutefois, l'existence de la *ruminite,* je me contenterai de ne relater ici que les lésions sur la nature desquelles je suis édifié. Je commen- cerai donc par l'énoncé des lésions de la gastro-entérite.

a. Gastro-entérite. — Dans un article du *Nouveau dictionnaire prati- que* traitant de la gastro-entérite du bœuf, M. le professeur Reynal semble mettre en doute l'existence simultanée de l'inflammation gas- trique et de l'inflammation intestinale chez cet animal, et considérer presque comme imaginaire la description qu'en a donnée le regretté Cruzel. Je ne partage pas le doute de M. Reynal et vais, dans tous les cas, tracer un tableau aussi exact que possible d'une autopsie que j'ai faite le 26 mars dernier, autopsie révélant les lésions de la gastro- entérite associée à la péritonite générale :

(1) « Le bœuf appartient à la race de Salers et est âgé de six ans.

---

(1) Extrait d'un rapport trimestriel adressé à M. le Maire de Bordeaux.

L'ouverture de la cavité abdominale laisse écouler environ 20 litres de sérosité citrine, mélangée à de nombreux flocons albumineux. Il n'existe pas, à proprement parler, de fausses membranes dictinctes, à organisation bien définie, comme j'ai eu l'occasion d'en observer dans des cas de péritonite aiguë ou chronique. Je dirai plutôt que dans toute son étendue la face interne de la séreuse péritonéale, aussi bien du feuillet pariétal que du feuillet viscéral, est recouverte par une *pseudo-membrane* générale, de couleur grise, à surface mamelonnée, et réunissant postérieurement en un tout le rectum, la vessie, la base de la verge, et le sommet de la gaine contenant le suif des rognons.

« Des quatre compartiments gastriques, la caillette est celui qui présente les modifications les plus remarquables. Ce réservoir, véritable estomac de bœuf, est sensiblement augmenté de volume et donne à la pression la sensation d'une masse pâteuse, molle et fortement bossuée. Outre l'épaississement anormal de son enveloppe péritonéale, on constate, en incisant l'organe, une infiltration considérable du tissu celluleux sous-muqueux; cette infiltration est telle, qu'en plusieurs endroits la muqueuse s'est rupturée au point de former des déchirures ovales à bords irréguliers et à fond grenu, analogues, par l'aspect et la forme, à de véritables plaies ulcéreuses.

« Le réseau vasculaire est hypertrophié et donne à l'ensemble de la muqueuse une coloration rouge vif très-prononcée; les plis longitudinaux et transversaux sont tellement développés, que je ne puis mieux les comparer qu'à de gros boudins accolés les uns aux autres. Un enduit mucoso-sanguinolent donne à l'ensemble de cette surface mamelonnée un vernis gluant très-prononcé.

« Le rumen et le réseau n'offrent rien qne l'on puisse qualifier d'anormal; les matières accumulées et pressées entre les lames du feuillet sont sèches et réunies en plaques compactes dont l'enlèvement provoque la déchirure de la muqueuse.

« La muqueuse duodénale est fortement injectée et se détache facilement par le raclement; en plusieurs points existent quelques déchirures hémorrhagiques; ces mêmes déchirures existent vers la portion rectale de l'intestin. Le tissu cellulaire sous-muqueux est infiltré de sérosité; çà et là, quelques débris de matières dures, noirâtres et coiffées de mucosités grisâtres, gluantes et associés à quelques stries sanguines. Des lésions qui précèdent, je crois pouvoir conclure à l'existence d'une gastro-entérite aiguë, associée à une péritonite du même type. »

b. Entérite aiguë simple. — Je crois devoir faire remarquer que chez les bœufs conduits à l'abattoir et conséquemment dont le régime et les habitudes ont été modifiés pendant l'engraissement et pendant le transport, on observe toujours une coloration rosée générale des intestins et des mésentères,, coloration qu'il ne faudrait pas considérer comme dénotant un véritable état maladif.

J'en dirai autant des veaux dont les intestins deviennent le siége d'une congestion générale, qui ne tarde pas à se transformer en inflam-mation véritable, si ces jeunes animaux séjournent trop longtemps dans les étables des abattoirs sans recevoir la nourriture et les bois-sons compatibles avec leur âge.

Les développements dans lesquels je suis entré à propos de la gastro-entérite me dispensent de fournir de nombreux détails sur les lésions de l'entérite aiguë simple.

Injection sanguine de la muqueuse de l'intestin grêle et facile à reconnaître sous un filet d'eau tombant sur cette muqueuse; infiltration du tissu cellulaire sous-muqueux; destruction totale ou partielle des villosités intestinales; quelquefois hypertrophie des follicules; matiè-res dures ou quelque peu ramollies exhalant une mauvaise odeur et recouvertes de mucosités grisâtres ou sanguinolentes; complication le plus ordinairement de péritonite avec ou sans épanchement; telles sont les lésions particulières à l'entérite aiguë simple.

L'*entérite chronique* se distingue de la précédente par la coloration grise de la muqueuse et par l'épaississement anormal de cette mem-brane, quelquefois aussi par des déchirures à bords irréguliers, de véritables plaies de la muqueuse dans un état de cicatrisation plus ou moins accentué.

Entérite hémorrhagique. — M. Serres, professeur à l'École de Tou-louse, a rapporté de la manière suivante les lésions de l'hémorrhagie intestinale (1) : « Les vaisseaux du mésentère sont fortement conges-tionnés; l'*iléon* est particulièrement attaqué, sa muqueuse est épaissie, brunâtre et se détache facilement. Dans l'intérieur de l'intestin, il y a, par places, des dépôts d'une matière grisâtre, épaisse, de peu de consistance et mélangée de petits caillots de sang.

« Le *péritoine* offre des traces d'inflammation et est recouvert, en certains points, de matière filtro-plastique commençant à s'organiser. La péricarde offre des traînées et des pointillations rougeâtres sur presque toute sa surface séreuse, mais pas d'exsudation fibro-plas-tique. » J'ai constaté dans un cas de ce genre la présence, dans la der-nière portion de l'intestin, de petits caillots blancs, de nature fibri-neuse.

M. Mauclerc, vétérinaire à Reims, m'a signalé un cas d'hémorrhagie

---

(1) *Journal des vétérinaires du Midi.* (Septembre 1859).

intestinale chez un veau de quatre à cinq mois, auquel on avait fait avaler, comme préparation à la vente, beaucoup de paille et quinze à vingt litres de lait caillé.

Entérite diarrhéique des veaux. — Assez commune chez les veaux engraissés pour la boucherie, particulièrement chez ceux auxquels on donne à l'excès des boissons farineuses, cette maladie s'accuse par les lésions suivantes :

La muqueuse intestinale, dans son ensemble, est rouge et se déchire facilement; une infiltration sous-muqueuse s'observe en plusieurs points, particulièrement au niveau du cœcum et du colon.

« Çà et là, dit Delafond, se voient des traces d'une assez vive inflammation, des ulcérations superficielles, à bords irréguliers, taillés à pic et entourés d'une auréole inflammatoire.

L'entérite diarrhéique existe aussi chez les agneaux, et M. Reynal, qui déclare avoir fait une étude particulière de cette maladie, fait remarquer que les principales lésions existent dans la caillette et l'intestin grêle. A l'autopsie de plusieurs agneaux atteints de cette affection, j'ai particulièrement remarqué les nombreuses taches brunes extérieures existant dans toute l'étendue de l'intestin grêle et les taches ecchymotiques intérieures que signale M. Reynal.

L'honorable professeur ajoute : « Que les villosités sont dépourvues en général de leur épithélium; que plusieurs sont ramollies et en partie détruites. Les glandes intestinales, notamment celles de Peyer, ont augmenté de volume et de vascularisation, augmentation correspondant à un accroissement remarquable de la muqueuse. Quelques taches ecchymotiques dans le cœcum et le gros colon, exagération du volume des glandes isolées. Matières liquides, grisâtres, jaunâtres, fétides dans le rectum.

Les auteurs vétérinaires parlent encore d'un genre d'entérite dite *couenneuse*, en raison des fausses membranes blanches et résistantes, semblables à un boyau de longueur variable, qui sont rejetées du vivant de l'animal après de nombreux efforts. D'après le professeur Delafond, ces fausses membranes sont blanchâtres, résistantes et formées de couches lamelleuses. « Leur face adhérente, examinée sous l'eau, dit M. Reynal, est très-irrégulière ; elle présente des éminences et des anfractuosités qui lui donnent l'aspect de la coupe d'une éponge; elle offre des pointillements rouges, des zones, des arborisations qui correspondent à de pareils pointillements, zones et arborisations de la muqueuse. La face libre est lisse, enduite de mucosités et recouverte de débris alimentaires. L'analyse chimique des fausses membranes, faite par Lassaigne, a démontré qu'elles étaient essentiellement formées de mucus épaissi et concrété, associé à une *petite quantité de fibrine* (1). »

c. Splénite. — Les lésions de la rate sont assez rares à rencontrer; aussi les auteurs sont-ils généralement très-sobres de description à cet égard. Je citerai donc le fait suivant, dont j'ai publié le récit dans le *Recueil de médecine vétérinaire*, numéro de février 1873.

Il s'agit d'une vache garonnaise, de dix ans, à l'autopsie de laquelle je trouvai enfermé, dans un refoulement conique du sac gauche du rumen, un couteau d'enfant n'ayant même pas occasionné d'inflammation apparente autour de lui.

« Lorsque le boucher, usant du moyen ordinairement employé, eut détaché la panse pour la sortir de l'abdomen, la rate qui d'ordinaire suit ce réservoir, auquel elle est maintenue d'une façon assez étroite, la rate, dis-je, ne parut pas. Portant alors mes regards vers la pointe de l'hypocondre où elle est habituellement logée, je constatai en ce point la présence d'une masse allongée épaisse, de forme elliptique, blanche, entièrement recouverte par le péritoine, qui lui-même est fort épaissi et parsemé de quelques taches rouges. Cette masse, à enveloppe chatoyante, adhérait fortement, par son extrémité supérieure, au prolongement conique du rumen dont j'ai parlé plus haut. Il y avait, je le répète, adhérence entre les deux organes, mais non continuité. En tout autre point de son contour, l'organe hypertrophié, dont le poids n'était pas moindre de 7 kilog. 500 grammes, était fortement attaché à l'hypochondre et au diaphragme. A l'ouverture de la masse singulière, constituée par le viscère altéré, je constatai que la tunique séreuse et la tunique propre ou fibreuse de la rate, car c'était bien elle, étaient confondues en une enveloppe résistante d'un demi-centimètre d'épaisseur.

A sa partie supérieure, l'organe splénique était le siége d'un large abcès contenant environ un demi-litre de pus lié, épais, d'un blanc grisâtre, mêlé de noir. Dans cet abcès, le tissu propre de l'organe a disparu; seule, la boue splénique a laissé quelques traces noirâtres tranchant avec la couleur de la matière purulente.

L'enveloppe, épaisse, adhère intimement sur tous les points de l'organe, aussi son enlèvement met-il à nu une masse à fond noir semée d'îlots nombreux remplis de matière purulente, tantôt concrète, tantôt ramollie. Le canevas fibreux se déchire facilement sous le doigt, mais a conservé cependant, à intervalles distants de deux à trois centimètres, assez de résistance pour favoriser la formation de ces dépôts puru-

1) Dictionnaire de MM. Bouley et Reynal.

lents, larges comme une lentille, au milieu desquels on sent quelques petites concrétions calcaires. La véritable boue splénique n'existe plus qu'à de rares endroits, et là même où elle existe, elle est associée à quelques filaments blanchâtres purulents. Tous les autres organes de l'animal sont sains. »

d. Hépatite. — L'hépatite aiguë proprement dite est, je crois, assez rare à rencontrer chez les animaux de boucherie; mais on peut dire qu'il n'est aucun organe sur lequel il soit plus souvent permis de constater des altérations de substance que le foie. On ne peut, dans toutes les circonstances où on les observe, considérer ces altérations comme étant des manifestations d'hépatite aiguë réelle, parce que, du vivant de l'animal, elles n'ont pas provoqué l'apparition de symptômes suffisants pour caractériser une véritable inflammation de l'organe.

On doit, à mon avis, classer les altérations du foie le plus communément rencontrées en quatre catégories, savoir :

1° Ramollissement général ou partiel du foie ;

2° Dilatation des canaux biliaires avec induration de la substance hépatique ;

3° Présence de parasites ;

4° Calculs.

Il est bien entendu qu'en faisant ce classement, je n'entends pas parler des cas nombreux où, participant à l'inflammation aiguë ou chronique dont le péritoine est le siége, la séreuse qui recouvre le foie est garnie de fausses membranes, ou augmentée d'épaisseur sous l'influence d'une organisation des produits épanchés dans le tissu cellulaire qu'elle recouvre.

1° Ramollissement. — Le ramollissement de la substance hépatique se rencontre assez communément; je vais en citer deux faits, dont l'un est la conséquence d'une congestion née dans des conditions exceptionnelles.

Premier fait. — Vache garonnaise de huit ans, de forte stature, amenée du marché aux bestiaux à l'abattoir couchée et attachée sur un traineau. Pour venir au marché, cette vache avait dû faire à pied un parcours de 40 kilomètres, et son état de fatigue était tel qu'elle s'était, en arrivant, étendue sur la paille et ne pouvait plus se relever. Cette vache, qui a présenté les lésions les plus caractéristiques de la *fièvre de fatigue*, recélait entre autres un foie beaucoup plus gros que de coutume, d'un noir foncé, *et se réduisant facilement en bouillie à la plus légère pression*, tout en répandant une odeur aigre des plus prononcées; le sang qui s'écoule en abondance à la coupe de l'organe est noir, mais se coagule peu d'instants après sa sortie.

Deuxième fait. — Bœuf garonnais de six ans, en bonne chair et de santé en apparence florissante. Son foie est très-volumineux, mais relativement léger. A sa face antérieure existent de nombreuses arborisations jaunâtres tranchant sur un fond de couleur chocolat clair; à sa face postérieure on voit les canaux biliaires gros et durs s'étalant en divergeant de la partie supérieure de la scissure, et tranchant, par leur aspect nacré, sur la couleur générale de l'organe. Le tissu hépatique est mou, onctueux au toucher, et *s'écrase facilement en bouillie par la plus légère pression*. La coupe met à découvert un tissu de couleur chocolat clair dans la partie superficielle, et de teinte jaune verdâtre, pointillée de blanc dans la profondeur de l'organe. La section des canaux biliaires donne lieu à des ouvertures desquelles s'écoule un liquide jaunâtre, d'aspect et de consistance analogues à ceux de l'huile figée, et qui, sous les doigts, offre une sensation grenue. Les granulations hépatiques les plus extérieures sont hypertrophiées et se détachent facilement de leur enveloppe fibreuse; les profondes sont plus ramassées et de couleur jaune verdâtre. La vésicule biliaire a son diamètre normal, mais son contenu est plus épais, plus poisseux que de coutume. Je me hâte d'ajouter que cette modification du liquide biliaire pourrait bien, à mon avis, se rattacher quelque peu, si ce n'est à une privation complète d'aliments, au moins aux modifications sensibles de régime auxquelles avait été soumis l'animal depuis qu'il avait quitté l'étable de son maître.

Le sujet n'offrait, du reste, aucune autre lésion appréciable, à part quelques adhérences membraneuses avec l'hypochondre correspondant.

Dans une circonstance récente, où il m'a été donné d'observer les mêmes altérations que celles qui précèdent, j'ai reconnu que le sujet avait réellement souffert à son dépérissement relatif et particulièrement à la diminution sensible et à l'état grenu du suif des rognons, à la coloration rouge anormale de la séreuse péritonéale, notamment au niveau de l'hypochondre droit et du rein du même côté.

M. Colin a cité un cas de *cirrhose* du foie chez une vache. Cette transformation du foie est, en effet, assez commune à rencontrer chez les animaux très-gras, particulièrement chez le veau. La substance glandulaire est jaune, s'écrasant en un magma graisseux avec la plus grande facilité, et l'on ne distingue plus à la coupe ni cellules, ni vaisseaux, ni canaux biliaires. La bile elle-même est plus jaune et plus visqueuse que de coutume; en somme, je ne puis mieux comparer cet état du foie qu'à celui du foie des volailles grasses, avec lequel on confectionne les pâtés si recherchés.

2° *Dilatation des canaux hépatiques.* — La dilatation des canaux hépatiques est commune à rencontrer, particulièrement chez les animaux âgés, surtout les vieilles vaches; elle coïncide aussi presque toujours avec une induration partielle ou générale du foie. L'induration partielle comme fibreuse, et la coloration blanchâtre que l'on pourrait, jusqu'à un certain point, considérer comme les conséquences d'une inflammation chronique du foie, sont aussi l'apanage de la vieillesse ou d'une maigreur très-sensible.

Les canaux dilatés forment le plus ordinairement à la surface de l'organe, particulièrement sur la face postérieure, une véritable arborisation à branches régulières ou noueuses, au travers desquelles le doigt perçoit quelquefois la sensation de concrétions plus ou moins volumineuses crépitant sous la pression.

Dans la plupart des cas, la dilatation n'est due qu'à une hypertrophie de la tunique externe du canal, et l'épaississement des parois coïncide le plus souvent avec l'existence de douves hépatiques, en plus ou moins grande quantité. Il peut arriver aussi que l'augmentation des parois s'accompagne d'un rétrécissement très-sensible de la lumière du canal, et d'un épaississement du liquide biliaire dû à la présence des concrétions dont j'ai parlé. Ces concrétions une fois desséchées se présentent, soit sous l'aspect de granulations très-petites et très-légères, soit sous forme de petites plaques percées à jour, simulant, par leur aspect et leur légèreté, la matière spongieuse des os.

Dans quelques cas, la dilatation des canaux biliaires s'accompagne d'une véritable incrustation des parois, surtout chez les sujets maigres. Les canaux sont devenus alors de véritables tuyaux solides, cylindriques ou ovoïdes, difficiles à entamer par l'instrument tranchant, et dont l'ouverture, maintenue béante par l'incrustation même, peut atteindre un centimètre et plus. Je possède un de ces conduits incrusté, qui, en se desséchant, est devenu d'une dureté extraordinaire; sa forme est ovale; il mesure extérieurement, dans son diamètre transversal, un centimètre et demi, et un peu plus d'un centimètre dans l'autre sens; sa circonférence est de quatre centimètres et demi; l'épaisseur de ses parois d'un millimètre passé. Presque toujours l'incrustation des canaux biliaires coïncide avec la présence des douves hépatiques.

Dans un remarquable mémoire adressé à la Société centrale d'agriculture de France, M. Colin établit que ces incrustations sont formées de cellules épithéliales, d'un pigment noirâtre et de petites masses amorphes d'une matière saline reconnue être composée de carbonate de chaux et de magnésie en très-notable proportion, d'une petite quantité de phosphate calcaire, d'un peu de matière organique et de faibles traces d'oxyde de fer.

Chez les moutons atteints de pourriture ou cachexie aqueuse, les canaux biliaires, remplis de douves, ont leurs parois épaissies, blanchâtres et indurées. A leur intérieur on trouve quelques concrétions biliaires tapissant la muqueuse. « Le tissu propre du foie, dit Delafond, comprimé par la distension de ses canaux excréteurs, est jaune pain d'épice, dur et en partie atrophié. La vésicule biliaire renferme aussi des douves en quantité plus ou moins considérable et la bile est d'un brun fauve. »

Chez bon nombre de moutons atteints de cachexie aqueuse, la coupe du foie met même à jour une véritable arborisation blanchâtre, constituée soit par le développement anormal des parois des canaux biliaires, soit par un épaississement très-sensible des tractus fibreux envoyés dans l'intérieur de l'organe par la capsule de Glisson. La multiplicité de ces cloisons, jointe à la présence des douves, donne à l'organe hépatique un aspect et une consistance qui le rendent inutilisable pour la consommation.

Avant d'en terminer avec les lésions du foie et de son appareil secréteur, je ne puis ne pas parler d'une modification bien remarquable que j'ai eu l'occasion de constater plusieurs fois chez des porcs; modification d'autant plus extraordinaire qu'elle semblerait devoir entraîner, du vivant des sujets, un état pathologique appréciable, ce qui, au contraire, est bien loin d'exister. Je veux parler d'une transformation complète subie par la vésicule biliaire et son contenu. Dans ces cas, en effet, la vésicule est rétractée, quelque peu plissée et comme parcheminée à sa surface; à son intérieur existe, *au lieu du liquide biliaire*, une *masse* solide d'un noir verdâtre, épaisse, onctueuse, cédant sous la pression et paraissant conséquemment complètement dépourvue des propriétés ordinaires de la bile sur les graisses contenues dans le tube digestif. Recueillie et desséchée, cette matière devient très-dure et très-friable. Quoique anormale, cette transformation de la vésicule biliaire et de la bile peut-elle être considérée comme se rattachant à l'état d'engraissement extraordinaire auquel sont arrivés les animaux chez lesquels on l'observe? Je suis tenté de le croire.

3° *Parasitisme.* (Nous traiterons ces deux questions lorsque nous
4° *Calculs.* (seront rendus à l'étude des vices de sécrétion et des maladies parasitaires.

e. **Néphrite.** — L'inflammation aiguë simple des reins ne se rencontre que très-rarement sur les animaux de boucherie. Je rapporterai donc ici tout d'abord une observation de néphrite consécutive à un abcès survenu dans la région lombaire ; puis je dirai quelques mots des lésions particulières à la néphrite dite idiopathique.

1° Néphrite consécutive. — L'animal sur lequel j'ai constaté ces lésions est un bœuf de race saintongeaise, âgé de 8 ans. Il est assez gras, quoique ayant sensiblement souffert, ainsi que l'atteste l'état des muscles et de la graisse. Le rein droit seul est atteint. Le viscère et son enveloppe de graisse constituent une masse allongée, piriforme, d'aspect extérieur fibreux, chatoyant. L'incision de cette masse dévoile une transformation fibreuse, d'un centimètre et demi d'épaisseur, du feuillet pariétal qui soutient l'organe et du tissu adipeux qui l'enveloppe. A l'intérieur, ce sac résistant contient un abcès énorme à pus très louable, sécrété par une véritable membrane pyogénique d'un beau rouge foncé. La quantité de pus ainsi renfermée peut être évaluée à un litre. Le rein, complètement en dehors de l'accumulation purulente, est entouré d'une légère couche adipeuse molle et jaunâtre ; il a évidemment souffert de la cause extérieure qui a provoqué ces désordres, car il est plus gros et plus rouge que de coutume ; son tissu, pénétré de sang, est ramolli. La muqueuse qui tapisse le bassinet est pointillée de taches roses, pointillé qui se continue sur les deux tiers de l'étendue de la muqueuse de l'urétère. Les muscles sous-lombaires sont pâles, infiltrés de sérosité et se déchirent facilement ; l'ilio-spinal enfin porte la trace d'une blessure remontant à une époque assez éloignée. En un mot, on ne peut mettre en doute que *l'inflammation du rein* et les modifications subies par les tissus voisins se rattachent, dans la circonstance, à un choc violent reçu au niveau de la région lombaire.

2° Néphrite idiopathique. — Dans les cas de néphrites idiopathiques nées sous l'influence de l'alimentation, des boissons, de la fatigue, etc., les altérations de la substance rénale peuvent être plus prononcées que celles que je viens de relater : coloration rouge foncé et quelquefois même ramollissement complet de la couche médullaire ; coloration semblable, infiltration sous-muqueuse ou épaississement de la muqueuse des bassinets et des urétères ; existence de lésions concomitentes de quelques viscères abdominaux ; péritonite plus ou moins accusée, etc. ; tels sont les désordres plus ou moins considérables que peut entraîner la néphrite aiguë ou chronique.

Une variété de la néphrite est celle due à la présence de calculs dans les bassinets rénaux ; nous nous en occuperons en traitant des vices de sécrétion.

f. Cystite. — Les lésions de la vessie se divisent en :

1° Lésions de la cystiste aiguë simple ;

2° Lésions de la cystite chronique ;

3° Lésions de la cystite calculeuse.

Nous ne nous occuperons pour le moment que des deux premières catégories, la troisième devant être traitée à l'étude des calculs.

1° Cystite aiguë simple. — L'inflammation aiguë de la vessie, commune chez le bœuf, se caractérise par une coloration rouge générale plus ou moins foncée de la muqueuse vésicale ou par de simples ecchymoses répandues çà et là sur son étendue, quelquefois même par de petits éraillements permettant l'infiltration de l'urine entre la muqueuse et la couche musculeuse de l'organe.

L'urine est foncée en couleur, quelquefois mêlée de sang.

M. Ringuet a rapporté (1) un fait très-remarquable de cystite suraiguë dans lequel, outre les altérations ordinaires de la muqueuse vésicale, il a rencontré dans l'intérieur de l'organe un énorme caillot sanguin, d'un volume supérieur à celui des deux poings, nageant au milieu d'un verre environ d'urine sanguinolente.

2° Cystite chronique. — J'ai eu l'occasion de constater sur un bœuf les lésions suivantes caractéristiques d'une cystite chronique remarquable existant en même temps qu'une péritonite générale.

Quoique pleine d'une urine trouble, mais non sanguinolente, la vessie n'est pas projetée dans l'abdomen ; elle est, au contraire, fortement maintenue en place, par un épaississement anormal de la portion d'enveloppe séreuse qui la recouvre antérieurement d'une part, et par la soudure établie entre elle et les parties environnantes d'autre part, à l'aide d'un coagulum séro-albumineux formé dans le tissu cellulo-graisseux qui enveloppe le col de l'organe. Le gonflement extraordinaire de la vessie tient plutôt à l'épaisseur et conséquemment à la résistance mécanique acquise par ses parois qu'à une dilatation graduellement obtenue par l'accumulation de l'urine dans son intérieur. Les parois de l'organe ont, en effet, l'épaisseur d'un centimètre, notamment vers le col, et une consistance lardacée telle qu'il devient impossible de distinguer l'une de l'autre les membranes composantes. La muqueuse est transformée en une surface très-unie, glissante, d'un gris légèrement rosé, et est recouverte de mucosités au milieu desquelles le microscope dénote la présence de globules purulents.

L'épaisseur des parois vésicales se continue par une augmentation de volume du canal de l'urètre et surtout un épaississement anormal de la couche musculeuse de la portion pelvienne du conduit. La coupe de cette portion de l'urètre dévoile au même endroit une infil-

(1) *Journal des vétérinaires du Midi.* Février 1855.

tration de sérum et d'urine entre la muqueuse proprement dite et le tissu érectile qui l'entoure. Un léger sédiment blanchâtre, associé à du muco-pus, forme dépôt au niveau de la courbure antérieure de l'S pénienne. Quant au pénis lui-même, son diamètre est partout augmenté, mais surtout, ainsi que je l'ai dit, dans sa partie pelvienne, où l'altération se rattache plutôt à l'altération que j'ai décrite qu'à une modification du corps caverneux. J'ajoute que je n'ai trouvé aucun calcul ni dans la vessie, ni dans le canal de l'urètre, et que la substance propre des reins était intacte, aussi bien que l'intérieur des bassinets rénaux.

3° *Cystite calculeuse.* — Elle sera traitée à propos des calculs.

g. Métrite. — Le vétérinaire, inspecteur de la boucherie, a très-souvent l'occasion d'observer les lésions de la métrite aiguë ou chronique chez les vaches abattues pour la boucherie ; dans la plupart des cas, la métrite est associée à la péritonite. C'est le plus souvent après le part que s'observent les lésions de la métrite, mais elles peuvent aussi coïncider avec un état de gestation plus ou moins avancé.

1° *Métrite aiguë.* — Les lésions utérines observées pendant la gestation varient avec la nature et l'ancienneté de la cause qui a provoqué l'inflammation de l'organe.

Lorsque l'autopsie ne dévoile aucune anomalie dans la forme, la position, la structure de la matrice ou du fœtus, les lésions de la métrite se bornent à une coloration rouge plus ou moins prononcée de la muqueuse utérine, quelquefois même à un épanchement hémorrhagique à sa surface ; dans ce cas, la cause agissante n'ayant pas borné son action à la matrice seulement, on observe que le péritoine, les mésentères, l'épiploon, la vessie, participent à l'inflammation.

Mais ces lésions deviennent plus sensibles et la matrice en est plus particulièrement le siége, lorsqu'elles sont provoquées par une disposition anormale provenant de la mère ou du fœtus.

Nous devrions, suivant l'ordre que j'ai adopté jusqu'ici, renvoyer l'étude de ces métrites spéciales à la partie de ce travail traitant des *déviations*; mais nous reconnaissons une liaison tellement intime entre tous les développements que nous avons à donner sur la métrite que nous ne saurions les séparer sans nuire à la clarté de notre récit.

Parmi les causes provenant de la mère, susceptibles de provoquer des désordres inflammatoires de la matrice, nous citerons en première ligne la *torsion du col de l'utérus* ou rotation de l'organe utérin parfaitement décrite par M. Chambon dans les lignes suivantes à propos des symptômes caractéristiques de l'affection (1) :

---

(1) *Recueil de médecine vétérinaire.* Année 1860.

« Si la torsion, dit M. Chambon, est peu étendue, et que le col de l'utérus soit dilaté en partie, on rencontre, après avoir franchi le détroit vaginal, un repli membraneux, dirigé obliquement de haut en bas, de droite à gauche, si l'involution de la matrice a eu lieu de gauche à droite, et de gauche à droite si l'involution a eu lieu de droite à gauche. Partant de l'intérieur du vagin et suivant la paroi inférieure de cet organe, ce repli se prolonge jusqu'au-delà du col sur le col de l'utérus et semble former un rideau qui obstrue complètement le conduit utérin. On peut cependant le suivre et pénétrer jusque sur le veau, à la sortie duquel il s'oppose. Les pieds de celui-ci peuvent encore être engagés dans le vagin, mais il est impossible d'y faire parvenir la tête.

« *Dans la demi-torsion, il y a une occlusion complète du conduit vaginal ;* il présente alors une sorte d'infundibulum dont le fond est occupé par de nombreuses duplicatures de la membrane vaginale, qui semblent disposées en deux faisceaux principaux plus ou moins bien tranchés, croisés en X, l'un supérieur dirigé à droite, l'autre inférieur dirigé à gauche si la torsion de la matrice est de gauche à droite ; si elle est de droite à gauche, la direction de ces deux faisceaux est inverse. Dans l'inversion à droite, en suivant le faisceau inférieur, et après s'être introduit dans la torsion de droite à gauche et de haut en bas, si on tourne un peu la main à droite et en haut, de manière à faire prendre au bras la forme d'un S, on arrive dans l'intérieur de l'utérus. Souvent aussi, les replis que présente le vagin sont contournés en spirale et forment une sorte de volute, d'entonnoir spiroïde.

« Si l'utérus a subi une *rotation complète*, les replis formés sur le vagin sont d'ordinaire très-multipliés, contournés en convergeant vers le centre, quelquefois disposés en spirale ; mais souvent il est presque impossible de se faire une idée exacte sur leur disposition : l'occlusion est telle que la main éprouve des difficultés extrêmes pour s'engager au milieu de ces replis et pénétrer dans l'utérus. Dans l'intérieur de la torsion, les replis semblent affecter une disposition annulaire que l'on pourrait comparer au pas de vis d'un écrou ou aux tours que fait le fil de fer d'un ressort à boudin. Au milieu de ces anneaux, le bras éprouve une étreinte vigoureuse qu'il ne peut supporter longtemps. »

J'ai copié textuellement cette description des modifications imprimées à la matrice par ce que l'on appelle la torsion du col de l'utérus, parce qu'elle m'a paru être le tableau le plus fidèle qui ait été donné de cette mutation de l'organe utérin et parce qu'il m'a semblé qu'en la lisant on se faisait l'idée la plus complète de la situation que fournit l'autopsie des femelles chez lesquelles on constate cette déviation.

On peut rencontrer à l'autopsie un quart, un tiers ou une demi-torsion ; dans ce dernier cas, on constate une occlusion complète du conduit vaginal et les désordres qui en sont la conséquence.

Si l'accident est récent on trouve, outre la distension et la coloration anormale des ligaments larges, une injection sanguine de la séreuse entourant l'utérus, et à l'intérieur un fœtus dont l'organisation n'a subi aucune modification ou n'en a subi que très-peu, nageant dans un liquide amniotique un peu plus coloré et plus épais que de coutume, mais n'ayant aucune odeur particulière.

Lorsque la torsion, remontant à une date plus ancienne, est telle qu'elle s'est opposée à la sortie du fœtus et des liquides qui l'accompagnent, celui-ci a subi une véritable macération dans l'intérieur de la corne qui le recèle, macération proportionnée au temps plus ou moins long depuis lequel il est mort et depuis lequel, conséquemment, il séjourne dans le liquide amniotique. Dans ce cas, le vagin est enflammé, sa muqueuse est marbrée ou garnie de plaques noirâtres ou de déchirures reposant sur une infiltration séreuse. A sa partie postérieure, on remarque la courbure spiroïdale affectée par ses plis jusqu'au point où ils pénètrent et se confondent avec l'intérieur de l'utérus ; la muqueuse utérine est, elle aussi, gonflée et marbrée de nombreuses taches noires. La corne utérine dans laquelle est logé le fœtus est le siége d'une stase sanguine qu'accusent le gonflement et la couleur noire du placenta utérin et des cotylédons ; le fœtus est demeuré dans son liquide amniotique, devenu trouble et d'une odeur particulière ; la tunique allantoïdienne se déchire facilement et son contenu est trouble et roussâtre. La peau du jeune sujet est ridée, ses poils (s'il en a) sont gluants et s'arrachent avec facilité, particulièrement à la face interne des cuisses, mettant à nu un épiderme jaunâtre se détachant facilement. Les chairs sont flasques et molles ; le ventre est revenu sur lui-même, les saillies osseuses sont apparentes au travers de la peau ; les os, notamment ceux de la tête, sont décolorés ; les onglons, mous et tendres, s'arrachent facilement, quelquefois même ils se sont détachés d'eux-mêmes et nagent dans le liquide amniotique ; enfin le cordon ombilical est engorgé, noir et se déchire à la moindre traction. Ajoutons que les parois abdominales, les intestins, le rumen, la vessie de la vache chez laquelle on observe la torsion, ont une teinte générale livide et répandent l'odeur constatée à l'ouverture du sac amniotique.

On ne saurait confondre les lésions que nous venons de décrire avec celles résultant d'un *avortement* précédé de la mort du fœtus ;

dans ce dernier cas, en effet, on constate une véritable décomposition des enveloppes fœtales, l'engorgement sanguin et la déchirure facile des cotylédons, la muqueuse utérine gonflée, noire en plusieurs points et se déchirant à la moindre traction, le fœtus nageant dans un liquide trouble et infect. Ce fœtus est gonflé par l'emphysème du tissu cellulaire sous-cutané, son ventre est ballonné, ses poils s'arrachent avec facilité mettant à nu une peau livide et sans résistance; les membres et la tête s'arrachent à la moindre traction ; les chairs sont molles, livides, et se déchirent facilement en répandant une odeur infecte. Il n'est même pas rare de rencontrer en pareil cas la gangrène sur quelques points de la muqueuse utérine; cette gangrène tient au séjour prolongé et à la décomposition putride du placenta et quelquefois aussi du fœtus. Ajoutons aussi qu'en pareil cas l'organisme entier de la vache subit les conséquences de ces désordres de nature septicémique. On a rapporté aussi comme concomitente à la métro-péritonite aiguë *l'hydromètre ou hydropisie de l'amnios*. M. Gilis (1) a cité un fait de ce genre où l'amnios ne contenait pas moins de 110 litres de liquide; la matrice avait conséquemment un volume extraordinaire et sa corne droite renfermait un fœtus dont la mort était récente. D'après un autre vétérinaire, M. Roinard (2), l'hydropisie de l'amnios n'existerait réellement pas chez la vache ; ce praticien cite à ce propos plusieurs faits dans lesquels l'hydropisie supposée était constituée par le liquide allantoïdien et non par le liquide amniotique.

Métrite chronique. — J'ai constaté sur une vache les lésions suivantes : L'ouverture de l'animal dénote un état de graisse extraordinaire; rien n'annonce qu'il a souffert et pourtant sa matrice présente les altérations d'une inflammation chronique jointe à un état de gestation assez rare à rencontrer.

Dans son ensemble, la matrice a doublé de volume, son aspect extérieur est chatoyant. Son enveloppe séreuse est transformée en un tissu blanc, lardacé, criant sous l'instrument tranchant et solidement uni à la membrane charnue également hypertrophiée. Dans la corne droite particulièrement développée, la muqueuse est d'un jaune sale et renferme environ deux litres de liquide de même couleur et n'ayant que très-peu d'odeur. Au milieu de ce liquide existent un grand nombre d'os de fœtus complètement distincts les uns des autres, ou, pour mieux dire, les os de la tête et des membres de deux fœtus. Quelques vertèbres et quelques côtes font partie de cette accumulation osseuse,

---

(1) *Journal des vétérinaires du Midi.* Décembre 1861.
(2) *Recueil de médecine vétérinaire.* Mai 1869.

mais on y remarque aussi un rachis tout entier, à la partie antérieure duquel est fixée une cage thoracique renfermant des organes pectoraux dans un état de macération complète; je n'ai rencontré aucune trace de viscères abdominaux. Les os, ainsi décharnés, m'ont paru appartenir à des fœtus de sept à huit mois environ; ils sont légers, parfaitement formés, mais leurs extrémités manquent complètement du revêtement cartilagineux. Les dents incisives, bien formées, sont éparses au milieu de toutes ces pièces, et les molaires, enchâssées dans leurs chambres osseuses, sont mobiles et tombent avec facilité.

Je ne puis faire ici l'exposé des lésions diverses que l'on est susceptible de rencontrer à la suite d'un part plus ou moins laborieux ou d'accidents consécutifs à la mise bas.

Je citerai cependant les lésions consécutives à la *non-délivrance*.

La vulve est tuméfiée et laisse écouler un liquide infect, de couleur roussâtre; le vagin est garni de plaques noirâtres; la muqueuse utérine est noire et porte de nombreux débris de cotylédons placentaires sur lesquels adhèrent des cotylédons utérins également noirs et tuméfiés, gorgés de sang, faciles à déchirer; un liquide séro-sanguinolent, brunâtre, infect, baigne toutes ces parties altérées par la décomposition. La séreuse recouvrant la matrice est elle-même épaissie, tachetée de rouge et infiltrée de sérosité jaunâtre; il en est de même des ligaments suspenseurs de la matrice; le plus ordinairement aussi l'inflammation séreuse s'étend sur plusieurs points du sac péritonéal.

En plusieurs circonstances j'ai rencontré des collections purulentes à pus semi-liquide et de mauvaise odeur, renfermées dans l'intérieur du corps de la matrice. La muqueuse de la matrice, transformée en membrane pyogénique, avait une teinte noirâtre et un aspect rugueux, et tout annonçait que les animaux avaient souffert de cet état pathologique.

J'ai constaté chez une truie un état de la matrice que je crois pouvoir rattacher à un *carcinôme,* et dont voici, du reste, la description :

Le corps seul de l'organe a subi une transformation. Loin d'être creux, il représente une masse solide, d'un volume et d'une forme comparables au volume et à la forme du moyeu d'une forte charrette. Sa consistance est ferme, sa surface chatoyante, blanche, garnie de quelques productions membraneuses. Une coupe pratiquée vers le milieu de cette masse met à découvert un tissu ferme, dense, sans odeur appréciable; sur un fond de couleur acajou-clair se dessinent des surfaces ovalaires plus foncées en couleur, comparables aux nœuds du bois. Une petite quantité de liquide séro-sanguinolent s'écoule à la coupe. Quant à la partie la plus excentrique de la tumeur, elle est épaisse d'un centimètre, blanche, très-résistante, d'aspect fibreux ; il est, du reste, impossible de distinguer dans cette enveloppe les membranes entrant normalement dans la composition de l'organe utérin. Les cornes de la matrice ne présentent d'autre modification qu'une légère augmentation d'épaisseur de leurs membranes constituantes.

Du reste, la truie qui recélait cet état pathologique était très-belle, très-grasse et ne paraissait nullement avoir souffert.

Je terminerai cet exposé des lésions utérines en signalant une transformation de la matrice en une masse résistante dont je n'ai pu déterminer la nature d'une façon bien positive. Du reste, je ne publie ce fait que pour démontrer combien sont variées et quelquefois même inattendues les lésions pathologiques que l'inspecteur est susceptible de rencontrer à l'ouverture des animaux tués à l'abattoir.

La vache est âgée, plutôt maigre que grasse. A la place de la matrice est une masse oblongue, à surface extérieure très-polie, d'un jaune sale très-clair. A la coupe, il ne s'écoule pas de sang, mais seulement une petite quantité de liquide séro-purulent lactescent. Les membranes composant l'organe utérin sont confondues en forme de calotte épaisse d'un demi-centimètre environ, entourant comme une sorte de tumeur intérieure ; la cavité du corps de la matrice et l'infundibulum des cornes ont disparu complètement ; à leur place existe un tissu blanc jaunâtre, de consistance demi-solide et se coupant facilement. La coupe est lisse, polie, homogène, et je ne puis mieux la comparer qu'à une section faite dans un amas de crème jaunâtre solidifiée. Ce n'est évidemment pas là une transformation fibreuse, ni une altération de nature cancéreuse. Je suis porté à croire que cette transformation de la matrice est la conséquence d'une *solidification* lente de produits purulents dont l'origine se rattache à un abcès de formation très-ancienne dans l'intérieur de l'organe utérin.

On a voulu rattacher aussi aux lésions utérines les phénomènes observés pendant *la fièvre vitulaire* ; mais l'expérience a démontré que les principales lésions de cette fièvre existaient particulièrement sur les grands centres nerveux. C'est ainsi que la muqueuse utérine et ses cotylédons sont exsangues et d'une pâleur jaunâtre, tandis que les méninges, le plexus choroïde, le plexus lombo-sacré et les nerfs qui en émergent sont fortement injectés, injection que partage également la substance grise de la moelle.

2ᵉ CATÉGORIE. — VICES DE SECRÉTION.

a. **Calculs du foie.** — Il résulte des recherches de M. Colin que les calculs biliaires ont un volume variable depuis celui des grains de sable jusqu'au volume d'une noisette ou d'un œuf de pigeon. Leur couleur est jaune de rouille ou d'un vert plus ou moins foncé ; ils deviennent noirâtres par la dessiccation. Ils sont très-généralement arrondis aux facettes, s'écrasent facilement et laissent exhaler une forte odeur de musc. Ils sont formés de beaucoup de cholestérine, mais cependant en moins grande proportion que ceux de l'homme, de résine biliaire, de matière colorante verte, d'albumine, de mucus et de sels.

b. Calculs des reins. — M. Caussé, vétérinaire à Castelnaudary, a trouvé chez un bœuf les lésions suivantes (1) : « Le bassinet du rein droit contenait deux calculs, tandis que le gauche en récélait deux cent trente-cinq et pesait 112 grammes. Cette glande avait acquis le double de son volume ordinaire. Les tissus cellulaire et adipeux s'étaient transformés en une espèce de substance fibreuse de deux doigts d'épaisseur, analogue à celles des urétères : elle criait sous l'instrument tranchant ; le bassinet, de la grosseur du poing et à surface bosselée, irrégulière, contenait presque la totalité des calculs. Ce rein, ayant été tranché en deux, suivant le sens de ses courbures, nous a permis de voir que la substance corticale, d'une épaisseur de 11 centimètres à sa grande courbure et de 5 près du bassinet, d'une couleur jaune orangé, offrait çà et là de petits corps rougeâtres, durs, ressemblant à de petits tubercules, dont quelques-uns étaient ramollis à leur centre et quelques autres sur le point de s'abcéder. Le pus était bleuâtre. En outre, dans la substance rayonnée ou tubuleuse avait eu lieu une transformation remarquable : tous les tubes étaient isolés les uns des autres par une substance lardacée, devenant fibreuse en se rapprochant du bassinet, puis cartilagineuse, et qui venait revêtir, en s'amincissant, l'intérieur de l'infundibulum. Sur la face interne de celui-ci, on observait sept ou huit points jaunâtres de structure fibreuse : trois étaient passés à l'état cartilagineux. Chaque tube récélait un petit calcul conique hérissé de petites pointes ; d'autres étaient contenus dans le bassinet et avaient la plus grande ressemblance avec le fruit du mûrier. »

Je possède un calcul rénal trouvé chez un bœuf, du poids de *160 grammes*. Je n'ai pas assisté, malheureusement, à son extraction de l'organe qui le contenait ; aussi ne puis-je dire dans quel état étaient les tissus composant cet organe.

Quant au calcul lui-même, sa forme générale est ovale ; sa couleur est d'un gris-jaunâtre terne, sa consistance très-dure. Sur ses côtés existent des renflements, les uns mamelonnés et de la grosseur d'une petite noisette à surface rugueuse, les autres beaucoup plus petits, analogues par leur disposition et leur aspect aux productions miliaires tuberculeuses que l'on rencontre surtout chez le mouton et chez l'homme. L'analyse chimique de ce calcul a fourni les résultats suivants sur cent parties :

Carbonate de chaux..	70
Phosphate de chaux..	12
Matières organiques et matières minérales indéterminées...	18
	100

Au dire du boucher qui m'a donné ce calcul, le bœuf qui le recélait était très-gras et ne paraissait nullement souffrir de la présence de cet hôte cependant assez volumineux.

Envisagés au point de vue de leur couleur, les calculs rénaux du bœuf ont été divisés par M. Verheyen en cinq variétés, savoir :

Calculs corallins formés par du carbonate de chaux (74 p. %), du carbonate de magnésie, de la matière organique et des traces de carbonate de fer ;

Calculs nacrés. Même composition que les précédents, mais d'un aspect différent.

Calculs métalliques, à reflet brillant, verdâtre, métallique, même composition.

Calculs blancs, très-rares, à facettes, formés de carbonate de chaux (92 p. %), carbonate de magnésie et matière organique.

Calculs gris, très rares. Composition : carbonate de chaux et de magnésie en moins grande quantité que dans les précédents; phosphate ammoniaco-magnésien, phosphate, oxalate de chaux, matière organique (1).

Calculs rénaux du mouton. Excessivement rares, dit M. Verheyen, ces concrétions sont petites, dures, irrégulières, du volume d'une graine de moutarde à celui d'un petit pois, et ordinairement réunies en nombre de dix à quinze. La surface, lisse, entièrement blanche, ou d'un blanc sale, recouvre des lamelles minces, entourant un petit noyau solide. Composition : acide silicique (42 p. %), carbonate de chaux, de magnésie, matière organique et traces de fer.

c. Calculs de la vessie. — Cystite calculeuse. — Les lésions de la vessie, déterminées par la présence de calculs ou simplement de sable, diffèrent suivant l'intensité acquise par la maladie.

---

(1) *Nouveau dictionnaire pratique de médecine*, etc., par MM. Bouley et Reynal.

Quelquefois la muqueuse vésicale est simplement congestionnée ou recouverte de mucosités associées à du sable très-fin dont l'amoncellement au niveau du col de l'organe nuisait, du vivant de l'animal, au rejet de l'urine ; aussi trouve-t-on dans ce cas une accumulation assez considérable de ce liquide dans la vessie. Cette poussière calculeuse peut même pénétrer dans l'intérieur du canal de l'urètre, s'y déposer sur une étendue plus ou moins considérable, et rendre encore par ce moyen le rejet de l'urine plus difficile.

Dans un cas de ce genre observé sur un bœuf par M. Ringuet, l'analyse chimique de cette poussière sur 10 grammes a donné les résultats suivants :

Carbonate de chaux..... 6,476

Mucus................ 3,524

Les lésions sont mieux caractérisées et plus importantes à connaître au point de vue spécial qui nous occupe lorsque, en raison de la présence de véritables calculs formant obstacle à l'écoulement de l'urine au dehors, la vessie s'est rupturée.

Dans ce cas, *rupture de la vessie*, on rencontre à l'ouverture des animaux une quantité plus ou moins considérable d'un liquide trouble, de couleur jaune sale, dont l'odeur urineuse dénote la nature ; les parois abdominales et les organes contenus dans la cavité sont pâles, *humides*, comme lavées et répandent également l'odeur d'urine ; les muscles abdominaux et surtout les muscles sous-lombaires sont pâles, mous et participent à l'odeur signalée. Le suif des rognons est mou et l'on peut dire que, même après l'enlèvement de ces viscères, l'odeur urineuse persévère dans les points immédiatement en contact avec le suif qui les recouvrait. Le péritoine *peut* être, mais n'est pas toujours injecté ; sa couleur plus ou moins foncée ou plombée dépend du temps plus ou moins long depuis lequel l'animal souffrait de la *pierre*. La vessie, revenue sur elle-même, présente à son fond une déchirure irrégulière *dont les bords ecchymosés annoncent que la rupture a eu lieu avant la mort;* sa muqueuse est de couleur rouge-brun. On rencontre le plus souvent dans l'intérieur de la vessie un ou plusieurs calculs de grosseur variable, sphériques, blancs ou bruns. Le plus ordinairement ce sont de petits calculs bruns, brillants, comparés par leur forme et leurs dimensions aux perles de l'huître, formés de carbonate de chaux enveloppé de matière organique ; j'en ai compté jusqu'à 250 dans la vessie d'un même animal, les uns gros comme un gros pois, les autres du diamètre d'une tête d'épingle. Lorsque les calculs sont plus gros, leur surface est inégale et bosselée et l'on rencontre à leur analyse chimique de l'acide silicique, du carbonate de chaux et de magnésie, de la matière organique et des traces de fer. Les calculs dont le volume est tel qu'ils n'ont pu franchir les courbures de l'Spénienne, s'arrêtent au niveau de l'un ou l'autre point du canal de l'urètre et y provoquent une inflammation plus ou moins intense qu'accusent des ecchymoses, quelquefois même des déchirures de la muqueuse urétrale et une légère infiltration séreuse.

Dans son mémoire sur l'affection calculeuse des voies urinaires du bœuf, M. Caussé a décrit des lésions qu'il est, pour l'inspecteur de boucherie, important de connaître parce qu'elles se rattachent à des sujets *morts naturellement* après plusieurs jours de maladie. Voici ces lésions : « Ventre ballonné, tissu cellulaire sous-jacent à la peau, notamment aux régions abdominales, infiltré d'urine, simulant un véritable œdème. Les extrémités postérieures surtout sont fortement engorgées par le même liquide, reconnaissable à son odeur très-prononcée. Les muscles, exhalant la même odeur, ont perdu de leur couleur. La cavité abdominale contient jusqu'à 200 litres d'urine à odeur insupportable. Le péritoine varie de nuance : tantôt il présente çà et là de légères plaques noirâtres, à bords circonscrits, se déchirant par la moindre pression : j'en ai vu sur le foie et sur l'étendue du diaphragme ; tantôt l'inflammation n'ayant pas fait autant de progrès, le péritoine n'a acquis qu'une couleur plombée. La vessie est toujours réduite en une espèce de corps noir, contracté sur lui-même, exhalant une odeur de putréfaction. La portion de la membrane muqueuse de l'urètre, en contact avec le calcul ou les calculs, est engorgée de sérosité ; parfois, elle conserve sa structure ; en d'autres cas, elle tombe en liquéfaction. »

Si j'insiste aussi longuement sur les lésions de la cystite calculeuse, c'est qu'il est peu de maladies que l'on rencontre aussi communément sur les bœufs soumis à l'inspection des viandes, et pour lesquelles il faille plus d'habitude pour apprécier des altérations que le boucher a intérêt à cacher par tous les moyens dont il dispose. La couleur pâle, lavée des muscles et surtout des muscles sous-lombaires, l'enduit humide et gluant, collant au doigt, qui imprègne l'enveloppe péritonéale, le peu de consistance du suif, notamment de celui existant dans le bassin, l'odeur urineuse généralement répandue dans l'abdomen et surtout très-appréciable au niveau du bassin et des rognons : tels sont les renseignements infaillibles sur lesquels l'Inspecteur peut compter pour se prononcer avec certitude, en l'absence de la vessie.

Gravelle du mouton. — M. Bouley a publié, dans le Recueil de médecine vétérinaire (Décembre 1854), des études complètes sur la gravelle des bêtes ovines. Les principales lésions par lui énoncées sont :

1° La présence dans le canal de l'urètre de dépôts calculeux, sorte de magmas granuleux, cylindriques, de 2 à 3 centimètres de longueur, séparés par des espaces vides, et la coloration rouge-vif dans les points du canal correspondant au dépôt calculeux ; 2° la distension plus ou moins grande de la vessie par un liquide assez limpide dans lequel était précipitée, en quantité considérable, une matière d'apparence saline et de couleur blanche, ou la rupture de l'organe et l'accumulation de l'urine dans la cavité péritonéale enflammée. « Dans l'un et l'autre cas, dit l'éminent professeur, la muqueuse de la vessie était notablement injectée et reflétait une teinte rouge-foncé, inégale ; mais ce caractère était bien plus marqué dans les vessies rupturées, dont la muqueuse, revenue sur elle-même par le retrait de la membrane musculaire, formait des plis anfractueux, rouges à leur sommet et remplis dans leur fond par des dépôts salins qui y paraissaient comme enchâtonnés. » L'élément principal de ces concrétions salines est le phosphate ammoniaco-magnésien.

3ᵉ CATÉGORIE. — DILATATIONS. OBSTRUCTIONS.

Les viscères renfermés dans la cavité abdominale, notamment les viscères creux, sont souvent le siége de dilatations se rattachant pour la plupart à des états inflammatoires bien caractérisés et dont nous avons déjà eu l'occasion de parler. Nous ne rangerons donc dans cette catégorie qu'un genre de dilatations auxquelles on peut donner la qualification de *primitives* comparativement aux autres que nous savons être *consécutives* à un état maladif déjà étudié.

Parmi ces dilatations primitives ou essentielles, nous ne parlerons que de celles provoquées par des indigestions, dont l'appréciation est pour nous d'une certaine importance.

a. Indigestions. — Au point de vue qui nous occupe, les lésions caractéristiques des indigestions sont dignes d'être notées par ce motif qu'il est important de pouvoir reconnaître si le sujet n'a pas succombé à une affection de ce genre avant d'avoir été saigné par le boucher. On distingue en pathologie l'indigestion simple avec météorisme et l'indigestion avec surcharge d'aliments.

1° Indigestion simple. Météorisme. — C'est particulièrement au printemps, alors que les animaux sont soumis au régime du vert, que l'on peut constater les cas de mort par météorisme ou indigestion gazeuse. A l'ouverture de la cavité abdominale, le rumen fait une saillie énorme refoulant le diaphragme en avant et les intestins en arrière. En perçant ce réservoir, des gaz fétides s'en échappent avec violence, gaz dont M. Lassaigne a donné la composition suivante pour cent parties :

Acide carbonique......	20 gr.	
Oxygène.............	14	70
Hydrogène carboné....	6	
Azote...............	50	30

D'autres analyses ont démontré que dans certaines circonstances il existe parmi ces gaz une notable proportion d'acide sulfhydrique. Les poumons et tout le système veineux sont gorgés de sang noir ; cette coloration foncée et cet engorgement sanguin se sont étendus à tous les organes en général, le foie, la rate, les gros viscères intestinaux et même le système musculaire et le tissu cellulaire sous-cutané ; on le remarque enfin au cerveau et dans les méninges. Ces lésions sont la conséquence d'une véritable asphyxie due à la compression extrême subie par les poumons, compression les mettant dans l'impossibilité matérielle d'opérer la fonction de l'hématose. Lorsque, grâce à la ponction, ou a pu conserver le sujet pendant quelques jours, on rencontre à l'autopsie une soudure complète du sac gauche avec le point correspondant de la peau et de nombreuses fausses membranes à organisation plus ou moins avancée reliant également ce sac à la rate, aux reins, aux muscles et jusqu'au corps des vertèbres correspondantes. Le grand épiploon est garni de sugillations sanguines, de taches rougeâtres tranchant sur sa couleur jaunâtre et sur le fond gris du sac ponctionné.

Dans l'intérieur du rumen on observe une distension extrême de la muqueuse et quelques ecchymoses disséminées çà et là annonçant un éraillement de cette membrane ou une déchirure par l'instrument qui a servi à effectuer la ponction.

Il est incontestable que lorsque le sujet a été saigné avant la mort les lésions d'asphyxie dont nous avons parlé n'existent pas ou sont bien moins sensibles.

Le météorisme est, ainsi que nous venons de le dire, une des affections qui ont particulièrement pour résultat de déterminer un état congestionnel, apoplectique de la viande, et conséquemment de rendre plus facile sa décomposition sous l'influence des conditions souvent si défavorables dans lesquelles elle est placée, surtout pendant l'été. Nous aurons, du reste, l'occasion de revenir sur cette question dans une autre partie de ce travail.

2° *Indigestion avec surcharge d'aliments.* — L'ancienneté plus ou moins grande de l'affection se reconnaît à l'état des matières accumulées et à l'état de la muqueuse gastrique. Les lésions s'observent à la fois dans le rumen et dans le feuillet. Si l'affection est récente, les matières ramassées dans le rumen sont à l'état de dessiccation incomplète ou de pâte molle ; celles rencontrées dans le feuillet sont plus tassées ; quelques légères traces d'inflammation ou pointillé rougeâtre existent sur les papilles de la muqueuse, surtout celles du feuillet. Mais, si la maladie remonte à plusieurs jours, la souffrance a déterminé un amaigrissement général très-sensible du sujet. Dans la panse et le feuillet les matières alimentaires sont desséchées ; dans ce dernier surtout, elles forment des plaques minces, très-sèches, dures, fortement accolées à la muqueuse qui se détache facilement sous forme de lambeaux rougeâtres ou violacés. Les papilles du rumen sont gonflées, rouges et se déchirent facilement. Le séjour des aliments dans la panse s'accuse aussi par une mauvaise odeur provoquée par un véritable travail de fermentation. La caillette est revenue sur elle-même et la muqueuse présente des traces d'inflammation ; les premières portions de l'intestin grêle peuvent même être le siége de lésions inflammatoires.

b. Egagropiles. — Corps étrangers. — On rencontre fréquemment des égagropiles chez les animaux tués à l'abattoir, moins souvent cependant chez le mouton que chez le bœuf. C'est surtout dans le rumen et la caillette qu'elles s'observent, jamais dans le feuillet. Il résulte des recherches de M. Colin que, dans près d'un cinquième des cas, on trouve les égagropiles dans le rumen et le réseau des veaux de deux ou trois mois et qu'elles sont très-rares dans les jeunes animaux des espèces ovine et caprine. Je possède une égagropile trouvée dans la caillette d'un veau de trois mois, et dont le poids est de *six cents* grammes.

Les égagropiles revêtent la forme ronde, ou ovale, ou aplatie. Les unes sont constituées uniquement par un feutrage de poils au centre duquel on peut rencontrer quelquefois quelque portion de sable, gravier ou terre végétale ; mais, pour beaucoup d'entre elles, on ne rencontre pas ces corps durs à l'intérieur. D'autres sont *encroûtées,* c'est-à-dire recouvertes d'un enduit poli formé de mucus, d'oxyde de fer et de carbonate de chaux, enduit que l'on suppose se déposer pendant le séjour de ces agglomérations dans l'estomac et les intestins. Il est certain que ce dépôt ne s'effectue que progressivement et d'une façon très-irrégulière, car on rencontre des égagropiles sur la surface desquelles l'enduit muqueux est disséminé très-irrégulièrement.

Je possède des égagropiles de moutons, et même une recueillie dans le rumen d'un agneau. Leur couleur est d'un gris jaunâtre ; celles du mouton sont du volume d'un petit œuf de poule ; celle de l'agneau peut être comparée, pour le volume, aux grosses billes ou boulettes avec lesquelles s'amusent les enfants. Elles sont uniquement constituées de bourre de laine feutrée, sans aucun autre corps étranger à leur intérieur. Quoique en ayant rencontré de très-volumineuses, je ne me suis jamais aperçu que les égagropiles aient porté préjudice à l'état sanitaire des animaux qui les recélaient.

On trouve aussi très-fréquemment, soit dans le rumen, soit dans le réseau, quelquefois dans les intestins, des *corps étrangers* le plus souvent aigus ou tranchants, tels que : aiguilles, clous, épingles ; j'ai relaté précédemment le fait d'un couteau d'enfant trouvé par moi, tout ouvert, dans le sac gauche du rumen. J'ai vu, quelquefois aussi, des bouchers rencontrer dans la panse, des bas ayant pris l'aspect et la consistance du cuir tanné, des pièces de monnaie, des anneaux de chaîne d'attache ou d'autres corps de formes diverses (1).

Les corps arrondis ne laissent aucune trace de leur présence, mais ils peuvent être plus ou moins détériorés par l'action des sucs gastriques. Il n'en n'est pas de même des corps aigus ou pointus. On les rencontre particulièrement non loin de l'orifice cardiaque du grand réservoir gastrique où ils ont déterminé une sorte de travail éliminatoire en vertu duquel se sont formées des adhérences entre le viscère abdominal et le point correspondant du diaphragme ; celui-ci peut même avoir été traversé par le corps étranger, ainsi que le relate le fait suivant, pour se fixer en un point de la cavité thoracique.

Nous citerons les lésions principales énoncées par M. Hamon, vétérinaire à Lamballe, à propos d'un cas de ce genre (*Recueil de médecine vétérinaire.* Janvier 1866).

Le sujet est une vache de cinq ans, de taille moyenne, morte après plusieurs jours de souffrance. « Amaigrissement complet du cadavre ; infiltration séreuse, claire, jaunâtre, en quantité considérable, épanchée dans la cavité abdominale ; pâleur très-remarquable des chairs et de la masse intestinale ; même infiltration cellulaire de la face, du cou, du fanon et des parois costales.

Le réseau est uni au diaphragme par un tissu de nature inflammatoire ; au centre, existe le canal qui a livré passage au corps étranger. Du côté de la poitrine, le diaphragme présente, au point correspondant à l'adhérence postérieure avec le réseau, une autre réunion pyogénique avec le péricarde, et au centre la continuation du trajet fistuleux dont on vient de parler. » Bref, M. Hamon a trouvé une

(1) Je possède un crucifix trouvé dans la panse d'une **vache**.

épingle de grandeur moyenne flottant dans un liquide infect, de couleur lie de vin, épanché dans le péricarde. ·

Plus récemment, M. Vernant, vétérinaire à Clamecy, a rapporté le fait d'une taure dans le cœur de laquelle on a trouvé une aiguille à repriser, venant de l'appareil digestif, implantée dans l'un des ventricules, en formant un angle aigu avec le grand axe du cœur.

Dans la majorité des cas, les corps étrangers rencontrés dans l'un des gros viscères digestifs, n'ont donné lieu, du vivant de l'animal, à aucun trouble des fonctions accomplies par ces viscères; aussi les animaux ne présentent-ils à l'autopsie que des lésions peu importantes. Dans le cas que j'ai relaté à propos de la splénite, il s'agit cependant d'une inflammation que l'on pourrait appeler traumatique, car elle a été provoquée par une pression exercée à la base de la rate par un refoulement de la paroi antérieure du rumen dû à la présence d'un couteau d'enfant.

On a eu quelquefois aussi à signaler la présence d'abcès formés à la face interne des parois abdominales pour se faire ensuite jour au dehors et donner expulsion à un corps étranger. La communication entre le viscère recélant l'abcès et la paroi abdominale correspondante d'abord, puis la sortie au dehors du corps étranger contenu dans cet abcès, s'expliquent par la formation d'une sorte de trajet fistuleux provoqué par l'inflammation éliminatoire que détermine la présence de ce corps étranger.

4ᵉ CATÉGORIE. — ANOMALIES. DÉVIATIONS.

Les anomalies ou déviations dont nous aurions à nous occuper ici ont leur siége principal dans la matrice et se rattachent particulièrement, soit à l'organe utérin lui-même, soit aux produits de la conception. De ce nombre sont les lésions produites par l'*avortement*, la *torsion du col de l'utérus* et la *gestation extra-utérine*.

Je n'ai pas cru, dans l'intérêt de la lucidité de mes descriptions, devoir isoler l'examen des lésions propres à l'avortement et à la torsion du col de l'utérus de celui des lésions particulières à la métrite ; il ne me reste donc plus qu'à parler de la gestation extra-utérine.

Gestation extra-utérine. — Les faits de gestation extra-utérine sont très-rares à observer en médecine vétérinaire; aussi m'estimé-je très-heureux de pouvoir relater le fait suivant que le hasard m'a permis de rencontrer le 29 juin dernier (1874).

A cette date fut abattue à l'abattoir, une vache de race garonnaise, âgée de 6 ans, et dans un état d'engraissement très-remarquable tant par la quantité que par la qualité du produit. L'habitude contractée par la boucherie bordelaise de sacrifier des vaches dans un état de gestation avancée est telle que mon attention ne fut pas attirée d'une façon particulière sur le développement anormal de l'abdomen chez la vache en question pendant son court séjour à l'abattoir. Ce n'est donc qu'après la mort que je fus appelé à constater l'état de gestation dont je vais faire le récit.

Quelques considérations anatomiques et physiologiques préalables ne me paraissent pas inutiles dans la circonstance.

On sait que, dans les conditions normales, l'ovule, après avoir été fécondé par le liquide spermatique, est chassé de la vésicule de de Graaf, saisi par le pavillon de la trompe utérine et transporté dans l'intérieur de la matrice où il se fixe et se développe ; on sait également que la membrane muqueuse qui tapisse l'oviducte s'arrête brusquement sur le bord des franges du pavillon pour se continuer avec le péritoine, *d'où résulte la communication de cette dernière séreuse avec l'extérieur.*

En vertu de cette dernière disposition anatomique, il peut arriver que l'œuf, au lieu d'être conduit jusque dans la matrice, tombe dans la cavité abdominale, s'y greffe, s'y développe et donne lieu au genre de gestation que Rainard appelle *gestation* ou *grossesse abdominale.*

J'ai dit que les faits de gestation extra-utérine étaient rares à observer ; je n'ai rencontré, en effet, dans les publications dont je dispose que le fait dont parle Rainard et qui fut publié dans le *Recueil de médecine vétérinaire,* année 1838, par M. Mollard, vétérinaire, à la Tour-du-Pin. D'après Rainard et M. Trasbot (*Dictionnaire pratique de médecine* de MM. Bouley et Reynal) qui ont dit quelques mots sur la question qui nous occupe, plusieurs dispositions anatomiques particulières expliquent la rareté des gestations anormales chez nos femelles domestiques comparativement aux faits plus nombreux constatés chez la femme. Ces dispositions sont : la continuité directe s'établissant entre l'ovaire et la trompe utérine au moment de l'orgasme génital, la direction et la brièveté de l'oviducte, le peu d'épaisseur des parois utérines à l'endroit où la trompe les traverse. Rainard ajoute : « Enfin, et je crois que ce sont là les véritables raisons, les femelles des animaux ne sont pas sujettes à ces mille accidents que la femme éprouve et à ces nombreuses maladies dont son appareil génital est le siége. Les organes génitaux des femelles ne servent que rarement et dans le but unique de la reproduction de l'espèce ; il n'en est pas de même de ceux de la femme (1). »

_____

(1) **Dans** son *Traité d'obstétrique vétérinaire,* paru récemment, M. le professeur Saint-Cyr a rapporté plusieurs faits de gestation extra-utérine.

Ces préliminaires établis, j'aborde la description du fait que j'ai observé.

L'abdomen étant ouvert, une masse de forme ovoïde, et que je ne saurais mieux comparer par son aspect qu'au compartiment gastrique des ruminants appelé feuillet, apparaît au niveau de la partie antérieure du sac droit du rumen. Reposant sur ce sac, dont elle n'est séparée que par le grand épiploon fortement aminci, cette masse a contracté des adhérences avec l'épiploon, le rumen, le diaphragme, le foie et l'hypocondre droit. Détachée des organes sur lesquels elle exerce une pression bien sensible, elle mesure dans sa longueur 45 centimètres et 35 dans son diamètre transversal. Son poids total est de 45 livres. A l'extérieur elle est d'un blanc nacré et garnie de nombreux prolongements membraneux légèrement rosés et résistants, et le doigt perçoit facilement au travers de sa tunique la présence d'un corps dur à formes arrondies.

Une incision pratiquée longitudinalement fait pénétrer dans un sac ovoïde à parois épaisses d'un demi-centimètre, de nature fibreuse et résistante. La face interne de ce sac, sur laquelle il est impossible de constater des traces de vascularisation, adhère à un fœtus de veau mort, et cela d'une façon tellement intime qu'il faut tirer avec force pour détruire l'espèce d'intrication existant entre elle et les poils recouvrant toute la partie dorso-lombaire du jeune sujet. Une petite quantité de liquide trouble, jaunâtre, ne répandant aucune mauvaise odeur, dans lequel nagent quelques débris cornés et quelques poils, occupe le fond du sac clos. D'enveloppes fœtales proprement dites, il n'en existe pas ; le sujet paraît être comme greffé sur la face interne de cette chambre fibreuse.

Le fœtus est à terme ; toutefois, son développement général paraît avoir été arrêté par l'espace restreint dans lequel il s'est formé. Contourné dans le sens longitudinal, sa tête est fortement engagée entre les membres antérieurs. La compression dont il paraît avoir été l'objet a produit un aplatissement général des muscles. Ses paupières, quoique distinctes, limitent deux cavités qu'ont dû occuper des yeux dont on ne rencontre plus de trace. Un vestige de cordon ombilical sec et noir existe encore. Ce fœtus ne répand aucune mauvaise odeur ; extérieurement il est garni de poils légèrement humides s'arrachant assez facilement, particulièrement aux ars et à la face interne des cuisses où la peau a pris une légère coloration jaunâtre.

Étant ouvert, les viscères intérieurs sont secs, comme macérés ; ses muscles sont pâles, mais fermes ; ses os intacts et garnis à leurs extrémités du revêtement cartilagineux.

La matrice de la vache mère examinée avec soin ne m'a présenté aucune disposition capable d'expliquer l'anomalie de gestation que je venais d'observer. Quelques *corpora lutea* permettent cependant de supposer que l'animal avait déjà porté au moins deux fois.

Tel est, aussi fidèle que possible, le tableau de l'anomalie que j'ai pu observer sur la vache en question, tableau d'autant plus exact que je n'ai fait que recopier ici les notes que j'avais prises le jour où il m'a été donné d'observer ce cas très-remarquable de gestation extra-utérine, et que, de plus, je ne possède d'autre document que celui que j'ai cité et sur lequel il serait fort difficile de puiser des renseignements pouvant m'aider dans la description que je voulais faire.

Que si, maintenant, on me demande ce que serait devenue cette masse recélant un fœtus, je dirai que je suis bien embarrassé pour répondre catégoriquement. Y aurait-il eu avec le temps un travail éliminatoire en vertu duquel elle se fût créé un passage par un point de la cavité abdominale, ainsi que cela s'est passé pour une brebis citée par Rainard ; la présence de cet œuf greffé dans un point anormal eût-elle entraîné la mort du sujet? Je n'en sais rien. Ce que je puis affirmer c'est que la vache qui recélait cette anomalie était belle, bien grasse, et ne paraissait nullement avoir souffert de la présence de cet hôte.

5ᵉ CATÉGORIE. — HERNIES.

La hernie des gros viscères situés dans la cavité abdominale est un des accidents les plus communs à rencontrer et nous avons déjà vu quelles peuvent être les causes qui d'ordinaire en provoquent l'apparition.

L'étude méthodique des hernies oblige naturellement à en reconnaître plusieurs catégories, savoir : *hernie du rumen, hernie intestinale, hernie épiploïque, hernie ombilicale,* etc. Mais nous croyons qu'au point de vue spécial qui nous occupe, cette distinction n'est pas absolument nécessaire, la nature de la hernie nous étant dévoilée par le nom et la situation de l'organe que l'autopsie nous fait rencontrer. Aussi, résumerons-nous toutes les appellations données aux hernies sous la dénomination générale de hernies *ventrales* ou *abdominales*.

Le caractère commun à toutes ces hernies est la présence d'un sac dit *sac herniaire*, formé par le péritoine ou par une pseudo-séreuse résultant d'un état particulier d'organisation du tissu cellulaire sous-péritonéal. Ce sac, le plus souvent constitué par un seul compartiment, est hémisphérique ou conique.

Au point de vue de la cause déterminante de la hernie, on peut distinguer celle qui est consécutive à un accident *traumatique* de celle que M. Serres a appelée hernie *spontanée*, c'est-à-dire survenue sans cause violente. Les lésions de l'une et de l'autre sont quelque peu différentes.

Lorsque la hernie est traumatique et *récente*, on constate une infiltration de la peau et du tissu cellulaire sous-cutané, lésion des couches musculaires et quelquefois aussi déchirure plus ou moins régulière de la tunique abdominale; un épanchement sanguin existe dans une portion plus ou moins considérable du péritoine au niveau du point lésé.

Ces lésions ont complètement disparu chez le sujet atteint de hernie chronique, et l'on constate au contraire le plus souvent un amincissement de la peau des muscles sous-cutanés et de la tunique abdominale au point où la hernie a eu lieu.

Le plus ordinairement, la hernie est constituée par l'intestin ; cependant, elle peut aussi être formée par le rumen, l'épiploon, la caillette, la matrice, voire la vessie. La hernie de la caillette, très-rare à observer, a été particulièrement rencontrée par M. Serres chez les jeunes veaux.

L'organe hernié peut être libre ou adhérent; dans la majeure partie des cas, la séreuse qui recouvre l'organe hernié ayant été le siège d'un travail inflammatoire local en même temps que la doublure péritonéale qui tapisse le sac herniaire, on constate des adhérences entre l'organe et l'intérieur du sac. Chez une vache âgée, de race garonnaise, j'ai rencontré une hernie chronique dans la partie inférieure du flanc gauche avec traces de péritonite aux alentours du sac herniaire, et léger épanchement séreux dans le péritoine. Le sac herniaire, constitué par une production fibro-séreuse tapissant la face interne de la peau, logeait une anse intestinale adhérente en plusieurs points du sac. L'orifice de la poche herniaire était frangée et injectée, les nombreux plis qui la constituaient en avaient sensiblement diminué le diamètre au point de pouvoir la comparer à la fleur épanouie de la matrice dans les premiers moments du travail puerpéral.

Dans le cas de hernie appelée par M. Serres hernie spontanée, on n'observe aucune lésion à la peau, ni infiltration séreuse sous-cutanée ; la tunique abdominale, intacte, est seulement distendue, les fibres des muscles abdominaux sont séparées, mais non rompues ; l'organe hernié est le plus souvent le rumen, mais à lui peuvent se joindre des anses intestinales; d'autrefois, c'est la matrice garnie d'un fœtus qui fait hernie. Dans ces différents cas, le sac herniaire est tapissé par le péritoine refoulé en dehors, et M. Serres ajoute n'avoir jamais observé que les divers organes placés entre la tunique abdominale et les muscles, eussent contracté des adhérences, soit entre eux, soit avec le sac herniaire (1).

La hernie ombilicale, très-commune chez le poulain, ne se rencontre que très-rarement chez le veau.

6ᵉ CATÉGORIE. — MALADIES PARASITAIRES.

Les parasites vivant dans l'intérieur des viscères abdominaux sont nombreux ; toutefois, il en est que l'on y rencontre plus souvent que d'autres et sur lesquels nous nous arrêterons plus longtemps en raison des lésions que provoque leur présence.

J'emprunterai aux nombreux travaux publiés par mon frère sur cette question, les descriptions des principaux helminthes particuliers aux animaux de boucherie.

Les helmintes que l'on peut rencontrer chez les animaux de boucherie appartiennent aux trois ordres principaux établis par la classification et dont nous rappellerons successivement les grands caractères.

a. Ordre des nématoïdes. — Corps cylindroïde dans la plus grande partie de son étendue et plus ou moins atténué à chacune de ses extrémité ; tégument résistant, marqué de stries transversales, nombreuses et régulièrement espacées ; prolongements membraneux existant souvent dans diverses régions de leur corps. Couches musculaires généralement très-développées. Tube digestif à deux ouvertures ; la bouche terminale tout à fait antérieure ou placée un peu sur le côté ; œsophage cylindrique faisant suite à la bouche ou séparé de celle-ci par une cavité ou capsule pharyngienne ; intestin non ramifié sans circonvolutions ; anus quelquefois terminal, mais le plus souvent placé à une petite distance en avant de l'extrémité de la queue. Sexes séparés ; chez le mâle un seul testicule sous la forme d'un tube grêle plus ou moins replié dans la cavité du corps et terminé par deux organes de copulation appelés spicules ; bourses caudales placées à l'extrémité postérieure du corps et servant au mâle à se maintenir fixé sur la femelle pendant l'acte de la copulation. Chez la femelle un ou deux ovaires sous forme de tubes grêles repliés d'une façon inextricable se terminant dans une sorte de vagin aboutissant à l'orifice extérieur des organes génitaux ou vulve placée soit près de la bouche (filaire) ou vers la partie moyenne du corps (ascarides) ou bien encore, mais plus rarement près de l'anus.

Dans l'ordre des nématoïdes nous trouvons :

---

(1) *Journal des vétérinaires du Midi.* Juillet, août, septembre 1854.

1° *L'ascaride du bœuf* (ascaris bovis) assez rare à rencontrer, que l'on dit habiter l'intestin ;

2° *L'ascaride du mouton* (ascaris ovis) également très-rare (l'ascaride lombricoïde ou mieux ascaris megalocephala, commun chez le cheval, n'est pas cité comme existant chez les ruminants) ;

3° *La filaire des bêtes bovines* (filaria cervina) trouvée dans le péritoine du bœuf et de la vache ;

4° *Le sclérostome des ruminants* (sclerostoma hypostomum) très-commun dans le gros intestin des ruminants et particulièrement chez les moutons ;

5° *Le strongle géant* (strongylus gigas) habite les reins dont il détruit peu à peu la substance ;

6° *Le strongle radié* (strongylus radiatus) vivant dans l'intestin grêle et le colon du bœuf et de plusieurs autres ruminants (Davaine) ;

7° *Le strongle veineux* (strongylus venulosus) vivant dans l'intestin de la chèvre ;

8° *Le tricocéphale des ruminants* (tricocephalus affinis) assez commun dans le gros intestin du bœuf, de la chèvre et surtout du mouton.

b. Ordre des trématodes. — Les trématodes sont des vers mous, inarticulés. Leur corps est souvent aplati, discoïde (douves) ou plus ou moins renflé (amphistomes), tégument bien moins résistant que celui des nématoïdes. A la surface du corps existent une ou plusieurs ventouses qui, prises autrefois pour de véritables bouches, ont fait désigner les principaux genres de cet ordre sous les noms de *monostomes, distomes, tristomes, polystomes,* etc.

Tous les trématodes, lorsqu'ils sont adultes, ont un appareil digestif bien développé mais qui manque d'anus. Bouche située au fond d'une ventouse antérieure suivie d'un œsophage aboutissant dans un intestin à deux branches simples ou rameuses et dont toutes les divisions se terminent en cœcums. Appareil vasculaire composé, chez la douve du foie, d'un vaisseau principal occupant la ligne médiane et fournissant une infinité de divisions secondaires. Chez les amphistomes, il y a deux troncs vasculaires principaux marchant sur les côtés de l'intestin et se réunissant vers la partie postérieure du corps pour constituer un renflement considéré comme un vestige de cœur. Sexes réunis chez un même individu ; deux testicules et un pénis comme organes mâles ; deux ovaires aboutissant à une poche ou vésicule oviductale à la suite de laquelle vient un utérus tubuleux ; vulve distincte de l'orifice par lequel sort le pénis et située à une petite distance en arrière de celui-ci.

L'ordre des trématodes se partage en deux sous-ordres : les *poly-cotylaires* et les *distomaires;* c'est de ces derniers dont nous devons spécialement nous occuper.

Genre distome. — Nous trouvons dans le genre distome deux espèces sur lesquelles il importe de nous arrêter d'une façon spéciale :

1° *Distome ou douve du foie.* (distoma hepaticum). Corps aplati, discoïde, d'un brun fauve très-pâle plus ou moins nuancé d'une couleur plus foncée, pouvant atteindre jusqu'à 30 ou 35 millimètres de longueur et 12 ou 15 millimètres de largeur, étranglé antérieurement de manière à présenter comme une sorte de cou conique, atténué en arrière et offrant dans son ensemble une forme ovale ou oblongue. Ventouse antérieure petite, arrondie. Ventouse postérieure grande, très-saillante avec une ouverture triangulaire. Branches de l'intestin très-ramifiées et se dessinant souvent en verdâtre à travers les téguments. Pénis saillant en avant de la ventouse postérieure, toujours recourbé. Testicules divisés en branches nombreuses terminées en cœcums. Orifice génital femelle très-peu visible à l'extérieur, rapproché du pénis à la droite et un peu en arrière duquel il se trouve placé. Ovaires en grappes. Œufs brunâtres ou d'un jaune verdâtre par transparence, longs de $0^{mm}13$ à $0^{mm}14$ et larges de $0^{mm}07$ (1). »

La douve habite particulièrement les canaux hépatiques et la vésicule biliaire du mouton atteint de *pourriture* ou *cachexie aqueuse.* Ces canaux ont leurs parois épaisses, blanchâtres et indurées; à leur intérieur on trouve aussi quelques concrétions biliaires tapissant la muqueuse. « Le tissu propre du foie, dit Delafond, comprimé par la distension de ses canaux excréteurs, est jaune pain d'épice, dur et en partie atrophié. La vésicule biliaire renferme aussi des douves en quantité plus ou moins considérable et la bile est d'un brun fauve. » Nous pouvons ajouter que parmi les altérations du foie, celles provoquées par la présence des douves figurent sur nos livres pour les deux tiers dans la quantité de foies distraits de la consommation.

2° *Distome lancéolé* (distoma lanceolatum). — Le distome lancéolé se distingue de la douve hépatique particulièrement par ses dimensions qui sont sensiblement plus petites et par son corps blanchâtre nuancé de brun, discoïde, atténué aux deux extrémités, particulièrement à la partie antérieure qui ne se rétrécit pourtant pas en forme de cou, puis par quelques caractères anatomiques sur lesquels nous ne croyons pas utile d'insister.

Le distome lancéolé habite, ainsi que le distome hépatique et le plus souvent avec lui, les canaux biliaires du mouton.

---

(1) *Dictionnaire de médecine pratique, art. helminthes,* par C. Baillet.

Genre amphistome. — Corps blanc ou rougeâtre, musculeux, assez ferme, ovoïde, cylindroïde ou conoïde, souvent courbé et deux ou trois fois plus long que large.

Amphistome des ruminants (amphistoma conicum). Corps rosé, nuancé en avant et en arrière de rouge plus foncé, long de 10 à 13 millimètres, épais, presque cylindrique en avant et se renflant insensiblement jusqu'à la partie postérieure qui est obtuse et tronquée obliquement. Ventouse buccale urcéolée, très-petite, tout-à-fait terminale. Ventouse postérieure large de 1 à 2 millimètres, presque globuleuse, excavée et assez profonde. OEufs elliptiques, longs de $0^{mm}15$ à $0^{mm}16$.

Cet helminthe habite le rumen où il est fixé à l'aide de sa ventouse postérieure, surtout au voisinage de la gouttière œsophagienne.

c. **Ordre des cestoïdes.** — Les cestoïdes se distinguent des autres helminthes par leur corps multi-articulé, précédé d'une tête souvent pourvue de crochets, de ventouses ou d'autres organes de succion.

Parmi les genres compris dans cet ordre, nous nous occuperons particulièrement du genre *tœnia* dont l'étude offre à notre point de vue le plus grand intérêt. Voici comment s'exprime à ce propos l'auteur de l'article helminthes dont nous avons déjà parlé :

« Dans l'état où il sont le mieux connus, les vers du *genre tœnia* se présentent le plus ordinairement sous la forme de longues bandelettes aplaties, formées par un nombre variable d'anneaux qui sont articulés à la suite les uns des autres. La partie antérieure du corps, presque toujours longuement effilée, porte la tête. Celle-ci est le plus souvent globuleuse, légèrement tétragone, et d'un diamètre un peu plus considérable que la partie du corps qui vient immédiatement après elle. Elle est toujours très-petite et son volume dépasse rarement celui d'une tête d'épingle ordinaire. Dans toutes les espèces, elle est pourvue de quatre ventouses distribuées symétriquement et correspondant aux quatre angles dont elle est munie. Chez les tœnias des carnassiers, ainsi que le *tœnia solium* de l'homme, on observe au centre de la tête, entre les quatre ventouses, une proéminence convexe, saillante, peu prolongée en avant de la tête. Cette éminence, à laquelle on a donné le nom de trompe, est rétractile. Elle porte à sa surface une double couronne de crochets à l'aide desquels le parasite se fixe à la membrane muqueuse du tube digestif. Les crochets sont disposés sur deux rangs, mais de telle sorte que les petits étant un peu plus élevés que les grands, les pointes des uns et des autres arrivent toutes à peu près au même niveau. » A la tête succèdent des articles dont les premiers sont courts et étroits, et les derniers plus longs et plus larges. Les premiers anneaux du tœnia sont entièrement dépourvus d'organes sexuels; la présence de ces organes s'annonce par l'existence, -sur les bords des anneaux qui en sont pourvus, de tubercules saillants percés à leur centre d'un orifice établissant une communication entre le dehors et les organes génitaux. Dès que les anneaux sont adultes, chacun d'eux possède des organes sexuels tout à fait indépendants de ceux qui sont contenus dans les anneaux voisins. Dans la plupart des cas, chaque anneau est pourvu à la fois d'organes mâles plus ou moins bien conservés, et d'organes femelles d'autant plus envahis par les œufs que l'anneau est plus âgé.

. On rencontre aussi, chez les animaux domestiques, d'autres vers qui par leur organisation ont la plus grande affinité avec les vers ruba-naires de l'intestin, et qui cependant en diffèrent assez, pour avoir été distingués des autres cestoïdes par le nom de *cystiques* ou *vers à vessie*. Tels sont les *cysticerques*, les *cœnures* et les *échinocoques*.

Nous nous occuperons en temps voulu du cysticerque et du cœnure qu'il nous importe le plus de connaître; pour le moment, nous ne trai-terons que des *échinocoques* que l'on est susceptible de rencontrer dans la cavité abdominale des animaux de boucherie.

« *Les échinocoques* sont des vers à vessie et polycéphales. Chacun d'eux est constitué par une ampoule, variable dans sa forme et dans son volume, et dont la membrane porte, fixés à sa face interne par de petits pédicelles, des ténioïdes qui ont la propriété de se détacher de la membrane qui les porte lorsqu'ils ont acquis leur complet dévelop-pement. Ils tombent alors dans la cavité de la vésicule, et nagent li-brement dans le liquide albumineux dont celle-ci est remplie. La vési-cule de l'échinocoque jouit souvent de la propriété remarquable de produire d'autres ampoules semblables à elle, qui, tombant dans sa cavité, deviennent à leur tour autant de nourrices capables de faire naître, comme celle dont elles dérivent, de jeunes ténioïdes ou de nou-velles ampoules. La vésicule de l'échinocoque est toujours environnée d'un kyste formé par les tissus au sein desquels elle s'est développée. » (*loco citato*).

Parmi les espèces du genre tœnia propres aux ruminants, on cite :

1° *Le tœnia expansa*, qui habite particulièrement l'intestin grêle du mouton;

2° *Le tœnia denticulata*, qui se trouve dans l'intestin grêle du bœuf.

Dans le genre échinococcus, nous rencontrons l'*échinococcus veteri-norum* assez commun particulièrement dans le foie du bœuf.

J'ai eu maintes fois l'occasion d'observer un développement extraor-dinaire du foie chez des bœufs, grâce à la présence de l'échino-coque. Dans un premier cas, le foie, qui avait atteint le poids de

35 livres, était le siége d'une quantité si considérable de ces vers cystiques que le tissu propre de l'organe ne constituait pas le quart de son poids total. Certaines ampoules atteignaient le volume d'un gros œuf d'oie et logaient intérieurement une infinité d'autres vessies d'un diamètre variable entre celui d'une noix et celui d'une tête d'épingle. Au milieu du liquide légèrement trouble, dont chacune de ces dernières était remplie, nageaient d'autres ampoules d'un diamètre presque microscopique qui, comme on le sait, représentent autant de nourrices capables de faire naître, comme celle dont elles dérivent, de nouvelles ampoules. Les animaux qui recèlent ces foies presque phénoménaux sont généralement très-gras, très-bien portants et donnent une viande de très-bonne qualité (1). »

On a remarqué quelquefois une transformation de l'hydatide en une masse calcaire se détachant facilement du parenchyme de l'organe dans lequel elle se trouve. On rencontre aussi chez le bœuf une transformation athéromateuse des vésicules d'échinocoques, c'est-à-dire le remplacement du liquide hydatique par une matière blanchâtre semblable à du pus ou à du tubercule ramolli.

7° VICES DE NUTRITION.

a. Cancer. — On donne généralement en médecine le nom de *cancers* ou de *tumeurs malignes* à des productions morbides particulières, de volume variable, plus ou moins résistantes, envahissant rapidement les tissus voisins, se reproduisant après l'ablation, soit à leur point d'origine primitif, soit dans un point plus ou moins éloigné de celui-ci, finissant enfin par s'ulcérer pour donner écoulement à un liquide appelé ichor cancéreux et par déterminer la mort.

La conséquence la plus naturelle à déduire de cette définition, c'est que les cancers exercent sur l'économie une influence destructive, un travail de désorganisation que l'on ne peut comparer aux altérations produites sur l'organisation par les autres affections pathologiques quelle qu'en soit la nature. Par là s'explique ce caractère de spécificité accordé par bon nombre de savants aux productions cancéreuses; par là s'explique cette dénomination de productions *hétéromorphes* que que leur ont donnée Cruveilher, Velpeau et tant d'autres sommités médicales.

Nous examinerons brièvement l'état des connaissances médicales sur la nature du cancer.

Pour bon nombre de savants, toute tumeur cancéreuse est com-

---

(1) Extrait d'un rapport à M. le Maire de Bordeaux, 2ᵉ trimestre 1873.

posée de deux parties : 1° une *solide*, plus ou moins résistante, constituant en proportions variables la trame de la tumeur ; 2° une *liquide*, blanchâtre, plus ou moins lactescente, obtenue par la pression de la trame solide, et à laquelle on donne le nom de *suc cancéreux*.

Lorsque la trame solide prédomine, la tumeur est dure et d'aspect fibreux ; c'est alors un véritable *squirrhe*. Si, au contraire, la trame est plus cellulaire que fibreuse, ou est presque nulle par suite de la présence d'un suc épais, blanc et opaque, la tumeur revêt l'aspect de la substance cérébrale ramollie ; d'où les noms d'*encéphaloïde, cancer mou, cérebriforme, fongus*, qui lui ont été donnés. Lorsque enfin dans l'épaisseur de la tumeur on rencontre une substance gélatiniforme, analogue à de la colle fondue, contenant une certaine proportion d'albumine, on donne à cette production le nom de *cancer colloïde* ou *gélatiniforme*.

Pour ces mêmes auteurs, l'élément caractéristique du cancer est la *cellule* ou élément particulier renfermant un ou plusieurs noyaux d'une régularité plus ou moins parfaite.

Les cellules cancéreuses sont régulières ou irrégulières ; leurs dimensions varient entre $0^{mm}03$ et $0^{mm}175$; elles ne renferment le plus souvent qu'un seul noyau, mais peuvent en renfermer deux ou plusieurs ; certaines cellules, plus grandes que les autres, renferment elles-mêmes plusieurs cellules à noyaux, d'où le nom de *cellules-mères* qui leur a été donné.

Au dire des savants dont nous venons de résumer les idées (Lebert, Broca, Follin), le cancer doit donc sa spécificité à la présence de la *cellule cancéreuse*, véritable élément étranger à l'organisme à l'aide duquel il était possible d'expliquer la récidivité des tumeurs dites cancéreuses.

Mais les travaux de Virchow et de M. Ch. Robin ont démontré combien peu il fallait se rattacher à cette idée de spécificité de la cellule dite cancéreuse, en démontrant son *existence normale* sur la muqueuse des urétères, dans l'embryon, dans la moelle jaune des os et dans le cal en voie de formation après une fracture. Du reste, le côté faible de la théorie cellulaire que nous venons d'esquisser à grands traits, est démontré par l'obligation dans laquelle se trouvent ses auteurs ou adeptes de créer, à côté de véritables cancers, une nouvelle classe de productions qui, sous le nom générique de *pseudo-cancers*, contient des productions jouissant, aussi bien que le cancer lui-même et sans en revêtir le caractère spécifique, de la propriété de se généraliser facilement, de se reproduire après ablation, certains mêmes de déterminer la mort, tels sont le *chondrome*, l'*épitheliome*, le *fibrome*, l'*adénome*, etc.

Dans un travail très-remarquable, publié par le *Recueil de médecine vétérinaire*, année 1869, M. Trasbot, professeur à l'Ecole vétérinaire d'Alfort, a réuni sous la dénomination générale de *tumeurs* « toutes les néoplasies et collections liquides persistantes, développées dans les tissus ou à la surface des membranes, c'est-à-dire les cancers de différentes espèces, les masses épithéliales, fibreuses, cartilagineuses et osseuses : toutes lésions qui ne peuvent disparaître spontanément par résorption ou fonte purulente. »

Sous cette dénomination générale de tumeurs, l'auteur, qui ne s'en attribue pas du reste tout le mérite, jette les bases d'une classification qui répond le mieux possible à l'état des connaissances actuelles sur les productions déclarées primitivement cancéreuses vraies et pseudo-cancéreuses, et à laquelle nous emprunterons quelques données au point de vue spécial qui nous occupe.

Carcinomes ou *tumeurs carcinomateuses*. — « Genre de tumeurs plus ou moins dures ou friables, laissant sourdre sur la coupe, par la pression latérale, un suc blanc laiteux miscible à l'eau, contenant des cellules libres, et contenu dans un stroma fibreux circonscrivant des aréoles, qui forment par leurs communications un système caverneux. »

Nous trouvons rangé tout d'abord dans ce groupe de tumeurs le *carcinome fibreux* ou *squirrhe* dont l'auteur donne la description suivante : trame fibreuse résistante, criant sous l'instrument tranchant, constituée par des travées fibreuses très-dures, blanches et homogènes comme le tissu fibreux normal et circonscrivant des alvéoles très-petits, invisibles à l'œil nu, dans lesquels le suc cancéreux, peu abondant, est blanc, épais, et contient des cellules le plus souvent polyédriques. »

J'ai rencontré plusieurs fois le *squirrhe* des testicules et du cordon chez le bœuf. Il s'annonce à l'extérieur par une augmentation de volume et une induration remarquables de la masse testiculaire. La peau qui recouvre la tumeur est tendue outre-mesure et très-adhérente; vers le milieu de l'engorgement existe, si l'affection est ancienne, une plaie ulcéreuse, donnant écoulement à une petite quantité de matière ichoreuse, visqueuse, à odeur fétide, associée à du pus mal lié et quelquefois même à quelques légères traces de sang. Le tissu de la tumeur, disposé par couches ou lames concentriques, est blanc et ferme, particulièrement dans ses couches les plus extérieures; son aspect est fibreux; il crie sous l'instrument tranchant. Lorsque le bœuf a été bistourné, on rencontre au centre de la tumeur le testicule dur et atrophié, d'un blanc jaunâtre confondu au milieu de l'induration générale ou entouré d'une sorte de petit foyer de tissu aréolaire jaunâtre, graisseux, duquel s'échappe par la pression le suc cancéreux lactescent ou grisâtre, de consistance épaisse. L'induration du testicule s'étend le plus souvent au cordon et quelquefois aussi aux ganglions inguinaux.

Le *carcinome médullaire* ou *encéphaloïde* peut se rencontrer tout aussi bien que le squirrhe, soit aux testicules, aux mamelles, etc. « Anatomiquement, dit M. Trasbot, le carcinome encéphaloïde ne diffère pas essentiellement du squirrhe. Il présente seulement une structure fibreuse beaucoup plus fine et moins résistante, et au contraire des éléments cellulaires libres prédominants. Sur une coupe, le suc laiteux est très-abondant et suinte sous la pression latérale en grosses gouttelettes très-nombreuses. Il y a du reste une gradation insensible entre le squirrhe commun, ayant toute la résistance du tissu fibreux, et l'encéphaloïde commun, pouvant être écrasé facilement entre les doigts, comme la substance cérébrale. »

Le *carcinome colloïde* ou *muqueux* est caractérisé spécialement par sa consistance semblable à celle de la colle ou d'une gelée semi-fluide. M. le professeur Lafosse a rapporté (1) un fait auquel il donne le titre de *cancer des prostates du bœuf* et qu'il considère comme devant être classé dans la variété désignée sous le nom de cancer colloïde. La tumeur est bosselée, dépressible, fluctuante même en quelques points, ferme, résistante dans d'autres. Cavité intérieure de la tumeur cloisonnée en divers sens, et composée de cellules dont les plus volumineuses pourraient loger un œuf de pigeon et toutes, grandes ou petites, sont en communication. Le liquide enfermé dans la tumeur a la consistance et l'aspect d'une dissolution de gomme arabique ou de gélatine; on y voit des flocons jaunâtres qui paraissent formés d'un coagulum de matière fibrino-albumineuse.

Le squirrhe, l'encéphaloïde et le carcinome muqueux ou cancer colloïde sont évidemment les trois variétés de tumeurs de nature cancéreuse que l'on rencontre le plus ordinairement sur les animaux de boucherie; nous citerons cependant une production pathologique qualifiée par M. Mégnin, vétérinaire militaire, du nom d'*adénôme* de la glande vulvo-vaginale, rencontrée sur une vache, mais dont le volume considérable, la marche envahissante, joints à la présence de canalicules bourrés de cellules épithéliales, ont fait naître dans l'esprit d'autres savants vétérinaires, l'idée d'un *épithéliôme* ou *cancroïde*.

On rencontre aussi communément sur différents points du corps, notamment autour des paupières, des naseaux, sur le chanfrein, l'en-

(1) *Journal des vétérinaires du Midi.* (Juillet 1855).

colure, la base de la queue ou dans le bouquet de poils qui la termine, des productions cornées *papillômes* ou *verrues*, dont la multiplication se fait avec la plus grande facilité et dont la destruction est, au contraire, très-difficile.

b. Tubercules. — On rencontre souvent des productions tuberculeuses soit à la surface du péritoine, soit dans le foie, soit dans les ganglions mésentériques ; j'ai même eu l'occasion de constater des transformations presque complètes d'organes sous l'influence de la matière tuberculeuse.

La présence de ces altérations coïncidant toujours avec l'existence de la phthisie tuberculeuse des poumons, j'ai pensé, pour éviter des redites, devoir renvoyer le lecteur à la description que je donnerai plus loin de cette dernière affection dont j'ai pu, en maintes circonstances, faire une étude des plus complètes.

2° Cavité thoracique.

1° OUVERTURE DE LA CAVITÉ THORACIQUE. — J'ai dit précédemment que lorsque l'inspecteur veut procéder à l'autopsie d'un animal de boucherie, il se trouve en présence d'un cadavre étendu le plus ordinairement, horizontalement, la colonne dorso-lombaire reposant directement sur le sol si le sujet appartient à l'espèce bovine, sur un banc, une table, pour le veau, le mouton et autres petites espèces. Dans cette position, on effectue l'ouverture du thorax au moyen d'un fort bistouri et de la scie à main, par une section longitudinale et médiane du sternum, section partant du milieu de l'appendice xyphoïde et se prolongeant jusqu'à la partie antérieure de cette pièce ostéo-cartilagineuse. Un morceau de bois, placé entre les deux bords de la section, en maintient l'écartement et permet de procéder à l'examen intérieur de la cavité entière sans détruire les productions pathologiques pouvant exister à la face interne des côtes, en même temps qu'il laisse intacts et à leur place normale ou anormale les gros viscères thoraciques. Mais lorsqu'il s'agit de procéder à un examen plus complet de ces viscères en place, on tourne le cadavre de façon à le faire reposer sur le sol par un des côtés du thorax et l'on enlève, à l'aide du costotôme ou, à son défaut, du rogne-pied, les côtes formant la paroi latérale devenue supérieure par la nouvelle position donnée au cadavre. Il vaudrait certainement bien mieux, lorsqu'on veut se rendre compte de la position normalement occupée par les viscères pectoraux, que le sujet fût placé de telle façon que le ventre et le sternum appuyant sur une longue table, les deux cuisses fléchies, un membre antérieur enlevé et la tête maintenue haute, on pût par l'excision des côtes mettre ces viscères à découvert ; mais, comme dans la pratique, on ne dispose pas le plus souvent des moyens et appareils nécessaires pour placer et maintenir le cadavre dans cette position, j'ai dû indiquer le *modus faciendi relativement* le plus commode.

Enfin l'examen partiel des viscères se fait encore plus complètement lorsqu'ils sont sortis de la cavité qui les contenait.

2° EXAMEN DE LA CAVITÉ THORACIQUE. — Nous rappellerons ici brièvement les dispositions particulières à la cavité thoracique du bœuf, cette étude nous permettant de nous rendre compte des symptômes que l'on peut avoir observés pendant la vie et des lésions que l'on rencontre à l'autopsie des animaux sacrifiés pour la boucherie.

Le thorax est une sorte de cage, à forme conique, allongée d'avant en arrière, suspendue sous les vertèbres de la région dorsale, limitée postérieurement par le diaphragme et dont les côtés sont formés par les arcs costaux entre lesquels sont fixés les muscles dits inter-costaux.

Il loge les principaux viscères de la respiration et de la circulation. A l'intérieur, la cavité thoracique est tapissée par une membrane séreuse qui, sous le nom de *plèvre*, vient s'adosser à elle-même dans le plan médian pour constituer le *médiastin* et fournir, à chacun des viscères et gros vaisseaux contenus dans la cavité, une enveloppe spéciale ; d'où les noms de *plèvre costale, plèvre diaphragmatique, plèvre médiastine, plèvre pulmonaire*, par lesquels on la désigne eu égard aux parties qu'elle recouvre. Ajoutons que la disposition du médiastin est telle qu'il n'existe aucune communication entre les deux sacs pleuraux, et que de plus, chez les sujets en bon état, le médiastin est recouvert d'une quantité assez abondante de graisse.

L'extrémité antérieure ou sommet de la cage thoracique forme une ouverture ovale comprise entre les deux premières côtes, occupée en partie par de gros ganglions lymphatiques et donnant passage à la trachée, à l'œsophage, aux artères axillaires et carotides, à la veine-cave antérieure, aux nerfs pneumo-gastriques, grand sympathique, laryngés inférieurs et diaphragmatiques.

Les parois latérales sont formées par les côtes, treize de chaque côté, réunies entre elles par les muscles inter-costaux. Ces côtes sont larges, très-concaves dans leur partie supérieure et jouissent, par leur attache à la colonne vertébrale, d'une mobilité assez grande pour favoriser la dilatation transversale de la cage thoracique à chacun des mouvements respiratoires, dilatation d'autant plus utile que le refoulement du diaphragme en avant par la panse et le mode d'attache de cette grande cloison musculo-aponévrotique sont peu favorables à la dilatation longitudinale de la cavité. C'est au niveau des cartilages des cinquième et sixième côtes sternales que, pendant la vie, a lieu le choc du cœur correspondant à la systole ventriculaire.

Le plan supérieur ou *plafond* du thorax présente sur la ligne médiane une saillie constituée par le corps des vertèbres dorsales ; de chaque côté de cette saillie est une gouttière, dite vertèbro-costale, formée aux dépens de la concavité supérieure des arcs costaux et destinée à recevoir le bord supérieur du poumon correspondant. Une partie du plafond thoracique est recouverte par l'extrémité postérieure du muscle long fléchisseur du cou ; il correspond ensuite à l'aorte postérieure, au canal thoracique, à la veine azygos et aux cordons sous-dorsaux du grand sympathique.

Le plan ou *paroi inférieure* est formé par le sternum fortement aplati de dessus en dessous en forme de gouttière, servant à loger le bord inférieur des poumons et antérieurement le gros lobe recourbé du poumon droit. Les côtes sternales, au nombre de huit, viennent s'articuler sur cette pièce osseuse au moyen de leurs cartilages de prolongement. Disons en passant que, ainsi que l'a fait remarquer Delafond, ces huit côtes sont recouvertes extérieurement d'une couche musculaire peu épaisse, disposition qui, jointe à celles du sternum et du poumon, permet d'obtenir, de la percussion et de l'auscultation de la région inférieure et sternale de la poitrine des bêtes bovines, des renseignements très-étendus et très-complets.

La paroi postérieure est constituée par le diaphragme dont la circonférence s'étend suivant une ligne concave de la partie antérieure et supérieure de la treizième côte aux cartilages d'attache des neuvième et huitième. « Il résulte de cette disposition anatomique de l'attache du diaphragme, dit Delafond, que le cinquième inférieur de la longueur de la neuvième côte jusqu'à son insertion à son cartilage, le tiers inférieur de la dixième, la moitié de la onzième, les deux tiers inférieurs de la douzième et toute la longueur de la treizième concourent à la formation des parois latérales et antérieures de la cavité abdominale, *disposition utile à connaître pour l'auscultation et la percussion de la poitrine chez cet animal.* »

Sur la paroi diaphragmatique du thorax existent les trois ouvertures par lesquelles passent l'aorte, l'œsophage et la veine-cave postérieure ; nous savons enfin que sur la face postérieure du diaphragme s'appliquent les quatre compartiments gastriques et le foie.

Rappelons parmi les particularités offertes par les viscères thoraciques que le poumon gauche est divisé dans sa partie antérieure en trois lobes dont le plus postérieur, plus grand que les deux autres, est appliqué sur le cœur et le recouvre en partie ; que de la partie antérieure du poumon droit part un gros lobe qui, après s'être appliqué sur la face supérieure du sternum, repose sur le cœur, venant presque à la rencontre du poumon gauche et ne laissant ainsi complètement libre qu'une portion très-restreinte de l'organe cardiaque. Nous ferons remarquer également la disposition particulière du canal thoracique ainsi décrite par M. le professeur Colin dans son traité de physiologie :

« *Le canal thoracique* des grands ruminants, une fois parvenu dans le thorax par une ouverture spéciale du diaphragme presque distincte de l'arcade aortique, se place au-dessus et à droite de l'aorte, entre elle et la colonne vertébrale. Là, quoique en dehors des artères intercostales correspondantes, il est complètement caché par une couche épaisse de tissu graisseux, dans laquelle sont enveloppés les nombreux ganglions sous-dorsaux. Vers la cinquième vertèbre dorsale il reçoit un gros vaisseau lymphatique provenant de ganglions énormes qui existent sur le trajet de l'œsophage, dans le médiastin postérieur, puis il croise la direction de l'aorte et de l'œsophage, passe à gauche, gagne l'entrée du thorax et s'ouvre en avant de la première côte, au-dessus du point de jonction de la jugulaire gauche avec la veine-cave antérieure.

Le canal thoracique est souvent double dans toute son étendue et les deux canaux viennent se terminer soit très-près l'un de l'autre et sur la même ligne transversale à la jonction des deux jugulaires, soit l'un à droite, l'autre à gauche, sur chacune de ces deux veines et non loin de leur jonction avec les axillaires. »

3° LÉSIONS THORACIQUES. — Adoptant pour l'énoncé des lésions susceptibles d'être rencontrées dans la poitrine des animaux de boucherie la classification que nous avons suivie pour l'examen des lésions abdominales, nous reconnaîtrons la division suivante :

A.—LÉSIONS PLEURÉTIQUES.	Pleurite............	Aiguë.
		Chronique.

B. — LÉSIONS VISCÉRALES.

1° LÉSIONS CONGESTIONNELLES ET INFLAMMATOIRES FRANCHES.	a. Lésions pulmonaires.	*Congestion pulmonaire, asphyxie.* *Bronchite.* *Pneumonite.*
	b. Lésions cardiaques.	*Cardite.* *Endocardite.* *Péricardite.*

2° LÉSIONS DE NATURE SPÉCIFIQUE.	*Péripneumonie.*
3° MALADIES PARASITAIRES	*Cysticerques.* *Strongles.* *Echinocoques.* *Linguatules.*
4° VICES DE NUTRITION.	a. Du poumon *Phthisie tuberculeuse.* b. Du cœur. *Hypertrophie du cœur.* *Dégénérescence graisseuse. — Tubercules.*

A. — LÉSIONS PLEURÉTIQUES.

Pleurite ou pleurésie. — Les lésions de la plèvre peuvent se présenter sous trois états différents : elles peuvent n'intéresser que le sac pleural, ou bien coïncider avec l'existence d'une pneumonie et constituer alors la pleuro-pneumonie, ou bien enfin accompagner les lésions de la péritonite. Nous croyons que chez le bœuf il est rare de constater l'existence de la pleurésie sans que les poumons soient aussi le siége d'altérations profondes; bien souvent aussi l'épanchement pleurétique coïncide avec l'épanchement péritonéal.

Quoi qu'il en soit, et pour conserver à nos descriptions un ordre méthodique, nous décrirons d'abord et séparément les altérations qu'engendre l'inflammation des plèvres en passant successivement de celles propres au type aiguë à celles propres au type chronique.

On sait que les causes de la pleurésie peuvent être de deux ordres différents : les unes, et ce sont les plus communes, sont celles entraînant un arrêt brusque ou un ralentissement des fonctions de la peau; les autres appartiennent aux chocs violents, aux blessures intéressant plus ou moins profondément les os ou les muscles composant les parois thoraciques. De là découlent des lésions plus ou moins intenses et surtout plus ou moins étendues, particulièrement dans les premières phases de la pleurésie aiguë.

Dans tous les cas, le début de l'affection est caractérisé par une injection sanguine existant sur toute l'étendue de la plèvre ou en des points éloignés; en cas de traumatisme, l'injection est accompagnée d'épanchement sanguin dans le tissu musculaire lésé ou dans la substance osseuse blessée ou fracturée.

L'injection pleurale se présente sous forme de pointillations, de zones ou d'arborisations plus ou moins étendues. Deux ou trois jours après cette première manifestation, les points tout d'abord congestionnés sont devenus plus épais, la séreuse a perdu sa transparence par suite du dépôt à sa surface du plasma du sang et l'on constate en même temps un commencement d'épanchement séreux dans la partie déclive de la poitrine.

J'ai remarqué le plus souvent, chez le bœuf abattu pour cause de pleurésie aiguë, une injection très-restreinte de la séreuse et le dépôt entre ses deux feuillets d'une couche aréolaire jaune, épaisse, facile à déchirer et remplie d'une sérosité jaunâtre, claire ou légèrement opaline. L'existence simultanée de ces productions molles et aréolaires sur la plèvre costale et sur le feuillet viscéral donne lieu à des adhérences qui se déchirent facilement lorsqu'on enlève une portion des côtes pour ouvrir le thorax et demeurent en partie attachées et pendantes après la face interne des côtes soulevées (*omelettes* de la pleurésie). M. le professeur Saint-Cyr, à qui l'on doit une étude très-remarquable des lésions pleurétiques, fait remarquer que lorsque, par la traction ou le grattage, on a enlevé ces productions inflammatoires des surfaces pleurales qu'elles recouvrent, la plèvre apparaît comme hérissée de petits prolongements côniques, rougeâtres, très-vasculaires, très-grêles, très-fragiles, longs de 5 à 6 millimètres au plus, qui étaient enfoncés dans l'exsudation, comme les villosités du placenta fœtal le sont dans les follicules agrandis de la muqueuse utérine.

Après une douzaine de jours, ces dépôts albumineux, d'abord sans consistance, se sont organisés d'une façon plus complète; ils ont revêtu l'état de *fausses-membranes* dans lesquelles a pénétré la vascularisation sous-jacente, *colorées conséquemment en rose* et ayant pris de la consistance par suite de l'apport d'éléments nouveaux dont elles sont elles-mêmes les agents formateurs. Un jour ou deux de plus, et ces fausses membranes auront pris une *teinte rouge plus uniforme*, leur adhérence à la plèvre sera plus intime; elles se déchireront moins facilement; bref, elles auront pris l'aspect d'un véritable tissu. Ainsi que le fait remarquer M. Saint-Cyr, les vaisseaux qui les sillonnent exhalent à leur tour une nouvelle quantité de plasma qui, subissant lui aussi leurs propres transformations, forme bientôt un nouveau feuillet pseudo-membraneux superposé au premier; ces pseudo-membranes à couches multiples ont été comparées par ce professeur « aux assises régulières d'un terrain de sédiment. »

Au bout d'un mois environ, ce travail s'étant effectué sur les deux feuillets de la plèvre, une soudure intime s'est établie entre le poumon et le sac pleural correspondant; une vie commune semble exister entre les deux par l'intermédiaire des produits organisés de la sécrétion morbide.

Lorsque la pleurésie est passée à l'état chronique on rencontre encore des adhérences entre les feuillets pleuraux, par l'intermédiaire de fausses-membranes *grisâtres, blanches, d'aspect lardacé*, à côté desquelles flottent dans la cavité des lambeaux de même aspect, à forme conique, plus ou moins réguliers, conséquence du travail de résorption dont certaines fausses-membranes ont été le siége, travail ayant déterminé leur amincissement et finalement leur rupture par le milieu. Le sac pleural qui les supporte a pris, lui aussi, l'aspect et la consistance de ces produits fibrineux et *son arrachement laisse à nu la surface osseuse ou la trame musculaire à laquelle manque le nacré coïncidant normalement avec l'existence de la plèvre.*

Remarquons que l'on rencontre *le plus ordinairement*, sur la plèvre des bœufs atteints de pleurésie chronique ou hydrothorax, des fausses-membranes à différents degrés d'organisation et conséquemment revêtant un aspect et une consistance annonçant leur âge plus ou moins avancé. A côté de fausses-membranes épaisses, mollasses, non organisées, garnies de cavités aréolaires pleines de sérosité jaunâtre, on en voit de plus anciennes dures, comme fibreuses et fixées fortement après la séreuse. Une seule fois, j'ai constaté les lésions de la pleurésie gangréneuse; les fausses-membranes étaient nombreuses et inégalement réparties, la plupart sous forme de plaques d'une *jaune-verdâtre,* sans consistance et répandant une odeur infecte; du côté droit, l'adhérence des deux feuillets se faisait à l'aide d'une véritable doublure verdâtre, épaisse et s'arrachant facilement.

L'existence des fausses-membranes coïncide toujours avec la présence d'une certaine quantité *de liquide* qui, de trouble, floconneux qu'il était au moment de la formation, devient beaucoup plus clair vers le quinzième jour et complètement limpide dans la pleurésie chronique. Dans le cas de gangrène, ce liquide est trouble et infect.

La quantité secrétée peut aller jusqu'à occuper les deux tiers du sac pleural, siége de l'inflammation, et l'on peut rencontrer, flottant ou nageant dans son intérieur, des débris pseudo-membraneux. Dans un hydrothorax on en a trouvé plus de trente litres; j'en ai moi-même trouvé plusieurs fois de vingt à vingt-cinq litres.

Lorsque l'inflammation de la plèvre est due à une cause violente, un choc, une blessure intéressant les muscles pectoraux, on rencontre dans le liquide épanché des traces de sang, quelquefois même de petits caillots sanguins mélangés à des lambeaux d'épithélium.

L'analyse chimique du liquide de la pleurite aiguë et de la pleurite chronique, a donné les chiffres suivants :

Eau, de 894 à 930
Albumine, de 63,33 à 82,50 } sur 1,000

plus, de la fibrine, des matières extractives, des sels, du sang, mais en quantité indéterminée.

Lorsque, par suite de l'accumulation du liquide dans le thorax, la partie inférieure du poumon est demeurée plongée dans ce liquide, on observe que les parties immergées sont devenues molles, de couleur terne, violacée, d'un gris noirâtre, rappelant celle de la rate ; elles ne se laissent plus pénétrer par l'air ; la coupe en est unie, la pression n'en fait sortir qu'une sérosité citrine un peu roussâtre ; les cloisons inter-cellulaires sont plus ou moins œdémateuses et leur couleur, d'un blanc mat ou nacré, contraste avec la teinte livide et terne des lobules eux-mêmes. Ceux-ci sont comme atrophiés, leurs vésicules semblent avoir disparu et ont manifestement cessé de servir à la respiration. Toutefois, la texture intime du poumon n'est pas modifiée, aucun élément morbide n'est venu se mélanger à sa trame organique. Il gonfle par l'insufflation et reprend sa teinte rosée, sa spongiosité et tous ses attributs normaux (1).

Aux développements qui précèdent, j'ajoute que la présence du liquide dans la cavité thoracique et son séjour plus ou moins prolongé ont pour effet de décolorer sensiblement les viscères contenus dans cette cavité, ainsi que les muscles qui concourent à former ses parois. C'est particulièrement dans la portion antérieure et voisine des muscles sterno-huméral, sterno-aponévrotique, grand et petit pectoral et triangulaire du sternum que s'observe cet état *lavé* des chairs. De plus, lorsque le bœuf, *habillé* par le boucher, est suspendu à une certaine hauteur, on voit suinter par gouttelettes jaunâtres et limpides le liquide qui a pu rester emprisonné entre les faisceaux musculaires ou dans les débris du tissu cellulaire si abondant à l'entrée du thorax.

Au point de vue spécial de l'inspection des viandes, il importe de bien connaître les altérations caractéristiques de la pleurésie, et surtout de s'être rendu compte de l'état des parois thoraciques *après l'enlèvement des viscères pectoraux.* Il arrive, en effet, très-souvent que le boucher ne tuant pas à l'abattoir, conséquemment en dehors de toute surveillance, emploie certains moyens particuliers pour dissimuler à l'œil de l'inspecteur les traces laissées par l'inflammation pleurétique. Il s'applique surtout à arracher la plèvre de façon à ne laisser aucune trace des fausses-membranes. Tenant compte de la nature de la maladie soupçonnée, l'inspecteur me paraît devoir tenir la conduite suivante :

Si le sujet est jeune et que les traces observées permettent de sup-

---

(1) Lafosse. *Traité de Pathologie vétérinaire.*

poser une pleurésie récente coïncidant conséquemment avec un état de graisse très-accusé, il n'y a pas lieu, dans la majeure partie des cas, d'effectuer la saisie de la viande. Si, au contraire, l'état des chairs et l'absence de la graisse ou du suif annoncent la maigreur extrême associée à un âge avancé, si la coloration pâle et terne des muscles pectoraux dénote qu'ils ont été lavés et pénétrés par le liquide amoncelé, si la coupe du muscle est humide et sans consistance, si de nombreuses gouttelettes citrines, limpides, perlent à l'entrée du thorax, si le poli séreux de la face interne des côtes a fait place à un état rugueux, si enfin, ce même revêtement uni a disparu des surfaces musculaires inter-costales, nul doute que le sujet a longtemps souffert d'une pleurite chronique simple ou compliquée de pneumonie et dont on a cherché à faire disparaître les traces par l'enlèvement de la séreuse péritonéale; nul doute aussi que la viande *lavée* ne saurait constituer un aliment sain et nutritif. J'aurai du reste l'occasion de revenir plus tard sur cette question en traitant des propriétés nutritives des viandes saines ou malades.

B. — LÉSIONS VISCÉRALES.

1° LÉSIONS CONGESTIONNELLES ET INFLAMMATOIRES FRANCHES.

a. Lésions pulmonaires.

Congestion pulmonaire. Apoplexie pulmonaire. Asphyxie. — Au point de vue qui nous occupe, nous devons faire une différence entre *l'état congestionnel* du poumon caractérisant la première phase de l'inflammation pulmonaire ou pneumonie et la congestion des poumons sous l'influence d'une cause accidentelle apoplectique dite *asphyxiante*, c'est-à-dire entraînant la suppression de la respiration et par contre de l'hématose. Cette distinction, dont on comprend facilement l'importance, est d'autant plus utile que l'inspecteur de la boucherie peut être appelé dans certaines circonstances à interpréter les lésions congestionnelles des poumons au point de vue de la médecine légale. C'est donc du second mode de congestion, *asphyxie par congestion* dont nous nous occuperons ici, le premier devant être décrit lorsque nous traiterons des lésions de la pneumonie proprement dite.

Nous rappellerons tout d'abord que les causes déterminant le plus souvent l'asphyxie chez les animaux de boucherie sont :

1° La compression des parois thoraciques due à l'amoncellement des animaux dans les wagons de chemin de fer, quelquefois même le piétinement de ces parois sur un sujet couché, par les animaux demeurés debout;

2° La pression exercée sur les poumons par un refoulement en avant du diaphragme, dans les cas de météorisation extrême ou de surcharge de la panse ;

3° La présence de corps étrangers, de racines volumineuses, nuisant à la respiration par la pression qu'ils exercent au travers des parois de l'œsophage ; j'ai constaté une fois une asphyxie imminente due à la présence d'un abcès énorme situé à la base du pharynx ;

4° La strangulation par un lien, une attache, passé autour du cou ;

5° Les transports ou les marches à pied par un soleil ardent, une température élevée et surtout orageuse ;

6° Enfin, toute cause naturelle ou accidentelle ayant déterminé la mort sans l'intervention préalable du couteau du boucher, telles que la submersion ou le séjour au milieu d'émanations délétères.

Ajoutons à cela que certaines conditions particulières peuvent prédisposer à la congestion pulmonaire, telles qu'une conformation épaisse, à cou court, à membres peu élevés de terre, un état de graisse très-prononcé rendant la marche lente et difficile, une nourriture par trop substantielle, très-abondante en farineux ou en tourteaux oléagineux, jointe à une stabulation permanente dans des étables basses et étroites ; la congestion pulmonaire enfin peut être provoquée par une maladie du cœur ou de son enveloppe

Les lésions déterminées par l'asphyxie varient un peu avec la cause qui les a produites. Nous insisterons particulièrement sur celles dues à *la pression du thorax*, parce que cette dernière cause est, en effet, celle dont nous avons pu le mieux constater les résultats, et nous croyons d'abord ne pouvoir mieux faire que d'emprunter le tableau suivant, écrit à ce propos par M. Reynal dans le *Nouveau Dictionnaire pratique* (tome 2e) :

« Flaccidité et mollesse du corps et des membres ; yeux généralement recouverts par les paupières ; cornée lucide terne, pupille légèrement dilatée ; sur le plus grand nombre des animaux, les naseaux et la bouche sont remplis de sang ; la langue est noirâtre, pendante au dehors par l'une des commissures ou serrée entre les incisives ; chez quelques sujets, le sang sort par les yeux et les oreilles ; la poitrine est resserrée et aplatie ; parfois les côtes sont fracturées ; tous les tissus sont vivement colorés en rouge noirâtre ; le sang est en partie fluide et en partie réuni en masse ; il ne présente pas cette fluidité particulière aux asphyxies.

Les poumons sont fortement engoués ; à l'extérieur, on voit des vergetures, des arborisations, des taches et des infiltrations sanguines de couleur plus ou moins foncée ; la surface de la coupe pulmonaire est d'un noir de sang ; à la coloration rouge que revêtent certaines parties par l'insufflation, il est possible souvent de distinguer les altérations cadavériques des altérations morbides.

Tous les organes vasculaires, le foie, la rate, les reins, etc., sont gorgés de sang ; il y a une analogie entre ces lésions et celles des maladies charbonneuses (le volume de la rate excepté) ; la substance cérébrale est arborisée et pointillée.

Un caractère constant que nous avons rencontré, c'est l'infiltration sanguine des plexus choroïdes ; souvent même le sang s'est épanché dans les mailles de son tissu. »

Cet exposé de lésions morbides s'applique parfaitement aux animaux ayant succombé sous l'influence d'une compression du thorax et que l'on appelle généralement animaux *étouffés*. Nous ferons remarquer, cependant, que l'analogie exprimée par M. Reynal entre les organes vasculaires des sujets succombant à la pression du thorax et ceux des animaux atteints d'affections charbonneuses, n'est qu'extérieure, car la différence entre les uns et les autres est facilement reconnue lorsqu'on examine le sang gonflant le parenchyme de ces organes dans l'un ou l'autre cas. Dans le cas de mort par asphyxie, le sang qui s'écoule à la coupe, est noir, mais devient d'un beau rouge rutilant lorsqu'il reçoit le contact de l'air, ce qui n'a pas lieu dans les affections charbonneuses où il est noir, épais, poisseux et tachant les corps sur lesquels il s'écoule ; de plus, tandis que l'examen microscopique dévoile dans ce dernier la présence de bactéries, il n'annonce rien de semblable dans le sang des animaux asphyxiés par compression du thorax.

Remarquons aussi, au point de vue qui nous occupe, que l'inspecteur peut être appelé à constater des asphyxies par compression du thorax plus ou moins complètes, c'est-à-dire arrivées à des périodes telles qu'il a encore été possible au boucher ou aux propriétaires des animaux de les *saigner* avant la mort. De là, naturellement, des gradations plus ou moins accusées de la coloration générale des parties sous-jacentes à la peau, et un état congestionnel des organes vasculaires plus ou moins prononcé, mais toujours très-appréciable aux poumons ; de là même, l'absence complète de quelques-unes des lésions extérieures rapportées plus haut, toutes considérations dont il est bon de tenir compte au point de vue de l'utilisation de la viande.

L'observation démontre encore que lorsque des animaux ont succombé à l'asphyxie déterminée par la compression du thorax, la viande ne se conserve pas, prend un aspect gluant, mouillé et une odeur aigrelette dégénérant bientôt en odeur dénotant la décomposition cadavérique ; que le suif des rognons ne tarde pas à verdir, communiquant à tout ce qui le touche une odeur infecte.

Les principales lésions de l'asphyxie par strangulation sont :

Rigidité du cadavre, larges ecchymoses en différents points du corps, surtout lorsque, comme cela se voit assez souvent, l'animal est mort étranglé dans un wagon où il était en compagnie de plusieurs autres qui ont piétiné dessus ; ecchymoses très-appréciables autour du cou, gagnant même quelquefois le larynx, le pharynx et la base de la langue ; langue épaisse, noire, tuméfiée ; spumosités sanguinolentes s'échappant des naseaux, muscles de couleur foncée, imprégnés de sang noir. A l'intérieur, la muqueuse de la trachée et du larynx est d'un noir livide, garnie de nombreuses spumosités rosées ou rouges de sang ; le tissu pulmonaire quelquefois simplement rosé avec quelques taches ecchymotiques d'un rouge cerise, d'autres fois d'un rouge noir et gorgé de sang également noir et spumeux ; injection considérable de la plèvre et épaississement du tissu sous-pleural ; sang noir et liquide ; absence d'injection vasculaire dans les centres nerveux.

Dans cette situation, le cadavre entre promptement en décomposition en répandant une odeur infecte, les organes vasculaires se ramollissent, les séreuses en général prennent une coloration verdâtre, le suif lui-même ne tarde pas à verdir et à répandre une mauvaise odeur.

En cas d'asphyxie par *submersion* on remarque la température froide du cadavre, son ventre ballonné, une infiltration particulière de la conjonctive, une pâleur générale du système vasculaire. Le sang est noir et liquide, mais rougit au contact de l'air. « Les cavités nasales, dit M. Reynal, le pharynx, le larynx et la trachée sont remplis d'une écume fine et légèrement colorée ; les poumons gonflés, distendus, sont plus légers que l'eau et remplissent complètement la cavité thoracique, mais ne s'affaissent pas sous la main ; leur surface est pointillée, marbrée, tachetée et ecchymosée ; la moindre pression fait sourdre à la surface de la coupe une mousse fine, blanche, rosée ou noire. »

J'ai constaté une seule fois l'asphyxie par submersion sur un veau de trois à quatre mois et j'ai remarqué particulièrement le gonflement considérable du ventre et un état œdémateux général du tissu cellulaire sous-cutané coïncidant avec un état emphysémateux très-prononcé des poumons ; de plus, les muscles étaient de couleur pâle et laissaient écouler à la coupe un sang noir et fortement écumeux.

Dans les cas *d'apoplexie pulmonaire foudroyante*, coup de sang, déterminée par un repas copieux, une insolation prolongée, etc., le poumon est fortement congestioné, rouge et pesant dans une partie plus ou moins considérable de son étendue, en même temps qu'il est emphysémateux dans la portion non-congestionnée ; le sang qui s'écoule à la coupe de l'organe est noir, épais, mais prenant bientôt la teinte rouge au contact de l'air ; le centre nerveux et les enveloppes sont fortement injectés ; ajoutons que la viande provenant d'animaux morts dans de semblables conditions ne tarde pas, la température aidant, à se décomposer et à répandre une odeur fétide, repoussante.

Il peut arriver que les mauvaises conditions de transport dans lesquelles sont placés quelquefois les animaux de boucherie provoquent de leur vivant un état fiévreux général, sorte d'état apoplectique particulier, se caractérisant à l'autopsie par des lésions congestionnelles spéciales des organes vasculaires et des muscles ayant au moins, par les conditions dans lesquelles elles se produisent, de grands points d'analogie avec celles dont nous venons de faire précédemment le récit.

Je crois donc devoir parler de ce nouvel état intéressant à connaître au point de vue de l'inspection des viandes de boucherie, et, sans citer les faits que j'ai pu observer moi-même, je rapporterai le suivant ayant donné lieu à une discussion dans laquelle on m'a fait l'honneur de me prendre pour arbitre.

Voici tout d'abord en peu de mots l'énoncé du fait :

Un bœuf du poids brut de 1,000 kilog. est conduit par chemin de fer dans la ville de.... A son arrivée, on trouve l'animal couché, ne pouvant se relever ; aussi est-il porté à l'abattoir et sacrifié immédiatement. La viande, achetée à vil prix par un boucher, est tout d'abord acceptée par l'inspecteur de l'abattoir, puis *saisie deux jours après* sur les marchés de la ville par les inspecteurs des dits marchés, comme étant impropre à l'alimentation, dernier jugement qui est confirmé par le *vétérinaire de la ville*. De là, protestation et examen nouveau par trois autres vétérinaires dont l'un partage l'avis émis par son précédent collègue, les deux autres émettant un avis contraire. C'est en présence de cette divergence d'opinions que l'administration municipale demande mon appréciation.

De l'examen attentif des rapports présentés par les vétérinaires, découle tout d'abord ce fait important, c'est que l'animal était de première qualité, que sa graisse était abondante et ferme, qu'en un mot tout dénotait que le sujet, jusqu'au moment de son embarquement, n'était atteint d'aucune affection locale franchement caractérisée.

Voici maintenant le résumé des déclarations faites par chacun des experts et que je désignerai par les lettres A. B. C. D.

A. — Les viandes que j'ai examinées, *il est vrai trois jours après l'abatage*, sont flasques, déco lorées, faciles à déchirer. Les filets sont d'une mollesse telle qu'ils ressemblent à une.bouillie musculaire ; le foie est décoloré, jaunàtre, la plèvre pulmonaire est soulevée par une infiltration gélatineuse blanchàtre.

B. — Dans cette partie (basses-côtes) les chairs qui correspondent au côté externe de l'animal, notamment au-dessous de l'épaule, sont molles, s'écrasent assez facilement sous les doigts ; le tissu cellulaire, qui est très-abondant dans cette région, est infiltré de sérosité jaunà-tre, glaireuse, donnant une légère odeur de petit lait. Le dessous de l'épaule du membre correspondant présente à peu près les mêmes ca-ractères. Quant aux chairs du côté externe, elles sont noires et molles ; *il y a eu du sang épanché dans les muscles du vivant de l'animal.* »

C. — La presque totalité de cette viande est d'une teinte rouge foncée tirant sur le jaune, plus ou moins ramollie, plus ou moins infil-trée, friable et d'une odeur acide, aigrelette. Ces altérations sont plus accusées dans les parties où le tissu cellulaire est abondant, et surtout près des troncs veineux et artériels. »

D. — Les régions abondamment fournies de tissu cellulaire, telles que les grands interstices musculaires, le trajet des vaisseaux sanguins et des troncs nerveux, les points de jonction du corps avec les mem-bres, région crurale, celle des ars, présentent çà et là des infiltrations séreuses sans odeur caractéristique. Parmi les muscles les plus tendres quelques-uns sont un peu décolorés, plus mous qu'à l'état normal, et leur parfum est remplacé par une odeur aigrelette ; leur incision trans-versale donne une surface pâle, comme passée. »

Voici maintenant les conséquences que je tirai de ces exposés :

« Ainsi, d'une part, MM. les experts s'accordent à reconnaître que les viandes qui leur ont été présentées étaient (en quantité variant, il est vrai, avec les dires) flasques, rutilantes en certains points, décolo-rées dans d'autres, faciles à déchirer, infiltrées de sang ou de sérosité, d'une odeur aigrelette ;

Puis, d'autre part, ils ont tous émis leur appréciation après une visite faite de trois à cinq jours après l'abatage de l'animal. Que peut-on conclure de là, si ce n'est qu'en l'absence de lésions patho-gnomoniques bien spécifiées, les altérations reconnues dans ces viandes sont la conséquence d'une souffrance générale, d'une véritable *fièvre de fatigue* qu'a éprouvée l'animal pendant le trajet qu'il a fait pour ar-river à.... d'abord, puis de la décomposition subie par les tissus infiltrés depuis le jour de l'abatage jusqu'au jour où les experts ont été appelés à visiter les viandes saisies. Et maintenant, que ces altéra-tions occupent des points plus ou moins étendus, peu importe ; le fait n'en existe pas moins, et quant à la cause qui a déterminé cette fatigue, cette fièvre, cet apport du sang vers les parties profondes, elle me paraît facile à expliquer en me reportant aux faits nombreux de ce genre qu'il m'a été donné d'observer depuis que je me livre à l'examen des animaux de boucherie.

« J'ai dit qu'il y avait lieu d'écarter toute idée de maladie sérieuse préexistant à l'embarquement de l'animal en chemin de fer ; mais d'où venait ce bœuf ? N'avait-il pas fait un long parcours à pied avant d'entrer dans le wagon, parcours ayant déterminé une fatigue telle que, à peine installé, il s'est étendu sur un plancher dur ? N'a-t-il pas été dans ce wagon, meurtri, foulé aux pieds par ses voisins, contusionné de toutes façons ; ne s'est-il pas fortement débattu ; en un mot, n'a-t-il pas eu à souffrir de cette situation malheureuse ? Qui ne sait que la fatigue extrême à laquelle s'ajoutent les chocs, les mouvements désordonnés, une position forcée pendant un long parcours, entraîne un état congestionnel général, une réaction fébrile chez le patient soumis à ces épreuves. Mais, dira-t-on, il arrive souvent que les causes extérieures ne déterminent que des altérations superficielles des tissus contusionnés, et qu'alors l'enlèvement des parties foulées permet la mise en vente des parties saines. Tel est, en effet, le raisonnement que cherchent à faire prévaloir deux des experts. Je ne saurais, pour le cas qui nous occupe, admettre cette manière de voir. Je dis qu'il y a eu plus que de simples contusions, car l'animal était lourd, il était gras ; son poids et son état suffisaient déjà pour le prédisposer à une apoplexie sanguine et conséquemment exigeaient pendant le parcours un repos bienfaisant, alors qu'au contraire il a eu à éprouver toutes les causes les plus propres à augmenter la fatigue sous le coup de laquelle il pouvait être avant son embarquement ; *il y a plus que des contusions extérieures* puisque les plans musculaires profonds sont atteints, le foie décoloré, la plèvre soulevée par l'infiltration, et que les points de jonction du corps avec les membres — région crurale et celle des ars — présentent des infiltrations séreuses ; *il y a plus que des contusions extérieures*, puisque trois, quatre et cinq jours après la mort, les fibres musculaires sont devenues flasques, décolorées, faciles à déchirer, et que *les filets sont d'une mollesse telle qu'ils ressemblent à une bouillie musculaire.*

Il n'y a donc pas là que de simples contusions superficielles ; il y a une altération générale de l'organisme, une fièvre de fatigue et de douleur ayant appelé le sang vers certains points du corps, et la désassociation des éléments du sang dont les infiltrations séreuses, jaunâtres, nous fournissent une preuve irréfutable ; il y a, en un mot, ce que nos bouchers caractérisent par l'expression de *viande fatiguée*, viande qui ne se conserve pas.

Ces différents états des tissus s'expliquent facilement. On sait, en effet, que les tissus organiques privés de la vie, tombent sous l'empire de la loi de décomposition lorsqu'ils sont exposés au contact de l'air, de l'humidité et de la chaleur, et que de cette décomposition résultent leur décoloration, leur perte de consistance, leur odeur qui devient d'abord acide, puis ammoniacale. Or, n'est-ce pas là le tableau des lésions décrites par les experts ?

Des considérations précédentes, je crois pouvoir tirer les conclusions suivantes :

Considérant :

1° Que les lésions décrites par MM. les experts ne sont pas de nature à faire soupçonner chez le bœuf en litige l'existence d'une maladie antérieure à son embarquement en chemin de fer;

2° Que ces lésions caractérisent, au contraire, un état congestionnel général, une fièvre de fatigue auxquels ont succédé après la mort les modifications dues à la décomposition des tissus infiltrés par le sang et la sérosité ;

3° Que MM. les vétérinaires n'ont été appelés à se prononcer sur la valeur alimentaire de la viande de ce bœuf que plusieurs jours après la mort de l'animal, et qu'en conséquence ils n'ont pu que constater un état des chairs tel qu'elles avaient acquis par leur décomposition des propriétés nuisibles à la santé des consommateurs ;

Par ces motifs, j'estime que l'administration municipale de la ville de..... a agi sagement en ordonnant l'enfouissement de la totalité des viandes saisies. »

Des faits analogues à celui que je viens de relater se présentent assez fréquemment à l'observation des inspecteurs des viandes; aussi ai-je pensé que le récit qui précède pourrait offrir quelque intérêt.

Je n'ajouterai que cette seule remarque toute particulière :

On sait que, dans les conditions de travail même les plus ordinaires, les muscles ne rendent jamais en *produit* une somme proportionnée à la force qu'ils ont dépensée ; qu'il y a, en un mot, des pertes que l'on doit attribuer aux résistances passives offertes par les dispositions de la machine animale ; c'est là ce que l'on appelle le *déchet musculaire*. Or, sous l'influence d'une fatigue extrême, ce déchet musculaire augmente considérablement; la créatine et la créatinine, produits de l'oxydation, s'y trouvent en plus grande proportion. Il est donc permis de se demander si la putréfaction rapide de la viande fatiguée n'est pas la conséquence d'une décomposition de ces principes en produits ammoniacaux, décomposition d'autant plus favorisée que la température est plus élevée.

La supposition que nous faisons ne nous paraît pas inadmissible ; peut-être il y aurait lieu de faire des expériences pour vérifier ce point de vue.

Bronchite simple. Bronchite vermineuse. — Je ne ferai que citer en passant la bronchite aiguë ou chronique simple que l'on n'observe que rarement chez le bœuf, et qui dans tous les cas ne revêt jamais une intensité telle que l'on soit obligé de recourir à l'abatage des animaux. Nous devons cependant faire une exception à propos de la bronchite chronique qui, ainsi que nous le verrons plus loin, accompagne le plus souvent la tuberculose et apparaît alors sous forme de cavernes ou vomiques contenant une matière mucoso-purulente, d'un blanc jaunâtre, caséeuse, inodore ou fétide suivant que l'air a pénétré ou non dans l'intérieur de ces vomiques. La *laryngite* aiguë simple revêt très-rarement aussi des caractères graves, de même que le *coryza*, affections dont le nombre a considérablement diminué de nos jours. Dans le cas, cependant, où le coryza revêt la forme gangréneuse, ou exanthémateuse, on observe, indépendamment des lésions des voies respiratoires supérieures, des infiltrations sous-cutanées, un engorgement général des ganglions lymphatiques et un état emphysémateux des poumons joint à une coloration noire foncée et à un manque de résistance de la substance pulmonaire. La muqueuse de la caillette et de l'intestin est pointillée de taches brunes circonscrites par une aréole de couleur rouge ; la rate est volumineuse et friable ; le cerveau ramolli et ses membranes injectées. Nous avons eu quelquefois aussi à constater les lésions de la *laryngite tuberculeuse* chez des sujets atteints de la phthisie au dernier degré. Nous reviendrons un peu plus loin sur cette question.

On observe très-souvent dans certaines localités de véritables enzooties de bronchite dite *vermineuse*, attaquant particulierement le veau, le mouton et la chèvre.

Chez le veau, la bronchite vermineuse est due à la présence dans les bronches d'un helminthe du genre strongle, le *strongylus micrurus*, dont mon frère, professeur à l'École d'Alfort, a donné la description suivante :

« Corps filiforme. Tète arrondie non ailée. Limbe de la bouche pourvu de trois papilles petites. Longueur du mâle 40 millimètres. Bourse antérieure avec cinq rayons fendus profondément. Longueur de la femelle, 80 millimètres plus ou moins. Extrémité caudale pointue. Vulve située en avant du milieu du corps. Vivipare. »

La lésion prédominante de la bronchite vermineuse est évidemment la présence des strongles autour des naseaux, dans le larynx, la trachée et jusque dans les dernières ramifications des bronches ; ces strongles, isolés ou réunis par pelottes, s'agitent au milieu d'un liquide mousseux, souvent même sanguinolent, expulsé au dehors ou remplissant les divisions bronchiques ; quelquefois même, des strongles ont pénétré dans le tissu pulmonaire et y ont formé des nodosités donnant à ce tissu un aspect tuberculeux. La muqueuse des bronches, irritée par la présence des helminthes, est injectée dans plusieurs points, quelques légères hémorrhagies existent, et le poumon, participant à l'irritation, peut s'enflammer au point d'offrir quelques points hépatisés.

Au point de vue de la boucherie, on peut dire que l'accumulation des strongles dans les bronches amène les animaux à un état d'amaigrissement extrème, et, j'ai eu l'occasion, durant ma pratique vétérinaire, de voir des veaux succombant à l'*asphyxie* occasionnée par la présence d'une grande quantité de ces helminthes dans les voies respiratoires.

Chez le mouton et la chèvre, la bronchite vermineuse est particulièrement déterminée par la présence du *strongylus filaria* dont les principaux caractères sont :

« Corps blanc, filiforme, très-long, presque d'égale épaisseur, aminci seulement aux extrémités. Tête obtuse, quelquefois un peu renflée. Anus situé un peu avant l'extrémité de la queue. Mâle long de 45 à 80 millimètres. Femelle longue de 55 à 102 millimètres. OEufs elliptiques..... »

Les strongles filaires occupent les divisions bronchiques, et l'on a remarqué que lorsqu'ils étaient peu nombreux, on les trouvait particulièrement accumulés dans les extrémités profondes de ces divisions. Des recherches des helminthologistes il résulte aussi que les strongles, avant de s'installer dans les bronches, vivent dans de petites tumeurs du poumon à parois vitreuses, d'un volume variant entre celui d'un grain de chènevis et celui d'une noisette, et pouvant contenir un ou plusieurs de ces nématoïdes.

Pour notre part, nous avons fréquemment l'occasion de rencontrer les petits kystes vitreux recélant des strongles filaires mêlés à une sorte de mucus spumeux, et nous les avons vus existant aussi bien chez des moutons en bon état que chez des moutons maigres ; seulement, nous avons remarqué qu'ils existent fréquemment en même temps que les douves hépatiques chez les moutons atteints de cachexie aqueuse ou pourriture.

c. Pneumonite ou pneumonie. — On rencontre rarement seule l'inflammation réelle de l'organe pulmonaire chez les animaux de boucherie; pour ma part, j'ai presque toujours observé concurremment les lésions pneumoniques et les lésions pleurétiques. Je vais cependant faire méthodiquement l'exposé des lésions de la pneumonie franche.

La première phase de la pneumonie est évidemment la congestion pulmonaire, qu'il ne faut pas confondre, avons-nous déjà dit, avec cet état congestionnel des poumons provoqué par des causes spéciales dites apoplectiques ou asphyxiantes, état dont nous avons précédemment tracé le tableau. Rarement, croyons-nous, il est donné d'assister à l'abatage d'un bœuf pendant la période congestionnelle de la pneumonie; mais on peut rencontrer un état congestionnel, une sorte d'engouement sanguin plus ou moins étendu du poumon, déterminé par une cause extérieure violente, un coup, une blessure due à un instrument tranchant ou piquant. L'état des parties extérieures indique assez quelles peuvent être l'étendue et la gravité des lésions dont l'organe pulmonaire sera le siége. Celui-ci peut, en effet, être le siége d'une simple congestion s'accusant par une coloration rouge plus ou moins étendue; mais il peut aussi être lésé. Dans ce dernier cas on trouve, indépendamment des caillots sanguins et des spumosités sanguinolentes épanchés dans le sac pleural et dans l'épaisseur de la trame pulmonaire, une coloration rouge-foncé du tissu dans une étendue plus ou moins grande autour du point lésé. Dans un cas de ce genre, s'étant traduit du vivant de l'animal par une hémorrhagie écumeuse par la bouche et les naseaux, nous avons rencontré une déchirure pénétrant à 2 centimètres 1/2 dans l'épaisseur du poumon droit et entourée d'une auréole congestionnelle de près de 8 centimètres; le tissu cellulaire et les muscles sous-cutanés, les muscles thoraciques et le sac pleural correspondant participaient avec le poumon à l'épanchement sanguin consécutif à la lésion extérieure; des caillots sanguins obstruaient la déchirure du tissu pulmonaire.

L'hépatisation, l'induration grise ou blanche, la suppuration et l'état gangréneux sont les formes sous lesquelles on peut rencontrer les lésions pulmonaires caractéristiques de l'inflammation franche.

L'*hépatisation* se caractérise par une augmentation du volume et du poids de l'organe, par une coloration extérieure rouge-brun et par une compacité extrême que dénote la coupe du tissu. Sur cette coupe lisse se détachent des nuances diverses de brun, de rouge, de rose et de blanc, véritable *marbré*, que fait encore mieux ressortir l'abondance du tissu cellulaire inter-lobulaire infiltré par les éléments plastiques; des orifices béants des canaux bronchiques s'écoulent des mucosités sanguinolentes associées à de nombreuses spumosités; le tissu hépatisé s'écrase et se déchire facilement; sa déchirure est granuleuse ou filamenteuse, suivant le degré atteint par l'hépatisation. L'*induration* peut être grise ou blanche, cette dernière n'étant, en définitive, qu'un degré plus avancé de la première.

L'augmentation considérable du poids de l'organe, sa résistance, sa grande densité, sa couleur rosée ou blanchâtre, sa coupe lisse, blanche, pointillée de rouge dans l'induration grise, d'un blanc nacré dans l'induration blanche, manifestement coupé, d'une part, par le blanc plus mat des cloisons celluleuses organisées, et, d'autre part, par les divisions bronchiques presque saines ; sa déchirure en filaments gris ou blanchâtres plus ou moins résistants : tels sont les caractères propres à l'induration grise et à l'induration blanche du poumon.

Quant à la *suppuration*, elle est toujours rassemblée en foyers plus ou moins spacieux tapissés intérieurement par une fausse membrane violacée, lisse ou grenue. Le pus peut être blanc, épais, ou d'un blanc jaunâtre, semi-liquide ; quelquefois aussi il est en grumeaux, d'un gris sale et de mauvaise odeur, ce qui tient alors à l'ouverture de quelque tuyau bronchique dans l'intérieur de l'abcès. Dans la plupart des cas, on ne rencontre qu'un seul abcès volumineux, à parois épaisses, pouvant renfermer jusqu'à un litre de pus, et disposé de telle façon qu'il paraît être complètement étranger au reste de l'organe ; dans d'autres cas, on trouve plusieurs petits abcès, chacun d'eux enveloppé d'une induration plus ou moins épaisse du tissu pulmonaire environnant.

L'état *gangréneux* est particulièrement caractérisé par le manque de résistance du tissu pulmonaire, et conséquemment la facilité avec laquelle il se déchire, tout en laissant écouler un liquide roussâtre ou noirâtre, spumeux et d'une odeur infecte. Delafond dit « avoir rencontré dans l'intérieur d'un lobe gangrené une large cavité non circonscrite, divisée elle-même par d'autres cavités communiquant les unes avec les autres. Ces cavités renfermaient un putrilage fétide, d'un gris-noir, au milieu duquel se rencontraient des lambeaux blanchâtres résultant de la gangrène du parenchyme. Au milieu de cette sanie, on apercevait des rameaux bronchiques et des divisions vasculaires ; les premiers avaient leurs canaux détruits par la gangrène ; ils contenaient de la sanie putride et leur muqueuse était légèrement bleuâtre. »

Ces altérations sont bien celles que l'on observe le plus souvent dans le cas de gangrène du poumon ; seulement, nous ajouterons que la couleur plombée du tissu pulmonaire, l'infiltration séro-sanguinolente et de mauvaise odeur que l'on constate sous les plèvres viscérale et pariétale, la présence de fausses membranes d'un jaune-verdâtre, sans consistance et d'une odeur caractéristique, l'existence enfin d'un liquide trouble et infect dans l'intérieur du sac pleural correspondant au poumon gangrené, tout cela, disons-nous, constitue autant de corollaires inévitables aux altérations gangréneuses intérieures de la trame pulmonaire proprement dite.

Au point de vue de la qualité des viandes provenant d'animaux atteints de pneumonie franche, il est incontestable que l'état gangréneux des poumons est seul susceptible de porter atteinte à la valeur des sujets, par suite des désordres généraux que cet état détermine. Mais nous avons eu quelquefois occasion de rencontrer, chez des sujets florissants de santé et de graisse, des abcès même volumineux dans l'épaisseur d'un poumon. Quant à l'hépatisation et à l'induration, elles sont par trop localisées pour porter, par elles-mêmes, préjudice à la qualité de la viande; tout au plus peuvent-elles avoir entraîné un amaigrissement général susceptible de diminuer, mais non d'altérer les propriétés nutritives de la viande; nous aurons, du reste, l'occasion de revenir plus loin sur cette question.

b. Lésions cardiaques

Péricardite, cardite et *endocardite.* — Quoiqu'en disent plusieurs auteurs, je crois pouvoir affirmer que les lésions inflammatoires, essentiellement limitées au cœur ou à ses enveloppes, sont rares à rencontrer chez les animaux sacrifiés pour la boucherie, car je ne saurais considérer comme telles ces duplicatures membraneuses si communes à rencontrer, blanches ou légèrement rosées, soudant plus ou moins intimement la péricarde avec la plèvre costale ou pulmonaire correspondante, lésions attestant évidemment une suractivité fonctionnelle momentanée des deux feuillets séreux en présence et sous l'influence d'une cause passagère, mais ne coïncidant pas, dans tous les cas, avec cet ensemble de désordres généraux, avec cet amaigrissement consécutif aux inflammations graves des grandes séreuses splanchniques. Tout au moins est-il permis de croire que les sujets chez lesquels les lésions véritablement inflammatoires peuvent exister sont trop sérieusement malades pour être conduits à l'abattoir, et qu'alors leur abatage s'effectue sur place.

Ce que l'on peut assurer, c'est que, le plus souvent, la péricardite accompagne la pleurésie ; aussi, constate-t-on, à l'autopsie des sujets pleurétiques, une duplicature de l'enveloppe cardiaque par des fausses membranes à organisation plus ou moins complète, suivant que l'inflammation de la plèvre remonte elle-même à une époque plus ou moins éloignée.

Mais la cause la plus remarquable à signaler est le passage de corps acérés, aiguilles, clous, épingles, etc., au travers de l'œsophage ou du réseau, puis au travers du diaphragme, pour venir s'implanter dans un point quelconque du péricarde et quelquefois du cœur lui-même, et y provoquer des désordres plus ou moins sérieux. J'ai dû, en plusieurs circonstances (rares il est vrai), éloigner de la consommation des vaches à l'ouverture desquelles j'ai rencontré des lésions des plus graves provoquées par la cause que je viens de citer; aussi rapporterai-je ici, à titre d'exemple, la relation d'un fait du même genre, publié par Coulon, ex-vétérinaire à Labrugière (Tarn), dans le *Journal des Vétérinaires du Midi* (mars 1861), fait des plus intéressants et des plus utiles à connaître. Le sujet est une vache de cinq ans, morte après onze jours de maladie.

« Tout le tissu cellulaire intermusculaire, dit Coulon, est infiltré d'une sérosité claire comme de l'eau de roche; lorsqu'on perce une cellule de l'engorgement abdominal, le liquide épanché s'écoule avec abondance; tous les ganglions lymphatiques de l'auge, de l'aine et de la région axillaire sont tuméfiés et ramollis; les cordons qui se rendent aux ganglions ont un gros volume; l'ouverture de l'abdomen laisse écouler, au moins, deux seaux de sérosité. Le liquide épanché est principalement localisé entre l'épiploon et le rumen. Ce dernier organe n'offre de particulier que la sécheresse des matières alimentaires qu'il contient; les autres renflements gastriques, ainsi que l'intestin et tous les autres viscères contenus dans l'abdomen, n'offrent point d'altérations notables.

« La poitrine étant ouverte du côté gauche, laisse écouler beaucoup de liquide. On constate d'abord, entre la plèvre et le poumon, une adhérence qui, étant détruite avec précaution, laisse à découvert une masse ressemblant à un sac rempli d'un liquide. Un coup de scalpel fait écouler de ce sac environ 4 à 5 litres d'une matière liquide, noirâtre, d'une odeur de gangrène très-prononcée, et dans laquelle surnagent quelques petites parcelles grisâtres, de nature fibrineuse. Cette poche n'est autre chose que le péricarde, lequel offre des altérations des plus remarquables. Il est adhérent d'une manière très-intime avec la plèvre costale et sternale; mais l'adhésion la plus forte est celle qu'il a contractée avec la pointe du cœur, sur une largeur de 2 centimètres 1/2. A la base de l'adhérence avec le cœur, on aperçoit la *tête d'une aiguille* implantée dans le ventricule gauche. Le cœur offre un volume énorme, son aspect ferait croire qu'il a subi la macération. Il offre, sur toute son enveloppe, des granulations d'une couleur grisâtre, criant sous l'instrument quand on les râcle. La pointe du cœur se sépare difficilement de son enveloppe; le tissu constituant l'adhésion crie sous le scalpel et ressemble à du cartilage. L'aiguille est implantée dans la pointe du ventricule gauche d'une manière oblique; elle a 4 centimètres 1/2 de longueur. Le cœur, pesé dans une balance, a un poids de 4 kilogrammes; son enveloppe, pesée à part, pèse 3 kilogrammes 250 grammes. L'oreillette et le ventricule droit n'offrent rien de particulier à noter; le ventricule gauche et son oreillette ont un volume énorme; les colonnes charnues sont très-développées et communiquent d'une paroi à l'autre; au fond du ventricule on aperçoit quelque chose ayant la forme et le volume d'une cupule de gland (fruit du chêne). Cette cupule est composée d'une matière blanche crétacée; elle recouvre la pointe de l'aiguille qui pénètre dans le ventricule. En coupant avec le scalpel le trajet suivi par l'aiguille, on trouve une substance crétacée qui forme une espèce de canal, ou plutôt un étui dans lequel est renfermée l'aiguille. Les membranes fibreuse et séreuse, enveloppant le cœur, ont une épaisseur identique à celle du péricarde, qui est d'un demi-centimètre. Le poumon gauche offre des traces d'hépatisation disséminée, du volume d'une noix; sa partie postérieure est intimement unie avec le diaphragme, et les racines se confondent avec le péricarde. Il faut ajouter que la substance musculeuse du cœur, dépouillée de ses enveloppes, ne présente point de changements de composition, si ce n'est une couleur pâle, caractérisant l'affection hydroémique du sang, et qui a eu probablement pour cause la présence de l'aiguille dans l'une des parois de ce viscère. Les ventricules ne contiennent pas de caillots sanguins et les vaisseaux sont dans un état complet de vacuité. »

Nous avons cité, page 194, le fait d'une taure dans le cœur de laquelle M. Vernant a trouvé une aiguille à repriser, dont la présence avait donné lieu, du vivant de l'animal, à des symptômes très-remarquables.

Les détails qui précèdent suffisent, croyons-nous, pour faire comprendre combien il serait sage de soustraire à la consommation la viande provenant d'un animal sacrifié dans des conditions d'épanchement et d'infiltration semblables, provoquées par la présence d'un corps étranger ayant pénétré dans le péricarde et jusque dans l'épaisseur du cœur lui-même.

Nous ne quitterons pas cette étude de la péricardite sans parler d'une forme de péricardite qu'il nous a été donné de rencontrer dans plusieurs circonstances. Nous voulons parler de la *transformation tuberculeuse* du péricarde. Au mois d'août 1873, nous avons observé le fait suivant rapporté par le *Recueil de médecine vétérinaire*, numéro de mai 1874 :

Le sujet est une vache garonnaise de six ans, en assez bon état, mais dont l'autopsie mit à découvert de nombreux tubercules dans les poumons, le foie, la rate et les grandes séreuses splanchniques.

« Ce qui frappe tout d'abord, à l'ouverture de la poitrine, c'est le développement extraordinaire pris par l'organe cardiaque et la soudure complète avec les côtes, sur une étendue de plus de 20 centimètres. Cette adhérence intime se fait par l'intermédiaire de nombreuses fausses membranes sur lesquelles il faut tirer avec force pour obtenir la séparation de cette masse à forme conique. Le *péricarde* est complètement transformé en une épaisse cuirasse, remplie de matière tuberculeuse, ici concrète, là sous forme de petits îlots purulents. Sa face extérieure est chatoyante et garnie de nombreuses fausses membranes d'un blanc nacré, dures et infiltrées de calcaire, concourant à la souder aux côtes correspondantes d'une part, aux poumons et au médiastin de l'autre. Sa face interne, ou mieux sa *limite interne*, laisse échapper de nombreux tractus fibreux, s'entre-croisant avec les fibres musculaires extérieures du cœur par une sorte d'intrication que je ne puis mieux comparer qu'à l'intrication des lames podophylleuses qui recouvrent la troisième phalange du pied du cheval avec les feuillets cornés qui existent à la face interne du sabot. Ainsi transformé, le péricarde constitue donc autour du cœur une enveloppe complète, aussi bien pour les oreillettes que pour les ventricules, ne s'arrêtant qu'à l'origine des gros vaisseaux occupant la base de l'organe.

Le cœur lui-même a pris un développement extraordinaire et la capacité intérieure de l'organe est presque totalement occupée par le ventricule gauche, dont la paroi postérieure est sensiblement diminuée d'épaisseur ; le ventricule droit est réduit à des proportions très-restreintes. Plus de sillon horizontal du cœur ; absence complète de cette graisse qui d'habitude abonde à la base et sur l'organe lui-même.

J'ai pensé qu'il était opportun d'établir en regard les uns des autres les chiffres comparatifs de mesures prises tant sur la pièce pathologique en question que sur différents cœurs sains de dimensions diverses. Ces chiffres sont tout au moins intéressants.

	CŒUR SAIN	CŒUR MALADE
Poids moyen (de cœurs de volumes divers)...	2 k. 500 à 3 kil.	12 k. 500
Hauteur de la base à la pointe.............	0m25	0m36
Diamètre au niveau du sillon horizontal......	0m21	0m30
Grande circonférence......................	0m49	0m88
Circonférence prise à 3 centimètres de la pointe.	0m30	0m38

Épaisseur de la paroi antérieure du ventricule droit..............................	$0^m04\ ^1/_2$	$0^m01\ ^1/_2$
Épaisseur de la paroi postérieure du ventricule gauche.............................	$0^m01\ ^1/_2$	$0^m\ ^1/_2$
Épaisseur de la tuberculisation du péricarde au niveau de la paroi antérieure du ventricule droit...............................	»	0^m04
Épaisseur de cette tuberculisation à la pointe du cœur..............................	»	0^m06
Épaisseur de la cloison interventriculaire.....	0^m04 à 0^m05	$0^m07\ ^1/_2$
Diamètre intérieur à la base du ventricule gauche	0^m06	$0^m08\ ^1/_2$
Diamètre intérieur à la base du ventricule droit	0^m03	$0^m01\ ^1/_2$

Les renseignements qui précèdent attestent donc : 1° une *hypertrophie* générale du cœur ; 2° l'épaississement du péricarde et sa transformation tuberculeuse ; 3° le développement anormal de la cavité ventriculaire gauche et le rétrécissement de la cavité ventriculaire droite ; 4° l'adhérence de ce péricarde anormal avec les parties voisines, d'une part, et comme conséquence, *une immobilité complète ou à peu près complète du cœur, durant l'exécution de la diastole et de la systole.* »

Nous ne dirons que fort peu de chose de la *cardite* que M. Leblanc (1) considère à juste titre comme consécutive à l'inflammation de la séreuse péricardique. Ramollissement du tissu musculaire, collections purulentes, indurations fibreuses, caillots sanguins libres ou adhérents au tissu musculaire, transformation des indurations fibreuses en tissu cartilagineux ou osseux, kystes séreux particulièrement rencontrés dans la cloison médiane du cœur : telles sont les lésions que donne M. Leblanc comme étant susceptibles d'être trouvées chez les sujets atteints de cardite.

Dans un cas *d'endocardite* chronique rapporté par M. Joyeux, vétérinaire à Mansle (Charente) (2), les principales lésions signalées sont : le péricarde, les deux oreillettes et le cœur droit parfaitement sains ; présence d'un caillot noir non adhérent dans l'intérieur du cœur gauche ; membrane interne du cœur gauche épaissie dans toute son étendue ; plaques plus ou moins étendues dans l'épaisseur de la cloison médiane, et arrivées à différents degrés de désorganisation, les plus récentes pâles, couleur feuille morte, les plus anciennes réduites en un pus doux au toucher, leur pourtour tapissé par une membrane lisse, régulière et bien close ; d'autres plaques, intermédiaires à ces

---

(1) *Dictionnaire de médecine et de chirurgie.* Bouley et Reynal.
(2) *Journal des Vétérinaires du Midi.* Mars 1864.

deux états extrêmes, complètement décolorées, molles, se détachant facilement des parties saines, sans qu'il n'y eût rien qui séparât ces deux tissus ; embolies dans les gros vaisseaux veineux et non dans les troncs artériels ; caillots dans le parcours de toutes les veines. » A ces caractères, M. Leblanc ajoute l'épaississement, le boursouflement et même le renversement des bords des valvules et conséquemment le rétrécissement des ouvertures du cœur.

Nous avons déjà fait pressentir l'importance des lésions cardiaques au point de vue spécial qui nous occupe ; il ressort, en effet, de toutes les relations de ce genre publiées par les vétérinaires, que les lésions du cœur et de ses enveloppes entraînent la plupart du temps des infiltrations séreuses générales, des épanchements dans les grandes cavités splanchniques donnant conséquemment à la viande des propriétés et surtout un aspect extérieur qui doivent la faire exclure de la consommation.

2° LÉSIONS DE NATURE SPÉCIFIQUE

Péripneumonie contagieuse. — On sait que la *péripneumonie* ou *pleuropneumonie* est une affection particulière aux animaux de l'espèce bovine, de nature spécifique, contagieuse, conséquemment virulente, et considérée notamment par M. Bouley, « comme un mouvement fluxionnaire éruptif analogue à celui qui produit les tumeurs du tissu cellulaire dans le charbon, les pustules de la clavelée, celles de la pituitaire dans la morve. »

Pour donner une idée des lésions péripneumoniques, je citerai un extrait d'un rapport présenté par moi à M. le maire de Bordeaux sur les travaux de l'inspection des viandes pendant le premier trimestre 1874 :

« Une vache, de race bordelaise ou race qouine, hors d'âge, a été abattue le 9 mars dernier et a dû être saisie pour cause de maigreur extrême, provoquée par l'existence de la péripneumonie. Ce sujet n'est pas le seul atteint de cette affection qu'il m'a été donné d'observer ; j'ai rencontré, en effet, les lésions péripneumoniques sur huit autres vaches et un veau de trois mois ; mais il est le seul pour lequel j'ai dû prononcer la saisie. L'existence de cette maladie chez des animaux conduits à l'abattoir n'a rien qui puisse étonner, car on sait que l'affection règne depuis longtemps déjà dans plusieurs étables des environs de Bordeaux.

« Je tiens tout d'abord, Monsieur le Maire, à bien constater ce fait que la vache en question n'a pas été retirée de la consommation pour cause de péripneumonie, car il est hors de doute que la viande provenant d'animaux péripneumoniques n'est pas de nature à provoquer d'accidents aux personnes qui la consomment ; tout au moins la science n'a-t-elle pu jusqu'ici se prononcer en faveur d'une contagion possible contre laquelle, du reste, s'élève la disposition anatomique des poumons de l'homme comparée à celle des poumons du bœuf. Il importe seulement de faire remarquer que l'attention des populations ayant été appelée par la voie des journaux sur la présence de la maladie autour de Bordeaux, il est urgent que le propriétaire d'animaux péripneumoniques sache qu'il ne doit pas attendre jusqu'à la dernière limite du mal pour livrer ces animaux à la boucherie.

« Cela dit, voici le tableau à la fois le plus exact et le plus succinct que je puisse faire des lésions que j'ai rencontrées sur le sujet saisi. Maigreur générale très-accentuée ; absence de suif aux rognons comme aux épiploons et mésentères, quelques rares parcelles de graisse molle et jaunâtre autour du cœur et à la face interne du bassin. Viande pâle, sans consistance et donnant sous le doigt une sensation visqueuse.

« L'ouverture de la poitrine donne écoulement à une abondante quantité de liquide épanché, clair et de couleur citrine, dans lequel nagent quelques débris membraneux d'organisation plus ou moins avancée. Le sac pleural droit est particulièrement tapissé par une infinité de fausses membranes, les unes de couleur jaunâtre et sans consistance, les autres plus denses et plus blanches. C'est particulièrement sur le tiers inférieur de la cavité que pullulent ces dernières productions inflammatoires dont l'abondance est telle qu'elles soudent intimement la plèvre costale épaissie au sac pulmonaire également très-épaissi et forment par leur rapprochement une masse, un tout de couleur gris-blanc, d'apparence et de consistance fibreuses.

« Envisagés dans leur ensemble, les deux poumons ont considérablement augmenté de poids et de volume ; mais les deux tiers inférieurs du poumon droit sont plus particulièrement le siège de l'altération pathologique caractéristique de la maladie. La plèvre pulmonaire, épaisse de 5 centimètres environ, est d'un gris-châtoyant et résiste à l'instrument tranchant ; de cette enveloppe partent, pour gagner la substance pulmonaire proprement dite, de nombreuses cloisons épaisses et denses divisant cette substance en autant de compartiments polyédriques irréguliers, de couleur rouge-pâle, durs et laissant suinter à la pression une sérosité citrine très-abondante.

« Dans le tiers supérieur de l'organe, les cloisons interlobulaires sont moins denses, moins épaisses ; leur infiltration est jaunâtre et à un degré d'organisation moins avancé ; le tissu pulmonaire est d'un rouge plus foncé. Vue dans son ensemble, la coupe de l'organe est marbrée. Cette coupe met à découvert les orifices fortement comprimés et restreints des tuyaux bronchiques desquels s'écoule un liquide spumeux mélangé de traînées sanguinolentes ; là où l'organisation des matières plastiques est moins complète, quelques fausses membranes obstruent les plus grosses divisions bronchiques dans les deux tiers inférieurs du poumon malade. Enfin, les ganglions bronchiques sont gonflés et infiltrés de sérosité citrine.

« Le poumon gauche, quoique présentant des lésions caractéristiques de l'affection au premier degré, n'est guère atteint que dans la cinquième partie de son étendue. Remarque : chez la vache en question la moelle est sans consistance et ses enveloppes sont congestionnées.

« J'ai eu l'occasion, ai-je dit plus haut, de constater l'existence de la péripneumonie sur un veau de trois mois de race garonnaise. Le fait mérite d'être signalé, non pas qu'il puisse être mis sur le compte de l'hérédité, car on ne s'expliquerait pas comment un veau, apportant en naissant le germe de la maladie, pût grandir et *engraisser* (car l'animal était très-gras), sans que l'altération subie par les poumons ne prît des proportions telles que la mort n'en fût la conséquence. Du reste, la question de la transmission de la péripneumonie par voie héréditaire n'est pas suffisamment tranchée pour que je puisse considérer le fait actuel comme une preuve à l'appui de cette manière de voir. Il me paraît jusqu'ici plus rationnel de considérer le fait actuel comme un cas de contagion par cohabition avec des animaux atteints de l'affection péripneumonique (1). »

On trouvera, dans l'énoncé qui précède, un exposé des lésions le plus communément rencontrées chez les sujets atteints de péripneumonie, exposé fidèle, car il a été fait *pièces en main*. A ces détails j'ajoute que quelquefois il arrive de rencontrer des portions pulmonaires mortifiées et séquestrées dans des sortes de kystes à parois pseudo-membraneuses, arrivant même par le temps à se fondre en une matière déliquescente se dissolvant dans le liquide du kyste pour ne plus former qu'une pâte homogène, de couleur jaune-grisâtre, complètement inodore tant que les parois de cette poche restent impénétrables à l'air, mais acquérant l'aspect et l'odeur de gangrène lorsque l'air pénètre dans la vomique par l'orifice de quelque tuyau bronchique ; du reste, la dénomination de *péripneumonie gangréneuse*, donnée par quelques auteurs à l'affection qui nous occupe, prouve bien qu'il est

---

(1) Depuis que ces lignes ont été écrites, j'ai observé deux ou trois faits du même genre.

des cas où s'observe l'altération gangréneuse de la substance pulmonaire. On peut enfin rencontrer, à l'autopsie des sujets péripneumoniques, les lésions tuberculeuses associées aux désordres produits par la péripneumonie elle-même.

3° MALADIES PARASITAIRES

Parmi les parasites susceptibles d'habiter la cavité thoracique des animaux de boucherie ou les organes que renferme cette cavité, nous citerons :

1° Le *Cysticercus tenuicollis* que l'on rencontre quelquefois sur les plèvres sous forme de kystes renfermant les vésicules servant d'habitats à l'helminthe. M. le professeur Lafosse cite aussi la présence de ce cysticerque dans l'épaisseur des parois du cœur chez les ruminants ;

2° Le *strongylus micrurus* et le *strongylus filaria* dont nous avons constaté la présence dans les bronches du veau et du mouton atteints de bronchite vermineuse ;

3° L'*échinococcus veterinorum* qui peut habiter le poumon comme il habite le foie, c'est-à-dire sous la forme d'une ampoule pleine de liquide légèrement trouble, plus ou moins volumineuse et enveloppée d'une poche ou kyste dont sa présence a déterminé la formation ;

4° La *linguatula denticulata* qui habite également le poumon des bêtes bovines.

Au point de vue spécial qui nous occupe, ces différents parasites n'ont d'importance qu'autant que leur présence a entraîné chez les sujets qui les hébergent un amaigrissement extrême, ou bien coïncide avec un état anémique ou hydroémique enlevant à la viande toute valeur nutritive. Toutefois, il est bon d'en connaître et le nom et l'habitat.

4° VICES DE NUTRITION

a. Vices de nutrition du poumon

Phthisie tuberculeuse. — Phthisie calcaire, pommelière. —
Tuberculose générale et partielle.

Pris dans son acception la plus stricte, le mot *phthisie*, du grec φθίω veut dire *consomption*, dépérissement des sujets malades ; aussi cette expression s'appliquait-elle autrefois à diverses affections engendrant la maigreur, le marasme. Depuis Laënnec, on a donné le nom de *phthisie pulmonaire* à la maladie résultant du développement de *tubercules* dans les poumons, et l'on désigne d'une manière générale sous le nom de *tuberculose* toute maladie se traduisant par la présence de tubercules en un point quelconque de l'organisme, le plus souvent en plusieurs points à la fois. Il suit de là qu'il peut y avoir *tuberculose des poumons* (phthisie pulmonaire tuberculeuse), *tuberculose du foie* (hépatite tuberculeuse) *tuberculose du péricarde* (péricardite tuberculeuse), etc., etc.; dans plusieurs circonstances la tuberculose est générale et l'on rencontre des sujets chez lesquels existe une véritable prédisposition des organes à devenir simultanément ou successivement le siége de productions tuberculeuses, d'où le nom de *diathèse tuberculeuse* donné à cet état particulier de l'économie.

Je me propose de traiter en ce moment des lésions propres à la tuberculose considérée à un point de vue général, m'arrêtant, suivant les circonstances, sur les lésions dont les organes, envisagés en particulier, peuvent être le siége; et je ne saurais traiter cette question d'une façon plus pratique, au point de vue spécial de l'inspection des viandes, qu'en rappelant ici quelques-unes des nombreuses autopsies que j'ai faites dans le but de bien connaître et bien apprécier le sujet qui nous occupe. Dans une autre partie de ce travail, je m'occuperai de la tuberculose envisagée au point de vue de sa transmissibilité à l'homme par l'usage des viandes provenant d'animaux tuberculeux.

Je tiens à constater, tout d'abord, que les lésions tuberculeuses peuvent se rencontrer aussi bien sur des sujets gras que sur des sujets maigres; toutefois, il est un degré de l'affection s'accompagnant presque toujours d'une maigreur générale, d'une véritable consomption.

La phthisie tuberculeuse est beaucoup plus commune chez la vache et surtout chez la vache âgée que chez le bœuf; on peut aussi en constater des vestiges chez le veau; toutefois, chez ce dernier, les lésions tuberculeuses occupent, le plus souvent, les ganglions lymphatiques de la région rétro-pharyngienne et des mésentères.

La lésion principale, on pourrait même dire essentielle, de la tuberculose étant le *tubercule*, il importe de faire ressortir en quelques mots l'état des connaissances actuelles sur la nature et les différents caractères physiques de cette production.

Les tubercules sont de petits corps arrondis, d'un volume variant entre celui d'une tête d'épingle et celui d'une petite noisette, lisses à leur surface, d'un blanc-grisâtre et demi transparent ou jaunes opaques suivant leur âge, résistant à la pression comme à l'action de l'instrument tranchant et pouvant se développer particulièrement dans la trame pulmonaire, sur les plèvres, le médiastin, le péricarde, les mésentères et tous les viscères abdominaux, les testicules, les mamelles, enfin dans l'épaisseur des ganglions lymphatiques. (Fig. 44.)

Dans les poumons, ils sont en quantité plus ou moins considérable, occupant, soit les lobules pulmonaires, soit le tissu cellulaire inter-lobulaire, donnant à l'organe un aspect extérieur bosselé et formant quelquefois des masses épaisses et lourdes dans lesquelles l'instrument tranchant pénètre avec difficulté. Les extrémités antérieures et la partie inférieure des poumons sont les points le plus ordinairement envahis par l'élément tuberculeux.

Vus sur les séreuses, les tubercules sont, soit immédiatement appliqués sur ces membranes, soit suspendus à l'extrémité de pédicelles membraneux, vasculaires, de couleur légèrement rosée. Ils peuvent être isolés ou réunis en chapelets ou en masses plus ou moins épaisses, mamelonnées fortement adhérentes à la séreuse qu'elles recouvrent. C'est particulièrement sur les plèvres que l'on constate la présence de ces agglomérations *épaisses*, de ces *masses énormes,* analogues par leur aspect extérieur et leur consistance aux tumeurs sarcomateuses ; sur le péritoine, les tubercules accumulés y forment plutôt comme une sorte de cuirasse mamelonnée, tapissant quelquefois tout le fonds de la cavité abdominale et gagnant jusque dans l'intérieur du bassin, ou bien ils sont suspendus à des fausses membranes péritonéales disposées comme de véritables stalactites. Sur le péricarde, ils peuvent être isolés ou bien avoir tellement envahi la séreuse que celle-ci a disparu complètement ou n'existe qu'à l'état de vestiges. Aux mamelles, ils sont, ou superficiels, ou rassemblés en divers points dans l'épaisseur même de la masse glandulaire. Les ganglions lymphatiques le plus ordinairement atteints par la tuberculisation sont les ganglions sous-maxillaires, pharyngiens, ceux des bronches, ceux de l'entrée de la poitrine, les ganglions sous-lombaires et mésentériques ; ils sont augmentés de volume, et plus ou moins bosselés par l'élément tuberculeux particulièrement rassemblé dans leur partie centrale. J'ai vu des ganglions dont l'organisation primitive avait complètement disparu sous l'influence tuberculeuse ; du volume d'une grosse pomme, ils étaient durs et leur enveloppe épaisse, fibreuse, ne contenait qu'un amas tuberculeux, jaune et très-résistant.

Anatomiquement parlant, le tubercule peut se présenter sous trois états différents : récent, il est petit, granuleux, arrondi, d'aspect grisâtre, transparent et difficile à écraser entre les doigts. Recouvert par une production cellulo-fibreuse, légèrement arborisée de rouge, il est poli à sa surface ; sa coupe, assez difficile à faire régulièrement, met à découvert comme une sorte de gangue aréolaire dans laquelle sont renfermés ses éléments constitutifs ; une simple inspection à la loupe permet de constater facilement cette disposition. L'examen microscopique démontre : 1° que le tissu tuberculeux est formé de cellules à noyaux, de nature fibro-plastique, réunies entre elles par du tissu conjonctif; 2° que le tubercule naît au voisinage des vaisseaux, sur leur parcours même, dans les interstices des fibres cellulaires inter-organiques ou parenchymateuses; 3° que le tubercule ne contient pas de vaisseaux dans son intérieur, « mais que les matériaux nutritifs y sont apportés par les vaisseaux environnants qui sont toujours plus riches autour des nodosités et dans les cloisons ou interstices des grosses masses tuberculeuses que dans le tissu conjonctif sain. (1) »

Il résulte de cette disposition anatomique que les grosses masses tuberculeuses, rencontrées dans les grandes cavités splanchniques ou dans l'épaisseur de certains organes parenchymateux, ne peuvent être considérées comme la conséquence d'un développement progressif des tubercules, depuis leur formation jusqu'au moment où ils ont pris un volume considérable, mais bien comme une agglomération de produc-tions miliaires entre lesquelles cheminent des vaisseaux plus ou moins abondants.

Sous un second état, le tubercule est pénétré par l'*élément calcaire*. Il se présente alors sous la forme d'un corps jaune, dur, s'écrasant difficilement, et donnant sous le doigt, après écrasement, la sensation de petits grains de nature crétacée. Ces granulations sont faciles à isoler de la gangue fibreuse qui les enveloppe, et l'examen microsco-pique démontre qu'elles ne sont que la conséquence d'un dépôt de l'é-lément calcaire au sein des cellules composant la trame tuberculeuse. Lorsque cette calcification s'est opérée au sein de grandes masses tu-berculeuses, celles-ci sont devenues difficiles à entamer par l'instru-ment tranchant et forment alors, dans certaines circonstances, ce que M. Colin a, dans un langage pittoresque, désigné sous le nom de vé-ritables *carrières* de carbonate et de phosphate de chaux, au milieu desquelles on trouve des brides fibreuses très-condensées de tissu cel-lulaire, pénétré lui-même en plusieurs points par l'élément minéral. La pénétration du tubercule par l'élément calcaire, très-commun à rencontrer chez les herbivores, est au contraire assez rare chez l'homme.

La troisième et dernière période par laquelle passe le tubercule est celle dite période de *ramollissement*. Cette transformation marche du centre à la périphérie, et, comme il arrive souvent que plusieurs tu-bercules voisins la subissent simultanément, on rencontre alors de vastes cavités comparées par quelques auteurs avec les *vomiques*, con-tenant une matière plus ou moins épaisse, jaunâtre, onctueuse au toucher, avec ou sans odeur de putridité, dans le sein de laquelle on

---

(1) Reynal. *Police sanitaire.*

sent les granulations calcaires associées à de la matière caséeuse. On rencontre fort souvent aussi au milieu de ces cavernes des brides de tissu cellulaire condensé. Le ramollissement peut être à un degré plus ou moins prononcé; quelquefois aussi ces dépôts, de consistance épaisse, sont contenus dans une sorte de coque à parois plus ou moins épaisses, indurées, de laquelle on peut les extraire par enucléation. Le ramollissement peut encore se présenter sous un aspect différent du précédent; la matière tuberculeuse est devenue friable et se sépare en petites parcelles, en prenant, ainsi que le dit M. le professeur Lafosse, l'aspect du fromage rongé par des cirons. J'ai trouvé ces deux états réunis chez plusieurs animaux et dans un même poumon; aussi, doit-on, à mon avis, considérer le dernier des deux, soit comme un acheminement au ramollissement complet, soit comme une conséquence de la disparition de la plus grande partie des éléments liquides constitutifs des dépôts caséeux.

On a parlé d'altérations des os par l'élément tuberculeux; je crois que les faits de ce genre sont très-rares à observer en médecine vétérinaire; toutefois, j'ai constaté dans une circonstance une pénétration de la face supérieure du sternum par la matière tuberculeuse. Une fois aussi, j'ai rencontré, ainsi qu'on le verra plus loin, des ulcérations de la muqueuse trachéale.

Ajoutons, pour terminer cette courte étude anatomique du tubercule, qu'il est des cas où l'on rencontre simultanément avec les lésions tuberculeuses celles de la pleurésie chronique, de la bronchite chronique avec cavernes ou vomiques plus ou moins développées, de la pneumonie chronique; on peut aussi trouver la matière calcaire ayant pénétré et transformé la coque recélant l'échinocoque vétérinaire.

D'après Lassaigne, les tubercules ramollis du poumon ont la composition chimique suivante :

Matières fibrino-albumineuses......	70
Sous-phosphate de chaux........ ..	16
Sous-carbonate de chaux.	8
Sels alcalins solubles............	1
Eau..........................	5
	100

D'près Dulong et Thénard, les tubercules de la vache sont composés de matière animale, de phosphate et de carbonate de chaux, dans la même proportion que dans les os. Lorsque la phthisie tuberculeuse ou pour mieux dire la tuberculose a envahi tous les organes, séreuses, poumons, ganglions et surtout ganglions mésentériques, le sujet est le plus ordinairement très-maigre, ses muscles sont pâles, ses os saillants ; tout en un mot dénote le marasme et la souffrance ; toutefois, la maigreur n'est pas fatalement la conséquence de la phthisie, ainsi que nous allons le voir.

Je vais, ainsi que je l'ai annoncé, terminer cet examen des lésions tuberculeuses par l'énoncé des particularités que m'a fournies l'autopsie de quelques sujets phthisiques. J'aurai, du reste, l'occasion de revenir plus tard sur cette question très-importante au point de vue de l'inspection des viandes.

Autopsie, 6 mars 1873. — Bœuf basque, de six ans, en bonne chair.

Les poumons n'ont pas sensiblement augmenté de volume, mais ils sont farcis de tubercules, les uns durs, réellement crétacés, les autres ramollis, plein de matière caséeuse, ces derniers généralement situés plus profondément que les premiers. Dans le gros lobe antérieur et recourbé du poumon droit existe un abcès du volume d'une grosse pomme, rempli de matière tuberculeuse concrète, abcès qui, reposant sur la face supérieure et aplatie du sternum, a entamé le tissu osseux au point d'y former plusieurs dépôts crétacés, gros comme de petits œufs de poule, *logés dans de véritables cavités ovalaires formées aux dépens de l'os lui-même.* Le nombre des tubercules existant sur les parois latérales internes de la poitrine est considérable. Sous une masse jaunâtre, lobulée, du volume du poing d'un homme, formée de tubercules agglomérés, garnie çà et là d'îlots caséeux et occupant le côté droit de la cage thoracique, existe une véritable fistule, à parois rugueuses, pénétrées de matière calcaire, aboutissant dans un vaste abcès placé dans le tissu cellulaire abondant de la face interne de l'épaule correspondante. La matière de l'abcès est un pus mal lié et d'une odeur infecte, dont la quantité peut être évaluée à un demi-litre. Du côté gauche de la poitrine existent également plusieurs accumulations tuberculeuses, mais n'ayant entamé que la plèvre et les muscles inter-costaux. De nombreuses fausses membranes épaisses et blanchâtres réunissent les poumons à la plèvre costale. Les ganglions prépectoraux, gros comme de petites pommes, sont tellement tuberculisés qu'ils n'offrent plus trace d'organisation normale ; leur enveloppe est épaisse, indurée et forme de véritables sacs desquels se détache facilement, sorte d'énucléation, la matière crétacée, concrète du tubercule. Ceux des bronches sont gonflés et infiltrés de matière calcaire. Lorsqu'à ce tableau j'aurai ajouté que le péricarde, la face antérieure du diaphragme et le médiastin lui-même sont parsemés de tubercules crus, de la grosseur d'un petit pois, j'aurai suffisamment indiqué dans quel état était la poitrine de l'animal en question.

Dans l'abdomen, le foie et la rate sont le siège de nombreuses productions tuberculeuses ; les ganglions mésentériques, enfin, sont pour la plupart gonflés et durs, transformés en véritables dépôts calcaires.

Envisagé au point de vue médical, ce fait de tuberculose générale a, je crois, une importance bien remarquable qu'il doit à l'altération subie par la substance osseuse du sternum par la pénétration de l'élément tuberculeux. Je ne sache pas que pareille désorganisation ait été souvent constatée chez les animaux. Tout au moins n'ai-je jamais eu l'occasion de voir la matière tuberculeuse détruisant la trame osseuse pour s'y creuser de véritables réduits.

Autopsie, 7 décembre 1873. — Vache de race bordelaise ou qouine, douze ans, ayant été très-bonne laitière.

La maladie (phthisie tuberculeuse) a envahi les deux poumons, mais particulièrement le gauche. La plèvre de ce dernier côté, surtout, est parsemée de petits mamelons, les uns gris, les autres jaunes, d'une grosseur variant entre celle d'une tête d'épingle et celle d'une noisette ; ceux-ci isolés, ceux-là réunis par groupes ou chapelets. Pressés entre les doigts, ils s'écrasent la plupart facilement et paraissent formés d'une matière caséeuse au milieu de laquelle existent de nombreuses granulations calcaires. La plèvre elle-même est infiltrée, épaissie, granuleuse. De semblables mamelons existent, mais en beaucoup moins grand nombre, sur le sac pleural droit. Quant aux poumons, ils sont, notamment le gauche, plus volumineux qu'à l'état normal et adhérent à la plèvre costale et diaphragmatique par des fausses membranes blanchâtres et granuleuses. Les deux tiers du poumon gauche sont envahis de matière tuberculeuse, au point de donner à l'organe une épaisseur et un poids remarquables. La coupe faite avec l'instrument tranchant met à découvert plusieurs corps arrondis, les uns gros comme une noisette, les autres du volume d'une petite pomme ; les premiers isolés ou réunis en masses d'aspect grisâtre, superficiels ou profonds. Quelques-uns sont restés durs et crient sous l'instrument, d'autres sont devenus de véritables abcès, vastes foyers à parois enflammées, recélant une matière épaisse, caséeuse, au milieu de laquelle le doigt perçoit la sensation granuleuse, calcaire. Le poumon droit n'offre que des tubercules à l'état de crudité. Les ganglions des bronches et du médiastin sont fortement engorgés ; enfin la tuberculose s'accuse jusque dans les ganglions mésentériques qui, eux aussi, ont augmenté de volume.

Autopsie, 18 décembre 1873. — Je ne citerai de ce fait que cette particularité :

Le poumon gauche, qui a pris un volume considérable, est à l'état de masse compacte dans laquelle il n'est plus possible de trouver trace d'organisation pulmonaire; son poids total est de 5 kilogrammes. Le tissu inter-lobulaire est hypertrophié. En présence de cette masse énorme, on peut se demander comment l'animal qui la recélait a pu vivre, ou tout au moins, comment il n'a pas considérablement souffert, *car la viande en est belle, imprégnée de graisse,* et chacun des rognons est entouré de plus de dix livres de suif.

Je citerai encore, comme fait remarquable de phthisie, le suivant observé par moi, 5 août 1875 :

Une vache garonnaise, hors d'âge, est abattue *d'office* comme présentant tous les symptômes d'une phthisie au suprème degré. A l'autopsie je rencontrai comme particularité bien remarquable la lésion suivante : A la face interne de la trachée, près de l'origine des grosses divisions bronchiques, existent trois véritables *ulcérations* de la muqueuse; leur forme est ovale ; deux d'entre elles mesurent 5 centimètres en longueur et 4 centimètres en largeur ; la plus petite a 2 centimètres de long sur 1 centimètre de large. Sur un fond mamelonné, garni de nombreux bourgeons rouges, se dessinent des anfractuosités remplies de matière jaune, caséeuse, mélangée de fines granulations calcaires. Quelques petites aigrettes très-résistantes font saillie sur plusieurs mamelons. Les bords de ces plaies sont renversés, épais, bourgeonnés, creusés de vacuoles remplies de matière calcaire. La membrane muqueuse qui tapisse l'intérieur de la trachée est garnie en ce point de nombreuses productions tuberculeuses. Les ulcérations de la phthisie sont, je crois, plus communes à rencontrer dans les premières voies respiratoires de l'homme que chez les animaux; aussi le fait que je viens de citer m'a-t-il paru digne d'être rapporté brièvement.

Pour donner une idée du degré de phthisie auquel était arrivée la vache en question, j'ajoute que les ovaires eux-mêmes étaient gonflés et complètement transformés par l'élément tuberculeux.

J'ai parlé, à propos des lésions du péricarde, de la *péricardite tuberculeuse ;* les faits de ce genre sont assez communs à constater à des degrés plus ou moins prononcés.

On rencontre aussi tres-communément chez les animaux de boucherie, la transformation tuberculeuse des parois de la coque du ver cystique désigné du nom d'*échinococcus veterinorum,* dont l'habitat principal est le foie ; mais, en dehors de cette particularité, il arrive aussi fréquemment de trouver des tubercules dans l'épaisseur où à la surface de l'organe hépatique.

La péritonite tuberculeuse accompagne presque toujours la phthisie du même nom, et il m'est arrivé de constater chez des vaches phthisiques une pénétration telle de la séreuse par l'élément calcaire qu'il devenait impossible de reconnaître la présence de cette séreuse ; on dirait une véritable cuirasse épaisse tapissant tout le fond de la cavité abdominale. La vache que représente la figure 44 nous en fournit un exemple remarquable. Nous avons vu combien étaient fréquentes les altérations des ganglions sous l'influence de l'infection tuberculeuse ; nous ne reviendrons donc pas sur les modifications subies par ces ganglions suivant l'état dans lequel se trouve l'élément tuberculeux qui les a pénétrés et transformés; ajoutons seulement qu'il nous. est arrivé plusieurs fois de rencontrer les ganglions bronchiques sensiblement accrus de volume sous l'influence de la tuberculisation, sans que les poumons aient eux-mêmes subi de graves modifications par l'élément tuberculeux. Quant à la transformation tuberculeuse des ganglions mésentériques, elle est, ainsi que nous l'avons vu, le corollaire indispensable de la phthisie tuberculeuse arrivée à un degré assez avancé.

Phthisie vermineuse. — Je ne ferai que citer ce nom donné par M. le professeur Colin à une altération tuberculeuse des poumons, provoquée par la présence d'un helminthe ou concomitante avec elle. Cet helminthe est celui que nous avons déjà désigné, en parlant de la bronchite nerveuse, sous le nom de *strongylus micrurus* chez le veau et *strongylus filaria* chez le mouton. J'ai dit à ce propos que les petites tumeurs recélant le strongle filaire associé à une matière onctueuse, granulée, étaient communes à rencontrer chez le poumon du mouton; que quelquefois on rencontrait, à la place du parasite, des nodules blancs appelés à subir ou ayant subi la métamorphose regressive graisseuse ou calcaire; j'ajoute n'avoir pas remarqué que la présence de ce nématoïde coïncidât toujours avec un état phthisique ou de consomption des sujets; aussi, suis-je disposé à ne pas gratifier du nom de phthisie la maladie en question.

b. Vices de nutrition du cœur

Hypertrophie du cœur. — On a reconnu deux modes d'hypertrophie. L'un des deux s'accuse par un épaississement des parois avec rétrécissement des cavités, d'où le nom d'*hypertrophie concentrique* qui lui a été donné ; l'autre se traduit par une augmentation des cavités aux dépens de l'épaisseur des parois, d'où le nom d'*hyper-*

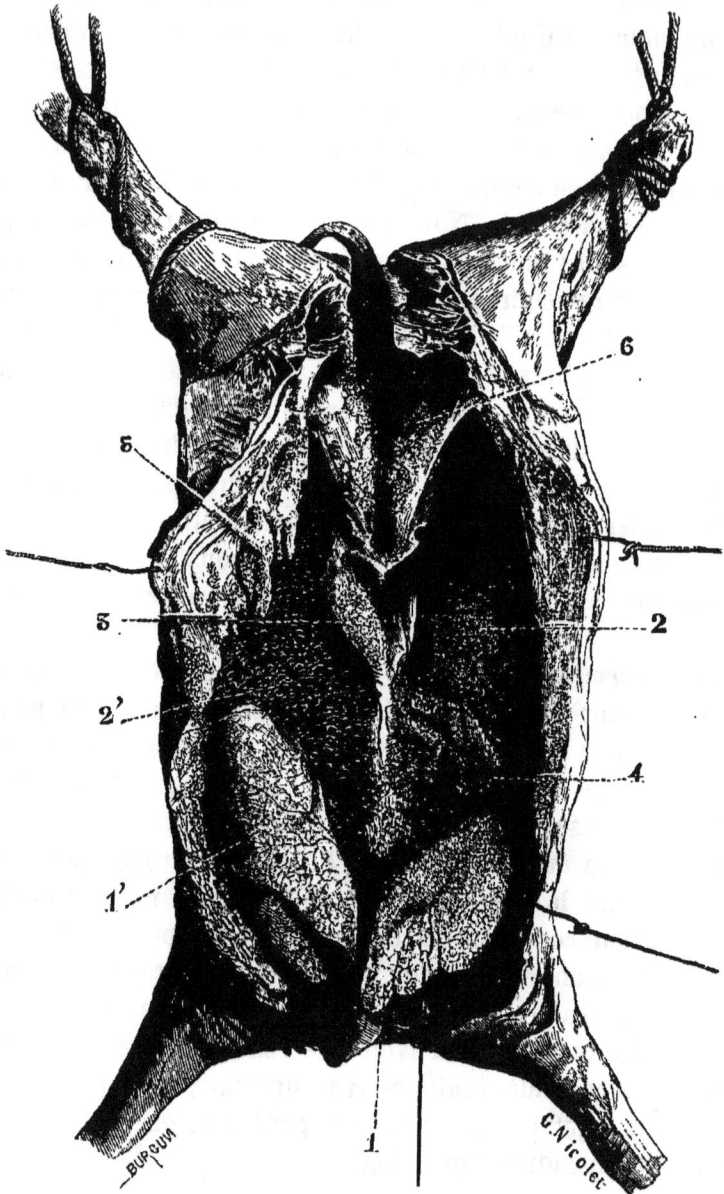

4-4' Poumons envahis par des tubercules. — 2-2' Tubercules tapissant la
sereuse péritonéale. — 3. Tubercules situés sur la gaîne péritonéale enveloppant
les reins. — 4. Masse tuberculeuse adhérente à la plèvre. — 5. Tubercules suspendus après des fausses membranes disposées en forme de stalactites. — 6. Tu-
berculcs logés dans le bassin.

trophie excentrique par lequel on le désigne. Ces deux modes se rencontrent encore assez communément chez les animaux de boucherie; nous avons signalé un cas remarquable d'hypertrophie du cœur correspondant à une altération tuberculeuse du péricarde (v. lésions cardiaques).

Dégénérescence graisseuse. — Cette altération a été signalée particulièrement par M. Colin. (*Recueil de médecine vétérinaire*, 1863).

Tubercules. — En fait d'affections tuberculeuses particulières à l'appareil cardiaque, nous n'avons jamais rencontré que la péricardite tuberculeuse dont nous avons déjà parlé.

3° Crâne et canal rachidien.

Autopsie du crâne et du canal rachidien. — L'ouverture du crâne et du conduit rachidien se pratique rarement dans le but d'étudier les lésions dont le cerveau et la moelle épinière peuvent être le siége. C'est là évidemment une faute que ne peuvent expliquer, dans la plupart des cas, que le manque de temps nécessaire pour effectuer ce travail pénible et l'idée préconçue de l'absence de toute lésion appréciable des centres nerveux.

Lorsque le boucher veut extraire le cerveau de sa cavité osseuse, il procède à l'ouverture du crâne au moyen de coups de couperet ou hachette, habilement donnés à droite et à gauche de la base de la voûte crânienne, complétés par un coup appliqué en relevant sur la partie postérieure ou occipito-pariétale de la tête. On pourrait assurément procéder de la sorte lorsqu'on veut pratiquer l'ouverture du crâne pour en examiner le contenu ; mais, outre qu'il n'est pas donné à tout le monde de manier le couperet avec une habileté suffisante, il est impossible d'éviter, par ce moyen un peu primitif, de blesser ou d'endommager le cerveau ou ses enveloppes ; mieux vaut donc procéder à cette ouverture à l'aide d'une petite scie à main et d'un élévatoire, ou, ce qui est encore plus à la portée des opérateurs, se servir d'un rogne-pied et d'un marteau, en prenant les précautions voulues pour ne pas intéresser l'organe encéphalique ou ses enveloppes.

Quant à l'ouverture du canal rachidien pour mettre à découvert la moelle épinière, elle se pratique avec le rogne-pied et le marteau à l'aide desquels on peut faire sauter toute la portion annulaire des vertèbres.

Au point de vue spécial qui nous occupe, l'examen de *la boîte crânienne* n'offre que les particularités suivantes à signaler :

1° Les sinus frontaux sont très-développés et très-diverticulés ; aussi pouvons-nous répéter, en passant, ce que nous avons dit déjà dans un de nos premiers chapitres, à savoir que c'est à ce grand développement et à ces anfractuosités spacieuses, notamment chez quelques sujets, que l'on peut attribuer la résistance qu'oppose la tête aux coups de masse, résistance qui, par une interprétation toute particulière, fait dire que les animaux ont la tête *molle*.

2° Ces mêmes sinus s'étendent en arrière dans le pariétal et l'occipital et communiquent avec la cavité existant à l'intérieur des chevilles osseuses servant de support aux cornes. De plus, ces sinus communiquent avec les sinus maxillaires et sphénoïdaux ainsi qu'avec l'éthmoïde et les fosses nasales.

Le *canal rachidien* ne nous offre aucune particularité à noter ; rappelons seulement à ce propos que c'est entre l'occipital et la première vertèbre cervicale que le boucher enfonce son stylet lorsqu'il veut abattre le bœuf par la méthode de l'*énervation* ou, comme on dit à Bordeaux, *lancer le bœuf*.

On sait que le cerveau, comme la moelle épinière, est protégé par trois membranes ou *méninges* superposées, savoir : une extérieure, appelée *dure-mère*, de nature fibreuse, tapissant la face interne de l'étui osseux encéphalo-rachidien ; une seconde, intermédiaire, dite *arachnoïde*, véritable poche séreuse constituée comme toutes les séreuses par un feuillet pariétal et un feuillet viscéral, dans laquelle est accumulé le liquide céphalo-rachidien destiné par sa présence à amortir les secousses auxquelles sont exposés les centres nerveux. Une troisième, dite *pie-mère*, essentiellement vasculaire, reposant immédiatement sur l'encéphale et sur la moelle épinière.

Le cerveau des bœufs abattus par la masse ordinaire, est toujours plus ou moins endommagé par l'épanchement sanguin résultant de la déchirure des vaisseaux par l'instrument contondant. L'emploi du merlin anglais ou de l'appareil Bruneau ne produit au contraire que fort peu ou pas d'altération appréciable de la substance cérébrale ou médullaire.

Chez les sujets en bonne santé, la moelle épinière occupe la totalité du conduit médullaire ; elle est ferme au toucher, et sur sa couleur blanche se dessinent de légères arborisations rosées fournies par les capillaires nombreux de la pie-mère. Lorsque le bœuf a été imparfaitement saigné ou qu'il a souffert de fatigue, cette coloration devient plus foncée.

Lésions de l'appareil encéphalo-rachidien. — Au point de vue de l'inspection des viandes de boucherie, nous n'avons que peu de choses à dire sur la plus grande partie des lésions que peut fournir à l'autopsie l'examen de l'appareil encéphalo-rachidien. Nous ne ferons que citer :

1° *La congestion cérébrale,* sanguine ou séreuse, conséquence la plus ordinaire de l'apoplexie ou coup de sang, coup de chaleur;

2° *L'encéphalite* et la *méningo-encéphalite* ou inflammation aiguë ou chronique du cerveau et de ses enveloppes;

3° *Le coryza gangréneux* ou *mal de tête de contagion,* rattaché jusqu'ici par la plupart des auteurs à un état inflammatoire des enveloppes du cerveau, ou à un épanchement de sérosité dans l'intérieur des centres nerveux; cependant, d'après M. Zundel, cette affection pourrait être attribuée dans quelques cas à la présence de granulations tuberculeuses à la base du cerveau, dans la scissure de Sylvius et jusque vers les nerfs optiques;

4° *L'hydrocéphale* ou épanchement considérable de sérosité trouble dans l'arachnoïde ou les ventricules cérébraux.

De toutes les lésions cérébrales, il n'en est pas qui nous intéresse plus à connaître que celles dues à la présence du *cœnure cérébral,* cause déterminante du *tournis.*

Lésions dues à la présence du cœnure cérébral. — Le cœnure *(cœnurus cerebralis),* est un ver vésiculaire susceptible d'habiter le cerveau du bœuf, du mouton et de la chèvre; mais c'est particulièrement chez le mouton qu'on le rencontre le plus communément; aussi est-ce chez ce dernier animal que les effets dus à sa présence ont été le mieux étudiés.

Voici les caractères du cœnure cérébral (1) :

« Le cœnure cérébral est formé d'une ampoule dont le volume est très-variable et dont la membrane offre le même aspect que celle qui constitue la vessie des cysticerques. Mais l'enveloppe du cœnure diffère de celle des cysticerques par un caractère bien remarquable : au lieu de porter à sa surface une seule tête de cestoïde, elle est revêtue d'un nombre assez élevé de petits ténioïdes, adhérant à la membrane qui les porte et paraissant ne pas s'en détacher tant que celle-ci reste au sein de l'organe sur lequel elle s'est développée. Chacun d'eux est comme enveloppé dans une sorte de sac que lui forme une invagination de la membrane de la vésicule, et tous, dans cet état, ils font saillie dans l'intérieur même de l'ampoule. — Les ténioïdes du cœnure sont assez inégalement groupés à la surface de la membrane; il y a des espaces qui en sont dépourvus, et d'autres, au contraire, où on les voit agglomérés et pressés en grand nombre. Enfin, ils ne sont pas tous au même degré de développement, et tandis qu'il en est qui sont entièrement formés, il en est d'autres qui sont encore, si l'on peut ainsi

(1) BAILLET. Article *Helmenthes* du Dictionnaire Boulay et Reynal.

parler, tout à fait à l'état rudimentaire. Le cœnure se rencontre dans le crâne des ruminants, à la surface du cerveau ou dans l'intérieur de ses ventricules, et c'est uniquement à sa présence qu'il faut rattacher la cause de la funeste maladie connue sous le nom de tournis. »

La vésicule du cœnure est d'un volume variable pouvant atteindre et même dépasser celui d'un œuf de poule ; les scolex qu'elle porte peuvent avoir jusqu'à 4 ou 5 millimètres de longueur lorsqu'on les a sortis de leur invagination et convenablement étendus ; dans cet état, ils offrent une tête semblable à celle du *Tænia cœnurus*, helminthe vivant dans le tube digestif du chien et du loup. Il résulte, d'autre part, des expériences faites dans ces dernières années, que lorsqu'on fait avaler à un agneau des œufs du *Tænia cœnurus*, celui-ci ne tarde pas à être pris des premiers symptômes dénotant l'existence du tournis.

A ces détails fort intéressants, nous ajouterons les développements suivants donnés à cette question par M. le professeur Reynal, à qui l'on doit une étude toute particulière du tournis des bêtes à laine (1).

« L'aspect de la cavité dans laquelle le cœnure s'est développé est différent suivant que cette cavité est située dans l'épaisseur du cerveau ou dans l'intérieur des ventricules.

Quand le cœnure occupe les ventricules et qu'il a acquis un certain développement, tous les organes sur lesquels il repose ont disparu ou diminué considérablement de volume ; les corps striés, les cornes d'Ammon, les couches optiques, les tubercules bigéminés, la glande pinéale, le plexus choroïde, la protubérance annulaire du mesocéphale, sont plus ou moins atrophiés, suivant le degré de développement ou l'âge du cœnure. C'est en vain qu'on cherche chez certains sujets la trace de la disposition normale de ces organes ; le trigone cérébral, le *septum lucidum* sont aussi parfois détruits, et plus souvent refoulés en haut ou en bas, sur le côté droit ou sur le côté gauche, suivant le siége de l'hydatide. La compression lente et graduée qu'elle a exercée sur les parois de la cavité ventriculaire a produit souvent une résorption telle de la substance cérébrale, qu'il n'est pas rare de voir un des lobes réduit à un amincissement de quelques millimètres..... Si, après avoir entamé le cerveau couche par couche pour arriver progressivement dans la cavité ventriculaire, on fait une piqûre très-superficielle sur la surface de la vésicule hydatigène, on la voit immédiatement faire hernie au dehors, au travers d'une membrane résistante. C'est cette dernière qui a été considérée, à tort, comme la membrane d'enkistement du cœnure. — Par un examen plus approfondi, il est facile de reconnai-

(1) Essai monographique sur le Tournis des bêtes à laine. *Recueil de médecine vétérinaire.* — Juin 1854.

tre qu'elle est formée par l'arachnoïde ventriculaire, et par la matière même du cerveau qui a acquis une densité plus grande dans les couches le plus immédiatement en rapport avec la séreuse des ventricules.

« Lorsque le cœnure est logé dans une cavité pratiquée dans l'épaisseur de la substance cérébrale, on observe que cette dernière a subi une modification dans son aspect et même dans sa texture.

« Les parois de cette cavité ont une teinte jaunâtre, la pulpe cérébrale est ramollie ; à sa superficie on aperçoit de petites granulations jaunâtres de 1 à 2 millimètres de diamètre. Ces granulations offrent assez de résistance et pénètrent jusqu'à une profondeur de 1 centimètre environ dans la substance du cerveau. »

D'après M. Reynal, le poids moyen du cerveau de moutons morts du tournis est de 85 grammes, soit environ 15 à 25 grammes de moins que le poids du cerveau normal.

Lorsque le cœnure se développe, fait plus rare à constater, dans le canal rachidien, il détermine, dit M. Reynal, des lésions semblables à celles que nous avons notées dans le cerveau, c'est-à-dire l'atrophie de la portion de la moelle sur laquelle il repose.

Nous ne nous sommes arrêté aussi longuement sur les désordres produits par la présence du cœnure cérébral que parce qu'il importe à tout inspecteur de boucherie de ne pas ignorer ces détails ; car il est évident que la présence de ce ver vésiculaire au sein du cerveau du mouton n'a pas d'autre conséquence que d'entraîner un amaigrissement progressif du sujet et conséquemment une moins-value de sa viande. Le tournis se rencontre rarement chez le bœuf ; cependant, d'après Prince, on en a constaté quelques cas dans le Jura français. On l'a vu aussi chez la chèvre.

Lésions de la moelle épinière. — Nous ne ferons que citer :

1° L'atrophie et le ramollissement de la moelle dans toutes les affections graves et notamment dans les maladies par épuisement, telles, par exemple, que les affections sérieuses des organes respiratoires ;

2° La coloration rouge plus ou moins foncée des méninges et quelquefois de l'organe médullaire lui-même, sous l'influence des coups violents, des chutes sur les reins ou de fracture plus ou moins complète des vertèbres lombaires ;

3° L'Hydrorachis ou accumulation de sérosité entre l'arachnoïde et la pie-mère, particulièrement au niveau des renflements lombaire et cervical, maladie que l'on rencontre quelquefois chez les jeunes sujets.

J'ai eu occasion de rencontrer aussi plusieurs fois chez des moutons des déviations de la colonne vertébrale coïncidant le plus ordinairement avec un état de maigreur susceptible de faire croire à un véritable état rachitique général.

CHAPITRE IX.

Lesions organiques se rattachant à un état morbide du sang.

Nous avons vu, dans le chapitre VII de ce travail, quels étaient les caractères normaux du sang chez les animaux sacrifiés pour la boucherie et nous avons même donné un aperçu des modifications subies par ce liquide suivant les circonstances pathologiques diverses dans lesquelles on l'examine. Nous ne serions donc pas revenu sur cette étude des maladies dues à une modification spéciale du sang, si nous n'avions reconnu la nécessité de tracer le tableau des altérations subies par les principaux organes sous l'influence des états particuliers que peut revêtir le liquide circulatoire, question des plus importantes au point de vue de l'étude des viandes de boucherie.

Nous nous proposons donc de traiter ici spécialement :

1° Des lésions spéciales aux maladies dues à une *altération septique du sang* et aux affections *charbonneuses ;*

2° Des lésions caractéristiques du typhus contagieux du gros bétail ;

3° Des lésions propres à la fièvre aphtheuse ;

4° Des lésions particulières aux maladies dues à un appauvrissement du sang, telle que l'*anémie* et l'*hydroémie* ou *cachexie aqueuse.*

1° Lésions propres aux affections charbonneuses. — On sait que les affections charbonneuses sont communes à rencontrer dans certains points de la France, notamment dans la Beauce, la Brie, et en général dans les contrées marécageuses. Des travaux récents ont même classé parmi ces affections le *mal de montagne* plus particulièrement observé en Auvergne. Pendant mes quinze années de pratique vétérinaire, j'ai eu assez souvent l'occasion d'observer le charbon sur les bœufs des marais de la Charente-Inférieure. — Quoique se manifestant d'une façon à peu près identique et par des lésions tout à fait semblables à celles du charbon proprement dit, on désigne plus particulièrement sous le nom de *sang de rate*, l'affection charbonneuse du mouton. Cette analogie ressortira, du reste, encore mieux de l'énoncé comparatif que nous allons faire des lésions caractéristiques du charbon proprement dit et du sang de rate.

Nous croyons devoir aussi rapprocher de l'étude des lésions charbonneuses celle des lésions septicémiques qui ont, avec les premières, une certaine analogie.

at extérieur du cadavre. — Putréfaction pte, tuméfaction du cadavre. Développement dérable de gaz dans l'abdomen et dans le cellulaire sous-cutané. Renversement du n, coloration noire, livide de la muqueuse e ; rejet de gaz et de matières spumeuses es.	Ballonnement extrême du cadavre. Putréfaction prompte; renversement du rectum; rejet de gaz infects.	Putréfaction prompte des tissus et d'autant plus accentuée qu'on s'approche davantage des parties primitivement désorganisées par l'élément septique.
		Engorgements froids, plus ou moins forts et plus ou moins étendus autour de la région gangrénée. L'incision de ces engorgements donne écoulement à un liquide séro-sanguinolent.
au; tissu cellulaire. — L'incision de la donne lieu à une crépitation due au dégagedes gaz accumulés dans le tissu cellulaire cutané. Un sang noir et liquide s'écoule en e de la surface de la coupe.	Nombreuses taches violacées, noirâtres ou marbrées au niveau des parties dépourvues de laine, avant-bras, plat des cuisses, pourtour des ouvertures naturelles, mamelles.	Au niveau de plaies ayant été le point de départ de la gangrène existent des caillots sanguins noirs ou blancs en état de décomposition putride ou des lambeaux de tissus complètement détachés ou ne tenant que par des pédoncules putréfiés et de mauvaise odeur.
niveau des points occupés par les tumeurs gorgements, la peau se détache facilement ssente à sa face interne des taches sanguines àtres ou noirâtres.	Injection noirâtre des capillaires sous-cutanés ; cette coloration de la peau persiste même après la dessiccation.	
ltrations sanguines et séro-albumineuses s, rouges et noires du tissu cellulaire sousé et jusque dans les interstices musculaires.		
su musculaire rouge, imprégné d'un sang noir, à fibres molles se réduisant facilement liquium lorsqu'on les malaxe sous les doigts. meurs et engorgements charbonneux constipar des amas de sérosité citrine infiltrant le cellulaire sous-cutané et intermusculaire et rant jusque dans l'épaisseur des organes. issus divisés laissent dégager des gaz infects e sérosité mousseuse, en voie de décompositians plusieurs points, ces tissus sont simple-	Muscles fortement colorés en rouge brun et laissant écouler à la coupe un sang noir poisseux.	Muscles de la région mortifiée crépitants à la coupe, de couleur brune, noire, violette ou jaune, faciles à déchirer.
		Dans la profondeur des couches musculaires les plus épaisses et plus ou moins éloignées du point gangréné, on rencontre très-souvent des infiltrations sanguines ou séro-sanguines donnant au muscle l'aspect du tissu hépatisé; on peut aussi y rencontrer des foyers métastatiques, des collections purulentes. Tissu cellulaire voisin de la

251

ment colorés par le sang épanché dans d'autres ; dans aucun point de ces engorgements on ne constate de traces d'inflammation.

Sang. — En tous les points du corps le sang est noir, épais, poisseux, colorant en rouge-brun tous les corps avec lesquels il est en contact ; il se décompose promptement en répandant une odeur infecte.

Gros vaisseaux et cavités du cœur remplis d'un sang fluide, *défibriné ;* absence de caillots proprement dits dans les cavités du cœur, présence seulement de quelques grumeaux sans consistance. Membrane interne des gros vaisseaux et endocarde imprégnés par la coloration rouge du sang, coloration que ne peut faire disparaître le lavage.

Cœur mou, flasque, parsemé à l'extérieur comme à l'intérieur de taches noires pénétrant jusque dans la substance musculaire ; péricarde garni d'ecchymoses et contenant une sérosité rougeâtre.

Ganglions lymphatiques augmentés de volume, ecchymosés, jaunâtres ou rougeâtres, ramollis, entourés d'une infiltration citrine ou sanguinolente rappelant celle qui entoure les tumeurs charbonneuses.

Vaisseaux lymphatiques partant des tumeurs remplis d'une lymphe rougeâtre abondante dans laquelle on ne constate pas la présence de globules purulents.

Sang noir, épais, sirupeux, se coagulant lentement et contenant peu de sérum. Sa décomposition est prompte et s'accompagne d'une odeur putride infecte.

Cœur le plus souvent hypertrophié, couvert de pétéchies, le ventricule droit contenant du sang non coagulé.

A l'intérieur des ventricules coloration rouge foncé uniforme ou par plaques pénétrant plus ou moins profondément dans l'épaisseur de l'organe ; même coloration des gros troncs veineux.

Ganglions tuméfiés, noirs et enveloppés de tissu cellulaire, infiltré de sérosité sanguinolente.

partie gangrenée ou putréfiée, infiltré plus moins profondément de liquide séreux, rougeâ ou citrin. Sugillations sanguines, taches ecch motiques, injection capillaire accusée du tis cellulaire intersticielle ou intermusculaire d régions plus ou moins éloignées.

Sang noir, liquide, analogue à de la poix fo due. Caillots noirs, mous, à odeur putride da l'oreillette et le ventricule droit. Endocarde même côté, de couleur foncée lorsque l'autopsie été faite quelques heures après la mort, col ration ne pénétrant pas dans l'épaisseur du tis musculaire.

Endocarde du ventricule gauche garni de t ches ecchymotiques pénétrant quelquefois jusq dans l'épaisseur du tissu musculaire.

Tunique interne des veines colorée en roug plus ou moins foncé ; présence dans leur intérie de sang diffluent répandant une odeur putri d'autant plus prononcée qu'on s'approche davan tage du foyer gangréneux.

Ganglions voisins de la partie nécrosée, er gorgés et colorés en rouge et entourés d'ur infiltration séro-sanguinolente.

pareil digestif. — Cavité abdominale con-
t une certaine quantité de sérosité foncée
uleur ou sanguinolente. Péritoine, épiploon,
ntères portant de nombreuses taches ecchy-
ues.
meurs charbonneuses de volume variable,
es de sang noir, d'aspect glutineux ou
uux et de sérosité citrine, logées autour des
du pancréas, de la veine cave postérieure
ganglions sous-lombaires.
estins colorés extérieurement en rouge. A
ieur, infiltrations sanguines plus ou moins
ncées. Lavée sous un courant d'eau, la mu-
e présente un développement anormal des
tés dont l'épithélium est également disparu.
uut aussi constater dans l'intestin grêle une
ble hémorrhagie à la surface de la mu-
e ou un épaississement de cette muqueuse
'infiltration sanguine, ou bien enfin une in-
ion séreuse ou séro-sanguine du tissu cel-
e sous-séreux. Rarement on constate d'alté-
s des glandes de Peyer ou de Brunner.

Épanchement séro-sanguin
dans l'abdomen; mésentères
couverts d'ecchymoses, veines
mésentériques gonflées de sang
noir.
Congestion plus ou moins
prononcée de la muqueuse de
l'intestin grêle, épanchement
sanguin plus ou moins considérable dans l'intérieur de l'organe.

Dans les cas d'infection septique due à un état
gangréneux des principaux viscères abdominaux
ou thoraciques, on rencontre, ainsi que nous l'a-
vons déjà dit en parlant de la pleurésie, de la
pneumonie, de l'entérite, etc.. etc., un épanchement séreux ou séro-sanguin dans ces cavités et
tout le cortége des lésions dont nous avons parlé
et sur lesquelles il est inutile de revenir ici. C'est
ainsi que dans certains cas de métrite accompagnée de gangrène, on peut rencontrer des accumulations séro-sanguines jusque dans le tissu
adipeux des reins et du bassin.

te. — Augmentation considérable du vo-
de la rate; surface unie ou irrégulièrement
lée; coloration noirâtre ou bleuâtre. Quel-
is elle est déchirée et de la plaie s'écoule un
liquide, épais et très-noir semblable à de
e de Chine. Malgré son séjour à l'air, ce
ne reprend jamais la couleur rouge du sang
éné. Sous un courant d'eau, il est facile de
rasser le canevas fibreux de l'organe de la
ie épaisse et noirâtre qui l'imprègne. Pu-
tion prompte de la rate.

Volume de la *rate* double,
triple de l'état normal; de plus,
cet organe est mou, facile à déchirer, et dans son intérieur
existe un putrilage épais, noir,
se décomposant facilement en
répandant une mauvaise odeur.

Augmentation remarquable du volume de la
rate, coloration foncée, déchirure facile donnant
écoulement à un sang noir, boueux, dans lequel
on reconnaît les débris de la trame même de
l'organe splénique; ce liquide se corrompt promptement en dégageant une odeur putride.

Foie. — Augmentation du volume du foie, écrasement et déchirure faciles et donnant écoulement à un sang noir, moins épais cependant que celui contenu dans la rate.	Augmentation du volume du foie; grande friabilité et quelquefois décoloration de l'organe.	Augmentation et friabilité du foie.
Appareil respiratoire. — Épanchement de sérosité trouble et légèrement colorée en rouge dans les sacs pleuraux. Pointillé noirâtre sur les plèvres; infiltration citrine du tissu cellulaire sous-séreux et inter-lobulaire. Lobules pulmonaires plus crépitants que dans toute autre maladie et parsemés de taches noires ainsi que la muqueuse des bronches.	*Poumons* congestionnés ou engoués de sang; mucosités bronchiques sanguinolentes.	Le tissu pulmonaire est quelquefois le siége de modifications gangréneuses plus ou moins complètes; ramollissement, séquestre d'une portion pulmonaire gangrénée, vomiques, etc., toutes altérations entourées plus ou moins de tissu hépatisé ou infiltré de sérosité non encore organisée au sein du tissu inter-lobulaire.
Système nerveux. — Infiltrations sanguines des différentes parties constituantes du système nerveux.	Accumulation sanguine noire dans tous les réseaux vasculaires de l'appareil cérébro-spinal.	Injection sanguine des méninges.
Appareil urinaire. — Augmentation du volume des reins; coloration brune, ramollissement, imprégnation d'un sang noir et liquide.	Congestion et augmentation du volume des reins. Injection sanguine de la vessie; quelquefois épanchement sanguin dans son intérieur.	Taches ecchymotiques sur la vessie.

Pour clore cet exposé des lésions charbonneuses, nous rappellerons que le plus grand nombre des anatomo-pathologistes admettent, de nos jours, avec M. Davaine, que le caractère microscopique particulier aux maladies charbonneuses est la présence dans le sang de filaments droits ou infléchis à angle obtus, longs de 4 à 12 millièmes de millimètre, appelés *bactéridies* ou infusoires immobiles. Cette opinion rencontre cependant des contradicteurs pour lesquels la présence des bactéries immobiles est constante dans des cas qui, sans être le charbon, ont cependant une certaine analogie avec les maladies charbonneuses, et notamment dans les affections septiques. C'est ainsi également que des expériences exécutées en Auvergne, par M. Sanson, sur le *mal de montagne*, ont fait voir que la présence des bactéries n'est point nécessaire pour que le sang manifeste sa propriété virulente. Toutefois, dit avec raison M. Reynal, si les bactéries ne constituent pas un caractère essentiel du charbon, elles en constituent un caractère important (1).

2° Lésions du typhus contagieux des bêtes à cornes. — En rattachant les lésions du typhus à un état morbide du sang, nous avons voulu rester fidèle à la classification que nous avons adoptée dès le début de nos descriptions pathologiques. Il est certain cependant que les principales altérations que l'on rencontre à l'autopsie des sujets typhiques ne résident pas dans le sang ; tout au moins les altérations du sang rencontrées par quelques auteurs ne sont-elles pas considérées par tous comme étant la lésion caractéristique de l'affection ; mais, ainsi que l'a dit M. le professeur Lafosse, « l'état du sang dans les diverses phases de l'affection ; le mode d'invasion de la maladie qui, toujours, s'annonce par un trouble de l'ensemble des fonctions ; la présence de lésions dans tous les organes ; la propriété contagieuse du mal ; la présence de son virus dans tous les solides et les liquides de l'économie, disent assez haut que ce virus, dont l'essence est encore inconnue, affecte primitivement le sang, et que, par conséquent, il est l'agent provocateur de la perturbation de tout l'organisme. » L'examen des lésions que nous allons décrire, démontrera, du reste, combien ces assertions sont fondées. Les principales lésions du typhus résidant dans l'appareil digestif, nous commencerons par l'examen de cet appareil, en nous inspirant du tableau remarquable qu'en a tracé notre maître, M. Bouley, dans différentes publications.

La muqueuse de cet appareil, dit M. Bouley, est le siége, depuis la bouche jusqu'à l'anus, d'une injection vasculaire qui se traduit par

(1) *Police sanitaire.* Reynal.

une teinte rouge brique, plus ou moins foncée, uniforme dans de certaines régions et se caractérisant dans d'autres par des nuances de différents tons, irrégulièrement disposées. Dans la bouche, le pharynx, l'œsophage, le rumen, le réseau et le feuillet, l'épithélium se sépare de sa muqueuse sous forme de plaques plus ou moins étendues qui laissent à nu le tissu de la membrane, très-injecté et d'une couleur rouge foncé, particulièrement dans la bouche et dans le rumen. La muqueuse de la caillette reflète une teinte rouge brique générale avec des nuances plus foncées sur le sommet des duplicatures, et des taches, les unes plus foncées également, les autres plus claires, qui lui donnent un aspect marbré; quelquefois même, elle est criblée d'ulcérations superficielles, et dans des cas plus rares, des plaques gangréneuses d'une teinte grise, entourées de sillons plus ou moins profonds suivant que l'origine de la maladie remonte à une époque plus ou moins éloignée. Dans l'intestin grêle, le colon, le cœcum, le colon flottant et le rectum, se dessine sur la muqueuse une sorte de réseau irrégulier à grandes mailles, formé par les teintes plus foncées du sommet des plis longitudinaux et transverses; destruction de l'épithélium et exsudation à la surface de la muqueuse d'une substance d'apparence caséeuse et de matière purulente. Les plaques de Peyer sont souvent altérées. On peut les rencontrer, soit seulement gorgées de sang et présentant alors une teinte rouge plus ou moins foncée, soit avec leurs follicules remplies d'une matière d'apparence purulente, et se dessinant en un relief assez saillant, ce qui, avec l'auréole rouge qui circonscrit leur groupe, donne à la plaque tout entière la forme d'une agglomération de petites pustules. Très-souvent recouvertes par une exsudation caséeuse, on ne les aperçoit qu'après le grattage.

La muqueuse du gros colon et du cœcum, vergetée comme celle de l'intestin grêle, est souvent hérissée d'une multitude de petits prolongements fibrineux, qui sont comme implantés dans le tissu de la membrane, et laissent voir, lorsqu'on les détache, autant de petites ulcérations assez profondes aux points où ils s'inséraient.

Une des particularités les plus curieuses que l'on a constatées dans le typhus et qui se rencontre assez fréquemment dans les animaux dont la maladie s'est prolongée au-delà de quatre à cinq jours, c'est la présence, dans le tissu de la muqueuse intestinale, d'une espèce de pigmentum, analogue par l'apparence à de la matière mélanique, qui est tantôt répandu d'une manière diffuse et donne alors à la membrane une couleur noire très-finement pointillée, et tantôt disposé en lignes, formant un réseau comme les lignes rouges du sommet des plis; ce pigmentum communique aux matières contenues dans l'intestin, une teinte grise plus ou moins foncée. L'examen microscopique a fait reconnaître que ce pigment était formé par de fines granulations qui devaient à l'*hématosine* leur coloration noire si caractéristique. Le foie et la rate sont exempts d'altérations.

La muqueuse des voies aériennes, notamment dans les cavités nasales et le larynx, est colorée en rouge ; on y rencontre même des exsudations pseudo-membraneuses, quelquefois même des espèces d'ulcérations dues à des pertes de substance de la membrane.

Une lésion constante du typhus est l'emphysème interlobulaire du poumon auquel se rattachent les difficultés de la respiration pendant la vie, peut-être même aussi l'emphysème sous-cutané.

Profondes ecchymoses sous l'endocarde et coloration rouge uniforme de la membrane interne des veines et même de l'aorte ; système capillaire congestionné.

D'après le docteur Beale, de Londres, il y a prédominance des globules blancs dans le sang ; de plus, cet observateur aurait constaté dans ce liquide l'existence d'*organites végétaux* ayant l'aspect des bactéridies.

Suivant le même auteur, il existe dans les muscles des animaux atteints de la peste bovine des *corps ressemblant à des entozoaires,* dont les dimensions varient depuis $\frac{1}{3000}$ jusqu'à $\frac{1}{4}$ de pouce de longueur, enveloppés dans une sorte de coque entre les fibres musculaires élémentaires ou complètement libres. — Toutefois, il règne encore bien des incertitudes sur la nature de ces corps.

D'une manière générale, on peut dire que dans le typhus on constate, dans presque tous les organes, des taches brunes, des ecchymoses, des épanchements de sang sous les séreuses splanchniques, dans les interstices des muscles et des divers organes et même dans leur intérieur.

3° Lésions de la fièvre aphtheuse. — Les animaux conduits généralement à la boucherie pendant l'existence de la fièvre aphtheuse, doivent leur abatage soit à la grande maigreur occasionnée à la fois par la souffrance qu'ils endurent et par la privation forcée de nourriture ou, si l'on aime mieux, par l'impossibilité matérielle qu'ils éprouvent à saisir et broyer les aliments, soit pour prévenir la moins-value que déterminerait cet amaigrissement.

Mais c'est à la période ultime du mal que le rôle de l'inspecteur devient des plus urgents. Dans ce cas, l'épiderme de la langue se détache facilement par lambeaux, laissant à découvert des sortes d'ulcérations superficielles rouges et saignantes ; il en est de même de la muqueuse qui tapisse les gencives et la face interne des lèvres. Lafosse d'abord et plus tard M. Zundel ont déclaré avoir constaté la présence de vésicules aphtheuses sur le voile du palais, sur la muqueuse du pharynx et de l'œsophage, sur celle de la caillette et de l'intestin grêle, voire dans la trachée et les grosses bronches. Les mêmes altérations existent aussi dans les espaces interdigités ou au sommet des onglons, quelquefois même il y a ulcération, décollement ou chute complète de ces onglons. Enfin, on rencontre des infiltrations séreuses et sanguines dans les interstices musculaires et même dans l'épaisseur des muscles, conséquences de la fatigue éprouvée par les animaux durant leur parcours pour se rendre au marché d'approvisionnement ou à l'abattoir.

Signalons en passant que l'on a rencontré plusieurs fois chez les mêmes sujets l'existence simultanée de la péripneumonie et de la fièvre aphtheuse.

M. Zundel a cité encore une forme particulière de la maladie qu'il appelle catharrale et qui affecte particulièrement les veaux à la mamelle et les bêtes adultes nourries avec les résidus des féculeries et des distilleries.

4° Lésions consécutives à un appauvrissement de sang. — Dans cette catégorie se placent les lésions dites *anémiques* et *hydroémiques*.

Anémie. — L'anémie dite symptomatique n'étant que la conséquence d'une hémorrhagie par une voie naturelle ou artificielle, nous croyons inutile d'insister sur un énoncé pathologique qu'il est facile de résumer par ces quelques mots : décoloration générale des tissus, vacuité des vaisseaux sanguins, état liquide et pâle du sang. A ces lésions, s'ajoutent naturellement celles auxquelles se rattache l'accident hémorrhagique cause de l'anémie.

Quant à l'anémie provoquée par la misère, les privations de nourriture, l'absence de soins, elle se traduit par un amaigrissement général du sujet associé le plus souvent à la présence de poux sur la peau, par des engorgements œdémateux dans les parties déclives, des épanchements séreux dans les grandes cavités splanchniques et quelquefois aussi dans le péricarde, une décoloration et un manque de consistance des principaux viscères, un affaissement des vaisseaux sanguins, une couleur pâle du système musculaire en général, et enfin par la présence de douves hépatiques ou d'échinocoques dans les poumons et le foie. Ajoutons aussi que la coloration pâle du sang et sa fluidité dénotent une diminution sensible de ses globules rouges et de sa fibrine.

Hydroémie. — *Cachexie aqueuse.* — Nous avons eu l'occasion de constater le fait suivant très-remarquable au point de vue des lésions hydroémiques.

Au mois de février 1875, un bœuf garonnais de 5 ans, de forte taille, est conduit au marché au bétail. Doué d'une ossature très-développée, ce bœuf, vu à distance, paraît maigre, décharné, et cependant on reconnaît, en le *maniant*, qu'il ne manque pas de qualité. — Il paraît fatigué. Quelques infiltrations se remarquent aux membres et au fanon.

Abattu le même jour, il a présenté les lésions suivantes que je copie textuellement sur mon carnet d'autopsies :

Hydropisie générale du tissu cellulaire sous-cutané et particulièrement au niveau de la calotte cellulo-graisseuse enveloppant la pointe du sternum, état que le boucher caractérise en disant que l'animal *pisse* l'eau de toutes parts. Graisse extérieure abondante, blanche, molle et humide. Pâleur *remarquable* de tous les muscles ; les os, eux-mêmes, participent à cette coloration, et la face inférieure du corps des vertèbres a une teinte jaune safranée. Absence d'épanchement séreux dans les grandes cavités splanchniques ; *seul, le péricarde contient un demi litre environ d'une sérosité claire et limpide.* Le cœur, décoloré, contient, particulièrement dans son ventricule gauche, *beaucoup de sérosité* associée à quelques caillots très-fermes. La graisse qui existe à sa base, de même que celle attenant au médiastin, est blanche, molle, infiltrée. Dans l'abdomen, les intestins qui sont, ai-je dit, très-pâles, sont soutenus par un mésentère dont la graisse est, elle aussi, pâle et fluide ; celle du grand épiploon et celle des rognons présentent les mêmes caractères physiques et le tissu propre des reins partage la décoloration générale. A part cet état extérieur, les viscères n'offrent aucune particularité ni dans leur forme, ni dans leur consistance, ni dans leur structure.

Le sujet étant *habillé* et suspendu, l'eau coule goutte à goutte au niveau de la partie antérieure de la poitrine, eau claire, limpide, que l'on voit également suinter des rognons de graisse comme aussi de toutes les accumulations graisseuses extérieures. Après dix-huit heures de suspension, le suintement aqueux au niveau de la poitrine persiste encore, quoique moins prononcé, et l'enlèvement des épaules met à découvert une accumulation séreuse semblable dans le tissu cellulaire abondant de la face interne de ces régions ; aux rognons et à la face interne du bassin la graisse est devenue plus ferme, extérieurement elle est encore mouillée. La coupe de la viande au niveau de l'*entrecôte* est persillée, seulement la viande est légèrement molle et humide. Au niveau des cuisses et des fesses, la viande est plus ferme, sans cependant avoir la consistance tout à fait normale. La moelle épinière est ferme, mais participe à la pâleur générale.

Le sang est pâle, *liquide,* et son examen microscopique démontre une diminution sensible du nombre et du volume des globules rouges ; sa coagulation s'opère lentement et le caillot rétréci est surmonté par une colonne séreuse atteignant presque la moitié du vase dans lequel le liquide a été reçu.

A quelle affection avais-je affaire? D'après le commissionnaire qui avait vendu le bœuf, les altérations observées se rattachaient à la fatigue éprouvée par l'animal par suite d'un parcours de douze à quinze lieues. Quant à moi, j'hésitais entre une affection du cœur ou de son enveloppe et une véritable hydroémie. Mais la pâleur *si prononcée* de tous les organes et *particulièrement des muscles*, jointe à l'état du sang, me fait pencher en faveur de la dernière des hypothèses.

C'est particulièrement chez le mouton que l'on rencontre le plus souvent les lésions de l'hydroémie, encore appelée *pourriture* ou *cachexie aqueuse*.

Généralement le mouton atteint de pourriture est maigre, et avant même que le sujet soit dépouillé, la main de l'explorateur perçoit facilement l'état d'infiltration générale du tissu cellulaire sous-cutané, particulièrement au niveau des côtes.

La peau, détachée, est pâle, molle, infiltrée, et les parties qu'elle recouvrait sont toutes d'une pâleur remarquable ; une sérosité claire, abondante, imprègne le tissu cellulaire, particulièrement au niveau de la gorge et du cou.

Les muscles sont pâles, infiltrés, blafards ; de leur coupe s'échappe par une légère pression de la sérosité aqueuse, limpide.

Dans l'abdomen existe quelquefois un peu d'épanchement légèrement jaunâtre. Les compartiments gastriques, aussi bien que les intestins, sont le plus ordinairement à peu près vides d'aliments et leur muqueuse est pâle et sans consistance ; l'intestin grêle renferme quelquefois le ver solitaire du mouton *(tœnia expansa)*. Pâleur des reins et des organes génito-urinaires. Le foie a pris une couleur jaune pain-d'épice ; ses canaux biliaires, remplis le plus souvent de concrétions, ont leurs parois épaissies, blanchâtres et indurées ; la bile qui s'en écoule est d'un brun foncé et associée à de nombreuses *douves* (distoma hepaticum), helminthes dont nous avons donné la description à propos des maladies parasitaires de la cavité abdominale. On rencontre aussi fréquemment dans le foie du mouton cachectique l'*échinocoque* (échinococcus veterinorum) dont nous avons également déjà parlé.

Les poumons sont pâles et contiennent également des échinocoques ; on peut aussi rencontrer dans les bronches des *strongles filaires* (strongylus filaria) isolés ou rassemblés en paquets plus ou moins volumineux.

L'altération principalement caractéristique de la cachexie aqueuse du mouton est sans contredit celle que subit le sang dans ses propriétés physiques et chimiques.

Delafond, à qui l'on doit une étude complète de cette affection, a résumé les modifications physiques du sang de la manière suivante :

« Il résulte des recherches ci-contre, dit Delafond :

1° Que la couleur du sang du mouton, d'un beau rouge et tachant fortement les mains dans l'état de santé, se montre successivement d'un rose clair, d'un rose pâle et d'un rose très-clair dans les phases successives d'invasion, d'accroissement et de terminaison de la pourriture ;

2° Que sa température diminue de 1 à 2 degrés ;

3° Que sa densité, mesurée à l'aréomètre de Beaumé, diminue également de 1 à près de 3 degrés ;

4° Que sa coagulation s'opère plus rapidement que dans l'état normal ;

5° Que son caillot devient de plus en plus petit et ferme ;

6° Que sa densité, mesurée dans une éprouvette graduée de 100 degrés, augmente de 40 à 70 et 80 degrés ;

7° Que le diamètre de ses globules, en moyenne de $00^{mm}003$ à $0^{mm}04$, diminue jusqu'au chiffre moyen de $00^{mm}001$. »

Eu égard à la diminution relative de la quantité de sang, Delafond s'exprime ainsi :

« Ces rapports démontrent, d'une manière évidente, que la masse totale du sang des moutons atteints de la pourriture diminue du quart, du tiers et de plus de la moitié depuis l'invasion de cette maladie jusqu'au moment où elle détermine la mort. »

Enfin, pour résumer l'ensemble des recherches auxquelles il s'est livré sur l'étude du sang de cachectique, Delafond ajoute :

« Ces recherches démontrent : que la pourriture des bêtes à laine est la conséquence d'une altération primordiale du sang résultant d'une diminution notable de sa température, de sa densité, du diamètre de ses globules sanguins, et plus particulièrement de la masse totale de ce fluide, avec abaissement du poids normal de ses globules, de son albumine et augmentation de son eau. C'est donc une véritable *anhémo-hydrohémie.* »

DEUXIÈME PARTIE

CHAPITRE X

**Considérations générales sur l'organisation du Porc. —
Appréciation du Porc sur pied. — Maladies du Porc. —
Rendement.**

Le porc est sans contredit un des animaux entrant pour une part
notable dans l'alimentation de l'homme. Plus particulièrement utilisée
autrefois par les habitants de la campagne, la viande de porc est
l'objet aujourd'hui, de la part des industriels qui la débitent, ou *charcutiers*, de nombreuses préparations qui la font entrer pour une
grande partie dans la nourriture des habitants des villes. Il résulte en
effet, de documents positifs, que la ration en viande d'une personne
étant évaluée à 20 kilog. en moyenne, le porc y entre pour 8 k. 65,
le bœuf 8 k. 91 et le mouton pour 2 k. 38.

Le porc est utilisé soit à l'état de viande fraîche, soit sous l'aspect
de viande salée, soit enfin sous forme de préparations diverses; on
sait de plus combien sont grands les services que rendent sa *graisse* et
son *lard* à l'alimentation publique.

Rangé par les naturalistes dans l'ordre des pachydermes (animaux
à peau dure) le porc a la tête ou *hure* allongée et terminée par un
museau effilé appelé *groin;* la mâchoire supérieure se termine en
avant par un os plat, épais, court, trifacié, sur lequel s'implantent
des muscles très puissants, c'est l'os du *boutoir* servant à l'animal à
fouiller le sol. Sa peau est garnie de poils raides et peu nombreux
appelés *soies*. Ses yeux sont petits, ses oreilles droites ou pendantes
suivant sa provenance.

Comme autres particularités anatomiques, on peut citer :

Ses vertèbres au nombre de vingt-huit, dont sept cervicales courtes,
épaisses et larges, garnies d'apophyses transverses très développées et
donnant attache à de fortes masses musculaires, double condition de
la force et de la puissance dont jouit le cou de cet animal.

Ses côtes, au nombre de vingt-huit, quatorze de chaque côté, sont
minces et aplaties; ses dents sont au nombre de quarante-quatre, dont
douze incisives, quatre canines et vingt-huit molaires; les incisives

supérieures, longues et mousses, forment un angle droit avec celles de la machoire inférieure plus tranchantes ; de plus, les deux incisives du milieu à la machoire supérieure, très rapprochées par leur extrémité, sont au contraire très écartées au niveau de la racine ; les canines, qui portent le nom de *crochets* ou *défenses*, sont très développées chez le mâle ou verrat et diminuent ou même disparaissent complètement sous l'influence de la castration.

Son appareil digestif a une longueur considérable qui indique la grande importance de son rôle fonctionnel. L'intestin mesure 22 mètres de long, dont 17 pour l'intestin grêle et 5 pour le gros intestin. On signale particulièrement l'extrême développement d'une glande de Peyer occupant la dernière portion de l'intestin grêle, où elle forme une bandelette de 1 mètre et demi à 2 mètres de longueur. L'estomac, dont la capacité moyenne est de 7 à 8 litres, est simple et porte à son extrémité gauche un renflement sous forme de capuchon. Le foie est à trois lobes, le moyen portant la vésicule biliaire ; sa couleur est noire, sa coupe grenue. Les testicules du mâle ou verrat sont très développés et forment deux saillies très apparentes à la partie postérieure du corps. Ainsi que nous le verrons plus loin, le verrat ne donne jamais qu'une très mauvaise viande et un lard des plus défectueux ; aussi, est-il généralement privé très jeune de ses organes de reproduction. La *truie* porte quatre mois et peut donner jusqu'à 15 petits par portée, mais le plus ordinairement elle n'en donne que 6 à 8. La truie castrée jeune, *senée* comme on dit dans l'Ouest et le Midi, engraisse mieux et plus promptement que celle qui a produit ou à qui l'opération n'a été faite que tardivement. Chez les verrats et chez les truies âgés de trois à quatre ans, la peau acquiert une épaisseur extrême et le lard devient dur, comme fibreux, immangeable, notamment au niveau des épaules, du dos et des reins, ce que les charcutiers du Midi désignent sous le nom de *cuirasse*.

Le porc est rangé parmi les animaux omnivores, à *constitution* robuste, à *tempérament* sanguin. Sensible aux influences extérieures pendant sa première jeunesse au point de nécessiter quelques soins minutieux capables de le préserver des douleurs et des maladies des organes respiratoires, il acquiert généralement avec l'âge adulte une force de résistance remarquable aux conditions hygiéniques quelquefois très mauvaises dans lesquelles il est entretenu. Son agilité est grande, ses passions ardentes. Son appétit est vorace et l'on voit cet animal se repaître avec autant de plaisir de racines, de fruits, d'herbes, que de viande de cheval par exemple.

Le tissu musculaire ou la viande du porc est à fibres serrées entre lesquelles la graisse pénétre encore, mais en moins grande abondance que dans la viande de bœuf; cette graisse s'accumule particulièrement à l'intérieur pour constituer ce que l'on appelle la *panne* ou *graisse de dessous* dans la région de la poitrine, les *ontures* ou *ratis* dans la région des reins, le *lard* entre la chair et la peau. La graisse de porc est blanche, molle, fade et d'une odeur très peu prononcée; sa composition chimique est, sur 100 parties, de : carbone 79,088, oxygène 9,756, hydrogène 11,146.

AGE DU PORC. — C'est aux dents que l'on peut apprécier l'âge du porc; toutefois, cet animal étant par sa nature peu facile à manier, on juge le plus ordinairement de son âge par sa taille, ses formes, voire même le timbre de son cri ou grognement. Voici cependant les caractères fournis par la dentition.

Le porc naît ordinairement avec les coins et les crochets des deux machoires et complète à trois ou quatre mois sa première dentition. De six à dix mois a lieu le remplacement des coins de lait et des crochets.

Vers 2 ans s'effectue le remplacement des pinces aux deux machoires; un cercle noir se forme à la base des crochets.

Vers 3 ans a lieu le remplacement des mitoyennes; les pinces noircissent et commencent à s'user.

A partir de cette époque on se règle sur la longueur des défenses qui soulèvent la lèvre supérieure à 3 ou 4 ans et la débordent vers 5 ans, tandis qu'à 6 ans le crochet inférieur commence à sortir de la bouche et à se contourner en dehors. (1) Ajoutons à ces caractères que le son de la voix est d'autant plus grave, que le cri a d'autant plus de force que l'animal est plus âgé.

EXAMEN DU PORC SUR PIED. — Nous adopterons pour l'appréciation du porc sur pied le même ordre que celui que nous avons suivi pour l'appréciation du bœuf; nous commencerons donc par l'examen des caractères fournis par la race.

1° *Race*. — Quelles sont les meilleures races de porcs ?

Nous trouvons encore ici, comme pour le bœuf, deux courants d'opinions bien tranchés. Pour les uns, nos races françaises répondent parfaitement aux habitudes du commerce, aux besoins de la consommation, alors que pour les autres les races anglaises méritent toute nos préférences.

Désirant apporter dans l'examen de cette question toute l'impartialité dont nous avons toujours fait preuve, nous allons émettre notre

(1) **Extérieur des animaux domestiques** de M. Lecoq.

avis basé sur des documents qu'il nous a été possible de consulter et sur ce que nous avons été à même d'observer.

Nous pensons que, comme le bœuf et peut-être plus encore que le bœuf, parce que son unique occupation est de transformer en viande et en graisse tout ce que peut lui donner la main de l'homme, le porc reflète dans ses caractères l'état des circonstances qui président à son élevage et à son entretien.

En France, ainsi que l'a dit Jacques Valserres, nous avons deux types de porcs bien caractérisés, savoir : le *porc de montagne* et le *porc de plaine*. Tandis que le premier est plus rustique, plus sobre, plus alerte et d'une construction plus parfaite, d'une taille moins élevée, d'une résistance plus grande à la fatigue et aux privations ; le second, au contraire, a une structure plus massive, ses formes sont moins régulières, ses jambes sont hautes, sa poitrine étroite, sa peau épaisse ; il est aussi moins rustique et résiste moins à la fatigue et aux privations. Le premier de ces types se rencontre dans le centre de la France, particulierement dans les départements de l'Allier, du Puy-de-Dôme, de la Haute-Loire, de la Nièvre, de la Creuse et de la Haute-Vienne. Le second est particulièrement représenté par les espèces de la vallée d'Auge et du Craonnais. Les races porcines françaises, dit l'auteur que nous venons de citer, très rustiques, très vagabondes, car dans une infinité de provinces on les élève aux champs ou à travers les forêts, *ont le grand défaut de s'engraisser très difficilement* ; de là résulte pour les éleveurs une véritable perte, puisque s'ils avaient des races plus parfaites, avec la même quantité de nourriture, ils pourraient produire deux fois plus de viande, deux fois plus de saindoux.

Nous croyons aussi que notre appréciation des races porcines doit reposer sur nos exigences commerciales et sur les habitudes alimentaires adoptées par la population rurale qui, en France, fait particulièrement usage de la viande de porc. Nous considérons, par exemple, la race craonnaise pure (Fig. 45) comme le meilleur de nos types français parce que l'expérience enseigne que cette race jouit de la faculté de s'engraisser assez facilement, eu égard aux conditions errantes dans lesquelles elle est élevée, et aussi parce qu'elle est l'idéal du porc des *paysans*, de ce porc qui donne beaucoup de viande proportionnellement à la quantité de saindoux qu'il fournit ; nous aimons nos porcs du Limousin, de la Saintonge, de l'Auvergne, du Périgord parce qu'ils viennent sans le secours de soins particuliers et sans le besoin d'une nourriture exceptionnelle ; nous les aimons enfin parce qu'ils nous donnent de bons et forts jambons prenant bien le sel et que recherche notre marine pour ses longs voyages.

Parlant du porc craonnais, M. Gustave Heuzé a dit : « On lui reproche avec raison de se développer lentement ; bien engraissée, cette race fournit cependant, dès l'âge de 18 mois, une masse considérable d'aliments ; M. Jamet dit même que, bien nourris, les cochons

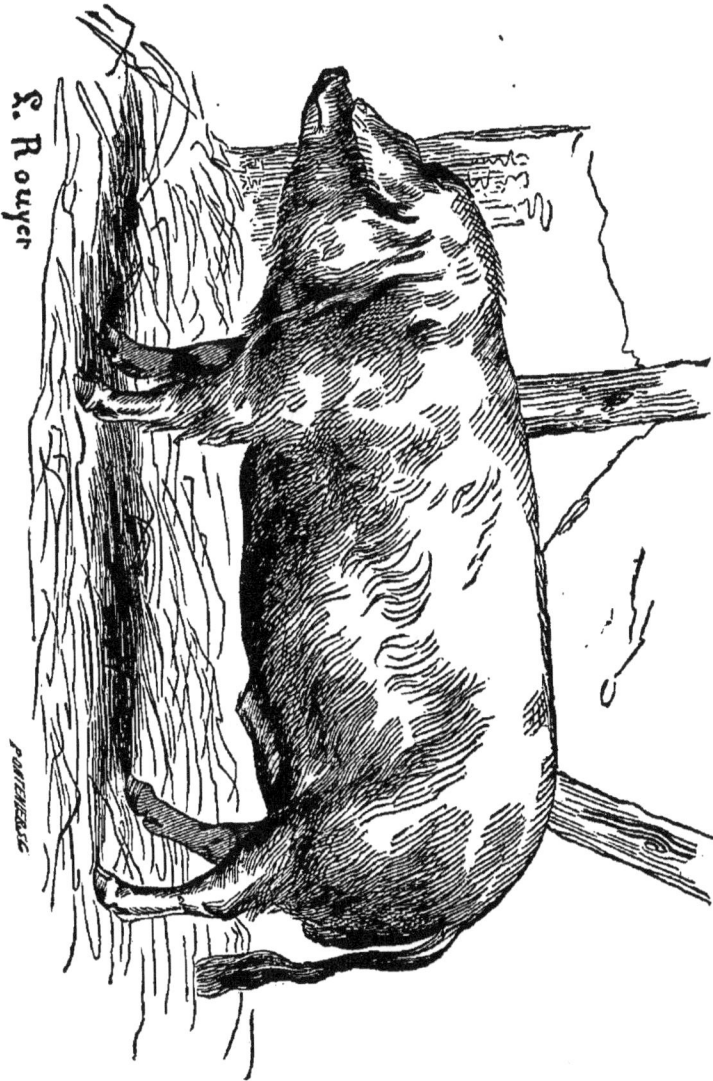

(Fig. 45. — Race craonnaise.)

craonnais peuvent donner 125, 150 et même 160 kilog. de chair et de graisse à l'âge de 10 mois.

Ce sont là des résultats qu'il est important de noter ; toutefois, il faut reconnaître qu'en général toutes nos races porcines françaises manquent de *précocité* et qu'à ce point de vue les races anglaises sont infiniment supérieures aux nôtres. Nos éleveurs l'ont du reste fort bien compris, car parmi les animaux conduits aujourd'hui sur nos marchés, on en rencontre une quantité très notable chez lesquels le mélange de sang anglais n'est pas douteux.

Des renseignements que nous avons pris, il résulte que les départements qui fournissent le plus de porcs au marché de La Villette sont par ordre d'importance comme nombre :

Maine-et-Loire.	Allier.
Sarthe.	Ille-et-Vilaine
Creuse.	Indre.
Loire-Inférieure.	Indre-et-Loir.
Deux-Sèvres.	Vosges.
Vendée.	Calvados.
Haute-Vienne.	

Les porcs les plus recherchés par le commerce sont ceux de Maine-et-Loire, de la Sarthe et de la Vendée.

Parmi les races qui alimentent les marchés de Bordeaux, nous citerons particulièrement le porc du Périgord, le Limousin, le porc d'Auvergne, le Saintongeois, le Vendéen, le porc béarnais ou de Dax ; on y voyait aussi beaucoup autrefois le porc d'Espagne au pelage roux, dont la conformation se rapproche beaucoup du type anglais de Middlessex.

Durant les mois de janvier, février et mars, les marchés de Bordeaux sont particulièrement alimentés par la Dordogne, la Charente, la ligne de Bayonne, toute la Saintonge et toute la Corrèze. D'avril à fin d'octobre la situation est la même, sauf la Corrèze qui suspend ses envois. En novembre, la ligne de Toulouse commence ses envois pour les suspendre dans le courant de décembre.

Les races porcines anglaises jouissent, avons-nous dit, d'une précocité remarquable en même temps que d'une aptitude à l'engraissement très prononcée.

Parmi ces races nous citerons : la race de *New-Leicester* (FIG. 46), dont le croisement avec plusieurs de nos races indigènes donne les meilleurs produits ;

Le porc d'*Essex* à robe noire, que l'on a quelquefois employé pour diminuer la taille de plusieurs de nos races ;

Le *Berkshire* blanc (FIG. 47), dont nous avons vu des produits de trois semaines à un mois atteindre les prix de 25 et 30 fr. ;

Le *Hampshire*, un peu plus rustique que le précédent ;

Le *Middlessex*, petite boule de graisse, se mouvant sans laisser apercevoir les agents du mouvement.

Baudement, qui a étudié les qualités des principales races porcines tant anglaises que françaises conduites dans les concours, a classé ses appréciations dans l'ordre suivant :

1° New-Leicester-Craonnais et Middlessex-Craonnais ;
2° Essex-Berkshire ;
3° Limousine ;
4° New-Leicester ;
5° Middlessex ;
6° Anglais ;
7° New-Leicester-Augeron ;
8° Normande ;
9° Augeronne ;
10° New-Leicester-Essex.

« On voit, ajoute Baudement, que notre race limousine tient un bon rang sur cette échelle de valeur; que les normands et les augerons sont placés sur les derniers échelons; que notre *excellente race craonnaise* donne d'excellents produits de croisement avec le New-Leicester. »

Pour prouver la supériorité des races anglaises comme facilité d'en-

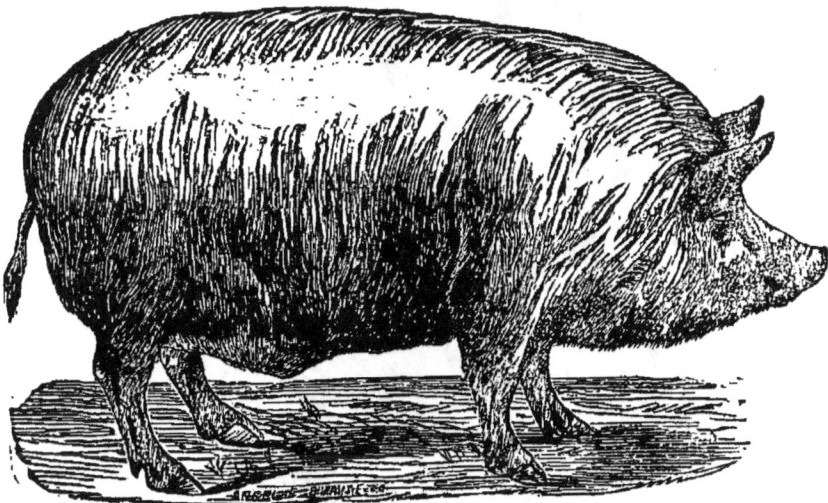

(FIG. 46. — RACE NEW-LEICESTER.)

graissement, le Dr Bardonnet-des-Martels a fait de nombreuses expériences, parmi lesquelles nous citerons celle-ci : Le 25 novembre 1844, un *Berkshire* de onze mois, pesant 52 kilog. 50, fut mis à l'engrais. Après quarante-neuf jours d'un engraissement particulièrement composé de farine d'orge et de pommes de terre cuites, l'animal pesait 167 kilog., c'est-à-dire avait gagné 115 kilog., soit environ 2 kilog. et demi par jour. Nous avons été nous-même en situation d'apprécier les qualités exceptionnelles atteintes par des porcs *Berkshire* élevés et entretenus dans la superbe porcherie de la ferme-école de Puilborau; nous avons surtout remarqué avec quel empressement les propriétaires intelligents de la contrée cherchaient à améliorer leur type local par

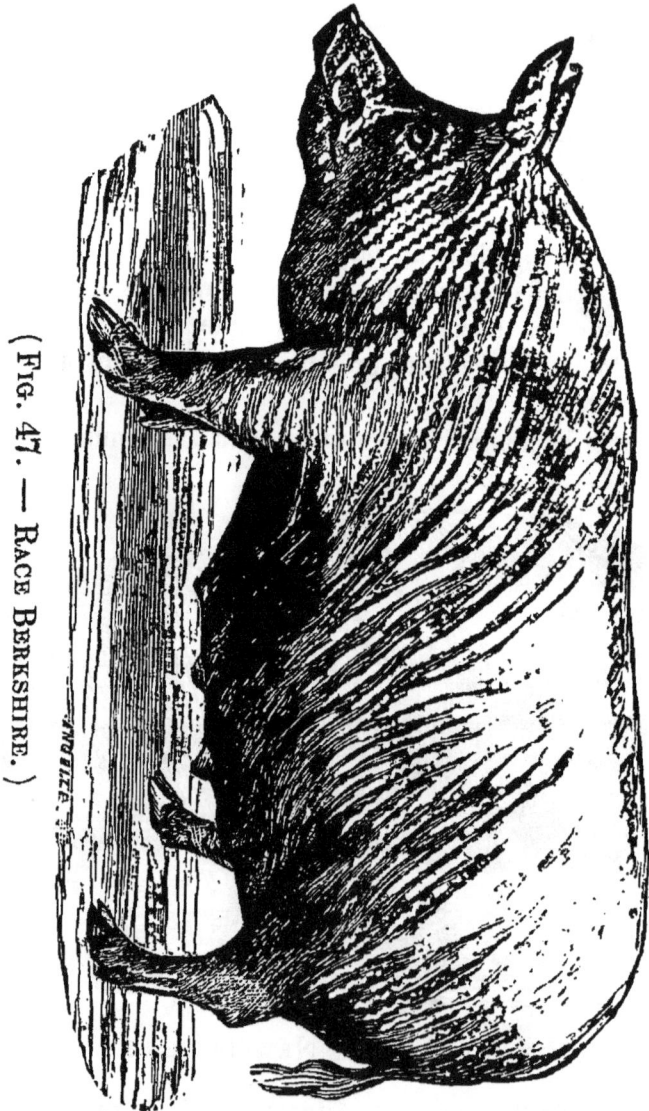

(Fig. 47. — Race Berkshire.)

le croisement avec les sujets de cette belle race. Aujourd'hui, nous constatons sur nos marchés de Bordeaux, la présence de nombreux produits croisés et nous pensons que c'est à l'influence des concours régionaux que l'on peut attribuer les résultats heureux obtenus par ces croisements. Quant à la production et à l'élevage des races anglaises pures, ils sont restés l'apanage de plusieurs éleveurs intelligents, entre les mains desquels ils donnent des résultats remarquables de précocité et d'engraissement.

Nous croyons donc que là où l'élevage du porc est confié à des mains habiles, là où cet animal est placé dans de bonnes conditions au point de vue de l'hygiène et des ressources alimentaires, il y a avantage à tous les points de vue possibles, si ce n'est à s'adonner spécialement à la production et à l'entretien des races porcines anglaises pures, au moins à entretenir quelques sujets choisis capables d'améliorer nos races françaises, particulièrement au point de vue de la *précocité;* mais nous pensons aussi que les entreprises de ce genre n'aboutiraient à aucun bon résultat chez la plupart de nos propriétaires dont les ressources alimentaires sont restreintes ou chez lesquels le mode d'élevage adopté exige du porc une sobriété, une rusticité et une constitution en rapport avec les conditions errantes dans lesquelles il est placé.

En un mot, adoptons les croisements anglais, si nous voulons bien les soigner et bien les nourrir; dans le cas contraire, contentons-nous de choisir nos reproducteurs dans nos races indigènes, avec la meilleure conformation possible pour avoir à l'abatage le plus de viande et le plus de graisse associés à la plus petite proportion relative d'os.

2° *Age.* — A part de très rares exceptions, c'est de dix-huit mois à deux ans que nos races porcines françaises donnent le plus de viande et la viande de meilleure qualité. Lorsqu'on sacrifie les porcs dès l'âge de huit à dix mois, l'expérience démontre qu'ils sont *creux* intérieurement, que leur viande n'est pas faite et leur graisse peu abondante; nous en voyons particulièrement la preuve à Bordeaux sur les jeunes porcs de la Saintonge. Il n'en est pas de même des races anglaises, dont les produits peuvent être livrés à la charcuterie dès l'âge de dix à onze mois. A ce propos, Baudement conclut de la manière suivante :

« Les races porcines anglaises et les croisements peuvent donner des produits, âgés de six à dix mois, dont la qualité est supérieure à celle des porcs français du même âge; à une période plus avancée, les porcs des deux classes ont une qualité à peu près égale. »

La condition indispensable pour que le porc fournisse de bonne viande, c'est qu'il soit castré quinze jours à trois semaines au plus après sa naissance; si cette opération n'a été pratiquée qu'après trois ou quatre ans, la viande est toujours de qualité inférieure.

3° *Sexe.* — La viande du verrat est toujours dure, coriace et d'un goût désagréable; mais les attributs du sexe étant d'ordinaire enlevés de bonne heure, on fait généralement peu de différence entre la qualité de la viande du mâle et celle de la femelle ; toutefois, les vrais appréciateurs font une différence en faveur de la viande de la truie et surtout de la truie n'ayant jamais porté.

4° *Conformation.* — La conformation des races porcines françaises pures diffère essentiellement de celle des races porcines anglaises. On réproche généralement aux premières leur excès de taille, l'étroitesse de leur poitrine, le volume exagéré de leur tête et de leurs membres, la longueur du corps jointe à une disposition voûtée de la colonne vertébrale, leur croupe avalée, leurs cuisses peu épaisses et peu descendues, toutes dispositions caractéristiques d'un développement lent et difficile. La craonnaise elle-même, que nous savons être la meilleure des races porcines françaises, réunit quelques-uns de ces défauts de conformation.

Chez les animaux anglais on remarque au contraire leur petite taille, leur corps trapu, leurs jambes courtes, leur ventre près de terre, leur tête petite et épaisse à la base précédant un cou épais qui se confond insensiblement avec les épaules et le garrot également larges et épais, la peau douce, couverte de soies claires et brillantes; chez ces animaux, les oreilles sont fines, petites, courtes et droites.

Le tableau que nous venons de tracer caractérise au plus haut degré le type du porc susceptible d'acquérir les plus hautes qualités d'engraissement, et s'il est à désirer de voir ces qualités se transmettre à la majeure partie de nos races françaises, il ne faut pas non plus perdre de vue que ces améliorations ne seront établies et ne se reproduiront d'une façon constante qu'autant que seront modifiés le mode d'élevage et le mode d'engraissement adoptés par la plupart des porchers français. Ce qu'il faut tendre surtout à faire disparaître chez le porc français, c'est cette taille haute qu'accompagnent toujours des formes étroites, car, ainsi que l'a dit avec raison M. le professeur Magne, l'éleveur ne doit pas considérer la quantité absolue de viande que donne un porc, mais la quantité produite relativement aux aliments consommés. Qu'importe que l'on obtienne 2 kilog. de lard avec un porc ou avec deux ; ce qui intéresse c'est de les produire avec le moins d'aliments possible.

L'emploi du procédé Stéphens pour l'appréciation de la conformation des animaux de boucherie rencontre encore ici son application, et c'est particulièrement chez les porcs anglais, ou qui s'en rapprochent le plus, que l'on constate le moins de vides entre les contours du corps des sujets et les lignes du cadre dont ils sont supposés être entourés.

De toutes les parties qui composent l'animal, il n'en est pas de plus importantes que le *dos* et les *reins* pour la largeur et l'épaisseur du lard dont ils peuvent être garnis, et les *fesses* et les *cuisses* qui sont appelées à constituer les jambons, parties si recherchées par la consommation. De là, la nécessité de considérer comme qualités essentielles de conformation une grande largeur unie à l'horizontalité la plus parfaite possible de la surface dorso-lombaire, des cuisses rondes, épaisses et descendues jusque sur les jarrets; après cela viennent les épaules qui, quoique moins recherchées que les jambons, ont encore, sous le nom de *coquilles*, une grande valeur commerciale; aussi doivent-elles être épaisses et cachant les avant-bras avec lesquels elles se confondent.

Le volume de la tête doit être aussi restreint que possible et c'est précisément par excès de développement que pèche la tête des races porcines françaises, même dans la race craonnaise que nous considérons comme étant la meilleure. Enfin, il faut demander au porc, comme à tous les animaux de boucherie en général, le plus petit squelette possible associé à la plus grande masse de produits utiles, muscles et graisse.

5° *État de graisse. — Maniements.* — L'état de graisse apparent d'un porc étant la conséquence des soins et de la nourriture dont il a été l'objet, il importe de savoir apprécier si cet état de graisse est le fait d'un engraissement exagéré, obtenu en peu de temps ou s'il s'associe à une *précocité* réelle et à un engraissement progressif et général, à l'intérieur comme à l'extérieur du corps. Or, il faut convenir que cette appréciation n'est pas toujours facile, ou plutôt ne peut qu'être le résultat d'une longue pratique qui quelquefois est elle-même mise en défaut par des rendements inattendus.

Il n'y a réellement qu'un seul *maniement* chez le porc, celui du dos et des lombes. Pour l'apprécier, on appuie la main à plat sur ces régions et l'on en constate la largeur en même temps que le degré de fermeté du lard qui y existe.

Chez le porc bien engraissé, la sensation perçue par la main annonce la compacité, l'épaisseur et la fermeté du lard; chez le sujet trop jeune ou engraissé trop vite, la peau cède sous la main; *c'est mou,* disent les charcutiers. On peut aussi juger jusqu'à un certain point de l'état d'engraissement d'un porc au bourrelet de graisse plus ou moins prononcé qu'il a dessous la gorge, à l'épaisseur de la poitrine et à l'écartement des épaules, à l'espace plus ou moins grand occupé par l'animal couché, à la difficulté qu'il éprouve à se lever et à marcher.

6° *État de santé.* — Sur le marché, le porc bien portant se tient le plus ordinairement couché tout son long, soit sur le ventre, soit sur le côté du corps; est-il dérangé de l'état de béatitude dans lequel semble le plonger le sommeil ou la digestion, qu'on le voit quelquefois se relever complètement ou prendre la position du chien assis. En marche, il est plus ou moins alerte, suivant qu'il est de taille plus ou moins élevée ou dans un état de graisse plus ou moins prononcé; c'est ainsi que la plupart des porcs anglais ont la marche lente et difficile, tandis que le porc vendéen, par exemple, se livre quelquefois à une course effrénée pour échapper à la main qui veut le saisir. La truie pleine ou nourrice a toujours la marche embarrassée par le développement extrême du ventre ou des mamelles. Le porc non fatigué et bien portant se lève brusquement à l'excitation du fouet ou du bâton, et tout en poussant un cri plus ou moins aigu; le porc malade, au contraire, cherche à se cacher au milieu de la paille qui lui sert de litière; il ne se lève que difficilement, en poussant un grognement sourd. La fatigue rend la marche pénible, souvent même impossible; il en est de même des maladies des pieds dont la gravité peut aller jusqu'à la chute d'un ou de plusieurs ergots. La présence d'une truie non castrée, en feu, dans un parc s'annonce quelquefois par les cris des autres porcs dont elle provoque et recherche les caresses; le verrat est aussi très-lascif.

Dans l'état sain, la peau du porc blanc est d'un beau rose; elle peut être tachée de *ladre* ou de brun ou même noire sur une étendue plus ou moins considérable; dans tous les cas, elle est fraîche et brillante chez l'animal bien portant, et devient terne ou d'un gris sale chez les sujets qui ne sont jamais lavés ou brossés. Le porc sain a le groin frais, les yeux rosés; ses soies sont fermes et s'arrachent difficilement, sa queue (s'il en a) tirebouchonne; ses excréments sont le plus ordinairement en grosses crottes oblongues et de consistance assez ferme.

7° *Maladies.* — *Lésions cadavériques.* — Les maladies dont le porc peut être atteint sur nos marchés s'accusent par des symptômes généralement faciles à apprécier, de même qu'elles laissent après la mort les lésions les plus caractéristiques.

Restant toujours dans les limites de notre travail, nous avons pensé devoir faire suivre l'énoncé des symptômes de l'énoncé des lésions cadavériques propres à ces maladies, en insistant sur celles d'entre elles dont il importe le plus d'apprécier la nature et le caractère plus ou moins dangereux au point de vue de l'alimentation.

Pour plus de facilité, nous diviserons toutes ces maladies en quatre grandes classes nous permettant d'établir ensuite le tableau suivant:

	Congestion.	Mal rouge.
1° Maladies par..	Inflammation	Angine. Parotidite. Soie ou Soyon. Entérite.
	Atonie du système digestif.	Diarrhée.
2° Maladies vermineuses		Ladrerie. Trichinose.
3° Maladies par altération du sang.		Charbon.
4° Maladies éruptives.		Fièvre aphtheuse.

A. *Maladie par congestion.* — *Mal rouge.* — *Apoplexie sanguine.*
— Nous donnons ici une copie textuelle d'une description du *mal rouge* par nous faite dans le *Recueil de médecine vétérinaire*, n° de mai 1874.

Sous le nom de *mal rouge,* nos charcutiers désignent une maladie à apparition subite, à marche généralement rapide, à terminaison presque toujours mortelle, dont le caractère principal est la coloration rouge plus ou moins foncée que prend la peau, soit sur toute l'étendue du corps, soit sur quelques parties seulement. Cette affection étant confondue bien souvent avec le *charbon,* dont elle se distingue cependant par des caractères assez tranchés, il importe d'entrer dans quelques explications sur sa nature et sur les causes qui la déterminent.

Causes. — Pour bien comprendre quelles peuvent être les causes du *mal rouge,* il est indispensable de faire ressortir en peu de mots quelques particularités se rattachant à la constitution, au tempérament et aux habitudes du porc.

On sait que le porc est rangé parmi les animaux à constitution robuste et que chez lui prédomine le tempérament sanguin. Sensible aux influences extérieures pendant sa première jeunesse, au point de nécessiter quelques soins minutieux capables de le préserver des douleurs et des maladies des organes respiratoires, il acquiert généralement avec l'âge adulte une force de résistance remarquable aux conditions hygiéniques, quelquefois très mauvaises, dans lesquelles il est entretenu.

Chez le porc adulte, l'appareil organique le plus sensible est sans contredit l'appareil digestif; les indigestions, les inflammations d'intestins sont chez lui assez communes; dans l'état ordinaire même, il est très sujet à la constipation.

Cela tient sans doute à ses instincts voraces, à ses habitudes gloutonnes, entretenues du reste par la nature féculente des aliments qui entrent journellement dans sa ration. Pour suffire au travail qui lui est imposé par ce genre d'alimentation, son système digestif est presque continuellement le siége d'une suractivité fonctionnelle apportant sans cesse et en grande quantité de nouveaux éléments à la composition d'un sang *dont la circulation est entravée par des formes épaisses, trapues, un cou court et par la présence d'une quantité notable de graisse*. Et si ces effets se produisent pendant la période d'élevage, à plus forte raison doivent-ils se produire pendant le temps que met l'animal à se préparer pour être conduit sur nos marchés. On peut donc avancer que chez le porc la principale activité fonctionnelle est concentrée sur l'appareil digestif.

De là découle naturellement la nécessité, au point de vue de l'hygiène de ce pachyderme, de favoriser dans certaines limites le jeu des fonctions appelées à contrebalancer les effets désastreux engendrés par la suractivité imposée à l'appareil digestif et les conséquences produites par toute pratique capable d'accroître l'état congestionnel de cet appareil. Ainsi s'expliquent les bons effets de la promenade, des frictions, des lavages, des bains.

On ne saurait nier, en effet, que la peau du porc, quelque épaisse et quelque insensible qu'elle paraisse, ne remplisse une fonction ayant avec la fonction digestive une véritable relation, et que la sécrétion sébacée dont elle est le siége ne soit une voie concourant à modérer le mouvement fluxionnaire sanguin engendré à la suite du travail imposé à l'appareil digestif. La preuve de cette relation est fournie par le besoin réel, le bien-être même qu'éprouve cet animal à se plonger dans l'eau froide lorsqu'il en a à sa disposition ou à se vautrer dans la boue lorsque l'eau lui fait défaut.

Mais, quelque bienfaisant que soit pour le porc le contact de l'eau froide avec la peau, on ne peut méconnaître le résultat pernicieux produit sur l'économie en général et sur la circulation en particulier par l'arrivée subite d'un courant d'eau froide sur la peau, dont le travail est surexcité, par une longue marche par exemple, ou par l'immersion brusque du sujet, notamment aux époques de l'année où s'effectuent les transitions de température. J'ai vu très souvent, en effet, le *mal rouge* se manifester sur des porcs, aux mois d'octobre et de novembre, à la suite d'un lavage à grande eau, d'un véritable arrosage en grand *fait après le repas* ou après une marche de longue durée; je l'ai vu également apparaître sur des animaux gras qui, arrivant par bateaux, étaient jetés brusquement à l'eau pour gagner en nageant le rivage, ce qui fait dire à nos charcutiers que ces animaux ont le *sang glacé*. J'ai dit que les formes trapues, le peu de longueur des membres, le cou court, l'épaisseur de la graisse s'accumulant sous la peau du porc, étaient autant de gêne apportée à la libre exécution de la circulation du sang; on peut dire que ces mêmes causes concourent à rendre la marche de l'animal lente, pénible même et facilitent l'afflux sanguin sur les pieds, comme une sorte de *fourbure* qui entraîne souvent le décollement des onglons, et, par suite, des hémorrhagies difficiles à arrêter. Or, l'expérience démontre encore que le *mal rouge* peut débuter concurremment avec cette *grippe* des pieds, et que le décollement des onglons est un *événement heureux favorisant la guérison du mal.*

Certains charcutiers invoquent encore une cause au *mal rouge: la contagion*. Ils prétendent que lorsque plusieurs porcs ont séjourné dans un même toit, et que l'un d'eux a été pris du *mal rouge*, les autres ont tous été infailliblement atteints par le même mal, et assurent qu'il en sera de même pour ceux qui, à l'avenir, devront habiter ce même toit. On m'a cité des faits à l'appui de cette manière de voir. Je ne sais si je me trompe, mais je serais plutôt porté à ne voir dans cette multiplication facile du *mal rouge* qu'un effet semblable produit par des causes semblables : l'humidité d'un toit, l'absence de litière, etc., pourraient bien, à mon avis, provoquer la naissance du même mal chez tous les sujets soumis aux mêmes conditions, surtout lorsque ces animaux ont marché pendant quelque temps et que la corne des onglons est usée .... Du reste, les détails d'anatomie pathologique que je donnerai plus loin m'autorisent jusqu'ici à ne pas admettre l'existence d'un véritable élément de contagion pour la maladie dont je m'occupe.

Parmi les races amenées aux marchés de Bordeaux, celles du Limousin, de la Saintonge, du Languedoc, paraissent être les plus aptes à contracter le *mal rouge*; les races anglaises pures ou croisées, à col très court, y sont également très sujettes.

Symptômes, marche et durée. — La maladie se présente sous deux formes différentes.

Dans un premier mode, son début est assez obscur; quelques rares taches, d'un rouge vineux, existent à la gorge, sous le ventre, sur les cuisses ou sur les épaules. L'animal ne paraît pas encore beaucoup souffrir; il suit les autres, et son appétit est à peu près conservé. Un fait remarquable dans ce mode de manifestation du *mal rouge*, c'est que si l'animal est maintenu couché, on observe que, sous l'influence des efforts qu'il fait pour se relever et des cris qu'il pousse, tout son corps, qui ne portait que quelques rares taches ou plaques rouges, prend promptement une coloration rosée générale qui augmente rapidement jusqu'au rouge foncé ; l'œil de l'observateur peut suivre facilement cet accroissement progressif de l'étendue occupée par le rouge et du foncé que prend la teinte primitive.

Remarquons, toutefois, que ce début insidieux du mal rouge est de courte durée ; une heure après l'invasion du mal surviennent des symptômes plus prononcés annonçant le malaise, puis la souffrance.

Sous une forme plus accentuée, le mal débute par la tristesse et le refus de manger. L'animal reste couché, le groin caché sous la paille ; excité, il ne se lève qu'avec regret en poussant un grognement sourd ; ses oreilles sont pendantes et chaudes, son groin et ses pieds sont chauds également.

La respiration est plus active, les battements de cœur précipités et plus forts que de coutume ; la peau devient plus chaude ; *les soies ne s'arrachent pas facilement* ; des taches de formes diverses, des plaques plus ou moins larges, de couleur violette, existent sous la gorge, sous le ventre, à la face interne des cuisses et sur la moitié inférieure des membres. Sous cette forme la maladie progresse vite ; l'abattement s'accuse de plus en plus, la respiration s'accélère, les muqueuses apparentes sont fortement injectées ; bientôt le rouge envahit tout le corps, les pattes et la tête, au point de former comme une enveloppe à peu près générale, la couleur étant plus foncée sous le ventre, dessus et dessous les cuisses, moins sur le dos et les reins.

Avec la forme la moins grave, l'animal pris le matin pourra vivre jusqu'au soir, rarement jusqu'au lendemain ; mais, dans le cas d'invasion mieux caractérisée, la maladie marche avec une rapidité effrayante ; une ou deux heures au plus suffisent pour emporter le malade au milieu des symptômes d'une véritable asphyxie, c'est-à-dire arrêt des phénomènes respiratoires et de toutes les fonctions, notamment de la fonction de circulation.

Lésions cadavériques. — Lorsque l'animal a été sacrifié dès le début de la maladie, on n'observe d'autre lésion que la coloration superficielle de la peau aux endroits correspondant aux tâches rouges extérieures. Je dis superficielle, car c'est à peine si la tache rouge extérieure apparaît à la face interne du tégument.

Chose digne d'être notée, c'est que, après l'échaudage des porcs, la coloration violette des taches constatée pendant la vie se change en une belle couleur rouge vif, *couleur de homard cuit*. A la période d'état, la coloration a envahi toute l'épaisseur de la peau, le tissu cellulo-graisseux sous-cutané, le lard, la graisse qui tapisse l'abdomen et les reins, les muscles, les muqueuses, les séreuses splanchniques et les organes intérieurs du ventre et du bassin ; çà et là existent des arborisations sanguines d'un rouge noir. Aux endroits de la peau correspondant aux taches rouges, les soies sont rudes et difficiles à arracher, même après l'échaudage. Les muscles sont humides à la coupe, mais ont conservé leur consistance normale ; sur leur coupe s'écoulent de petites nappes de sang noir ; immédiatement après la mort on ne rencontre pas d'infiltrations séreuses dans le tissu cellulaire ; mais peu d'heures après, le lard est mouillé par le sérum du sang rassemblé dans son épaisseur.

La saignée faite par le charcutier n'est jamais aussi complète qu'à l'état normal ; *le sang est noir, non poisseux et se coagule promptement.*

L'examen microscopique de ce liquide, fait immédiatement après la mort, ne m'a révélé rien d'anormal dans la forme des globules rouges ; absence complète de bactéridies. J'ai conservé de ce sang pendant vingt-quatre heures exposé à une température moyenne de 15° centigrades *sans qu'il subît aucune décomposition appréciable*, les globules ne présentant, au bout de ce temps, que la déformation attribuée à l'évaporation.

Dans la cavité thoracique, outre la coloration générale déjà signalée, les poumons sont d'un rouge noir, signe d'une véritable congestion pulmonaire ; le cœur a conservé sa consistance normale et contient quelques caillots noirs.

Dans l'abdomen, *absence de sérosité sanguinolente* ; l'estomac et les intestins ont pris la teinte rouge générale. Ouverts, ces deux organes présentent une muqueuse parcourue dans toute son étendue par une arborisation vasculaire bien sensible lui donnant une teinte que ne détruisent pas les lavages réitérés. On remarque que lorsque l'animal est sacrifié durant la dernière période de la maladie, il ne tarde pas à se produire dans la masse intestinale une prompte formation de gaz, conséquence d'une véritable fermentation. Les matières sont molles, sans odeur fétide, associées à d'abondantes mucosités et à quelques stries sanguinolentes. Le foie est gonflé et noir ; sa texture ne perd pas sa consistance ordinaire, mais sa coupe laisse suinter du sang noir, *non visqueux*. La rate est gonflée, mais *sans déchirures ;* à la coupe, il s'en échappe un sang noir, mais non diffluent, non cette *encre de Chine* appartenant aux maladies charbonneuses. J'ai remarqué, du reste, qu'après vingt-quatre heures le sang qui s'écoule des coupes faites à la rate est devenu d'un beau rouge rutilant. La graisse, vue immédiatement après la mort, est rosée ; mais, une heure après, elle prend une teinte verdâtre annonçant sa prompte décomposition. Aux pieds, le tissu sous-ongulé est pénétré d'une abondante quantité de sang.

Dans tout le système circulatoire le sang est noir et les méninges elles-mêmes participent à la coloration foncée que nous avons vue exister partout.

Conclusion. — Prenant donc en considération les conditions dans lesquelles se développe le *mal rouge*, les symptômes sous lesquels il se présente et la nature des lésions pathologiques que j'ai décrites, je crois pouvoir considérer cette maladie comme une *simple apoplexie sanguine générale*, n'étant pas de nature à communiquer à la viande des propriétés nuisibles. Toutefois, il importe que cette viande soit soumise, peu de temps après que l'animal a été saigné et vidé, aux diverses préparations usitées dans le commerce de la charcuterie ; car on ne saurait méconnaître que sa pénétration par le sang facilite sa décomposition et la rend alors incapable de servir à l'alimentation. Telle est, du reste, la ligne de conduite que j'ai adoptée et dont jusqu'ici je n'ai pas eu me repentir.

B. — *Maladies par inflammation.* — A. *Angine, esquinancie, mal de gorge.* Le porc atteint d'*angine* ou *mal de gorge* au début est triste ; sa tête est tombante, le cou tendu ; si l'animal se tient couché, la tête est fortement allongée en avant ; ses yeux sont injectés, sa gueule béante et sa langue bleuâtre ; sa respiration est pénible et s'accompagne de toux rauque, sa gorge est sensible à la pression. Si la maladie est plus avancée, le sujet est menacé à chaque instant de suffocation ; il a la respiration difficile, la langue noirâtre, sèche, plus ou moins sortie de la gueule ; un engorgement mou, plus ou moins volumineux, existe en dessous et de chaque côté de la gorge gagnant même quelquefois jusqu'au bas du poitrail ; l'abattement est complet et le sujet demeure constamment couché, en proie à une souffrance énorme qu'accuse une sorte de grognement sourd ou plainte continue.

Les lésions que l'on rencontre à l'autopsie sont faciles à pressentir, aussi croyons-nous ne pas devoir y insister. On a cité des cas d'angine du porc dans lesquels il s'est formé des fausses membranes dans la gorge, véritable croup analogue à celui de l'homme ; je n'ai jamais eu l'occasion de constater de faits de ce genre.

B. *Parotidite.* — L'inflammation des parotides est assez commune chez le porc ; elle s'annonce par de la fièvre provoquée par un engorgement chaud, mou, pâteux de chaque côté de la gorge et par une gène plus ou moins accusée de la respiration.

C. *Soie ou soyon.* — Ce genre d'affection s'accuse également par un engorgement dur et plus ou moins prononcé ayant principalement son siége dessous et sur les côtés de la gorge. Vers le milieu de cet engorgement, on constate la présence d'une certaine quantité de soies raides s'enfonçant à une profondeur variable et pouvant même donner lieu à un abcès très-gros et très-douloureux. Le porc a de la fièvre, il perd l'appétit, la soif est ardente ; il dépérit rapidement ; ajoutons que cette affection, bénigne par sa nature, peut fort bien se compliquer d'accidents gangréneux.

D. *Entérite*. — Nous avons déjà eu l'occasion, en parlant du *mal rouge*, de faire ressortir la prédisposition du porc aux affections intestinales ; nous n'avons donc que fort peu de chose à ajouter à propos de la maladie qui nous occupe. Même sans être réellement malade, le porc est très souvent constipé, et la constipation s'accuse par le rejet de crottes dures et sèches sous l'influence d'efforts réitérés. Les mêmes symptômes associés à de l'abattement, à de la fièvre, caractérisent l'enterite ; ajoutons en passant que dans certains pays on attribue la fréquence de cette maladie à l'abus des glands dans la ration journalière ; on l'a également attribuée quelquefois à une nourriture par trop animale.

C. — *Maladie par atonie du tube digestif.* — *Diarrhée.* — La diarrhée est assez commune à observer dans les localités où les porcs sont mal soignés et couchent dans des toits humides, sans litière. On attribue aussi cette maladie à l'excès d'une nourriture trop aqueuse, herbes, fruits, etc. Nous croyons inutile d'insister sur la façon dont elle se traduit à l'extérieur comme à l'intérieur.

D. — *Maladies vermineuses.* — A. *Ladrerie.* — De toutes les maladies susceptibles d'attaquer l'espèce porcine, il n'en est pas de plus commune que la *ladrerie*. Son importance, constatée de tout temps, a appelé sur elle d'une façon spéciale l'attention des savants et l'on peut dire qu'elle a été, surtout dans ces dernières années, l'objet d'études remarquables que nous essaierons de résumer dans l'intérêt de l'hygiène publique.

La *ladrerie* peut se définir une sorte d'état cachectique général associé à la présence, au sein du tissu musculaire, de vers hydatides appartenant au genre *cysticerque*. (*Cysticercus cellulosæ.*)

Il est assez difficile de diagnostiquer, par l'examen extérieur du porc, l'existence de la *ladrerie*; toutefois la fréquentation des marchés peut donner à l'inspecteur une connaissance telle des sujets qui y sont conduits, qu'il sait à l'avance quelle est la provenance des porcs sur lesquels son attention doit particulièrement se porter. C'est ainsi qu'à Bordeaux, les porcs du Périgord et du Limousin sont connus de la charcuterie comme étant les plus sujets à être atteints de *ladrerie*, alors que le porc de Saintonge, au contraire, en est beaucoup plus rarement atteint.

Le Journal *le Bétail* a publié le classement suivant des divers pays producteurs au point de vue de la ladrerie (n° du 18 octobre 1875).

Pays qui n'ont pas de porcs ladres :

Flandre, Picardie, Normandie, Champagne, Lorraine, Alsace, Ile-de-France, Orléanais, Nivernais, Anjou, Maine-et-Perche, Touraine et Bretagne.

Pays qui en ont quelque peu :

Aunis, Charente, Poitou, Berry et Bourbonnais.

Pays qui en ont beaucoup :

Marche, Limousin, Auvergne.

Voici quelques signes qui peuvent autoriser à *soupçonner*, mais non à affirmer l'existence de la *ladrerie*.

Dans une bande de porcs, le ladre est généralement plus triste que les autres, sa tête est portée bas, sa queue (s'il en a) ne tirebouchonne plus. La marche est embarrassée, particulièrement dans les mouvements d'épaules, celles-ci font saillie en dehors ; le cou est épais, bombé à son bord supérieur, comme raccourci ; la peau est insensible et quelquefois les soies s'arrachent facilement. Quelques charcutiers disent encore soupçonner la *ladrerie* au cri enroué de l'animal. Je le repète, ces caractères sont loin d'être infaillibles, car il arrive fort souvent que l'on constate, après la mort, les lésions de la ladrerie sur des porcs ayant offert de leur vivant toutes les apparences de la santé ; j'ai vu un porc superbe, primé dans un concours, être atteint de *ladrerie* au suprême degré.

Le caractère auquel on attache avec raison le plus de foi est la présence, aux parties latérales et inférieure de la langue, de vésicules ou ampoules du cysticerque, sorte d'helminthe dont nous allons donner immédiatement la description afin d'éviter les redites.

Le *Cysticercus cellulosæ* (Fig. 48, A.) ou ver de la *ladrerie* se présente sous l'aspect d'une vésicule elliptique, longue de 12 à 20 millimètres, large de 5 à 10 millimètres et même plus. Cette vésicule est renfermée dans un kyste duquel elle est entièrement indépendante; dans son intérieur existe un liquide limpide ou très légèrement trouble. Sur un point de sa surface on constate un corps blanchâtre, opaque, ridé transversalement et faisant une saillie peu prononcée. Ce corps blanchâtre n'est autre que le scolex ou rudiment du ver solitaire (*tænia solium*) de l'homme, avec la tête duquel il a la plus grande analogie.

Examiné au microscope, le corps dont nous venons de parler présente en effet, dans sa partie antérieure, tous les caractères de la tête du *tænia*, savoir : (Fig. 48, B., C.) une *trompe* ou proéminence convexe, saillante, rétractile, armée d'une double couronne de *crochets* (Fig. 48, D.) disposés sur deux rangs, de telle façon que les petits étant un peu plus élevés que les grands, les pointes des uns et des autres arrivent toutes à peu près au même niveau ; les plus longs de ces crochets ont de $0^{mm}16$ à $0^{mm}18$ de longueur, les plus courts de $0^{mm}11$ à $0^{mm}14$, et tous sont pourvus vers leur tiers inférieur d'une apophyse ou légère saillie arrondie; enfin quatre *ventouses* ovales correspondent aux quatre angles qu'offre la tête du *tænia*.

Le siége particulièrement occupé par le cysticerque étant, avons-

(Fig. 48.)

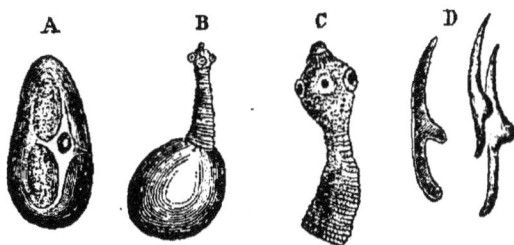

A. — Vésicule du   B., C. — Tête du cysti-   D, — Crochets du
cysticerque la-   cerque.   cysticerque.
drique.

nous dit, la langue du porc, on appelle *langueyage* l'action de visiter la langue du vivant de l'animal et *langueyeur* celui qui procède à cette visite.

La pratique du langueyage ne peut être confiée qu'à une personne ayant une certaine habitude d'approcher et de manier le porc; plusieurs villes, Bordeaux entre autres, ont, dans l'intérêt du commerce aussi bien que dans l'intérêt de la consommation, un langueyeur assermenté et payé par elles pour procéder à l'examen des porcs conduits sur les marchés. L'opération du langueyage comprend deux temps : *a*. Coucher le porc; *b*. Visiter la langue.

Abatage du porc. — Il n'est pas toujours facile d'abattre un porc. Certains langueyeurs, ayant acquis pour cet abatage une habitude bien remarquable, saisissent le porc par une jambe de derrière, la soulèvent d'une main en imprimant à la cuisse comme une sorte de torsion qui a pour effet de jeter brusquement l'animal à terre où il est ensuite maintenu facilement par une traction en arrière opérée sur l'épaule opposée au côté sur lequel il est couché. Ce moyen est très expéditif; mais, outre qu'il est peu de langueyeurs qui sachent le mettre en pratique, il a aussi quelquefois pour inconvénient de déterminer des luxations de l'articulation coxo-fémorale, si ce n'est même la fracture de l'os de la jambe au-dessus du jarret. Il vaut donc mieux procéder autrement pour cet abatage. Secondé par un aide, le langueyeur placé parallellement au corps de l'animal, l'attire à lui en le saisissant par les soies placées sur le dos et les reins, pendant que son aide, placé du côté opposé, tire vers lui sur un membre postérieur ; par ce mouvement combiné, l'animal perd équilibre et est renversé sur le côté occupé par le langueyeur ; sans perdre de temps, le langueyeur appuie son genou sur le cou du porc, le gauche s'il est placé du côté droit de l'animal et réciproquement, pendant que l'aide s'empare de l'épaule demeurée libre pour la porter en arrière.

Examen de la langue. — Le langueyeur, profitant des cris que pousse l'animal, introduit entre les machoires l'extrémité d'un bâton dont il se sert ensuite comme levier pour maintenir ces machoires écartées ; ce bâton, appuyant d'une part contre un crochet si le sujet en est pourvu, ou contre la face interne des premières molaires, est engagé par l'extrémité libre sous la cuisse du langueyeur. Celui-ci introduit alors la main enveloppée d'un linge dans la gueule du porc et en fait sortir la langue qu'il examine attentivement et qu'il palpe à l'aide de la face palmaire du pouce et de l'index de la main demeurée libre, tant sur les faces supérieure et inférieure que sur les côtés de l'organe depuis sa base jusqu'à sa pointe.

On reconnaît la présence des *graines de ladre*, comme disent nos charcutiers, à l'inégalité de la surface de la muqueuse, aux saillies plus ou moins proéminentes que forment les vésicules et, lorsqu'elles sont visibles, à leur aspect transparent et légèrement opalin tranchant sur la couleur rosée de la langue. Ajoutons que le plus souvent le langueyeur complète cet examen de la langue par celui de la conjonctive qui peut aussi, mais moins fréquemment, recéler des cysticerques dans son épaisseur.

L'importance du langueyage comme moyen d'appréciation des porcs est incontestable ; mais je dois ajouter qu'il ne faudrait cependant pas y attacher une confiance trop absolue, car j'ai pu m'assurer en maintes circonstances que la langue ne portait aucune trace du cysticerque ladrique alors que les animaux étaient reconnus ladres après la mort. Sur quarante-un cas de ladrerie que j'ai observés pendant un trimestre, j'ai acquis la conviction que *dix* fois la langue était complètement saine de cysticerques. Ce résultat pratique est important à connaître, car il dénote qu'en cas de difficulté entre vendeur et acheteur, le fait d'avoir langueyé l'animal en litige ne pourrait servir de preuve en faveur de l'une ou de l'autre des parties engagées.

Il arrive enfin fréquemment que les éleveurs ou marchands de porcs font disparaître les cysticerques de la langue quelque temps avant de conduire les animaux sur les marchés ; une petite incision suffit pour cela et, à la place de la vésicule extraite, il existe une cicatrice longitu- dinale blanchâtre, qu'il ne faut pas confondre toutefois avec les traces des blessures que se fait quelquefois l'animal à la langue au niveau des crochets ou des premières molaires.

Lésions cadavériques. — La *ladrerie* peut revêtir à l'autopsie deux formes bien différentes. Sous une première forme, elle est telle que nous venons de la décrire, vésicules remplies de liquide et portant ce corps blanc que nous savons être le scolex du tœnia de l'homme. C'est, indépendamment de la langue, dans les muscles olécraniens ou masse charnue de l'épaule, dans ceux du cou et surtout à la base de la tête, sur le cœur, dans les muscles inter-costaux, ceux de l'abdomen et ceux de la cuisse que l'on rencontre le plus de vésicules ladriques. On peut dire cependant qu'il est des cas où la ladrerie est tellement gé- nérale que l'on rencontre des cysticerques dans tous les points du corps occupés par l'élément musculaire. Dans la *ladrerie* peu pro- noncée on ne rencontre que des vésicules éparses, mais dont le siége privilégié est toujours dans les muscles de la face profonde de l'épaule. Je n'ai jamais eu occasion de rencontrer de cysticerques dans un autre tissu que le tissu musculaire, et je crois pouvoir assurer que, à moins que ce soit sur la limite extrême d'un muscle, la graisse ou le lard ne recèle jamais de ces hydatides, circonstance importante à noter au point de vue de l'utilisation de ce dernier produit. Observons en passant que d'après M. Andral on peut rencontrer des cysticerques ladriques dans le foie et dans les poumons, ce dont nous n'avons ja- mais eu occasion de nous convaincre.

Le muscle pénétré de ladre est plus pâle, plus mou, plus humide à la coupe que le muscle sain, et si, avec une habileté toute particu- lière, le charcutier sait enlever la vésicule avec le couteau servant à pratiquer la coupe du muscle, on devine très facilement l'existence du cysticerque à la présence d'une petite cavité ovalaire creusée dans le tissu musculaire, cavité dans laquelle était logée cette vésicule ; j'ajoute qu'avec un peu d'habitude on soupçonne la présence de toute vésicule ladrique à l'aspect nacré plus ou moins apparent qu'elle donne au muscle au niveau du point qu'elle occupe ; il suffit alors d'une pres- sion un peu forte pour lui faire faire saillie sur la coupe.

J'ai dit que le cœur était l'organe interne qui, par sa nature muscu- laire, recélait le plus ordinairement le cysticerque. Quelquefois, en effet, il est complètement couvert par les vésicules ladriques ; d'au- tres fois, il n'en porte que très peu, et dans ce dernier cas, c'est particulièrement vers la pointe de l'organe que l'on constate leur présence.

La seconde forme sous laquelle on peut rencontrer la *ladrerie* consiste en la présence au sein des muscles de petits grains blancs, durs, comme desséchés, s'écrasant difficilement entre les doigts et n'ayant plus ni la forme vésiculaire, ni le liquide que nous savons exister ordinairement dans cette vésicule. Cette forme, que l'on peut considérer comme une période nouvelle de la maladie, est due sans contredit à une pénétration de l'hydatide par l'élément calcaire et à son isolement presque complet du parenchyme musculaire. Chez certains porcs les muscles sont parsemés d'une infinité de ces petits grains dont la présence a pour résultat de rendre la viande immangeable; c'est à cette forme de ladrerie que les charcutiers de Bordeaux donnent le nom de *ladrerie sèche.*

Tels sont les développements dans lesquels nous avons cru devoir entrer à propos de la nature essentielle de la maladie du porc connue sous le nom de *ladrerie;* dans une autre partie de ce travail nous traiterons la question au point de vue de l'utilisation de la viande ladre.

B. *Trichinose.* — La *Trichinose* est une affection du porc caractérisée par la présence au sein de l'économie, de vers nématoïdes appelés *trichines.* La trichinose n'a jamais été observée en France, et quoique ayant paru en Allemagne dès 1845, elle n'a été réellement étudiée que depuis 1860,

La *trichine* (Trichina spiralis) (Fig. 49.) est un ver cylindrique, filiforme, à peine visible à l'œil nu, dit M. Davaine; son corps, à partir du milieu de sa longueur environ, s'amincit graduellement en avant. Le mâle est long de 1^{mm} 50 en moyenne, épais de 0^{mm} 04; la femelle est longue de 3 à 4 millimètres, épaisse de 0^{mm} 06. Sa peau, assez épaisse, est homogène, transparente, ridée transversalement. Les trichines se rencontrent le plus ordinairement dans les muscles; là elles s'enkystent en écartant, sans les détruire, les fibres musculaires; ces kystes sont ovoïdes ou elliptiques, à parois transparentes lorsqu'ils sont récemment formés, mais à parois épaisses et encroûtées de sels calcaires lorsqu'ils sont plus anciens.

On ne rencontre généralement qu'une seule trichine, enroulée en spirale, dans chaque kyste; cependant on en a vu deux et même quatre dans un même kyste. M. Colin affirme qu'un kilogramme de substance musculaire peut renfermer jusqu'à cinq millions de trichines, ce qui s'explique, du reste, par la fécondité remarquable des femelles. Il faut observer cependant que la trichine n'atteint l'état sexué que six ou huit jours après qu'elle a pénétré dans l'intestin de l'animal; alors les jeunes entozaires nés dans le tube digestif, traversent progressive- ment les parois intestinales pour se rendre dans les muscles à fibres striées et s'y fixer dans les points les plus tendres, les moins entre- coupés d'intersections tendineuses, particulièrement dans les muscles abdominaux. Généralement les trichines finissent par mourir et subis- sent alors, ainsi que leurs kystes, une imprégnation calcaire qui leur donne l'aspect et la consistance de petits tubercules crétacés.

Il résulte de ce qui précède que, pour qu'un porc soit infesté de tri- chines, il faut qu'il ait lui-même mangé de la chair recélant ces para- sites, ou qu'il ait ingéré des matières fécales dans lesquelles vivaient des embryons de trichines. L'expérience démontre, en effet, que cer- tains petits animaux dont le porc ne dédaigne pas de faire sa nourri-

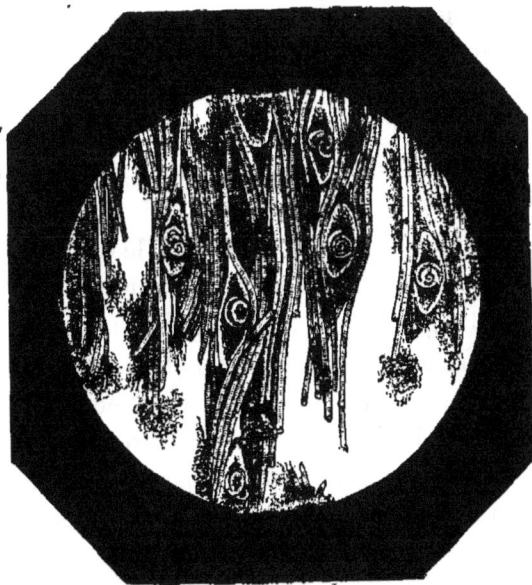

(FIG. 49. — TRICHINES ENKYSTÉES DANS LE TISSU MUSCULAIRE.)
Extraite du Dictionnaire de M. Chevallier.

ture, peuvent être infestés par la trichine et devenir ainsi des agents de transmission de cette maladie au porc; tels sont les rats, les souris, les taupes, les lapins, les chiens, les chats, plusieurs oiseaux, voire même le lombric ou ver de terre.

Nous étudierons plus loin la nature des désordres que peut engen- drer chez l'homme l'ingestion des viandes recélant des trichines ; disons seulement que le fait le plus terrible est que la présence des trichines ne donne pas toujours lieu à des phénomènes appréciables chez le porc vivant, ou du moins ne s'accuse pas par des symptômes permettant de soupçonner la présence de ces nématoïdes. Nous ne quitterons pas l'étude des helminthes du porc sans signaler l'existence possible, au sein des poumons de cet animal, d'un parasite du genre *strongle (strongylus paradoxus)* qui habite les bronches fines, la trachée et quelques petites *tumeurs* situées au bord postérieur du poumon (Colin). Ces helminthes laissent dans les poumons des nodules caséeux qui ont été quelquefois pris pour des tubercules.

E. — *Maladie par altération du sang.* — *Charbon.* — Plusieurs auteurs, frappés par la coloration de la peau du porc atteint de fièvre charbonneuse, ont encore donné à cette maladie le nom de *rouget* ou *mal rouge*, d'autres la désignent sous les noms d'*érysipèle gangréneux, de gastro-entérite charbonneuse, d'apoplexie de la rate,* etc. Nous croyons avoir démontré combien le *mal rouge* véritable diffère du charbon et combien il importe, au point de vue de la consommation, de ne pas confondre ces deux affections l'une avec l'autre.

Le porc atteint de la fièvre charbonneuse peut être pris inopinément et mourir dans l'espace d'une heure au plus ; or, quelle que soit la rapidité avec laquelle le porc succombe au mal rouge, je ne sache pas que dans cette dernière maladie l'attaque soit aussi foudroyante.

Voici, du reste, emprunté à Roche-Lubin, le tableau des principaux caractères de la fièvre charbonneuse à forme foudroyante :

Perte subite de l'appétit, prostration générale, oreilles pendantes, rembrunies, douloureuses ; yeux saillants et hagards, conjonctive d'un rouge foncé ; gueule entr'ouverte, rougeâtre et écumeuse ; groin porté en avant, caché dans la litière et prenant sensiblement une teinte plombée ; respiration fréquente et laborieuse ; anxiété, cris plaintifs, convulsions continuelles précédant toujours l'apparition de taches rougeâtres qui deviennent de plus en plus foncées aux oreilles, au ventre et à la face interne des cuisses ; paralysie du train postérieur, défécation involontaire et fétide.

A ces symptômes il faut ajouter : abaissement de la température du corps ; la main, appliquée sur les points où apparaissent les taches, éprouve une sensation de froid ; cee taches sont couvertes d'humidité, les soies et l'épiderme s'en détachent facilement ; elles sont insensibles ; l'action du bistouri n'y provoque aucune douleur ; il s'en écoule une sérosité jaunâtre ; les matières alvines sont ramollies et mélangées avec un sang très-noir et très-fétide (1).

Lorsque la fièvre charbonneuse affecte une forme moins fou-

---

(1) Dictionnaire de MM. Bouley et Reynal, article CHARBON.

droyante, on n'observe plus cette succession prompte et continue des symptômes que nous venons de décrire ; leur apparition s'effectue dans un intervalle de vingt-quatre à quarante-huit heures ; la maladie peut même prendre quelquefois une tournure favorable.

Quant aux lésions que laisse le charbon sur le cadavre du porc, nous croyons inutile de les rappeler après tous les détails dans lesquels nous sommes entrés en traitant du charbon chez les autres espèces servant à l'alimentation (Voir page 251 du chapitre IX).

E. — *Maladies éruptives.* — *Fièvre aphtheuse.* — Le porc peut être atteint, comme les ruminants, par la fièvre aphtheuse, mais c'est exclusivement aux pieds que s'observent les symptômes et les altérations pathologiques du mal.

Du vivant de l'animal la marche est difficile, quelquefois même impossible, aussi se tient-il le plus souvent couché ; il se produit un mouvement fébrile général. Comme chez le bœuf, on remarque la présence de vésicules ou d'un suintement au niveau de la base des onglons, souvent même décolement et chûte de ces onglons et conséquemment hémorrhagies très-fortes.

8° *Conclusion.* — *Rendement.* — *Poids vif.* — *Poids net.* — L'estimation du poids et conséquemment la valeur marchande d'un porc reposent particulièrement sur la quantité de graisse qu'on le croit susceptible de donner à l'abatage ; or, comme il n'est pas d'animal qui, à cet égard, soit plus susceptible de tromper l'acheteur, il en résulte que l'appréciation du poids vif d'un porc ne saurait être faite d'une façon sérieuse sans le secours de la bascule.

Il nous est arrivé plusieurs fois de constater, par exemple, combien peut tromper le porc de Saintonge ; généralement conduit jeune sur nos marchés, d'une conformation séduisante surtout par la rondeur des côtes, cet animal est souvent creux en dedans et ne donne pas à l'abatage ce qu'il promettait étant en vie. Ajoutons aussi que dans l'appréciation du poids du porc, il faut savoir tenir compte du développement extrême du ventre dû le plus souvent à un repas copieux pris par l'animal avant d'être mis en vente.

Le poids net d'un porc ne s'écarte pas beaucoup de son poids vif, car on sait que chez cet animal tout est utilisé à un titre quelconque par la charcuterie ; en ne considérant donc comme perte réelle que la quantité plus ou moins grande de matières excrémentitielles que peuvent renfermer les organes digestifs, on peut estimer en moyenne le rendement à 85 pour 100 chez un porc convenablement engraissé.

Voici ce qu'a écrit Baudement à ce sujet :

« D'après plusieurs pesées exactement opérées, on peut admettre qu'un porc de bonne race et bien engraissé, tué après avoir jeûné pendant un jour, donne :

De son poids vivant :

Sang. . . . . 3,2 pour 100
Estomac et intestins vidés. 2,2   —
Foie, langue, poumons et cœur. 3,2   —
Saindoux d'intestins et de rognons. 9,0   —
Contenance des intestins, de l'estomac et de la vessie. 1,8   —
Restant du corps. 76,6   —
Perte 4,0   —

On voit par là que ce qui chez le porc ne peut être livré à la consommation est bien peu de chose. »

M. Gustave Heuzé, parlant de porcs *craonnais*, a donné les chiffres de rendements suivants :

	19 mois.		17 mois
Quartiers antérieurs.	78 kilog.		71 kilog.
— postérieurs.	62 —		53 —
Graisse. . . { panne.	11 —		11 —
{ boyaux.	9 —		6 —
Poids de la tête.	16 —		12 —
Ces animaux pesaient en vie. .	248 —		241 —
Rapport du poids brut au poids net.	100 : 71		100 : 69

Les jambons pesaient en moyenne de 10 à 11 kilog.

Nous avons recueilli de notre côté les pesées suivantes sur un porc de race *limousine*, âgé de 18 à 20 mois, *arrivant du marché :*

Poids vif. . . . . 161 kilog.
   Sang. . . . . 4 k. 500
   Foie, poumons et cœur. . . . . 4 »   —
   Tête avec langue. . . . . 7 »   —
   Graisse des boyaux. . . . . 4 »   —
   —   de panne et lard. . . . . 60 » 250
   Intestins et estomac. . . . . 4 » 500
   Reste du corps. . . . . 62 » 700
   Perte. 14 » 050

Observons cependant que la valeur relativement minime du sang, de la fressure, de l'estomac et des intestins fait que les charcutiers à Bordeaux estiment en moyenne la quantité de déchets que donne un porc de 25 à 30 kilog.

Abatage et préparation du porc. — Nous allons résumer brièvement les différentes opérations que l'on fait subir au porc avant d'être livré à la consommation.

Le porc que l'on veut *saigner* est généralement conduit dans un local spécial dont les dispositions varient, ainsi que nous le verrons plus loin, avec le mode adopté pour l'abatage de l'animal. En bandes, le porc se laisse conduire assez facilement jusqu'au lieu du supplice; seul, il oppose souvent plus de résistance, aussi est-on obligé dans bien des cas de le tenir à l'aide d'une corde passée autour d'un membre postérieur.

Généralement la saignée est précédée d'un coup appliqué sur le front, avec une masse en bois, afin d'éviter les cris perçants et les mouvements désordonnés auxquels se livre l'animal et aussi dans le but de déterminer un étourdissement qui facilite la sortie du sang. Pour être saigné, l'animal est couché sur un plan un peu élevé du sol environnant et maintenu soit par des aides, soit au moyen de cordes liant les membres postérieurs et tirant fortement en arrière. Pour effectuer la saignée, le tueur, appuyé sur l'épaule libre, porte ou fait porter le membre en arrière, puis, se servant d'un couteau long et mince, il le plonge presque perpendiculairement dans la gorge en ayant soin d'éviter d'atteindre le larynx; la jugulaire ouverte, le sang coule en jet fort et plein dans un baquet où il est maintenu en mouvement soit par la main d'un aide, soit au moyen d'un bâton afin d'en éviter la coagulation immédiate. Vers la fin de la saignée, on facilite la sortie du sang par un mouvement de va et vient imprimé à l'épaule demeurée libre.

Une fois le porc mort, le tueur s'empresse d'arracher, à l'aide d'un instrument spécial la plus grande partie des soies bonnes au commerce, puis procède à la toilette de l'animal d'une façon variable suivant les localités. Dans le Nord on *grille* le porc, dans le Midi on l'*échaude*. *Griller* le porc consiste à brûler les soies à l'aide de la flamme ardente d'un feu de paille sèche; *échauder* consiste à laver l'animal au moyen d'eau chaude, mais non bouillante. Dans l'un comme dans l'autre cas, la peau est fortement raclée à l'aide d'une sorte de couteau ou raclette à tranchant émoussé, afin de la débarrasser le plus possible et des soies et des matières grasses qui l'imprègnent; l'opération est ensuite terminée par l'arrachement des onglons.

Quelle est la meilleure des deux méthodes? Il est évident qu'au point de vue de la propreté du travail et de l'économie d'argent, l'*échaudage* est infiniment préférable; mais on peut lui reprocher d'attendrir la peau et de faciliter, l'été surtout, le ramollissement de la graisse et de la viande. Toutefois ces inconvénients ne peuvent être que très-minimes, si l'on songe au peu de temps pendant lequel l'animal reste couvert ou imprégné par le liquide. Quant au *grillage,* il raffermit la peau et les parties qu'il recouvre, et serait, par cette raison, plutôt favorable à la conservation qu'à la décomposition des tissus ; mais on ne peut nier qu'après le grillage le porc n'est pas aussi blanc, aussi bien débarrassé des soies que lorsqu'il a été échaudé. Je laisse, du reste, aux praticiens le soin de se décider en faveur de l'un ou de l'autre procédé.

Le porc saigné et nettoyé est ensuite ouvert pour être débarrassé des gros viscères intérieurs, puis préparé suivant des habitudes variables avec les localités, et sur lesquelles je crois inutile d'insister.

CHAPITRE XI

Appréciation des viandes de boucherie.

Il résulte des développements dans lesquels nous sommes entré dans la première partie de ce travail (Voir chapitre II) que, au point de vue essentiel de l'alimentation, les parties qui entrent dans la composition des viandes sont les unes principales, *muscles et graisse*, les autres accessoires, os, aponévroses, tendons, etc.

Cela étant établi, il nous semble que les connaissances que l'on peut exiger d'un inspecteur des viandes doivent se résumer dans la proposition suivante :

Étant donné un morceau de viande quelconque,

1° De quel animal provient-il ?

2° A quelle région du corps appartient-il ?

3° Quelles en sont les qualités alimentaires ?

4° Est-il bon ou mauvais au point de vue de la consommation ?

Ce sont là, en effet, les quatre questions en présence desquelles l'Inspecteur se trouve à chaque instant et auxquelles il lui importe de répondre le plus catégoriquement possible. Or, il ne faut pas se dissimuler que ce n'est qu'après une longue pratique guidée par des connaissances positives et un véritable esprit d'observation que l'on peut atteindre ce résultat. Nous allons donc essayer de poser des bases à l'aide desquelles il sera permis, nous l'espérons au moins, d'arriver au but tant cherché par la plupart des vétérinaires appelés à se prononcer dans ces questions si délicates de l'inspection des viandes.

Pour atteindre ce résultat, nous établissons tout d'abord le grand principe suivant : *Toute viande, quelle qu'elle soit, considérée au point de vue alimentaire, et conséquemment au point de vue commercial, a deux valeurs bien différentes, l'une que l'on peut appeler sa* VALEUR ABSOLUE, *l'autre sa* VALEUR RELATIVE.

La *valeur absolue* d'une viande est celle qu'elle doit à la nature et à la proportion des éléments nutritifs qui entrent dans sa composition en même temps qu'à ses qualités organoleptiques, abstraction faite de la place qu'elle occupe dans l'animal. C'est à cette valeur que se rattachent les différentes *qualités* de viande établies par le commerce.

La *valeur relative* est celle que tire la viande de la situation qu'elle occupe dans l'animal ; c'est sur cette valeur que repose la division des viandes par *catégories*.

A. VALEUR ABSOLUE. — La valeur absolue de la viande repose :

1° Sur ses caractères physiques ou extérieurs ;

2° Sur la proportion plus ou moins grande de graisse qu'elle renferme ;

3° Sur sa saveur et autres propriétés qui la rendent plus ou moins agréable au goût.

Les caractères physiques sont fournis par la *couleur*, *la consistance*, *la nature de la fibre musculaire*.

Au point de vue de la couleur, les viandes ont été divisées en deux grandes catégories savoir : les viandes *blanches* et les viandes *colorées*. Dans la première catégorie se placent les viandes de *veau*, *d'agneau*, *de chevreau* et de *porc*. Dans la seconde se rangent celles de *bœuf* et de *mouton*. Remarquons de suite que, tandis que les viandes de veau, d'agneau et de chevreau sont classées parmi les viandes *molles*, celles de bœuf, de mouton et de porc sont à juste titre considérées comme viandes *fermes*.

Un enseignement ressort déjà de cette première classification ; c'est que, *dans les viandes saines*, la couleur pâle et la consistance molle caractérisent particulièrement la jeunesse des sujets, tandis que la couleur rouge-vif et la consistance ferme sont propres aux viandes faites de nos deux principales espèces de boucherie, le bœuf et le mouton, que nous prendrons particulièrement comme types de nos observations.

Entre la couleur rouge-vif de la viande de bœuf et la couleur blanche ou rose très-pâle de la viande du veau élevé au lait, on peut rencontrer des nuances intermédiaires tellement sensibles qu'il devient presque possible d'établir l'âge des sujets qui ont fourni la viande jusqu'à une période de deux ans environ. C'est ainsi que le veau de trois à quatre mois a, toutes conditions égales d'ailleurs, la viande d'un rouge moins prononcé que la viande d'un bœuf de deux à quatre ans, par exemple, mais d'une teinte sensiblement plus foncée que celle de la viande de veau de lait de six semaines à deux mois. Faut-il ajouter qu'au point de vue du goût, de la tendreté, de la finesse de ces deux viandes de veau, la première est bien inférieure à la seconde.

La viande des animaux âgés est généralement foncée en couleur ; celle du taureau est toujours, à âge égal même, plus foncée que celle du bœuf.

La bonne viande est *ferme* au toucher ; toutefois il faut, même dans l'état normal, pour apprécier une viande au point de vue de sa fermeté, tenir compte du temps depuis lequel l'animal qui l'a fournie a été abattu, et de la température qui a régné depuis son abatage. La viande fraîchement tuée est toujours plus molle que celle travaillée le lendemain du jour d'abatage et, chose remarquable, après la cuisson la viande fraîchement tuée est plus dure à la dent que la viande tuée de la veille.

Une température froide et sèche donne de la fermeté à la viande, le temps humide la rend au contraire molle et de couleur terne. La viande faite se coupe en n'opposant aucune résistance au passage du couteau, et sur la coupe se dessinent de petits faisceaux musculaires plus ou moins rapprochés, d'un diamètre variable avec la nature des sujets et constituant ce que l'on nomme le *grain* de la viande; *plus le grain est fin et serré, meilleure est la viande.* La viande dont la coupe n'est pas nette et dont le grain est grossier est au contraire de qualité inférieure.

Il faut cependant dans l'appréciation du grain de la viande tenir compte :

1º *De l'âge du sujet* : Le grain est toujours plus fin chez les animaux jeunes ou adultes que chez les animaux âgés;

2º *De la race des animaux* : La viande des sujets élevés exclusivement en vue de la boucherie et particulièrement des animaux de Durham, est le plus souvent brune et d'un grain peu serré, ce qu'elle doit à sa pénétration extrême par la graisse; celle du Nivernais, du Charolais, du Choletais, du Limousin, du Périgourdin, du Garonnais, du Bazadais, du Normand et du Manceau, a le grain à la fois fin et serré chez les animaux bien engraissés, de l'âge de quatre à six ans.

3º *Du sexe de l'animal* : Le grain est généralement plus fin chez la vache que chez le taureau.

Nous verrons aussi plus loin que le grain de la viande varie avec la situation qu'elle occupe dans l'animal.

C'est également à la coupe de la viande que l'on juge si sa teinte générale est uniforme, sans tache brune, sans infiltration, comme aussi de la nature du liquide qui l'imprègne. Le vrai, le bon *jus* de viande est couleur de sang vermeil; de plus, il est légèrement acide; le jus pâle ou *mouillé*, à réaction alcaline, dénote la maigreur ou la maladie; remarquons cependant que les animaux à viande faite ont toujours le jus plus coloré que les animaux jeunes ou *verts*.

La quantité, la nature et la disposition de la graisse jointe à la viande varient avec :

1º L'espèce de laquelle provient cette viande;

2º L'âge du sujet qui l'a fournie;

3º L'état d'engraissement plus ou moins fini de ce sujet;

4º La situation occupée dans l'animal par la viande que l'on examine.

Nous savons qu'en règle générale la graisse se dépose dans le tissu cellulaire entourant les muscles et pénètre même entre les divisions les plus infimes du tissu musculaire; mais nous savons également que, eu égard à la viande proprement dite, la graisse peut être extérieure et constituer ce que l'on appelle la *croûte* ou *couverture*, ou être rassemblée en masses plus ou moins volumineuses qui prennent au niveau des rognons le nom de *suif*.

C'est sur la coupe de la viande de *bœuf* qu'il est plus particulièrement permis de juger du degré de pénétration de la viande par la graisse; encore faut-il observer que tous les muscles ne partagent pas à un égal degré cette facilité de pénétration; le morceau sur lequel il est le plus facile de s'en rendre compte est l'*entre-côtes* ou *noix de côtes*, portion de l'ilio-spinal comprise entre la sixième et la septième côte. Sur cette surface ovalaire, à fond rouge, se dessine, chez le bœuf gras, une arborisation blanche, sorte de réseau à mailles plus ou moins rapprochées ou de pointillé plus ou moins serré auquel la boucherie donne le nom de *marbré* ou *persillé*.

Le persillé est très-visible dans la viande de bœuf ou de vache; il manque complètement dans celle du mouton, et il est presque superflu d'indiquer son absence absolue dans la viande des jeunes animaux. Le degré de *marbré* ou de *persillé* étant en rapport avec le degré d'engraissement de l'animal, on s'accorde à dire que cette qualité ne peut appartenir qu'aux viandes *faites* ou *mûres* et qu'elle manque absolument dans les viandes *vertes*.

L'absence du marbré donne à la coupe de la viande un aspect rouge uniforme; mais il ne faudrait pas admettre que l'excès de graisse communique à la viande des qualités exceptionnelles; loin de là, cette surabondance de graisse rend la viande molle, d'un aspect huileux, passable à rôtir, mauvaise à bouillir; en un mot, une viande trop mûre est rendue par cela même inacceptable par la consommation.

D'une manière générale la graisse de *couverture* dénote de la qualité; cependant, on ne peut nier qu'il est bon nombre d'animaux chez lesquels il y a disproportion entre la graisse extérieure et la graisse intérieure; certains, en effet, ont *tout mis dehors;* d'autres, au contraire, sont bons dedans et peu couverts; la bonne couverture n'a jamais plus de 1 à 2 centimètres d'épaisseur, *un à deux doigts* comme disent les bouchers; encore faut-il admettre que chez bon nombre de sujets sacrifiés pour la boucherie, la distribution de cette graisse extérieure n'est pas partout égale. Au point de vue des intérêts du boucher comme du consommateur, l'excès de *couverture* est plutôt un défaut qu'une qualité, et cela pour plusieurs raisons. La première est que si, comme cela arrive le plus ordinairement, cet excès de graisse extérieure coïncide avec un excès semblable dans l'épaisseur des muscles, la viande est molle, souvent huileuse, sans goût, fondant dans le bouillon, ne conservant, en un mot, après la cuisson aucune propriété utile ou même agréable; de plus, l'excès de couverture oblige le boucher à jeter au panier comme *déchets* cette masse de suif que le consommateur ne consent jamais à payer, perte d'autant plus sensible au boucher qu'il a acheté ce suif très-cher, eu égard au prix qu'il en retire en le vendant au marchand de suif.

L'abondance de la graisse de couverture ne suffirait même pas pour faire ressortir la qualité de la viande ; il faut aussi tenir compte de la couleur et de la consistance de cette graisse, la bonne couverture est *blanche* ou *jaune beurre frais* et ferme après refroidissement.

Remarquons cependant qu'on observe à ce propos des différences que l'on ne peut attribuer qu'à la race à laquelle appartiennent les animaux ou au mode d'engraissement adopté. Ainsi, j'ai remarqué que les bœufs de Salers (bœufs d'Auvergne ont généralement la graisse blanche et ferme, tandis que les petites vaches bretonnes ou hollan-daises-bretonnes (race quouine) ont le plus souvent la couverture jaune. Les bœufs *venus* trop rapidement, ceux préparés en vue des concours de boucherie ont trop souvent la couverture jaune, hui-leuse et sans consistance, et j'ajoute en passant que cet état de la graisse a malheureusement pour résultat de jeter dans l'esprit des bouchers une appréciation généralement peu favorable à l'égard des concours d'animaux de boucherie. On peut dire enfin que la viande de taureau, surtout celui qui a fait la saillie, n'a jamais de croûte ou couverture. Que si maintenant nous constatons dans un morceau de viande l'absence absolue de couverture, n'en cherchons pas la raison ailleurs que dans l'un ou l'autre de ces deux motifs : ou bien cette viande a été prise dans une région profonde, ce que dénote facilement la coupe, ou bien elle provient d'un taureau ou d'un animal dont la maigreur ou le peu de qualité s'accuse encore et par l'absence de marbré ou persillé et par l'adhérence intime de l'aponévrose qui re-couvre immédiatement le tissu musculaire.

En dehors de la viande proprement dite, la graisse se dépose, ainsi que nous le savons, dans certains points de prédilection, tels que : au-tour des reins, sur les épiploons, les mésentères, à la base du cœur, etc. L'abondance du *suif* aux rognons, sa couleur blanche ou paille, la fa-cilité avec laquelle il se solidifie à l'air dénotent des qualités corres-pondant toujours avec le marbré de la viande. Si l'animal a souffert par privations, on observe, outre la quantité relativement restreinte du suif, son peu de consistance, sa couleur jaune-grisâtre, quelquefois même pointillée de rose.

On remarque très-souvent, que chez certains animaux il y a disproportion entre la quantité de suif des rognons et l'épaisseur de la croûte ou couverture de graisse extérieure. Au point de vue de la qualité de la viande, les animaux dont la graisse est surtout intérieure sont généralement préférables.

Partant des données qui précèdent, il nous serait facile d'énoncer dès à présent les caractères propres aux différentes *qualités* de viande admises par la boucherie aussi bien que par la consommation ; toutefois, nous croyons utile, avant d'en venir là, de voir ce que dit la science dans cette question si importante au point de vue de l'hygiène publique.

Nous avons trouvé, à ce propos, dans une brochure récemment publiée à Bruxelles par MM. Leyder et Pyro, professeurs à l'Institut agricole de l'Etat, des renseignements intéressants, résumant une série d'analyses chimiques entreprises dans le but de s'assurer de l'influence du degré d'engraissement des animaux sur la composition de la viande dans les différentes régions du corps.

Or, voici les conclusions que tirent MM. Leyder et Pyro des expériences qu'ils ont entreprises :

« Si, comme on peut l'admettre, la quantité de substance fixe contenue dans une viande exprime sa valeur nutritive, nous devons reconnaître d'abord que les viandes d'animaux gras sont bien supérieures à celles d'animaux maigres. »

Nous trouvons, en effet, que le meilleur morceau (filet) du bœuf gras et de la vache très-grasse renferme respectivement 21 p. 100 et 28 p. 100 de matière fixe en plus que le morceau correspondant de la vache maigre. Nul doute que dans la *côte à la noix* (1), cette différence doit être bien plus grande encore, car on peut *à priori* admettre que ce morceau est le plus riche de tout le tronc chez les animaux gras, le marbré ou persillé y étant toujours infiniment plus prononcé que dans tous les autres morceaux, ce qui explique la présence d'une graisse intersticielle beaucoup plus abondante.

Nous constatons ensuite que les diverses viandes de l'animal maigre présentent une composition à peu près constante, car, entre le morceau le plus aqueux (contre-filet) (2) et celui qui renferme le moins d'eau (collier) la différence n'atteint pas 5 p. 100 et, chose curieuse,

---

(1) *Entre-côtes* ou *noix de côtes.*
(2) *Faux-filet.*

c'est le plus mauvais morceau du corps qui renferme ici le plus de substance fixe.

En troisième lieu, nous remarquons que l'engraissement a à peine modifié la viande du cou, tandis qu'il a considérablement enrichi en principes nutritifs celle de la première catégorie. Les différences dans la richesse en matières fixes entre le collier et le filet sont chez nos animaux gras de 25 p. 100 et de 27 p. 100 en faveur du filet.

A côté des caractères chimiques susceptibles de modifier dans tel ou tel sens les propriétés nutritives des viandes, il y a à tenir compte des effets qu'elles produisent sur les sens en même temps que sur les organes intérieurs. ·

« Or, disent à ce propos MM. Leyder et Pyro, il est incontestable qu'une viande grasse est plus savoureuse et plus tendre qu'une viande maigre. On pourrait même affirmer qu'à égalité de teneur en azote, à part la valeur alimentaire intrinsèque de la graisse qu'elle renferme, elle exerce aussi un effet nutritif plus prononcé, puisqu'il est établi, au moins pour les animaux, que la graisse dans les aliments favorise l'utilisation de tous les autres principes nutritifs, et permet ainsi d'épuiser plus complètement la ration entière. »

Enfin, à cet effet favorable produit sur l'économie par la viande dont la valeur absolue repose sur des propriétés alimentaires incontestables, s'ajoute la sensation agréable qu'elle produit à la vue, sensation d'autant plus vraie et d'autant mieux appréciée qu'elle découle d'une préférence calculée, raisonnée d'après l'expérience acquise. On devient presque *gourmand de viande*, suivant la signification donnée à la gourmandise par Brillat-Savarin, lorsque l'on a éprouvé plusieurs fois les effets agréables que déterminent la vue et l'usage d'une belle et bonne viande.

Des développements qui précèdent il résulte que les *qualités* de la viande reposent sur sa couleur, sa consistance, son odeur, la finesse de son grain, la présence ou l'absence du *marbré* ou *persillé*, la couleur, la consistance et l'épaisseur de la croûte ou graisse de couverture, comme de la graisse intérieure ou suif, et enfin sur les effets plus ou moins agréables qu'elle produit sur les sens appelés à l'apprécier.

Partant de ces bases, la boucherie admet des viandes de *première*, *deuxième* et *troisième* qualité ; puis, comme pour établir une transition entre les différentes nuances de qualités que ces viandes peuvent présenter depuis la première jusqu'à la troisième, on se sert encore dans le commerce des expressions de *première* PREMIÈRE, *seconde* PREMIÈRE, *troisième* PREMIÈRE ; *première* DEUXIÈME, *seconde* DEUXIÈME, *troisième* DEUXIÈME ; on dit aussi quelquefois *bonne première* ou *bon-ne seconde* qualité, pour désigner la viande choisie de première qualité ou de seconde qualité.

Viande de 1re qualité. — Les caractères de la viande de *bœuf* de *première* qualité sont les suivants : sur un fond rouge vif, vermeil, se dessinent de nombreuses lignes ou pointillés de graisse, *marbré* ou *persillé* d'autant plus fin et d'autant plus blanc que la viande est plus fine et que sa pénétration par l'élément graisseux est plus complète. Son tissu est à la fois ferme et élastique ; elle *se coupe bien* et sur sa coupe apparaît un grain fin et serré ; cette coupe, fraîchement faite, est légèrement humide et répand une odeur douce et fraîche. Abandonnée pendant quelques instants dans une assiette, cette viande y laisse couler un jus rouge de sang vermeil relativement abondant. Prise dans une région extérieure, elle est couverte d'une *croûte* de 1 à 2 centimètres d'épaisseur, ferme, blanche ou jaune beurre frais. A ces caractères on peut ajouter que, cuite à point, elle se coupe facilement et que le bouillon qu'elle donne, d'un parfum exquis, est garni *d'œils* larges et nombreux. Rôtie, cette viande est tendre à la dent et son jus comme parfumé ; contenant relativement peu d'eau, elle nourrit réellement et rend les forces au convalescent épuisé par de longues souffrances. Elle est fournie par les *bœufs français* de 4 à 8 ans, *mûrs*, les bonnes vaches de 4 à 6 ans n'ayant pas porté ou n'ayant eu que deux à trois veaux au plus. On cite aussi les animaux jouissant de la précocité inhérente aux races anglaises comme pouvant donner de la bonne viande, de la viande de première qualité, dès l'âge de 30 à 36 mois. Je ne puis, pour ma part, accepter cette manière de voir, n'admettant pas, en principe, que la précocité puisse produire de la viande *faite*, à grain fin et serré, uniformément pénétrée par la graisse, avant l'âge de quatre ans ; je dis même plus, c'est que la boucherie préfère pour la qualité et le *rendement*, un bœuf de 5 à 6 ans à un bœuf de 4 ans.

Le *veau* de première qualité a la viande blanche ou d'un rose très-pâle ; sa fermeté *relative* est caractéristique de l'âge de six semaines à deux mois, époque de la vie de l'animal où cette viande est à la fois ferme à la coupe et tendre à la dent ; il ne faut pas chercher ici le persillé, car il n'existe pas encore. Le suif des rognons est blanc et ferme. Ajoutons que les os du veau fait sont résistants et les surfaces articulaires d'un bleu plombé. Les veaux élevés à la mamelle fournissent seuls cette qualité de viande.

Chez le *mouton*, la première qualité de viande s'annonce surtout

par sa fermeté, sa densité, sa couleur rouge-vif, son odeur fraîche et
la couleur blanche très prononcée de son suif. Le persillé n'existe pas
à proprement parler, mais le suif se dépose fort bien dans les lames
de tissu cellulaire entourant chaque muscle ou chaque groupe de muscles ; il est, dans tous les cas, des régions telles que les carrés, la poitrine, les côtelettes, la brague où la bonne qualité s'accuse par une
bonne épaisseur de graisse de couverture blanche et ferme ; tout le
monde sait qu'un bon gigot est court, épais, ferme et garni de graisse
blanche et ferme à sa base.

Chez le *porc*, on estime que la meilleure viande est de couleur chair
ou rose pâle, marbrée de graisse, d'un grain fin et d'une résistance
bien prononcée ; sa coupe est onctueuse au toucher ; elle *déchète* peu
à la cuisson et prend facilement le sel. Le lard de première qualité est
blanc ou légèrement rosé, d'un grain fin ; de plus, il est ferme et se
coupe facilement. La bonne graisse est blanche, ferme et ne donne
que peu de déchet après la fonte.

Viande de seconde qualité. — La viande de seconde qualité a encore
la couleur rouge ; sur sa coupe se dessinent des lignes blanchâtres de
graisse, véritable marbré plutôt que persillé ; sa fermeté son élasticité sont moindres que dans la classe précédente ; son grain est aussi
moins fin ; sa couverture est moins épaisse et moins fine ; la graisse
intérieure est, également moins abondante et moins mûre. Elle est
bonne incontestablement, mais elle ne vaut pas la précédente ; on reconnait, en la comparant à celle-ci, son infériorité relative, en un mot,
ce que Baudement caractérise par les termes de *viande ordinaire,
couleur ordinaire*. Bouillie, cette viande donne un consommé clair et
pauvre en arôme ; rôtie, elle manque de tendreté, au moins dans la
plupart de ses morceaux et ne produit plus cette sensation fine et délicate sur le sens du goût.

Elle est particulièrement fournie par les bœufs de 8 à 10 ans, à
forte charpente osseuse, durs à l'engraissement ou insuffisamment
mûrs, par les vaches pleines de 5 à 7 mois, par les veaux de 3 à
4 mois élevés à l'herbe ou privés jeunes du lait de la mère, par les
moutons engraissés à la longue, par les porcs trop jeunes ou castrés
tardivement. Dans le commerce de la boucherie on caractérise assez
généralement les viandes appartenant à cette classe par le nom de
viandes de *fournitures* (hôpitaux, lycées, restaurants de second ordre, etc.) Chez le porc de cette qualité, on observe particulièrement
le peu de résistance du lard et le peu de facilité du gras à prendre le
sel. Nous n'hésitons pas à classer parmi les produits appartenant à

cette seconde qualité, le lard provenant des porcs dont l'engraissement a été trop rapide et cela parce que l'expérience nous a démontré
la véracité du fait.

Viande de troisième qualité. — La viande de troisième qualité a une
couleur pouvant varier du rouge-pâle au rouge le plus foncé ; on rencontre, en effet, dans cette classe la viande des animaux trop jeunes
aussi bien que celle des sujets trop âgés, celle des veaux et génisses
de 6 à 10 mois, 1 an, comme celle des vaches de 10 à 15 ans et plus
et des taureaux de 3 à 5 ans.

Quoique jouissant encore d'une certaine résistance dénotant l'état
sain de l'animal qui l'a fournie, elle n'a plus cette fermeté et cette
élasticité qui appartiennent, à un degré différent il est vrai, aux deux
qualités précédentes ; à la coupe, elle est humide et cède plus ou
moins sous la pression du doigt ; son grain est grossier et non serré,
on n'y voit plus trace de marbré ou de persillé ; dans les régions où
abonde le tissu cellulaire, celui-ci est lâche, mou, caractères dont il
est d'autant plus facile de s'apercevoir que les animaux qui fournissent cette viande ont toujours été soufflés après l'abatage. Absence
complète ou à peu près complète de couverture. Abandonnée à l'air
pendant quelques heures, cette viande se dessèche, se retire, devient
noire pendant que son tissu cellulaire devient jaunâtre ; elle perd beaucoup et comme aspect et comme poids, grâce à l'évaporation d'une
notable quantité de l'eau qui entre dans sa composition, ce qui ne doit
pas étonner, du reste, lorsqu'on songe que chez un bœuf d'un embonpoint médiocre, l'eau forme environ les deux tiers du poids de la viande
tandis que chez un bœuf gras, ce rapport se réduit à 50 p. 100 et même
moins.

Les gros veaux, ou pour mieux dire ces animaux qui ne sont ni
veaux ni bœufs, les vaches âgées, les taureaux de 3 et 5 ans, les sujets
fatigués par la marche fournissent particulièrement cette qualité de
viande que l'on voit garnissant plus spécialement les boucheries de
second ordre, les criées à bas prix, et il faut le dire, constituant trop
souvent, dans quelques localités, la fourniture de la troupe, viande
saine, mais peu nutritive sous un volume donné, viande qu'avec le
système essentiellement vicieux des adjudications, on arrive à livrer à
l'État, au prix moyen de 50 et 55 centimes le demi kilogramme, alors
que celle de qualité moyenne se vend au public 80 centimes ou 1 fr.
la même quantité.

Chez le porc, la viande de troisième qualité n'a plus la teinte claire ;
elle manque aussi de marbré ; son grain est grossier ; elle prend difficilement le sel.

Tels sont les caractères propres aux trois qualités principales de viandes de boucherie; il est bien entendu qu'en faisant cet énoncé, nous avons voulu accentuer le plus possible les points principaux par lesquels ces viandes se distinguent les unes des autres, laissant à chacun le soin d'apprécier les qualités intermédiaires que l'on est susceptible de rencontrer dans la pratique; ce qu'il nous reste à dire à propos de la *valeur relative* des différents morceaux de viande, complètera, du reste, notre pensée sur cette question importante.

B. *Valeur relative.* — J'ai dit que la *valeur relative* d'une viande ou d'une portion quelconque de viande, dépendait de la situation qu'elle occupe dans l'animal. On comprend d'ores et déjà la différence qu'il y a entre cette valeur et celle que nous avons étudiée sous le nom de valeur absolue, car tandis que cette dernière représente une somme de qualité, que l'on pourrait appeler intrinsèque, c'est-à-dire envisagée dans quelque partie que ce soit de l'animal, la valeur relative se trouve particulièrement subordonnée à la place occupée par la viande dans l'animal qui l'a fournie. De là cette division des différents morceaux par *catégories*, auxquelles il faut admettre naturellement une valeur alimentaire et commerciale relative. On peut donc dire que la valeur relative d'une viande repose :

1° Sur le plus ou moins d'épaisseur des couches musculaires qui la composent ;

2° Sur la proportion relative d'intersections tendineuses ou de parties osseuses entrant dans sa composition ;

3° Sur le rôle plus ou moins actif accompli durant la vie par les muscles qui la constituent.

Pour mieux faire ressortir l'importance de ces causes, nous ne connaissons de meilleur moyen que celui consistant à citer tout d'abord la classification des viandes en *catégories*, établie par la boucherie à Paris et à Bordeaux, ou ce que l'on est convenu d'appeler la *coupe des animaux de boucherie*; de plus, notre livre s'adressant particulièrement aux vétérinaires, nous avons pensé qu'il était de notre devoir de donner *autant que possible*, à côté des expressions adoptées par la boucherie, celles qu'enseigne l'anatomie descriptive de chacune des régions.

COUPE DU BOEUF DE BOUCHERIE A PARIS

Dans un tableau récemment publié, M. Mégnin, bien connu dans le monde vétérinaire par ses importants travaux, a donné la classification suivante : (FIG 50).

D'après Baudement, le poids représenté par chacune des catégories dans un bœuf de 457 kilog. est de :

1re catégorie................ 142 kilog.
2e —   141   —
3e —.   174   —

D'après les renseignements que nous avons pris nous-même à Paris, nous avons obtenu la classification suivante qui se rapproche beaucoup de celle publiée par M. Mégnin :

N^{os} correspondants dans la Fig.

1re Catégorie..
  Aloyau....
    Filet .... — Faux-Filet.. 8
  Cuisse ....
    Gite à la noix 3
    Culotte, Cimier ou Roomstecks. 1
    Tende de tranche ou Beefteaks . 5

2e Catégorie..
  Epaule....
    Paleron............. 13
    Maincreuse............. 16
    Talon de collier 14
    Train de côtes ou côtes...... 10
    Bavette d'aloyau ou flanchet... 9
    Plates côtes, dessous de l'épaule. 11

3e Catégorie ....
    Collier............... 18
    Surlonges 12
    Pis de bœuf ou ventre 20
    Gîtes ou jambes 24-26
    Joues............... 19

Sur un bœuf de 840 livres de viande nette, les poids des catégories ont été répartis de la manière suivante :

1re Catégorie.................. 150 kilog.
2e —   140   —
3e —   130   —

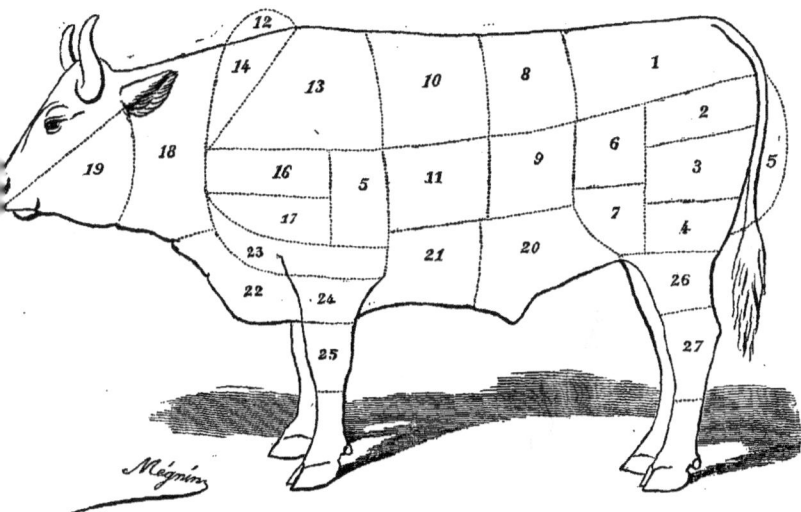

(FIG. 50.)

Première catégorie.

1. Culotte.
2. Tranche au petit os.
3. Milieu de gîte à la noix.
4. Derrière de gîte à la noix.
5. Tende de tranche (partie intérieure).
6. Tranche grasse (partie intérieure).
7. Pièce ronde (partie intérieure)
8. Aloyau avec filet.

Deuxième catégorie.

9. Bavette d'aloyau.
10. Côtes couvertes, côtes à la noix, dessous de l'épaule (intérieure).
11. Plates côtes.
12. Surlonges (partie intérieure).
13. Derrière de paleron.
14. Talon de collier.
15. Bande de macreuse.
16. Milieu de macreuse dans le paleron.
17. Boîte à moelle dans le paleron

Troisième catégorie.

18. Collier.
19. Plat de joues.
20. Flanchet.
21. Milieu de poitrine.
22. Gros bout de poitrine.
23. Queue de gîte.
24. Gîte de devant.
25. Crosse du gîte de devant.
26. Gîte de derrière.
27. Crosse du gîte de derrière.

COUPE DU VEAU A PARIS

D'après M. Mégnin, comme aussi suivant Baudement, la coupe du veau à Paris se fait de la manière suivante : (Fig. 51)

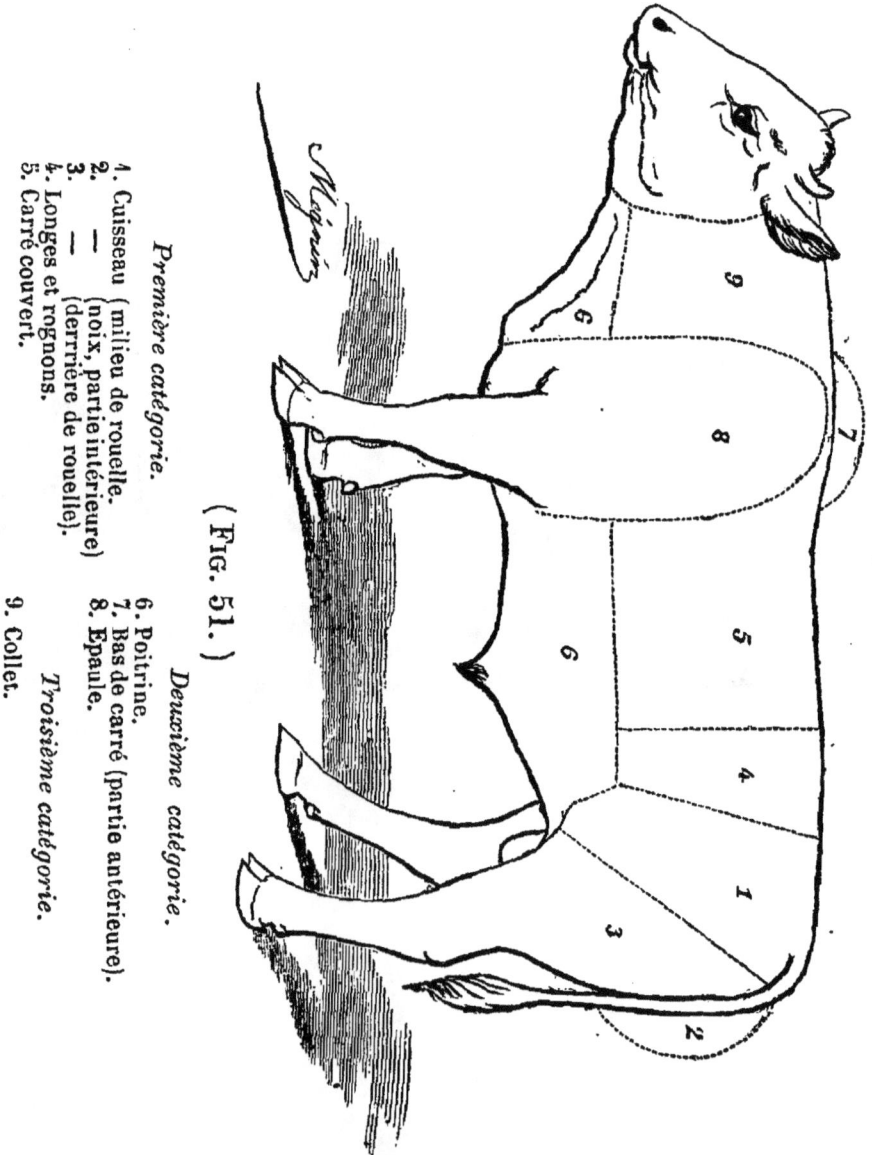

(FIG. 51.)

Première catégorie.

1. Cuisseau (milieu de rouelle.
2. — (noix, partie intérieure)
3. — (derrière de rouelle).
4. Longes et rognons.
5. Carré couvert.

Deuxième catégorie.

6. Poitrine.
7. Bas de carré (partie antérieure).
8. Epaule.

Troisième catégorie.

9. Collet.

Voici d'autre part la coupe du veau telle que nous l'avons recueillie nous-même :

		N{os} correspondants de la Fig.
1re *Catégorie.*	Cuissots ou cuisses............	1
	Rognons ou aloyau.......	
	Longe, suite du rognon.	4
	Carré ou côtelettes...........	5
2e *Catégorie*..	Epaule........................	8
	Poitrine......................	6
	Ventre	»
3e *Catégorie*..	Collets........................	9
	Jarrets.......................	»

COUPE DU MOUTON A PARIS

Voici d'après Baudement, comme aussi d'après les renseignements que nous avons recueillis, la coupe *du mouton à Paris* : (Fig. 52.)

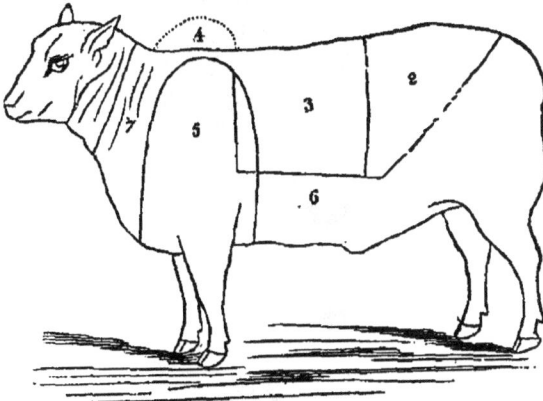

(FIG. 52.)

Première catégorie.

Gigots..............................	1
Carrés. { Côtelettes couvertes......	3
{ Côtelettes découvertes...	4

Deuxième catégorie.

| Epaule .... | 5 |

Troisième catégorie.

| Poitrine .... | 6 |
| Collet........................... | 7 |

COUPE DU BOEUF DE BOUCHERIE A BORDEAUX

Le boucher de Bordeaux se distingue par son talent exceptionnel à travailler la viande ; il la pare avec une habileté incomparable, il sait en faire ressortir tous les avantages visibles.

Il est même fort difficile en bien des cas de deviner la provenance d'un morceau de viande qui vous est présenté, grâce aux moyens ingénieux dont dispose le boucher pour parer sa marchandise.

J'essaierai pourtant de préciser la place occupée par les différents

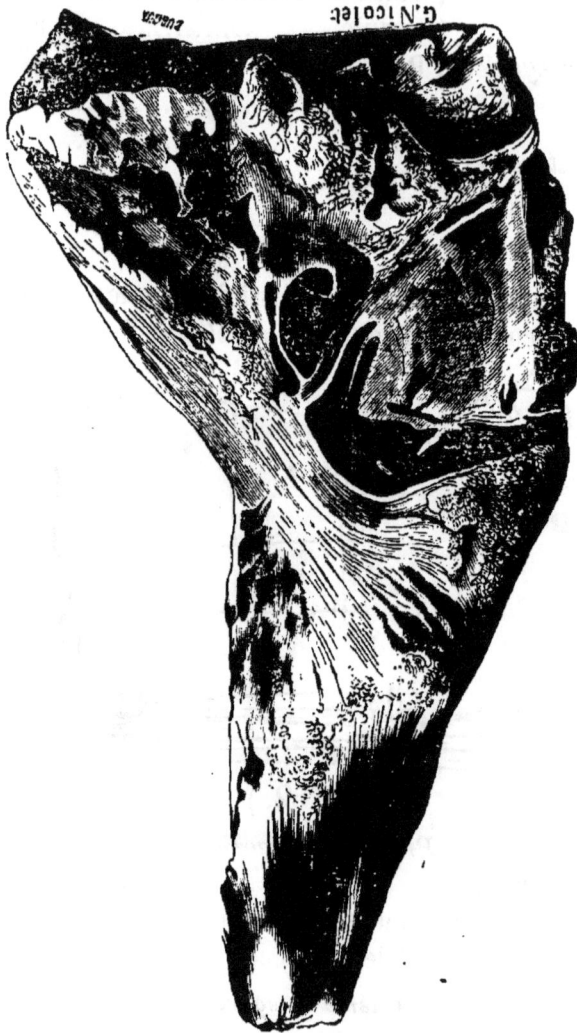

(FIG. 53. — COUPE DE LA BOUCHERIE DE BORDEAUX.)

Epaule (face interne).

morceaux de viande en me basant sur la position anatomique occupée par chacun d'eux.

Le bœuf saigné, habillé, est emporté à l'étal, soit par moitiés, soit par quartiers entiers ; j'examinerai donc successivement le débit d'un quartier de devant et d'un quartier de derrière.

1° QUARTIER DE DEVANT.

Ce quartier comprend toute la partie antérieure du corps, jusques et y compris la neuvième côte ~~sternale.~~

Le détail de ce quartier donne les morceaux suivants :

Épaule
(Fig. 53.)
{
1° Anguille de l'épaule. — S'étend de la base du cou à la partie supérieure de l'avant-bras. Muscles brachiaux, coraco-radial ;
2° Maigre de l'épaule. — Muscles de la région olécranienne et pointe du coude ;
}

Canet (humérus) ;

Jarret, (radius et les muscles qui le recouvrent).

Poitrine... ...
{
1° Petit bout (extrémité postérieure).
2° Milieu.
3° Gros bout (extrémité antérieure).
}

Osseline. — Partie charnue du diaphragme.

Collet..........
{
1° Peau du cou (ressemblant à l'anguille du caprain).
2° Collet avec l'os (muscles du cou avec vertèbres).
3° Collet désossé (les mêmes sans vertèbres).
}

Caprain. ......
{
1° Veine, en haut de l'épaule avec ligament sus-épineux cervical.
2° Anguille du caprain (muscle sus-épineux).
3° Palette du caprain (muscle sous-scapulaire).
4° Petit bout du caprain (moitié supérieure de l'épaule.)
5° Gros bout du caprain (bas de l'épaule).
}

Entre-côtes charnues.
{
1° Bas de l'entre-deux (Fig. 54).
2° Entre-côtes charnues.
3° Entre-côtes demi-fines.
4° Entre-côtes fines.
5° Levure d'entre-côtes (morceau recherché attenant à l'entre-deux).
}

NOTA. — Les morceaux d'entre-côtes sont d'autant plus fins qu'on se rapproche davantage de la partie postérieure du corps.

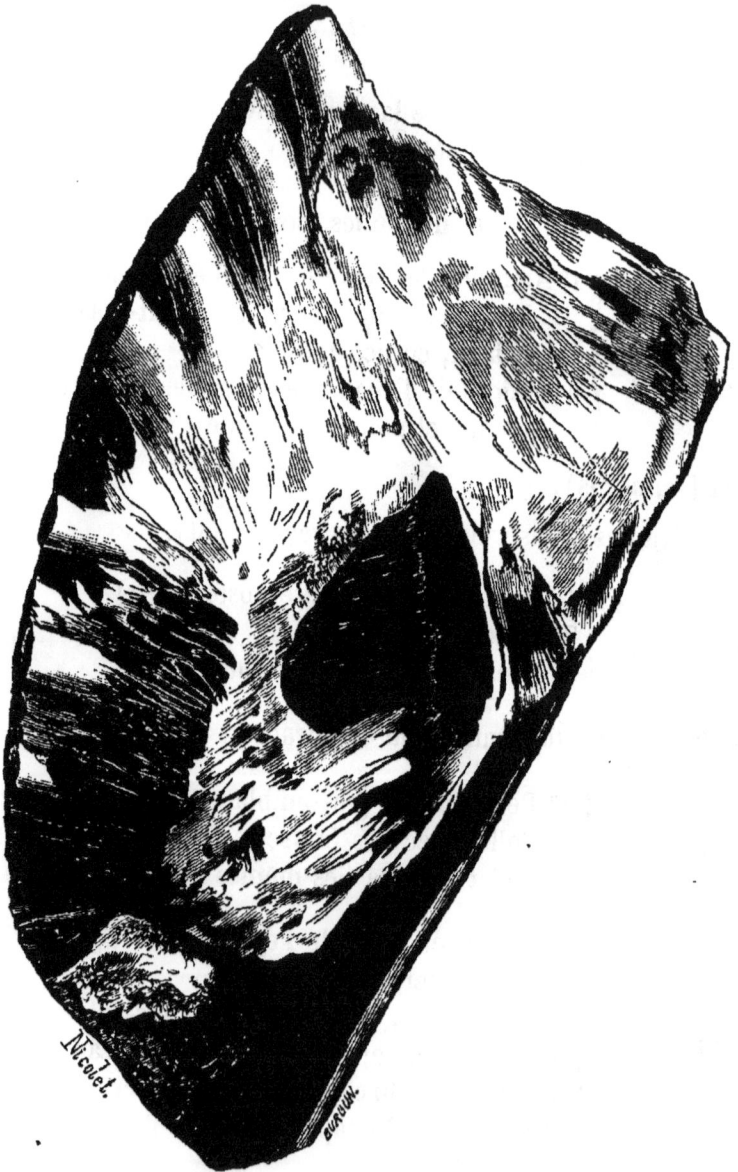

(FIG. 54. — COUPE DE LA BOUCHERIE DE BORDEAUX.)

Morceau du *Bas de l'entre-deux*.

2° QUARTIER DE DERRIÈRE

Aude.... — L'aude ou la aude part du bas des côtes y compris les cartilages costaux des quatre côtes postérieures.

L'aude comprend les morceaux suivants :

1° Palanque (muscles abdominaux moins la tunique abdominale).
2° Peau de aude (tunique abdominale).
3° Fausse-osseline (sortant de l'aude).
4° Palanque grasse.
5° L'aude proprement dite ou flanchet.
6° Aiguillette ferrée (partie inférieure des quatre côtes postérieures se confondant avec le flanchet).

Jarret de derrière.............. { 1° Crosse. 2° Milieu du jarret. 3° Jointure. }

NOTA. — On reconnaît à la coupe transversale le jarret de derrière du jarret de devant à la différence de largeur du radius et du tibia.

Rognons ... — Poids moyen de la viande : 8 à 900 grammes chacun.

Queue....... — La valeur du morceau varie suivant qu'il est pris plus ou moins près de la base.

Cuisse....... {

Ouverture........... (os de la cuisse avec muscles du triceps crural.) { Bout du nerf (inférieurement). Entrée de l'ouverture (supérieurement). }

Dessus de cuisse... (face interne.) { Côté de dessus inférieur ou mal paré. Dessus de cuisse bien paré. }

Dessous de cuisse.. (face externe.) { Anguille de cuisse (bifémoro-calcanéen). Mince de cuisse. Rond de cuisse. Culotte ou pointe à l'os. }
}

NOTA. — L'os de la cuisse ou fémur porte les noms d'os à la reine dans sa partie supérieure et os à moelle dans la portion restante.

Esquinos..... — Partie supéro-postérieure du corps y compris les quatre dernières côtes.

L'Esquinos comprend :

1° Côtes fines, fournies par les quatre dernières côtes.

2° Penon coulé ou filet mignon dans son entier s'étendant en arrière jusqu'à la hanche.

3° Aloyau ou milieu du filet mignon se tenant avec la portion correspondante de l'ilio-spinal.

4° Couhaut (ou partie supérieure des muscles fessiers et ischio-tibiaux), se continuant par la queue et dans laquelle se coupent les biftecks.

5° Rognure de filet.

Eu égard aux catégories, nous pouvons résumer la coupe du bœuf à Bordeaux de la manière suivante :

CATÉGORIES	N°ˢ	NOMS des régions ou pièces de viande.	NOMS des principaux morceaux.
Première.	1	Cuisse.............	Ouverture de la cuisse. Dessus de cuisse. Dessous de cuisse.
	2	Esquinos	Couhaut. Penon. Aloyau. Côtes fines.
Deuxième.	3	Caprain............	Anguille du caprain. Veine. Caprain. Entre-côtes.
	4	Portions de la aude	Fausse osseline, Palanque et Palanque grasse.
	5	Epaule.............	Anguille de l'épaule. Maigre de l'épaule.
Troisième.	6	Collet ou collier.	
	7	Poitrine..........	Petit-bout. Milieu. Gros-bout.
	8	Aude ou flanchet.	Flanchet. Peau de aude et rognure.
	9	Jarret.............	Jarret de devant. Jarret de derrière.

Afin de fournir à nos confrères peu initiés aux rendements pratiques des animaux de boucherie, quelques renseignements utiles, nous citerons quelques chiffres pouvant servir de base d'appréciation pour le bœuf, le veau et le mouton.

BŒUF

Poids vif......................... 675 kilog.
Rendement net (4 quartiers).. 350 —

Détail de l'animal :

Peau de l'animal........................ 38 kilog. »
Suif .... 30 — »
Viande de 1ʳᵉ catégorie................... 130 — »
— 2ᵉ catégorie.................. 84 — 500
— 3ᵉ catégorie .... 130 — »
Coupe et sèche (pertes).................. 6 — »

Les mêmes pesées faites sur un bœuf donnant 419 kilog. 500 de viande nette ont fourni les rendements suivants en viande :

Viande de 1ʳᵉ catégorie................ 145 kilog. 500
— 2ᵉ catégorie .... 132 — »
— 3ᵉ catégorie .... 142 — »

Une moitié de bœuf ayant donné 400 kilog. de viande nette, a fourni les rendements suivants *par quartiers* suivant la coupe adoptée à Bordeaux, c'est-à-dire à 9 côtes au quartier de devant :

1° Quartier de derrière...... 105 kilog.
2° Quartier de devant........ 95 —

La peau du même animal a pesé........ 40 kilog.
Le suif.................................... 35 —

Une moitié de bœuf pesant 155 kilog. 500 a donné les chiffres suivants par quartiers :

1° Quartier de devant........ 69 kilog. 500
2° Quartier de derrière...... 86 — »

Une troisième moitié de bœuf a donné les résultats suivants :

1° Quartier de devant........ 83 kilog. 500
2° Quartier de derrière...... 94 — »

COUPE DU VEAU

1ʳᵉ *Catégorie*...
- Longe .... { Rognons. / Filet. / Culotte.
- Cuisses.
- Côtelettes fines ou carré fin.
- Maigre d'épaule sans os.

2ᵉ *Catégorie*....
- Poitrine.
- Charnu (allant des côtelettes fines au bas du cou).
- Palanque.

3ᵉ *Catégorie*...
- Collet.
- Jarrets.

Je citerai à titre instructif le rendement suivant d'un veau :

Poids net (4 quartiers)............................ 70 kilog.

Détail de l'animal :

Peau........................	15 kilog.
Suif.........................	3 —
Viande de 1ʳᵉ catégorie	25 —
— 2ᵉ catégorie	30 —
— 3ᵉ catégorie.....	15 —

NOTA. — La petite quantité de suif indiquée s'explique par cette raison que chez le veau la majeure partie du suif est vendue avec la viande.

COUPE DU MOUTON

1ʳᵉ *Catégorie*...
- Carré fin.
- Longe jusqu'au mail ou hanche.
- Côtelettes du gigot.
- Gigot.

2ᵉ *Catégorie*.... | Côtelettes charnues.

3ᵉ *Catégorie*....
- Poitrine.
- Côtelettes malheureuses (ayant pour base l'os de la hanche.)

4ᵉ *Catégorie*....
- Epaule.
- Collet.

Exemple de rendement :

Poids net (4 quartiers)....................... 22 kilog. 500

Détail de l'animal :

Peau (poids vert)...... 3 à 5 kilog.
Suif..................... 2 à 3 —

Viande de 1re catégorie.................... 10 kilog.   »
— 2e catégorie.................... 4 —   »
— 3e catégorie.................... 3 —   »
— 4e catégorie.................... 3 — 500

Même observation que précédemment relativement au suif.

Pour attester combien le commerce de la boucherie sait faire la différence entre les diverses *catégories* de viandes, nous citerons, à titre d'étude, le tableau suivant que nous avons rédigé au mois d'août 1874, dans un travail adressé à l'administration municipale de Bordeaux, tableau indiquant le produit total de la vente d'un bœuf dont le prix d'achat était de 630 fr.

Détail d'un bœuf réunissant les conditions ordinaires de graisse
de nos animaux de consommation.

Peau, 38 kilog., à 75 fr. les 50 kilog.................F. 57 »
Issues vendues au tripier............................ 24 »
Suif, 30 kilog., à 72 fr. les 100 kil..................... 21 60
Viande de 1re catégorie, 130 kilog., à 2 fr. 50 le kilog. 325 »
— 2e catégorie, 87 kilog. 500 à 1 fr. 50 le kilog. 131 25
— 3e catégorie, 130 kilog., à 0 fr. 80 c. le kilog. 104 »

TOTAL...........F. 662 85

Quelle que soit la localité dans laquelle on étudie le mode adopté pour la coupe des animaux de boucherie, on constate tout d'abord un premier fait, à savoir : que tous les morceaux de première catégorie, ou si l'on aime mieux ceux auxquels le commerce aussi bien que la consommation attachent le plus d'importance relative, sont pris dans la moitié postérieure du corps de l'animal.

C'est là que se trouvent, en effet, les masses musculaires les plus épaisses, et l'on peut ajouter les plus homogènes. Muscles des fesses, de la cuisse, de la croupe, partie postérieure de l'ilio-spinal, muscles de la région sous-lombaire sont remarquables par leur consistance, par l'épaisseur des masses fibreuses qui les constituent et surtout par le peu d'intersections tendineuses entrant dans leur structure. Quelque volumineux qu'ils soient, les os du bassin et de la cuisse sont aussi chez un sujet bien fait, de bonne race et bien préparé à la boucherie, dans une proportion restreinte eu égard au développement des masses de viande qui les entourent. Quant à la qualité exceptionnelle de ces régions, on doit l'expliquer, à notre avis, soit parce que les unes sont, comme le *filet* par exemple, abritées par leur position contre toutes les causes extérieures de nature à en altérer la structure intime, soit parce qu'elles représentent par la disposition de leurs fibres et l'action combinée des muscles ou des divisions musculaires qui les constituent une force motrice considérable appelant sans cesse à elle des éléments constitutifs nouveaux dont la somme dépasse de beaucoup celle des dépenses occasionnées par les mouvements dont ces régions sont le siége. Chez les sujets exclusivement élevés en vue de la boucherie, on comprend comme quoi ce travail incessant de composition et de décomposition se trouve être ralenti par l'absence du jeu des muscles aussi bien dans ces régions que partout ailleurs, et conséquemment l'apport extraordinaire de matériaux carbonés, de graisse pénétrant jusque entre les divisions les plus infimes du tissu, apport de graisse ayant peut-être pour effet de diminuer la résistance de la viande, mais aussi d'une nature telle qu'il est loin d'en augmenter la saveur et les propriétés réellement nutritives. Les muscles des parties antérieures du corps sont généralement à grain moins serré et moins fin que ceux des parties postérieures. La viande du cou est constituée par une superposition de faisceaux ou de languettes entrecoupées d'intersections fibreuses ou aponévrotiques; de plus dans l'épaisseur des coupes, on rencontre presque toujours quelque vestige du ligament susépineux-cervical ou quelque portion plus ou moins considérable de vertèbre; si la viande a été désossée, on constate la trace des lambeaux aponévrotiques qui retenaient les muscles attachés après le corps ou les apophyses épineuses des vertèbres cervicales.

Généralement la coupe des muscles olécraniens est accompagnée par une section transversale faite à un point du tiers inférieur de l'os de l'épaule dont on reconnaît l'aspect et la forme.

Voici maintenant, à propos des principaux morceaux que renferment les différentes catégories, quelques renseignements puisés à une source essentiellement pratique :

Dans la *première catégorie*, citons les morceaux suivants: (Fig. 55.)

Tende de tranche. — Morceau intérieur placé au-dessous de la culotte; c'est dans cette pièce que se coupent les biftecks. Chaque bifteck comprend donc une portion de la partie médiane et rétrécie de l'*illium* garnie en avant d'une portion du *fascia-lata* et en arrière par les muscles *fessiers* (ilio-trochantériens). La tende de tranche ou

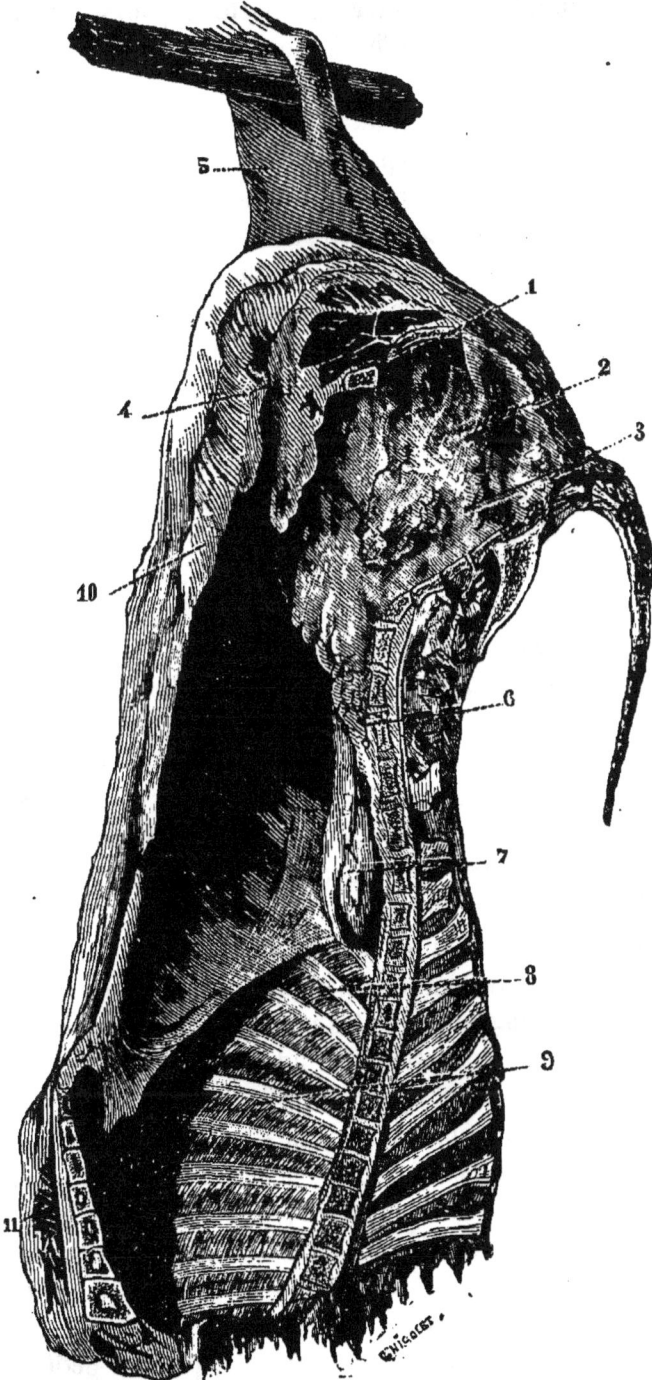

1. Tende de tranche.
2. Gîte à la noix.
3. Culotte.
4. Tranche grasse.

(Fig. 55. — Coupe de la Boucherie de Paris.)

5. Gîte.
6. Aloyau.
7. Rognons.
8. Côtes.

9. Plates-côtes.
10. Flanchet.
11. Poitrine.

noix de bœuf, est moins succulente que la tranche proprement dite et surtout que la culotte et le gîte à la noix ;

Tranche grasse ou pièce ronde. — Formé en avant par les muscles composant le *triceps crural*, en arrière par les muscles de la région crurale interne, ce morceau porte toujours avec lui une portion transversale du fémur ou os à moelle. La tranche grasse est un des bons morceaux de bœuf, rôti ou bouilli.

Gîte à la noix. — Situé au-dessous de la culotte et extérieurement, ce morceau correspond supérieurement à l'articulation coxo-fémorale. Il est constitué particulièrement par les muscles de la *région crurale postérieure.* (*Long vaste, demi-membraneux, demi-tendineux*). La partie inférieure, appelée *bout* du gîte, est la moins avantageuse parce qu'elle contient beaucoup d'intersections tendineuses. On estime particulièrement le milieu du gîte à la noix comme *bouilli*.

Culotte, cimier ou roomstecks. — La culotte est comprise entre l'aloyau et la base de la queue. Formée surtout par la portion supérieure du *long vaste* et du *fessier superficiel* et la terminaison postérieure de l'*ilio-spinal*, la culotte comprend, en partant de l'aloyau, le *cimier*, le *milieu de culotte* et la *pointe de la culotte;* c'est la pièce la plus estimée du bœuf, soit comme *bouilli*, soit comme *rôti*.

Aloyau. — L'aloyau est placé entre la culotte et le train de côtes, à droite et à gauche de la portion lombaire de la colonne vertébrale. Régulièrement chaque morceau d'aloyau, dont la finesse est d'autant plus grande qu'il se rapproche davantage de la cuisse, doit contenir une portion de *filet* (psoas) et une portion correspondante de *faux-filet* (ilio-spinal); mais les bouchers vendent le plus ordinairement le filet séparément et le reste du morceau s'appelle coquille d'aloyau. La partie inférieure de l'aloyau, correspondant au flanc, s'appelle *bavette d'aloyau* ou flanchet, morceau de deuxième qualité.

A cette classification nous devrions ajouter, ainsi que nous l'avons fait pressentir antérieurement, l'*entre-côte* ou *noix de côte;* mais, le commerce la rangeant dans les morceaux de seconde catégorie, nous avons dû garder la classification admise.

Parmi les morceaux appartenant à la *deuxième catégorie* on cite :

Le *paleron* qui représente dans son ensemble une masse musculaire considérable, composée des muscles de l'épaule et des muscles olécraniens; aussi la boucherie parisienne le partage-t-elle en cinq portions, savoir : le *derrière de paleron*, la *bande de macreuse*, la *boîte à moelle*, les *deux jumeaux* et la *queue du gîte;* c'est dans cette région que sont comprises les parties appelées, à Bordeaux, anguille de l'épaule, maigre de l'épaule, anguille, palette, petit bout, gros bout du caprain.

Talon de collier. — Partie ou base du cou adhérente au paleron, *veine* à Bordeaux ; on prétend que quelquefois ce morceau est donné pour du gîte à la noix.

Côtes ou *train de côtes.* — Comprise entre le paleron et l'aloyau, cette région fournit les *entre-côtes*, qui sont d'autant plus charnues et d'autant plus fines qu'on se rapproche davantage de la partie postérieure, d'où les dénominations adoptées à Bordeaux d'*entre-côtes charnues* et *entre-côtes fines.* Une fois l'épaule enlevée, on a le morceau dit, à Paris, *côtes découvertes*, et à Bordeaux *entre-deux découvert.* On tire aussi de la région des côtes, à Bordeaux, un morceau assez estimé dit *aiguillette ferrée.*

. *Bavette d'aloyau* ou *flanchet, palanque* à Bordeaux. — Formée de la portion aponévrotique du *fascia lata* avec les muscles de la paroi abdominale inférieure, cette partie continue inférieurement l'aloyau, près de la tranche grasse.

Plates côtes ou *plates de côtes découvertes.* — Partie des côtes placée sous l'épaule et faisant suite aux côtes découvertes.

Rognon ou *rein.* — Immédiatement en contact avec l'aloyau, mais vendu toujours séparément de celui-ci.

Parmi les morceaux qu'il nous reste à citer, et appartenant à la *troisième catégorie*, les uns, occupant la partie supérieure de l'avant-bras et de la jambe, sont constitués par des groupes de muscles fusiformes, dont l'ensemble donne à la coupe une surface à peu près ovalaire entrecoupée par de nombreuses intersections tendineuses et celluleuses, au milieu de laquelle se voit la portion d'os dont la forme varie de celle du radius à celle du tibia ; ces morceaux portent généralement dans le commerce le nom de *jarrets ;* les autres sont tirés de la *poitrine* et se reconnaissent au grain grossier qui les constitue, entremêlé de graisse disposée linéairement, et à la couche épaisse qui les recouvre chez les sujets murs d'engraissement, couche représentée par une masse de tissu cellulaire lâche chez les animaux maigres ; ce tissu cellulaire est d'autant plus visible que ces derniers animaux sont toujours soufflés après l'abatage. Certains de ces morceaux appartiennent encore à la paroi abdominale dans laquelle on rencontre des fibres musculaires longitudinales entrecoupées par les intersections fibreuses en zig-zag, appartenant particulièrement au muscle grand droit de l'abdomen ; la tunique abdominale proprement dite est ordinairement enlevée ou séparée des muscles qui l'avoisinent. D'autres enfin, appartiennent au cou et à la tête et sont faciles à distinguer par leur forme et la disposition de leurs parties constituantes.

Nous croyons inutile d'insister davantage sur chacun de ces morceaux en particulier.

Je citerai, pour en terminer avec cette étude, la partie périphérique du diaphragme qui, sous le nom d'*osseline*, est assez recherchée à Bordeaux ; on la reconnait à ses fibres obliques, à son bord légèrement entrecoupé par le centre aponévrotique à fibres blanches et nacrées et à l'enveloppe péritonéale qui y adhère intimement.

Après avoir exposé les caractères propres aux différentes qualités de viandes, variant avec les animaux, et aux catégories diverses que l'on rencontre chez un même animal, il nous reste à parler des signes que fournit l'observation pour apprécier les différences existant, non-seulement entre les principales espèces animales, mais même entre les individus de sexe différent appartenant à une même espèce, signes que nous avons déjà fait pressentir, mais qu'il importe d'établir d'une façon *aussi claire que possible ;* nous disons aussi claire que possible parce que, en effet, l'expérience démontre que si ces différences sont toujours facilement appréciables sur des moitiés ou des quartiers entiers, elles deviennent souvent fort difficiles et même impossibles à constater sur des morceaux séparés.

Taureau. — Les quartiers de taureau sont toujours très épais et très lourds, particulièrement les quartiers de devant où l'on remarque surtout l'épaisseur de la poitrine, le raccourcissement, l'épaisseur et la convexité du cou. Aux quartiers postérieurs, les muscles sont volumineux, épais, entourant un bassin court et étroit ; à la place des testicules, préalablement enlevés par le boucher, est un vide ou une proportion relative de graisse bien moindre et moins fine que chez le bœuf ; on peut voir aussi la lumière de l'artère et du cordon testiculaire, ce qui manque chez le bœuf ; le pénis, que le boucher a toujours le soin de laisser chez le bœuf, est enlevé chez le taureau. Dans leur ensemble, les quartiers manquent de couverture ; leur aspect extérieur est d'un blanc nacré, leur fibre est grossière et de couleur rouge foncé.

La viande de taureau est donc d'un rouge noir, dure, à grain grossier, peu ou pas marbré et possède, d'après M. Ch. Bierre, lorsqu'elle est prise dans les régions profondes de la cuisse, une odeur spermatique plus ou moins sensible.

Bœuf. — Les parties antérieures du corps sont moins épaisses que chez le taureau, mais généralement plus développées que chez la vache ; le cou du bœuf est surtout plus effilé et non convexe comme celui du taureau, et sa base s'unit insensiblement avec la poitrine et les épaules. Chez le bœuf, la côte est plus large, moins courbée que chez la vache, de plus elle porte à son bord postérieur une excavation appréciable surtout à sa face interne. Comparé à la vache, il s'en distingue encore par son bassin plus étroit et plus court, par des vestiges annonçant l'atrophie des cordons testiculaires et des testicules, par la présence et la nature du suif de bragues (testicules), enfin par la présence du pénis que le boucher laisse après le quartier pour prouver comme quoi *il ne tue que du bœuf et jamais de vache !* La graisse, qui a pénétré la trame musculaire, se voit aussi aux reins, à la face interne du bassin, en dedans de la poitrine, comme sur toute l'étendue du dos et des lombes, derniers caractères que l'on rencontre rarement chez le taureau.

La viande de bœuf est de couleur rouge-vif, son grain est plus fin que celui de la viande de taureau, elle est aussi plus généralement pénétrée par la graisse. Cette graisse est blanche ou jaune suivant les races et surtout suivant le genre de nourriture.

A la cuisson la viande du bœuf est aussi plus tendre que celle du mâle non émasculé, et se détache plus facilement des os que celle de la vache.

Vache. — Si la distinction est facile à faire entre la viande de bœuf et la viande de taureau, elle est bien souvent fort difficile à établir entre celle de bœuf et celle de la vache, surtout lorsqu'elle provient de sujets gras, bien faits, et non épuisés par le travail ou la lactation.

La vue des quartiers entiers et surtout des quartiers de derrière permet seule d'apprécier les différences. Ces derniers sont plus développés que ceux de devant. On donne généralement comme caractère, le développement relativement moindre des os de la vache comparés à ceux du bœuf; ce caractère, vrai pour la plupart des cas, ne l'est cependant pas toujours pour nos grandes et fortes vaches du Midi. Chez la vache, la côte est moins large et plus courbe que chez le bœuf; l'épaisseur des lombes est également moindre, son bassin est plus large et porte toujours quelques vestiges des ligaments suspenseurs de la matrice; l'échancrure située à la base de la queue est plus grande; à la place des mamelles *enlevées* par le boucher existe une légère excavation; quelquefois même, lorsque les mamelles ont été imparfaitement enlevées, des traînées de lait s'écoulent de l'orifice des gros canaux galactophores.

Ainsi que je l'ai dit plus haut, la viande de vache, à conditions de qualités égales, ressemble beaucoup à celle de bœuf, et Baudement a dit, avec raison, qu'elle a avec celle-ci la plus grande analogie par sa nature, ses qualités organoleptiques et l'agencement des parties anatomiques qui la constituent. La différence ne pourrait devenir sensible qu'entre la viande d'un bœuf en bonne chair ou gras et celle d'une vache âgée ou épuisée, chez laquelle la maigreur générale est associée à une coloration rouge-pâle et autres caractères dénotant l'absence de qualités absolues.

Comme chez le bœuf, la graisse est blanche ou jaunâtre et les différences que l'on peut observer à cet égard sont la plupart du temps indépendantes du sexe de l'animal ; comme chez le bœuf aussi, cette
graisse s'accumule dessus et dedans l'animal ; toutefois, chez la vache
avancée en gestation, le suif des rognons a bien souvent dépéri, est
devenu plus mou, jaune-foncé et d'aspect grenu ou légèrement rosé.
L'observation démontre que chez la *génisse* la viande qui recouvre la
face antérieure de l'os de la cuisse se détache au dépeçage plus facilement de cet os que celle provenant de la vache ayant porté. Quant à
la qualité après la cuisson, *nous ne saurions trop répéter* qu'à conditions
égales d'âge, de race, de santé et d'engraissement, il n'y a pas de différence sensible entre la viande de bœuf et la viande de vache, et que
le préjugé peu favorable à cette dernière tient surtout à ce que, dans
les circonstances les plus ordinaires, on établit la comparaison entre
la viande provenant d'un bon bœuf et celle provenant d'une mauvaise
vache.

Veau. — La viande de bon veau est blanche ou légèrement rosée ;
celle du veau trop avancé en âge est plus rouge et sa graisse est généralement moins blanche que celle du veau de six semaines à deux
mois. Le veau qui a souffert ou qui a fatigué a également la graisse
rougeâtre ou jaunâtre. Chez le veau en bon état, la graisse forme au
niveau des rognons, deux pelottes blanches et fermes ; cette même
graisse est également accumulée à la poitrine, à la brague, à la base
de la queue et au niveau de la longe ou des reins. Dans le veau
maigre, l'air introduit par l'insufflation gonfle l'enveloppe péritonéale
qui soutient les rognons. A âge égal, la génisse donne une viande
plus fine que le veau.

Mouton. — *Chèvre.* — Prise par quartiers, la viande de mouton
ne peut évidemment être confondue avec celle des grands animaux.
Par morceaux, on peut aussi la reconnaître aux dimensions relativement moindres de ses os et au volume également moindre des portions ou masses musculaires.

Le mouton a la viande d'un rouge-vif, très-dense, jamais persillée
dans l'acception complète du mot ; son suif, *blanc et ferme*, se dépose de préférence sur les lombes, aux rognons et à la poitrine ;
la graisse de couverture est aussi blanche, ferme et particulièrement appréciable au niveau de la brague, aux reins et à l'origine
de la queue, ou si l'on aime mieux, à la base du gigot. Comme
observation, la viande du mouton est d'autant plus fine que l'atrophie
des testicules est plus complète.

Le *bélier* diffère du mouton proprement dit, par son cou plus court et plus épais, par ses quartiers antérieurs relativement plus lourds et plus volumineux, par sa chair plus foncée et plus grossière et rarement couverte de graisse ; sa viande est aussi moins tendre que celle de mouton et conserve le plus souvent un goût en rapport avec les attributs de sa masculinité, attributs que le boucher a le soin de faire disparaître.

La *brebis* a la chair fine et tendre, surtout lorsqu'elle n'a pas porté. Au quartier de derrière, la brebis se distingue du mouton par des caractères identiques à ceux qui nous ont servi à différencier la vache du bœuf.

On pourrait quelquefois confondre la viande de mouton avec celle de la chèvre; toutefois, il y a des différences sensibles entre l'une et l'autre. Les quartiers de la chèvre sont plus longs et relativement plus minces que ceux du mouton ; sa chair est plus foncée en couleur, ses fibres plus longues et son grain plus grossier. La graisse de la chèvre est rarement aussi blanche que celle du mouton ; assez souvent elle est légèrement jaunâtre, quelquefois même tout à fait jaune. Au goût, la viande de mouton est tendre et agréable, celle de la chèvre est plus dure et d'une saveur dénotant sa provenance.

L'*agneau* a la chair molle et blanche. Lorsqu'il a les reins larges, épais, bien couverts, les rognons gros et bien garnis de suif, la poitrine également épaisse et chargée d'une bonne couche de graisse, l'agneau est de première qualité. Lorsqu'il a souffert, sa viande est pâle et molle, et sa graisse, en petite quantité, est grisâtre ou de couleur safranée particulièrement au niveau des rognons. L'agneau maigre est complètement dépourvu de rognons de graisse; ses côtes sont décharnées et dans son ensemble l'animal est tellement peu épais qu'il est généralement comparé à une lanterne.

Le *chevreau* a la viande également blanche et molle, mais à fibres plus longues; mêmes observations que pour l'agneau.

Porc. — La viande fraîche de porc a une couleur blanche nacrée ou rosée; ses fibres sont fines et serrées, entremêlées de graisse dans les parties se rapprochant des régions du dos et des reins, plus fermes et moins pénétrées par la graisse au niveau des membres. L'épaisseur et la fermeté du lard dénotent l'animal fait et bien engraissé. Quant à la nature des morceaux, elle est suffisamment indiquée par leur forme, leur aspect, la nature et l'épaisseur du lard ou de la graisse qui y adhère, l'état du tissu musculaire et par les portions d'os qui y sont associées.

CHAPITRE XII

Altérations des viandes.

Il résulte des développements dans lesquels nous sommes entré précédemment que pour qu'une viande puisse être considérée comme bonne et réellement *alimentaire*, elle doit réunir les caractères dénotant qu'elle appartient à l'une des *bonnes qualités* énoncées et décrites. Partant de là, il nous semble qu'une classification des viandes au point de vue de l'hygiène doit reposer sur le principe suivant :

Doit être retirée de la consommation :

1° Toute viande dont la *maigreur* est telle qu'elle entraîne une absence complète des propriétés qui caractérisent un aliment véritable, dans toute l'acception du mot ;

2° Toute viande revêtant des caractères *d'insalubrité*, pouvant se rattacher soit à une organisation incomplète de la trame organique, soit à un état maladif du sujet qui l'a fournie, soit enfin à une altération physico-chimique des éléments qui la constituent.

Ce principe étant admis, et étant données les conditions dans lesquelles les viandes peuvent être présentées à l'inspection, il importe de savoir s'il est toujours possible, en présence des préparations que le boucher fait subir à la viande, d'assurer qu'elle provient d'un animal parfaitement sain.

Pour répondre à cette question, il faut établir tout d'abord qu'au nombre des altérations que peuvent subir les viandes il en est qui sont tout à fait indépendantes des caractères de santé plus ou moins bons que pouvait présenter l'animal de son vivant : telles sont les altérations dues aux influences atmosphériques. Celles-ci sont faciles à apprécier, sous quelque forme que soit présentée la viande.

D'autres n'étant que la conséquence logique de lésions particulièrement localisées dans certains organes spéciaux, il est clair qu'elles ne peuvent être soupçonnées ou reconnues qu'autant que la viande est présentée par moitiés ou quartiers dans lesquels on a laissé attenant le viscère spécialement malade. Et nous pouvons dire, par exemple, que tel est le motif pour lequel nous avons sollicité et obtenu de l'administration municipale de Bordeaux, la prise d'un arrêté exigeant que les viandes foraines de bœuf et vache ne fussent apportées en ville que par quartiers, *les poumons attenant à l'un des quartiers de devant.*

Ajoutons enfin qu'il est des modifications ou altérations des viandes dont la nature ne saurait être précisée sans le secours du microscope ou de l'analyse chimique. Il ressort donc de là que, s'il est des altérations qui se traduisent à l'extérieur par des modifications appréciables à nos sens, il en est d'autres que, dans les conditions ordinaires où la viande est présentée, il est fort souvent impossible de soupçonner. Aussi est-ce en partant de ces données et d'autres encore sur lesquelles nous aurons à revenir plus loin, que nous avons établi, de la manière suivante, la classification des altérations que peuvent présenter les viandes :

TABLEAU DES PRINCIPALES ALTÉRATIONS DES VIANDES

1re classe. — *Viandes maigres.*

2e — *Viandes gélatineuses.*

3e — *Viandes saigneuses.*

4e — *Viandes malades.* { Maladies inflammatoires. / Maladies de nature spécifique, virulente, infectieuse. / Maladies parasitaires. }

5e — *Viandes corrompues ou altérées par la température.*

6e — *Viandes altérées par des substances médicamenteuses ou des poisons.*

Nous consacrerons à l'examen de chacune de ces classes tous les développements possibles, nous appliquant à faire ressortir autant que nous le pourrons les caractères fournis par les quartiers entiers comme par les morceaux séparés.

1re *Classe.* — VIANDES MAIGRES. — Quelle soit idiopathique ou symptomatique, la *maigreur* se caractérise particulièrement par une diminution sensible de l'élément musculaire, et conséquemment par la prédominance relative de la partie osseuse. Chez les sujets de maigreur très prononcée ou étiques, la graisse a disparu aussi bien sous la peau que dans les interstices musculaires, dans les épiploons et les mésentères comme autour des reins ; donc plus de couverture, plus de suif aux rognons, ceux-ci appendus dans leur enveloppe séreuse, molle et jaunâtre. Sur la fente longitudinale de la colonne vertébrale absence de graisse ou, comme on peut le voir chez les animaux jeunes ayant souffert par privation de nourriture, présence d'une sorte de mucosité synoviale, jaunâtre, ne figeant jamais, même par la plus froide température ; au niveau de la *poitrine*, sur les côtes, à la face interne des épaules, existe un tissu cellulaire lâche, mou, à mailles d'autant plus faciles à apprécier que les animaux ont été plus soufflés après l'abatage. Dans l'intérieur du bassin quelques traces ou lambeaux de graisse jaunâtre, sans consistance, associés à du tissu cellulaire lâche et mou. La maigreur étant presque toujours associée à un état de faiblesse prononcé avant la mort, on constate de nombreuses taches ecchymotiques, des épanchements sanguins ou des infiltrations séreuses jaunâtres du tissu cellulaire sous-cutané, provoqués par un décubitus plus ou moins prolongé de l'animal.

Nous avons déjà eu occasion de faire ressortir les motifs qui militent en faveur du retrait des viandes maigres de la consommation; nous ajouterons cependant ici les considérations suivantes, dont il importe de tenir compte.

Au point de vue nutritif la viande maigre a perdu, comparativement à la viande grasse, une notable partie de ses qualités, ainsi qu'il résulte de l'analyse suivante faite à la station agricole de Schleen (Bohême) :

	Bœuf gras.		Bœuf maigre.
Eau...............	390	....	597
Chair musculaire.	356	....	308
Graisse.........	239	....	81
Matière extractive.	15	....	14
	1,000		1,000

On lit, à ce propos, dans la brochure de MM. Leyder et Pyro, que nous avons déjà eu l'occasion de citer, les lignes suivantes :

« Ce qu'il importe par dessus tout de constater, c'est que les viandes des diverses régions d'un même animal s'améliorent dans une mesure bien différente pendant l'engraissement. Les analyses faites par Siegert, à Chemnitz, analyse dont nous consignons ci-après les résultats, démontrent ce fait intéressant. »

	Bœuf maigre.			Bœuf gras.		
	Collier.	Filet.	Côtes à la noix.	Collier.	Filet.	Côtes à la noix.
Eau................	77,5	77,4	76,5	73,5	63,4	50,5
Matière fixe........	22,5	22,6	23,5	26,5	36,6	49,5
Graisse	0,9	1,1	1,3	5,8	16,7	34,0
Substance musculaire..............	20,4	20,3	21,0	19,5	18,8	14,5
Cendres...........	1,2	1,2	1,2	1,2	1,1	1,0

Ces analyses font connaître que, tandis que chez l'animal maigre la viande présente une composition invariable dans les diverses régions du corps, chez l'animal gras, sa richesse en matières fixes se trouve précisément en rapport avec les qualités que l'on assigne aux viandes des diverses régions dans le commerce de la boucherie. Le collier ou collet du bœuf gras, en effet, dont la composition s'éloigne le moins de celle de la viande maigre, est un morceau de 3e et même 4e catégorie, tandis que le filet et la noix de côtes appartiennent à la 1re catégorie. *Quoique appartenant à la dernière catégorie, on constate que la viande du cou chez le bœuf gras est supérieure en valeur nutritive à celle de la première catégorie du bœuf maigre.* »

Ce langage est la confirmation théorique et positive de ce que nous avancions nous-même dans une brochure que nous avons publiée en 1873, où nous disions :

« Ce qu'il est surtout important de savoir au point de vue pratique, c'est que chez un animal dont la cuisse, le filet, l'aloyau, etc., sont de première qualité, ce que l'on est convenu d'appeler la basse viande, comme le collier, la poitrine, etc., participe des qualités reconnues aux morceaux de premier choix, et que, par exemple, *mieux vaut un morceau de poitrine d'un bœuf gras qu'une entre-côte d'un bœuf maigre* (1).

Combien il serait à désirer, disons-le en passant, que cette vérité pénétrât dans l'esprit des administrateurs ou des hauts dignitaires de l'armée lorsqu'il s'agit des adjudications à faire pour la fourniture des viandes aux grands établissements publics ou à la troupe!

Combien est-il à souhaiter également que l'ouvrier, auquel les moyens ne permettent pas l'achat des premiers morceaux d'un *bon bœuf*, se persuade qu'il aura également de bonne viande en achetant à plus bas prix les bas morceaux du même animal !

Là, en effet, réside une des conditions de l'abaissement des prix élevés de la viande à l'étal.

« Si, dit M. Zundel, on achète la viande maigre à 1 fr. 20 c. le kilog., tandis que la viande grasse coûterait 1 fr. 60 c., on n'a pas acheté à meilleur compte, car on a simplement acheté 25 p. 100 d'os en plus que le boucher à la générosité de donner gratis. »

M. Colin explique cette pauvreté nutritive de la viande maigre de la façon suivante :

« Chimiquement les muscles sont très-altérés; il n'y a plus de graisse, plus de sucs dans les interstices de leurs fibres et, sans doute, les matières extractives, l'osmazône, ne s'y trouvent plus dans les proportions normales (*Physiologie* de G. Colin). »

(1) *La Viande de boucherie et l'Alimentation publique,* par L. Baillet. Bordeaux, 1873.

La maigreur, étant dans la plupart des cas, consécutive à une affection grave d'un ou de plusieurs organes importants à la vie, se manifeste, indépendamment du manque de graisse et de l'aspect particulier de la viande, par des caractères subordonnés à la nature même de la maladie qu'elle accompagne. Les cas les plus ordinaires dans lesquels on la constate à l'abattoir ou sur les marchés sont : la *mise-bas* récente plus ou moins laborieuse et suivie d'accidents plus ou moins graves, la *péritonite chronique*, la *métro-péritonite*, la *gastro-entérite chronique*, les *tumeurs squirrheuses* des testicules ou des mamelles, la *paraplégie*, la *péripneumonie* à sa période ultime, la *phthisie tuberculeuse;* pour le mouton et la chèvre la *cachexie aqueuse;* pour les jeunes animaux la *maladie aphtheuse et l'entérite diarrhéique* chronique.

Je ne puis revenir ici sur les lésions qui accompagnent chacune de ces affections; je me contenterai de rappeler l'habileté avec laquelle le boucher, désireux d'éviter la saisie de sa viande, sait faire disparaître des quartiers des animaux malades toutes les traces qui seraient de nature à mettre l'inspecteur sur la voie de la découverte du mal, et je citerai à ce propos le fait suivant qui m'est personnellement arrivé. Un jour me furent présentés les quartiers de derrière d'une vache très-maigre et j'arrivai à force de recherches à constater une *affection tuberculeuse* grâce à quelques vestiges de tubercules que l'on avait omis de faire disparaître, cachés qu'ils étaient par la convexité de lambeaux du canal aortique postérieur.

La maigreur concomitante à une parturition récente s'accompagne d'un état congestionnel très-sensible des parois intérieures du bassin et particulièrement d'une injection vasculaire des débris du péritoine ou des ligaments suspenseurs des cornes utérines et de plus d'une coloration rougeâtre, jointe à une consistance molle, des lambeaux de graisse existant dans le bassin. Le plus souvent aussi ces traces de lésions intérieures sont accompagnées d'épanchements sanguins au niveau des reins et de la croupe, et d'infiltrations sanguines sous-cutanées au niveau de l'une ou de l'autre hanche.

Dans un cas de maigreur observé récemment par moi sur une vache tuée en dehors de l'abattoir et présentée à ma visite, j'ai constaté les altérations suivantes : *maigreur générale extrême;* nombreuses taches ecchymotiques très-larges sur tout le côté gauche ; épanchement séreux dans le tissu cellulaire de la *poitrine* et des *flancs.* Péritoine de couleur pâle, infiltré et portant des débris de fausses membranes pâles et mollasses. Absence de suif aux rognons et à la fente vertébrale, débris de moelle épinière injectée et sans consistance. Viande pâle, se déchirant facilement et collant au mur le long duquel on la projette.

L'aspect général du cadavre est repoussant et je soupçonne qu'il appartient à quelque vieille vache tombée de misère associée ou consécutive à une péritonite ancienne, et demeurée longtemps couchée sur le côté gauche, puis saignée à la dernière extrémité.

Il est évident qu'un morceau de viande pris isolément ne peut dans la plupart des cas autoriser à préciser d'une façon certaine la nature de la maladie qui a provoqué la maigreur. Ce que l'on peut affirmer sans conteste c'est que ce morceau de viande pèche tout d'abord par l'absence des caractères physiques extérieurs dénotant une *valeur absolue* quelconque, et que ce qui doit le faire rejeter de la consommation, c'est qu'il présente les caractères suivants dénotant une provenance douteuse :

Cette viande est molle et s'écrase facilement sous les doigts ; sa coupe, sur laquelle on ne constate aucune trace de graisse, présente des taches brunes ou noirâtres et laisse suinter un liquide clair et jaunâtre ; son grain est grossier ; son odeur fade, aigre ou piquante suivant le temps plus ou moins long depuis lequel la coupe est faite ; le tissu cellulaire qui l'accompagne est lâche, humide, privé de graisse et dans plusieurs points fortement *gonflé par le vent ;* enfin cette viande demeure collée au mur contre lequel on la projette. Lorsqu'à cette viande est demeurée quelque portion de surface articulaire, celle-ci est pâle chez les sujets misérables, ou fortement injectée chez les animaux dont la mort a été précédée par des mouvements convulsifs désordonnés. Si le morceau de viande tient à quelque portion de côte, on peut s'assurer par le grattage si la plèvre n'a pas été enlevée ou s'il n'y a pas quelque trace d'infiltration sous-pleurale ; provient-elle de la cuisse, du flanc, du maigre de l'épaule, il y a lieu de rechercher alors s'il n'y a pas quelque trace de ganglion, gonflé, injecté ou pénétré par l'élément tuberculeux, ou bien quelque division vasculaire gorgée de sang, quelque portion nerveuse entourée de tissu cellulaire lâche, infiltré par le sang ou la sérosité ; prise non loin du bassin, il faut s'assurer si, après quelque portion osseuse, ne sont pas demeurés attachés des lambeaux de graisse molle et jaunâtre ou quelques détritus membraneux de couleur rougeâtre. Chez le mouton maigre et anémique, la viande est pâle, terne ou blafarde, filandreuse et mouillée ; la graisse fait défaut ou bien est molle et jaunâtre. Aux caractères généraux qui précèdent dénotant la maigreur, nous pouvons ajouter que, vue le lendemain du jour où l'animal a été sacrifié, la viande maigre se dessèche, se retire et noircit sensiblement ; elle perd aussi beaucoup de son poids par l'évaporation d'une grande partie de l'eau qu'elle contenait (75 p. 100) ; le tissu cellulaire ou le peu de graisse qui y adhère a conservé son aspect muqueux et sa consistance molle.

Nous n'avons certainement pas la prétention de dicter à chacun son diagnostic en présence d'une viande maigre ; il est évident que, étant admis ce principe que toute viande réellement maigre, c'est-à-dire péchant par le manque absolu de qualités nutritives, doit être retirée de la consommation, il devient moins important de spécifier d'une manière positive quelle peut avoir été la cause de cette maigreur. Quoi qu'il en soit, l'inspecteur aura toujours intérêt, ne fût-ce que pour sa satisfaction personnelle, à recourir à tous les moyens d'investigation possibles pour trouver cette cause et nous croyons que la fréquentation des abattoirs, l'observation guidée par les connaissances médicales sont les moyens les plus certains pour atteindre ce but.

2e *Classe.* — VIANDES GÉLATINEUSES. — Les animaux trop jeunes n'ont pas la viande faite, car nous savons que les éléments entrant dans la composition des muscles ne peuvent être considérés comme susceptibles de donner à la viande des propriétés nutritives qu'autant que leur organisation est envisagée à une période plus rapprochée de l'âge adulte.

Nous trouvons dans cette classe la viande des animaux *morts-nés* et celle des sujets *trop jeunes* pour que leur viande ait acquis des propriétés alimentaires.

Animaux morts-nés. — Ce ne peut être avant l'âge de 4 à 5 mois de la vie fœtale qu'un industriel malhonnête songe à tirer parti de la viande de veau, dit mort-né ; le plus souvent c'est à partir de 5 mois, jusqu'à l'époque la plus proche de la mise-bas normale, que cette viande est l'objet de ce commerce honteux. Pour les agneaux c'est de 3 à 5 mois qu'a lieu ce genre d'utilisation illicite de la viande.

Il résulte des détails que nous avons donnés au Chapitre IV, à propos du développement du fœtus, que la viande d'animal mort-né est pâle, molle, humide, gélatineuse et s'écrase d'autant plus facilement sous les doigts que la période de la vie fœtale est moins avancée ; que les os sont tendres et plient facilement sous la plus légère pression pendant les premiers mois de la gestation, acquérant petit à petit plus de résistance au fur et à mesure que s'effectuent le travail d'ossification et la soudure progressive des épiphyses au corps de l'os ; que les surfaces articulaires sont d'un blanc-rosé ou d'un bleu-pâle suivant que le sujet est plus ou moins avancé, et que leur résistance est d'autant moindre que le sujet est plus jeune ; que dans l'intérieur des os existe une moelle dont la couleur rouge de sang et le peu de consistance.dénotent l'état de formation du produit graisseux qui doit la constituer plus tard.

A quelque degré que ce soit de la vie fœtale, la viande de sujet mort-né doit être impitoyablement rejetée de la consommation parce que son état muqueux ou gélatineux en fait un aliment à la fois insipide au goût et répugnant à la vue, en même temps que déterminant un effet laxatif sur l'appareil digestif.

Animaux trop jeunes. — Les veaux, agneaux ou chevreaux livrés trop jeunes à la consommation, ont encore la viande molle, humide, d'un rose très-pâle ou blanche et gélatineuse; la fibre de cette viande se déchire facilement et n'est pas pénétrée par la graisse. Le tissu adipeux des reins est grisâtre et mou; les arcs costaux sont flexibles; la moelle des os longs est rougeâtre; les surfaces articulaires, à peine soudées, sont d'un bleu pâle au lieu d'être d'un bleu plombé. J'ai même remarqué que chez les sujets dont la viande est suffisamment mûre, dans les années peu favorables à la pousse de l'herbe, la privation de lait rend la viande très-pâle, molle, formée de muscles peu épais, l'épiploon manque de graisse, et le peu de graisse qui recouvre les rognons est d'un rouge safrané ou grisâtre concourant encore à donner à cette viande un mauvais aspect. Cette viande jouit, comme la précédente, de propriétés laxatives qui la rendent malsaine et doivent conséquemment la faire rejeter de la consommation.

3e Classe. — VIANDES SAIGNEUSES. — La saignée pratiquée dans les conditions normales aux animaux de boucherie, a pour conséquence de priver la viande d'une quantité de sang dont le séjour au milieu des tissus entraînerait après la mort la prompte décomposition de cette viande, décomposition que rendrait plus ou moins rapide l'état de l'atmosphère.

D'une manière générale, la saignée imparfaite s'accuse par une coloration rouge anormale de la viande; mais ce caractère pouvant lui-même être plus ou moins appréciable, suivant les causes auxquelles se rattache la jugulation imparfaite, il importe d'établir une distinction entre ces causes.

Pratiquement parlant, l'imperfection de la saignée peut dépendre soit d'une cause que, comparativement aux autres, j'appellerai *naturelle* ou *congestionnelle;* je veux parler de la *fatigue* occasionnée par une longue marche ou par un séjour longtemps prolongé dans la station debout, soit par des causes purement *accidentelles* ou *apoplectiques* se rattachant à des situations exceptionnelles qui nécessitent de saigner les animaux dans le plus bref délai, sous peine de les voir succomber avant que la jugulation n'ait été pratiquée. On prévoit combien peuvent être nombreuses et variées ces causes accidentelles : chûtes ou blessures intéressant des organes importants, mais non suivies d'hémorrhagie pouvant tenir lieu de la saignée ordinaire, apoplexie sanguine, indigestions, météorisme, asphyxie par compression, strangulation ou immersion, etc., toutes causes auxquelles on pourrait ajouter les maladies qui, après avoir suivi un cours plus ou moins régulier, nécessitent à un moment donné la mise à mort des animaux, afin de ne pas attendre leur mort naturelle. Sous ces diverses influences, la viande prend la coloration rouge anormale qui nous la fait appeler *viande saigneuse* ou viande imparfaitement saignée; à plus forte raison doit-on ranger aussi parmi les viandes saigneuses celles provenant de sujets morts avant d'avoir été saignés et dont les tissus ont par cela même conservé tout le sang qui les imprègne dans les conditions ordinaires.

Lorsque l'inspecteur assiste à l'ouverture d'un animal mort dans l'une ou l'autre des conditions plus haut désignées, il lui est facile, avec un peu d'habitude des autopsies, de se rendre compte de la cause de la mort et des modifications imprimées à la viande par le manque absolu ou l'imperfection de la saignée, à l'aide des caractères suivants : épanchement sanguin et coloration rosée plus ou moins foncée du tissu cellulaire sous-cutané; écoulement même de sang noir par la section des vaisseaux qui parcourent ce tissu ; plénitude des gros vaisseaux; coloration noire du sang; teinte foncée et odeur acide des muscles; infiltration séreuse rougeâtre du tissu cellulaire occupant la face interne des épaules ; coloration rouge anormale des séreuses splanchniques et articulaires, des aponévroses, ligaments, tendons, partie externe des vaisseaux et même de la graisse; état congestionnel des poumons; tout cela constitue autant de caractères qui, joints aux lésions spéciales à l'affection existante, permettent d'asseoir un jugement assuré. Mais la difficulté s'accroît en présence d'un quartier séparé ou de morceaux de viandes détachés. Tout ce que l'on est en droit de dire alors, et c'est là déjà un point important à noter, c'est que la viande qui vous est soumise provient d'un animal saigné *tardivement* ou saigné *après la mort*. Je dis que cela est important parce que de cette constatation découle cette conséquence, à savoir que cette viande qui, suivant son aspect peut encore être quelquefois utilisée lorsqu'elle est fraîche, devient, dans tous les cas, insalubre *en fort peu de temps* par le fait de la décomposition qui ne tarde pas à s'en emparer. On observe, en effet, que le soir même ou le lendemain de la mort survenue ainsi d'une façon accidentelle, sans la saignée préalable, la viande est devenue pâle, humide, infiltrée par la sérosité provenant de la séparation des éléments constitutifs du sang, ainsi que le démontrent les faits suivants très-dignes d'être cités :

1er *Fait.* — Le 3 juin 1875, me furent présentés à l'abattoir les quatre quartiers d'un bœuf magnifique, pesant ensemble près de 500 kilog. Ce bœuf abattu à Sauveterre (40 kilom. de Bordeaux), fut conduit dans une carriole, et par un temps orageux, jusqu'à Bordeaux.

Au premier abord, cette viande a un vilain aspect; elle est terne et répand une mauvaise odeur. Vue de près, sa teinte est blafarde, *cadavérique;* elle est comme boursouflée dans les parties les plus charnues; une incision pratiquée dans la cuisse s'accompagne à la fois· d'un affaissement sensible de la masse charnue et du dégagement d'une odeur infecte; quelques gouttelettes de sang noir apparaissent à la coupe. Cette viande est molle et se déchire facilement, et dans les interstices musculaires existe un épanchement séreux ; autour des gros vaisseaux est un épanchement sanguin et dans leur intérieur sont des caillots noirâtres. Les rognons de graisse, d'un volume énorme, sont d'un jaune verdâtre, blafard, et recouverts de filets pâles, mous, humides et comme infiltrés; la substance proprement dite des reins est elle-même d'un rouge livide et plus molle que de coutume; le péritoine a une coloration pâle, légèrement verdâtre. La séparation de l'épaule met à découvert un tissu cellulaire infiltré par une abondante sérosité jaunâtre; les grosses divisions nerveuses du plexus brachial sont enveloppées par cette infiltration au milieu de laquelle on voit également les veines axillaires et sous-scapulaires gorgées de sang noir-bleuâtre. Les poumons que, suivant l'arrêté municipal en vigueur, on a laissés attenant à l'un des quartiers de devant, sont fortement congestionnés, et de leur coupe s'écoule du sang noir non hématosé; de légères arborisations sanguines existent sur la plèvre, en même temps qu'une infiltration minime du tissu sous-pleural.

De mon examen, je conclus que ces quatre quartiers provenaient d'un animal ayant été saigné à la dernière extrémité, conséquemment imparfaitement saigné, et que la température orageuse aidant, la décomposition cadavérique avait commencé son œuvre. Or, à force de questions, j'appris du propriétaire que ce bœuf, que l'on engraissait en prévision d'un concours, avait avalé, la *veille,* une grosse pomme de terre, et que, dans l'impossibilité où l'on s'était trouvé de *faire couler* ce corps étranger, on avait dû sacrifier l'animal dans la crainte d'une *asphyxie imminente.* Cette viande ayant été saisie, je la revis le lendemain; son aspect était repoussant, sa couleur blafarde, sa consistance molle et humide, ses fibres rupturées et détachées des os, particulièrement au niveau de la face interne de la cuisse, son odeur infecte.

Lorsque, dans le premier chapitre de ce travail, j'ai cherché à démontrer l'importance du rôle d'inspecteur des viandes et la nature diverse des affections pouvant communiquer à ces viandes des propriétés insalubres, j'ai cité le fait d'un bœuf dont la viande a dû être saisie en raison de la décomposition provoquée par une *météorisation;* ce fait se rattache évidemment, par l'état de la viande saisie, aux conséquences résultant d'une saignée imparfaite.

2ᵉ *Fait.* — Voici maintenant l'état dans lequel je trouve la viande d'un superbe bœuf de Salers, mort en chemin de fer pour cause d'*asphyxie par étranglement.* A l'autopsie faite quatorze heures environ après la mort, la viande est de couleur foncée, se déchirant avec la plus grande facilité ; à la coupe elle laisse couler un sang noir, son odeur est aigre. La graisse de couverture porte de nombreuses taches ecchymotiques sans compter la coloration rose-foncé qu'elle présente dans toute son étendue; le suif des rognons présente une teinte verdâtre annonçant un travail de décomposition assez avancé. Le lendemain, le cadavre en entier avait une couleur livide, une teinte blafarde, répugnante ; la viande, devenue très molle, cède à la moindre traction ou pression ; son odeur, aigre la veille, est devenue infecte, *cadavérique;* le suif des rognons, complètement vert, recouvre des filets à teinte passée, mous et humides.

Je pourrais multiplier à l'infini les citations dénotant les modifications physiques subies par la viande lorsqu'elle provient d'un animal imparfaitement saigné ; mais je me contenterai de renvoyer aux chapitres dans lesquels j'ai relaté les lésions que l'on rencontre à l'autopsie des sujets morts à la suite d'états congestionnels, ces descriptions devant suffire avec ce qui précède et ce que nous aurons à exposer à propos des altérations imprimées aux viandes par la température, pour qu'un inspecteur, habitué à tirer des conséquences logiques des faits qu'il est à même d'observer chaque jour, puisse prononcer en connaissance de cause.

La coloration foncée de la viande imparfaitement saignée n'est pas aussi sensible chez les jeunes animaux que chez les sujets adultes ou vieux ; toutefois, chez le veau fatigué par la marche ou qui a souffert pendant quelques jours par privation de nourriture, comme aussi chez celui menacé d'asphyxie ou *étouffé* comme on dit en terme de boucherie, la viande et toutes les parties blanches sont sensiblement colorées et les surfaces articulaires portent particulièrement les signes d'une coloration foncée anormale; le suif des rognons a pris une teinte rougeâtre; en un mot, tous les tissus revêtent des caractères extérieurs permettant de prévoir une prompte décomposition.

4e *Classe.* — VIANDES MALADES. — Nous avons vu par tous les développements dans lesquels nous sommes entré en traitant des lésions que l'on rencontre le plus ordinairement à l'autopsie des animaux de boucherie, combien les maladies abandonnent pour la plupart sur le cadavre des traces non douteuses de leur existence. Aussi, serait-il facile de se prononcer sur le caractère plus ou moins sérieux de ces maladies au point de vue de la consommation de la viande, si le boucher ne prenait au préalable la précaution d'enlever toute trace de lésion, tout organe ou partie d'organe susceptible de constituer une *pièce à conviction.* De là donc, fort souvent pour l'inspecteur, une situation des plus difficiles. Toutefois, pour conserver à notre étude la forme méthodique que nous nous sommes efforcé de lui donner jusqu'ici, nous croyons devoir subdiviser la classe des *viandes malades* en trois catégories, savoir :

1° Celles qui empruntent leur caractère insalubre à un état franchement *inflammatoire ;*

2° Celles qui doivent cette propriété à la présence, au sein de l'organisme, d'un agent *spécifique* plus ou moins appréciable par nos sens ou nos moyens d'étude ;

3° Celles dont l'insalubrité se rattache à la présence de *parasites* au sein de l'organisme.

A. — *Maladies inflammatoires franches.* — Les maladies franchement inflammatoires, sont, par leur nature, peu susceptibles de communiquer à la viande des propriétés mauvaises ou insalubres ; elles peuvent cependant concourir à atteindre ce résultat, lorsqu'elles ont donné lieu à une violente fièvre de réaction ou lorsqu'elles s'accompagnent de transformations organiques importantes, grâce à l'épanchement de produits plastiques au sein des tissus ou même dans l'intérieur d'organes creux, ou d'hypersécrétion de liquides ou de produits nouveaux au sein des séreuses splanchniques ou articulaires. Dans toutes les inflammations à caractère hypersthénique, la première modification imposée aux tissus organiques est celle occasionnée par *la fièvre inflammatoire* ou *fièvre de réaction*, laquelle a pour effet de déterminer tout d'abord un refoulement du sang dans les parenchymes et le système veineux; de là, une coloration foncée, plus ou moins accusée du tissu musculaire, et la présence du sang dans les divisions vasculaires. Cette pénétration de la viande par le sang a donc pour effet, tout en modifiant sa couleur, *viande fiévreuse,* de lui communiquer les propriétés inhérentes aux *viandes saigneuses* ou viandes molles, à odeur primitivement acide, aigre, faciles à déchirer et conséquemment faciles à se décomposer. Il est certain qu'en l'absence des viscères enflammés, l'Inspecteur ne saurait affirmer, d'une *manière certaine*, la nature de la maladie à laquelle se rattachent la coloration anormale de la viande et toutes les autres modifications physiques qu'elle a pu subir.

Mais son jugement rencontre des bases plus certaines, lorsqu'il se trouve en présence de lésions ou de traces de lésions caractéristiques d'un *état inflammatoire chronique simple*, ou s'accusant par un *vice de sécrétion*, de nature liquide ou solide, ou bien enfin, se terminant par la *gangrène*. Après les détails d'anatomie pathologique dans lesquels nous sommes entré dans la première partie de notre travail, nous nous contenterons de résumer ces trois modes de manifestation de l'état inflammatoire chronique, de la manière suivante :

A. — *Affections inflammatoires chroniques simples.* — Toutes ces maladies s'accompagnent généralement d'une maigreur extrême dont nous connaissons déjà les caractères. Ce sont particulièrement la *pleurésie*, la *péritonite*, la *gastro-entérite*, la *métrite* simple ou consécutive à un avortement ou à une non-délivrance, et la *métro-péritonite*. D'une manière générale, on les reconnait à des injections sanguines anormales dés séreuses ou à l'épaississement et à la décoloration de ces membranes, suivant que l'affection était plus ou moins ancienne, à des vestiges de fausses membranes, à l'hypertrophie des ganglions, à des traces d'épanchements séreux dans les grandes cavités splanchniques, à la teinte lavée des chairs, à des accumulations séreuses dans le tissu cellulaire, notamment aux points de jonction des membres avec le tronc et dans le tissu cellulo-graisseux inter-vertébral, à l'infiltration, à la consistance molle et à la couleur jaune pâle de quelques lambeaux de graisse existant autour des reins, dans l'intérieur du bassin ou à la partie antérieure et interne de la poitrine, à la diminution du diamètre et quelquefois à l'injection ou à l'infiltration de la moelle épinière et de ses enveloppes, à la présence d'abcès profonds, de fistules; enfin, à l'existence de lambeaux d'organes, de conduits vasculaires plus ou moins altérés ou entourés par les produits accumulés de l'inflammation.

B. — *Affections s'accompagnant d'un vice de sécrétion, de nature liquide ou solide.* — Dans cette catégorie, nous trouvons particulièrement l'*ascite* simple ou plus souvent consécutive à un état général anémique ou hydroémique, et la *cystite calculeuse* suivie de rupture de la vessie. Dans le premier cas, la teinte lavée, terne et blafarde du péritoine et des muscles abdominaux, la présence de quelques productions membraneuses, l'infiltration séreuse qui donne à la graisse des reins et du bassin un aspect mou, humide, l'épanchement séreux jaunâtre dans le tissu cellulaire, surtout dans les parties déclives, sont autant de caractères non douteux d'une pénétration générale des tissus par le liquide épanché, laquelle rend conséquemment impossible l'utilisation de la viande ; souvent aussi cette infiltration générale coïncide avec la présence d'helminthes, avec une maigreur extrême et générale, attestant un appauvrissement notable du liquide sanguin qui pénètre la viande.

Dans le cas de *cystite calculeuse,* suivie de rupture de la vessie, la viande prise dans l'un des quartiers de devant, peut bien n'avoir ni l'aspect, ni l'odeur autorisant à soupçonner la présence de l'urine épanchée ; cependant, si la viande examinée se rapproche de la région diaphragmatique, elle aura déjà pris quelque peu des caractères qui deviendront d'autant plus appréciables qu'on se rapprochera davantage des quartiers de derrière.. Je pose en principe que tout *bon bœuf,* abattu en dehors de l'abattoir général et arrivant de loin pour être offert aux consommateurs d'une grande ville , doit faire naître, dans l'esprit de l'Inspecteur, quelque doute à l'égard de la maladie qui nous occupe, maladie que la boucherie appelle *la pierre.*

Pour asseoir son jugement, il importe de tenir compte alors de la teinte lavée, terne, plombée, des muscles abdominaux ; de s'assurer, en soulevant les rognons, si *l'odeur urineuse* n'a pas pénétré la viande pâle, humide et molle de la région sous-lombaire, si dans le bassin n'existent pas quelques traces de l'inflammation dont cette région a été le siège ; de tenir compte aussi de l'état humide des rognons de suif, de la décoloration et de l'odeur du tissu propre des reins. J'ai remarqué aussi que la viande, ainsi pénétrée par l'urine, prend facilement, du jour au lendemain, une odeur aigre, que fait développer encore d'une façon plus sensible l'action de l'eau chaude.

Nous renvoyons du reste, pour plus amples détails à l'exposé que nous avons fait des lésions calculeuses (première partie, page 187.)

Il est incontestable qu'une viande ainsi pénétrée par l'urine ne peut être livrée à la consommation, et que son odeur caractéristique suffit pour éloigner tout désir de la faire accepter par l'estomac.

c. — *Affections inflammatoires se terminant par gangrène.* — Nous ne dirons que peu de mots des altérations subies par la viande sons l'influence d'une affection se terminant par gangrène, parce que nous sommes entré déjà à ce sujet (voir première partie, page 251), dans des détails qu'il nous suffit de rappeler brièvement :

D'une manière générale, on peut établir que toute inflammation, soit des séreuses, soit des principaux viscères, poumons, intestins, matrice, etc, se terminant par la gangrène, entraîne une perturbation complète de l'économie, que l'on peut attribuer au passage dans la circulation des éléments de putridité engendrés par la désorganisation des tissus gangrenés. On peut en dire autant des modifications de texture subies par les muscles atteints par la gangrène.

Pour le premier cas, nous citerons particulièrement la *pleurésie gangréneuse* le plus souvent associée à la *pneumonie* de même nature, et la *péritonite* dont le caractère gangréneux s'étend le plus ordinairement à l'intestin et à ses mésentères, à la matrice, à la vessie, etc., si même ces derniers organes n'ont pas été le point de départ de l'inflammation et de la désorganisation de la séreuse. Toute portion de viande empruntée à une région voisine de la cavité où a *siégé* la gangrène a pris une odeur putride remarquable, associée à une décoloration des muscles et à une teinte verdâtre de la séreuse qui les recouvre; cette viande a en même temps perdu de sa consistance, et le sang qui s'écoule à sa coupe est noir, diffluent et répand une odeur infecte; cette viande, enfin, recèle un élément septique qui doit la faire rejeter de la consommation.

Lorsque la gangrène a son siége dans une région musculaire, la viande a une couleur brune, noire, violette ou jaune, et se déchire avec facilité. On y rencontre soit des accumulations séreuses en voie d'organisation plus ou moins avancée et donnant à la viande l'aspect d'un tissu hépatisé, soit des abcès dont le pus est liquide, grisâtre et à odeur fétide, soit quelque ganglion ou portion de ganglion gonflé, décoloré, et entouré d'une infiltration séro-sanguinolente. Le tissu cellulaire est infiltré, et les vaisseaux qui le parcourent sont gorgés d'un sang noir, liquide, analogue à de la poix fondue et de mauvaise odeur. La graisse elle-même est molle, non figée, de couleur rosée ou verdâtre, suivant son degré d'altération. — Cette viande se corrompt facilement, en répandant une odeur infecte ; nul doute que le sang qui la parcourt recèle un élément septique qui doit la faire proscrire de la consommation.

B. — *Maladies de nature spécifique, virulente ou infectieuse.* — Les maladies dont nous avons à nous occuper dans cette catégorie sont classées sous la dénomination générale de *maladies contagieuses*, c'est-à-dire, affections pouvant se communiquer de l'individu malade à l'individu sain, à l'aide d'un agent spécial secreté par l'économie, agent auquel on donne plus particulièrement les noms de *virus* ou *agent infectieux*. Le transport de cet agent s'effectue, soit directement par inoculation d'un liquide ou *humeur virulente*, soit indirectement, c'est-à-dire, par l'intermédiaire des milieux tels que l'air et l'eau ou de quelques corps solides. Ce n'est pas ici, croyons-nous, le lieu de nous occuper des conditions diverses dans lesquelles l'élément contagieux peut prendre naissance ; ce qu'il nous importe surtout de savoir, au point de vue spécial qui nous occupe, c'est que cet élément peut être *fixe*, c'est-à-dire, avoir pour véhicule un produit de sécrétion anormale, constituant, sous cette forme, le véritable agent de l'inoculation, ou bien être disséminé au sein des milieux, pénétrer dans l'organisme sain par les voies plus particulièrement ouvertes à l'absorption, telles que les surfaces respiratoire et digestive, dernier mode auquel M. le professeur Chauveau a donné le nom *d'infection* ou *contagion médiate* ou *miasmatique*. Il nous est également utile de connaître autant que possible, quelle est la nature intime des agents virulents ou infectieux appelés à jouer un si grand rôle dans la transmissibilité des maladies contagieuses.

Cette dernièrs question a été de tous temps l'objet de nombreuses recherches, et l'on discute encore de nos jours, sur le plus ou moins bien fondé des travaux les plus récents sur la matière.

Deux opinions principales règnent aujourd'hui dans le monde savant, sur la nature des *virus*. Pour les uns, les virus ne sont autres que des ferments, des êtres ou germes d'êtres vivants, qui, en pénétrant dans l'organisme, s'y développent, s'y reproduisent et s'y multiplient. Transportés d'un sujet malade dans un organisme sain, soit à l'aide de l'humeur virulente, soit à l'aide des milieux, ils s'y comportent comme de vrais ferments et y font apparaître tous les symptômes particuliers, caractéristiques, des maladies appelées virulentes ou infectieuses.

Telle n'est pas l'opinon d'autres savants à la tête desquels se place M. le Professeur Chauveau, qui, dans un mémoire adressé à la Société des sciences médicales de Lyon, considère l'opinion précédente comme *erronée*. Pour M. Chauveau, les agents essentiels de la contagion, les principes virulents ou infectants sont des éléments *solides*, *corpuscules* ou *particules figurées*, sorte de granulations moléculaires, tenues en suspension dans le liquide des humeurs dites virulentes et agissant en vertu d'une force d'autant plus puissante, que la proportion de véhicule liquide est moins considérable. Par l'emploi de la méthode de la *diffusion des liquides*, M. Chauveau est donc parvenu à démontrer que l'activité des *humeurs virulentes* réside dans la partie solide de ces humeurs ; tout au moins, cela résulte-t-il des recherches faites par ce savant professeur, sur les humeurs de la *vaccine*, de la *variole*, de la *clavelée* et de la *morve*, maladies auxquelles il convient, jusqu'à un certain point, d'ajouter la *phthisie tuberculeuse*, ainsi que nous aurons l'occasion de le rappeler un peu plus loin.

Nous n'avons certainement pas à rechercher laquelle de ces deux opinions peut être considérée comme la plus vraie ; mais ce qu'il importe d'établir au point de vue pratique, c'est que les agents de la contagion, *virus, agents infectieux* ou *miasmatiques*, ont pour éléments actifs, des particules solides, corpuscules *animés ou non*, tenus en suspension au sein d'un véhicule, sang, salive, mucus, pus ou quelque autre produit de sécrétion morbide, et appelés, soit par leur contact immédiat, soit par leur dissémination dans les milieux, à donner aux affections qu'ils engendrent, un caractère *spécifique, transmissible, contagieux* en un mot ; telles sont les *maladies charbonneuses*, la *clavelée*, la *maladie aphtheuse*, le *typhus*, la *rage*, la *péripneumonie*, la *morve*, *l'infection septique* ou *septicémie*, à quoi nous ajoutons, d'après les travaux récents de M. Chauveau, la *phthisie tuberculeuse* ou *pommelière* des bêtes bovines.

Au point de vue de l'inspection des viandes de boucherie, il importe d'établir d'abord quelle influence chacune de ces affections contagieuses peut exercer sur la viande provenant des sujets qui en sont atteints, et ensuite, quels peuvent être, sur l'organisme humain, les effets produits par l'usage de cette viande. Ramenée à ces proportions, la question à résoudre tombe tout à fait dans notre domaine, car elle se rattache essentiellement à l'hygiène.

On rencontre dans le monde vétérinaire deux courants d'opinion tout à fait différents lorsqu'il s'agit d'apprécier les effets que peut produire, sur l'homme, l'usage de viandes provenant d'animaux morts de maladies contagieuses. Le premier se trouve particulièrement établi dans les conclusions formulées par l'honorable M. Decroix, vétérinaire militaire, dans un travail lu par lui devant la Société centrale de médecine vétérinaire, à la séance du 10 août 1871 (1). Après de nombreuses tentatives, faites particulièrement *sur lui-même*, avec des viandes provenant de sujets morveux, typhiques ou morts de la rage, M. Decroix conclut : « Qu'en général, la viande provenant « d'animaux malades morts spontanément de *n'importe quelle maladie* « *connue*, est parfaitement propre à l'alimentation. » La même opinion a été soutenue par d'autres écrivains, se basant surtout sur certaines expériences de Renault, ayant nourri des porcs pendant des mois entiers, avec de la viande provenant de chevaux morveux, sans que

_____

(1) *Recueil de médecine vétérinaire.* — Mai et juin 1871.

ces animaux aient eu à souffrir de ce mode de nourriture, et sans préjudice pour les personnes appelées à consommer la viande de ces porcs. Nous verrons plus loin combien cette manière de voir est peu fondée.

La seconde opinion est celle qui, se basant à la fois et sur le raisonnement physiologique et sur les découvertes récentes touchant la nature du virus, en même temps que sur les nombreuses expériences de Roche-Lubin, Renault, Haubner, MM. Villemin, Chauveau, Davaine et plusieurs savants étrangers, reconnaît, si ce n'est à toutes les maladies contagieuses, au moins à plusieurs d'entre elles, la vertu particulière de communiquer à la viande des propriétés qui doivent la faire écarter de la consommation. Partisan de cette doctrine, nous aurons le soin de faire ressortir, en temps et lieu, les distinctions à faire à ce sujet.

On a cru pendant longtemps que l'absorption des virus ne pouvait s'effectuer par les voies digestives, et que l'action des sucs digestifs est telle, qu'elle neutralise complètement les agents virulents ; de là, cette conclusion que l'usage des viandes provenant de sujets atteints de maladies contagieuses, pouvait se faire sans aucun inconvénient. C'est évidemment encore en se basant sur quelques expériences de Renault, dont nous avons précédemment parlé, sur celles de Spallanzani, aussi bien que sur celles plus récentes de M. Colin, que l'on a tiré cette conclusion. Or, cette manière de voir ne nous paraît pas admissible, et cela, par de sérieuses raisons que nous développerons en temps opportun. Voici à ce sujet comment s'exprime M. Zundel, de Mulhouse, dans un mémoire couronné en 1870 par la Société centrale de médecine vétérinaire. Après avoir parlé de cette immunité accordée aux virus d'après les expériences plus haut citées, M. Zundel ajoute : « Il y a eu cependant de tout temps des opinions opposées ; ainsi, l'on « a constaté la contagion des aphthes par le lait consommé ; la communi- « cation facile de la cocotte par le fourrage imprégné de la bave des « malades ; la contagion de la clavelée par la poussière des squames « mise en pilules (Roche-Lubin et Belliol) ; la contagion de la morve « aiguë par un bol de mucus donné à un cheval (Renault) ; la contagion « de la peste bovine par de l'eau salie de virus (Haubner.) Pour le char- « bon même, de nombreux faits cités par M. Davaine en France, et en « Allemagne par plusieurs savants, prouvent que les chairs sont conta- « gieuses pour l'homme et pour les animaux. » A cet énoncé déjà important, on peut ajouter les faits de contagion de la phthisie par voie digestive dans l'espèce bovine, faits rapportés par M. Chauveau dans différents mémoires, et notamment dans sa lettre à M. Villemin. (Recueil de médecine vétérinaire. Mai 1872). Voici du reste comment

s'est exprimé M. Villemin lui-même, à propos de l'absorption des virus par la muqueuse gastro-intestinale. « La plupart des expériences, qui
« semblaient rendre indiscutable l'innocuité des virus ingérés ne con-
« tiennent pas les conséquences qu'on en a tirées. Le plus ordinai-
« rement, on a expérimenté sur des chiens; on leur a donné des
« matières charbonneuses, morveuses, typhiques, etc., et des résul-
« tats négatifs on a conclu qu'elles étaient inoffensives. Or, cette
« conclusion est entièrement fausse. Le chien, n'ayant jamais natu-
« rellement ni le charbon, ni la morve, ni le typhus, ne peut évidem-
« ment pas contracter ces maladies par l'ingestion des produits mor-
« bides qui en dérivent; autrement, le hasard lui offrirait souvent l'oc-
« casion de s'infecter. La première des conditions à réaliser dans les
« expériences de ce genre, c'est d'opérer sur des espèces animales
« aptes à reproduire naturellement la maladie que l'on étudie.... *C'est*
« *pour ne s'être pas pénétré de ces principes qu'on a vu, dans les ex-*
« *périences de Renault, des résultats contradictoires.* »

Si, maintenant, nous envisageons les maladies contagieuses au point de vue des modifications qu'elles peuvent faire subir à la viande, nous arrivons à reconnaître que peu d'entre elles laissent de tra-ces appréciables à nos sens sur le tissu musculaire proprement dit; de là naturellement une difficulté pour l'Inspecteur des viandes, difficulté qu'il n'est pratiquement possible de résoudre que par une connaissance parfaite des conditions particulières et quelquefois acci-dentelles dans lesquelles s'exerce la boucherie dans la localité que l'on habite.

Nous diviserons donc à ce point de vue ces maladies en deux caté-gories, savoir : 1° celles dont l'élément virulent ou infectieux laisse à la viande des caractères plus ou moins appréciables par nos sens ou nos moyens d'étude; 2° celles dont l'existence ne peut être réellement affirmée que par la présence de viscères ou de portions de viscères ou organes, dans lesquels l'élément infectieux se dépose de préférence. Dans la première catégorie se placent les *maladies char-bonneuses* et *l'infection septique* ou septicémie; dans la seconde il faut ranger *le typhus, la clavelée, la rage, la morve, la fièvre aph-theuse, la péripneumonie et la phthisie tuberculeuse.*

Première catégorie. — Maladies chez lesquelles la présence de l'agent infectieux se traduit par des caractères appréciables.

A. — *Maladies charbonneuses.* — *Charbon.* — *Sang de rate.* — *Mal de montagne.* — La viande charbonneuse est de couleur roûge brun ; sa consistance est molle ; elle se réduit facilement en bouillie lorsqu'on la malaxe entre les doigts. Plus elle vieillit, plus elle devient molle, et plus sa couleur se fonce, en même temps qu'elle laisse dégager une odeur infecte. Prise dans une région extérieure, le tissu cellulaire qui la recouvre est infiltré de sérosité citrine ; cette même sérosité a pénétré dans le tissu cellulaire qui sépare les couches musculaires et y forme très souvent de véritables exsudats gélatineux, jaunâtres. A la coupe de cette viande s'écoule un sang très-noir, épais, poisseux, colorant fortement les mains, et répandant, dans la plupart des cas, une mauvaise odeur ; à ce sang, *dont la couleur foncée persiste malgré son exposition à l'air,* est associée une sérosité mousseuse. Si dans l'épaisseur de la viande se trouvent quelques débris vasculaires, ceux-ci ont leur membrane interne fortement colorée en rouge foncé par le sang, coloration que n'enlève pas le lavage. Y rencontre-t-on quelque ganglion ou portion de ganglion, il est facile de constater son augmentation de volume, sa coloration rougeâtre et l'infiltration citrine qui l'entoure. Lorsque enfin, à l'aide des caractères ci-dessus, on soupçonne la présence d'une maladie de nature charbonneuse, il est urgent de procéder à l'examen microscopique du sang qui s'écoule de la viande, afin de s'assurer si les globules rouges n'ont pas leur contour plus ou moins altéré ou étoilé, et s'il ne s'y trouve pas de bactéries.

Les différents auteurs qui se sont prononcés sur l'usage de la viande provenant d'animaux morts du charbon ou sacrifiés pendant le cours de la maladie, ne partagent pas tous à un égal degré le sentiment de crainte généralement répandu à l'égard de cette utilisation. Les uns citent des faits attestant que des hommes ont succombé après avoir mangé de la viande d'animaux charbonneux ; les autres sont d'avis qu'on a exagéré beaucoup l'influence que l'usage de ces viandes peut exercer sur l'économie, et que lorsque exceptionnellement il survient des accidents à la suite de leur ingestion dans l'estomac de l'homme et des carnassiers, on doit les attribuer bien plus aux altérations que ces viandes ont subies qu'aux principes virulents contenus dans le sang qui les imprègne. Parmi les auteurs qui croient au danger de l'usage des viandes charbonneuses, nous citerons d'après M. Reynal (1) :

Barbet. — Épizootie charbonneuse qui régna à l'île Minorque en 1756 ; tous les bouviers qui se nourrirent de cette viande succombèrent aux suites d'une *fièvre maligne*, accompagnée de *gangrène* au coude et au talon notamment.

---

(1) Traité de la police sanitaire des animaux domestiques.

Bertin. — Épizootie de la Guadeloupe en 1774; les nègres qui mangèrent de la chair cuite des animaux atteints, moururent après *deux ou trois accès de fièvre qui ressemblaient à ceux des fièvres humorales ordinaires.*

Worloch (Épizootie de Saint-Domingue) et Chilson (Épizootie de 1783 dans l'île de Grenade), signalent des faits de même genre. (Recueil 1826). Dans leur mémoire sur la *pustule maligne*, Énaux et Chaussier citent l'exemple d'un homme qui succomba à une maladie de l'estomac, après avoir mangé de la viande d'un animal mort du charbon.

Fauvel, vétérinaire à Rome, (Mémoire de la Société d'agriculture 1820), Verheyen (Recueil 1847), rapportent des faits analogues. Le premier a vu périr trois des membres d'une famille, composée de sept personnes, pour avoir consommé de la viande charbonneuse. Le second a puisé les faits qu'il cite dans les ouvrages allemands.

Parmi les auteurs qui ont vu se produire sur les animaux, la transmission du charbon par les voies digestives, on cite Gilbert, Desplas, Worlach, Godine, Mousis, Guillaume, Thomas et M. H. Bouley, ce dernier en ce qui concerne l'usage de la viande par les porcs. Plus récemment, M. Duc, vétérinaire à Mehun (Cher), a rapporté de nombreux faits d'infection charbonneuse sur des porcs, des chiens, voire des oiseaux, s'étant nourris de viande provenant d'une vache morte du charbon. (Recueil de novembre 1875).

Des écrivains non moins recommandables que ceux qui précèdent, ont cité des faits attestant de l'innocuité des viandes charbonneuses. J'emprunte encore à M. Reynal (1) les données suivantes à ce sujet :

« Duhamel parle d'un bœuf atteint de charbon, qui communiqua la pustule maligne à quatre personnes, et dont la viande fut ensuite livrée à la consommation, après avoir été bien préparée par un boucher. Cette viande, ajoute-t-il, a été mangée rôtie ou bouillie, par plus de cent personnes qui l'ont trouvée fort bonne, et dont aucune n'en ressentit la moindre indigestion. (Mémoire de l'Académie des sciences, 1768, page 31).

D'après Thomassin, (Dissertation sur la pustule maligne de la Bourgogne), la chair d'un bœuf qui avait communiqué la pustule maligne au boucher qui l'avait préparée pour la consommation, fut mangée entièrement dans un village, et personne n'en fut incommodé.

« Morand (Mémoire de l'Académie des sciences, 1767), Mayer, Mangin (de Verdun), M. Goux (d'Agen), ont cité des faits absolument

---

(1) Loco citato.

identiques, et Parent-Duchatelet (Rapport lu à l'Académie de médecine en 1832) s'est prononcé pour la parfaite innocuité des viandes des animaux morts de n'importe quelle maladie. M. Reynal assure, en outre, que dans les pays où règne le sang de rate, en Beauce notamment, il est de notoriété publique, que les bergers, les équarrisseurs consomment et font consommer à leurs chiens, de la viande ou des débris encore chauds des animaux qui ont été égorgés en plein état maladif ou en sont morts, et que jamais aucun accident n'en est résulté. En outre, on sait que les animaux du jardin des plantes sont impunément nourris avec de la chair provenant de bœufs, de vaches, etc., morts de charbon. »

En 1852, Renault communiqua à l'Académie des sciences, un mémoire relatant un grand nombre d'expériences desquelles il résulte, de la façon la plus positive, que le chien et le cochon peuvent manger, sans le moindre danger, de la viande charbonneuse. Enfin, dans une note communiquée à l'Académie des sciences, le 18 janvier 1869, M. le professeur Colin a cité plusieurs expériences faites sur des chiens et des lapins, desquelles il conclut à l'innocuité de la viande charbonneuse; puis il croit pouvoir établir que les mêmes résultats se produisent chez l'homme aussi bien que chez les carnassiers, les omnivores, les oiseaux et les rongeurs. M. Colin attribue cette innocuité, particulièrement à l'action du suc gastrique sur les matières virulentes, action à laquelle s'ajoute la cuisson faite dans les conditions ordinaires. Pour notre part, nous avouons ne pas partager la confiance de l'honorable professeur d'Alfort à l'égard des viandes charbonneuses, surtout depuis que nous avons connaissance des expériences de M. Chauveau, tendant à établir que le tube digestif peut servir de véhicule aux virus ; et j'ajoute qu'il n'est certainement aucun inspecteur de viandes qui voudrait assumer sur lui la responsabilité d'autoriser pareille consommation, ne fut-ce, comme l'a fort bien dit M. Bouley, qu'en raison de la répugnance instinctive qui s'attache à l'idée de savoir que l'on a mangé de la viande atteinte d'une semblable maladie. Du reste, reconnaissons que s'il y a quelque dissidence sur ce point, entre des hommes d'une valeur scientifique égale, cette dissidence disparait lorsqu'il s'agit d'envisager la question au point de vue de son application pratique. Une opinion à peu près commune se traduit alors, à savoir qu'il serait imprudent de livrer à la consommation des viandes provenant d'animaux atteints d'affections charbonneuses, et cela par cette raison que la manipulation de ces viandes, par le boucher ou le consommateur, peut donner naissance, chez ces derniers, à une véritable affection charbonneuse, la *pustule maligne* dont nous croyons utile d'esquisser les principaux caractères.

C'est particulièrement dans les pays où sévit le plus le charbon ou sang de rate du mouton, comme la Beauce, que l'on observe la *pustule maligne ou charbon de l'homme*. Sur cinquante-et-une personnes traitées de la pustule maligne, par M. le docteur Poulain, médecin à Châteauneuf (Eure-et-Loir), quarante-sept avaient eu des rapports directs, certains, avec des animaux charbonneux ou avec leurs produits. (Com. méd.)

La *pustule maligne* attaque particulièrement les parties découvertes du corps : la face, le cou, les mains ou les *bras* du boucher. L'action virulente trouve également une voie de contagion dans les muqueuses apparentes, notamment les lèvres. L'affection passe successivement par plusieurs périodes. Dans une première période, on aperçoit sur la peau un petit point rouge semblable à une morsure de puce, et qui détermine de la chaleur et de la démangeaison. A ce petit point succède bientôt une petite phlyctène, qui se déchire d'autant plus facilement que la démangeaison provoque davantage à gratter l'endroit malade ; sous cette phlyctène est un petit tubercule gros comme une lentille, de couleur livide et dur au toucher. A la deuxième période, l'auréole rouge s'étend en prenant une couleur brune en même temps que s'accroissent la douleur et le gonflement des parties voisines ; de nouvelles phlyctènes se forment autour de la première, au centre desquelles le tubercule primitif apparaît sous l'aspect de tache noirâtre, gangréneuse. A la période ultime, l'engorgement a gagné le tissu cellulaire, les muscles et jusque dans les parties profondes : son accroissement marche avec une rapidité effrayante ; le malade éprouve des défaillances, des vomissements, des sueurs froides, et succombe ordinairement après trois ou quatre jours de souffrances atroces, avec tous les symptômes de l'asphyxie. Ajoutons, pour compléter ce court aperçu de la pustule maligne, que de même que pour les tumeurs charbonneuses des animaux, le traitement le plus efficace à tenter contre la pustule maligne, est l'emploi du fer rouge, aidé des antiseptiques en même temps qu'à l'intérieur on administre des toniques et particulièrement le quinquina. En tenant compte du danger auquel expose la manipulation des viandes charbonneuses et des faits non douteux de contagion par les voies digestives, relatés par plusieurs auteurs, quelque contestés qu'ils soient par des expérimentateurs habiles, nous persistons à conseiller la proscription complète des viandes charbonneuses de l'alimentation publique. Je crois, avec M. Villemin, que l'innocuité proclamée des viandes charbonneuses sur le chien, par exemple, espèce animale réfractaire au charbon, ne saurait être une raison suffisante pour permettre l'usage de ces viandes par l'homme, et quant à l'influence destructive de la cuisson sur le virus charbonneux, je ne la crois pas assez complète, surtout avec notre mode actuelle d'accorder une certaine préférence aux viandes saignantes, c'est-à-dire imparfaitement cuites. Du reste, nous verrons plus tard combien il est facile de juger de l'inégalité *destructive* de la cuisson, sur certaines viandes dont l'agent *transmissible* est bien plus appréciable à nos sens, que ne l'est le virus charbonneux : je veux parler des viandes recélant des parasites visibles.

Certains auteurs ont rattaché aux caractères particuliers des viandes charbonneuses ceux offerts par des viandes d'animaux fatigués, surmenés ou en état de fureur; nous pensons que c'est une erreur. Ces viandes peuvent être plus ou moins rouges, pleines d'un sang noir et poisseux, etc, sans recéler l'élément virulent charbonneux. Elles nous paraissent devoir être rangées simplement parmi celles dites *saigneuses* ou se décomposant facilement sous l'influence des conditions de température plus ou moins favorables à la putréfaction.

B. — *Septicémie.* — Au point de vue de la consommation, on peut établir un grand rapprochement entre l'altération des viandes par l'élément charbonneux, et celle due à l'infection septicémique ou gangrène septique. La septicémie est toujours la conséquence d'une décomposition putride, d'une véritable gangrène humide, de quelque organe ou de quelque portion d'organe; aussi se traduit-elle, durant ses premières phases, par des lésions localisées, dans une circonscription plus ou moins étendue, autour du point nécrosé ou mortifié. C'est ainsi, par exemple, qu'on l'a particulièrement signalée dans la partie postérieure du corps chez les vaches, à la suite de l'inoculation de la péripneumonie (1). Mais c'est surtout lorsque, par voie de résorption, les produits de la décomposition sont emportés par le torrent circulatoire, que se produit une infection générale de l'économie susceptible de donner à la viande des propriétés nuisibles.

La viande provenant de sujets morts ou atteints de gangrène septique est généralement maigre, humide, noire ou brune, avec un reflet jaunâtre; elle se déchire très facilement en répandant une odeur ammoniacale très sensible, (sulfhydrate d'ammoniaque); la texture striée des muscles a disparu; quelques débris de graisse rougeâtre et molle baignent au milieu d'un tissu cellulaire noir, humide, infiltré par de la sérosité jaunâtre. Ces caractères sont d'autant plus sensibles,

---

(1) Van-Hertsen. — De l'inspection sanitaire des viandes de boucherie.

que la viande provient d'une région plus rapprochée du point gangréné. Il arrive même quelquefois de rencontrer, dans l'épaisseur de masses musculaires voisines de ce point, comme une sorte de condensation des produits sanguins et séreux épanchés, donnant à la viande un aspect hépatisé, ou bien quelque foyer métastatique à parois grisâtres renfermant un pus liquide, d'un gris jaunâtre et de mauvaise odeur. Ces accumulations séreuses ou séro-purulentes peuvent même se rencontrer dans le parenchyme de certains organes, et particulièrement dans le poumon, ainsi que j'ai eu l'occasion de le constater. On peut enfin trouver dans les masses musculaires épaisses, des ganglions tuméfiés et rouges. Le sang qui s'écoule à la coupe de la viande est noir, liquide, poisseux ; les débris vasculaires ont leur tunique interne fortement colorée par le sang ; ce dernier liquide contenant le plus ordinairement, comme celui des animaux charbonneux, des infusoires ou bactéries, plusieurs auteurs ont émis cette idée, que ces infusoires sont une conséquence de la décomposition prompte qui s'empare des tissus malades, et non un caractère microscopique particulier aux affections essentiellement charbonneuses.

Ajoutons aux caractères qui précèdent, que la viande prise immédiatement dans la région mortifiée, entrant très facilement en décomposition, change aussi très promptement d'aspect et de consistance ; elle devient alors terne, flasque, quelquefois même pulpeuse, onctueuse au toucher, grisâtre, répandant une odeur infecte, et son organisation est tellement modifiée, qu'on n'y rencontre plus la trace des faisceaux striés.

Les accidents auxquels se rattachent le plus ordinairement les faits de septicémie que l'on constate dans les abattoirs, sont incontestablement ceux qui accompagnent ou suivent les parts laborieux, et, ainsi que l'a dit avec raison M. Van-Hertsen, « outre plusieurs lésions « communes à des inflammations ordinaires de la matrice, du péri« toine, etc., on trouve dans le bassin, dans les muscles de la fesse, et « bien souvent dans la profondeur de ceux de la cuisse, des suffusions « sanguines plus ou moins abondantes, ainsi que de la sérosité jau« nâtre plus ou moins consistante. Certaines régions du train postérieur « qui ont été froissées, contusionnées, sont fréquemment œdématiées. » (loco citato.)

Deuxième catégorie. — Maladies chez lesquelles l'agent contagieux ne laisse à la viande aucune trace appréciable.

Nous nous trouvons ici en présence d'une série de maladies auxquelles on refuse assez généralement toute propriété dangereuse au point de vue de l'alimentation, par cela seul qu'elles ne laissent à la viande aucun caractère extérieur appréciable par nos sens. Cette manière de voir et de juger les maladies dont nous allons parler, ne nous paraît pas devoir être aussi absolue, *au moins pour quelques unes d'entre elles*, et nous pouvons dire tout d'abord, que si *l'agent virulent, transmissible*, est quelquefois difficile à saisir, il n'en produit pas moins, au bout d'un certain temps, sur l'organisme des animaux qui le recèlent, des altérations que traduisent assez le marasme et la souffrance des sujets atteints. Dans cette classe se placent le typhus, la rage, la clavelée, la péripneumonie, la fièvre aphtheuse et la phthisie tuberculeuse ; cette dernière affection ayant été particulièrement l'objet de travaux très récents, nous nous en occuperons plus loin d'une façon toute spéciale, en lui consacrant tous les développements possibles.

A. *Typhus contagieux des bêtes à cornes. — Peste bovine.* — Aux différentes époques où il a été donné d'observer le typhus, l'opinion publique s'est toujours très préoccupée de savoir si la viande provenant des animaux atteints de cette maladie pouvait être ou non un danger pour la santé publique. Or, à ces mêmes époques, (1711, 1775, 1796, 1814, 1815, 1870), les savants, aussi bien que les praticiens, se sont toujours prononcés en faveur de l'innocuité des viandes de typhiques. C'est particulièrement au moment des grandes invasions, calamités à la suite desquelles marche inévitablement le typhus, qu'il a été le plus possible de constater tout le service rendu soit aux populations, soit à l'armée, par l'usage des viandes des sujets atteints de cette terrible affection.

« C'est pendant le blocus de 1815, dit Coze, alors doyen de la
« Faculté de médecine de Strasbourg, qu'on a acquis à Strasbourg la
« preuve complète, que l'usage de la viande des animaux attaqués de
« typhus contagieux, n'est nullement dangereuse..... Ainsi, généraux,
« officiers, employés, gardes nationales, soldats, hôpitaux militaires,
« n'ont reçu pendant plusieurs mois, dans les distributions, que de la
« viande qui provenait de bœufs atteints de l'épizootie ou du typhus
« contagieux. C'est ainsi qu'un millier de bœufs de grande taille,
« malades la plupart au plus haut degré, puisqu'un assez grand
« nombre ont été égorgés au moment où ils allaient expirer, ont été
« consommés avant et après le blocus, *et personne n'en a été incom-*
« *modé.* »

« La guerre de 1870-1871, dit M. Reynal, a reproduit les mêmes
« circonstances et permis d'observer les même faits. On peut donc
« considérer comme acquis à la science, que la consommation des

« bêtes abattues est sans aucun danger pour la santé des populations,
« dans l'intérieur des foyers d'infection. » (Police sanitaire).

D'autre part, M. Bouley a tenu, en présence de l'Académie des
sciences, un langage tout à fait semblable à celui de M. Reynal. Dans
tous les pays, dit M. Bouley, où cette maladie règne en permanence,
la viande des bœufs malades est consommée ; elle l'a été toujours aussi
dans les pays que la peste bovine a envahis accidentellement, comme
l'Angleterre et la Hollande en 1866. « ... Depuis que l'investissement
« a cessé, on mange dans Paris des viandes provenant d'animaux que
« l'épizootie a atteints, et cet aliment n'a été reconnu mauvais par
« personne, et sur personne il n'a causé d'accidents. » (1).

Il est donc hors de doute que la viande provenant d'animaux
atteints du typhus, peut et doit même entrer dans la consommation ;
seulement, nous pensons que, même dans les situations difficiles, il
y a toujours avantage à ne pas attendre le moment où la maladie a
fait de tels progrès que les animaux sont menacés d'une mort pro-
chaine. C'est du reste ce qui a été fait à Paris, ainsi que nous l'apprend
M. Bouley (*loco citato*) : « Je dois ajouter, dit l'honorable inspecteur,
« qu'à Paris, toutes les précautions ont été prises pour qu'on ne livrât
« à la consommation que les viandes des animaux abattus à une période
« peu avancée de leur maladie. Une surveillance de jour et de nuit,
« était exercée sur les troupeaux, de façon que l'abatage fît son œuvre
« avant que le mal eût eu le temps de faire des progrès. »

A part les circonstances exceptionnelles dont nous avons parlé, il
n'est pas douteux que lorsque le typhus apparaît sur un point quelconque du territoire, on a tout intérêt à en arrêter l'extension par
l'emploi des moyens rigoureux et dont M. le professeur Lafosse (2) a
su particulièrement faire ressortir l'importance et notamment en évitant le transport de la viande fraichement abattue ou, si l'on aime
mieux, encore chaude ; du reste, nous doutons fort qu'en dehors
des situations exceptionnelles créées par la guerre et la disette, la population d'un pays consente facilement à se nourrir de la viande de typhiques, tant est grande généralement sa répulsion à l'égard des viandes provenant d'animaux malades.

La viande provenant des bœufs atteints de typhus n'a pas, que nous
sachions, de caractères extérieurs particuliers, car ce ne sont pas les
ecchymoses ou les épanchements sanguins existant dans les interstices
musculaires qui peuvent faire distinguer cette viande d'une autre
viande, envisagée dans les conditions ordinaires de maladies. A la

(1) Recueil de Médecine vétérinaire. — Janvier, février 1871.
(2) Recueil de Médecine vétérinaire. — Janvier, février 1871.

cuisson on la dit plus fade, moins savoureuse que celle d'un animal sain, que son bouillon est faible, douçeâtre et peu appétissant. La maladie agirait en altérant le principe extractif, aromatique, odorant, savoureux, connu sous le nom d'osmazôme. L'examen microscopique du sang, fait par M. le Dr Beale, de Londres, y aurait démontré l'existence d'organites végétaux ayant l'aspect de bactéries; d'autre part, M. Davaine a démontré que les globules rouges formaient particulièrement, dans le champ du microscope, des groupes isolés et qu'il y existait un grand nombre de filaments ou d'aiguilles régulières, tronquées aux extrémités, rarement coudées et ressemblant beaucoup à des bactéries, mais n'en étant pas; enfin, d'après le professeur Gerlaich, il y aurait une diminution notable de la partie aqueuse du sang et une augmentation de l'albumine et de la fibrine dans la proportion considérable de la moitié environ. Tous ces caractères sont évidemment très-bons à connaître; mais on avouera qu'ils ne sont d'aucune importance au point de vue pratique.

B. *Rage.* — On trouve dans les annales quelques faits, cités par Gohier, attestant la possibilité de la contagion de la rage à l'homme par l'usage de viande provenant d'animaux enragés. Toutefois, l'opinion qui paraît dominer aujourd'hui dans la science est que la maladie dont nous parlons ne peut se communiquer à l'homme par cette voie. Cette opinion est basée particulièrement : 1° sur les nombreuses expériences faites par Renault et sur les faits avancés par MM. Lafosse et Decroix, faits démontrant l'innocuité des viandes provenant d'animaux affectés de rage; 2° sur ce grand principe généralement admis que l'agent exclusif de la transmission de la rage est la salive.

Il est très-certainement imprudent de s'élever contre des assertions semblables; aussi ne le ferons-nous qu'avec la plus grande réserve.

Il nous semble difficile de refuser au sang qui pénètre la viande d'un animal enragé une action réelle sur la muqueuse de l'appareil digestif, et conséquemment de croire à une innocuité absolue de cette viande. Et si nous parlons de la sorte, c'est que nous avons assisté pour notre part à l'autopsie de plusieurs vaches mordues par des chiens enragés, mortes avec les symptômes de la rage, et que nous avons été frappé de cet état de maigreur extrême, du dépérissement général du tissu musculaire, de cette sorte de rétraction fibrillaire et de cette vascularisation extrême, acquises en trois jours par tout le tissu musculaire. Comment admettre que dans une affection virulente aussi terrible que la rage, dont la nature proprement dite échappe à tous nos moyens d'investigation par cela seul qu'elle ne s'affirme en aucun point spécial du cadavre, dont les progrès sont si rapides qu'en deux ou trois jours l'organisme du sujet infecté est complètement miné, détruit; comment admettre, disons-nous, que le muscle ne participe pas, comme tous les autres tissus, au travail de fermentation ou de prolifération incessante qui caractérise à un si haut degré l'agent contagieux de la rage? Admettons que pour la rage, comme pour d'autres maladies contagieuses, nos moyens d'étude ne nous ont pas encore permis de constater la présence du virus ailleurs que dans la salive, soit...; mais de là conclure à l'innocuité absolue du sang qui parcourt tous les organes, de ce sang duquel, en définitive, découle la salive, cela nous paraît au moins extraordinaire. L'agent virulent, le corpuscule actif du virus claveleux, que l'on croyait tout d'abord n'exister que dans la pustule cutanée, n'a-t-il pas été rencontré dans le mucus nasal, dans le liquide extrait des noyaux pneumoniques? Pourquoi le virus de la rage n'existerait-il pas dans d'autres produits de sécrétion dont la source est le sang? Pourquoi, en un mot, ne pas admettre que la grande circulation générale soit la voie par laquelle ce virus est transporté dans toute l'économie? Nous trouvons, du reste, dans nos annales médicales des faits qui sont de nature à confirmer jusqu'à un certain point notre manière de voir. Le professeur Eckel, de Vienne, en 1841, inocula au nez, à la lèvre et à la queue d'un mouton, le sang encore chaud d'un bouc affecté de la rage; vingt-cinq jours après, le mouton était malade; il mourut le vingt-huitième jour, après avoir offert des symptômes qui ne représentent pas le tableau complet de la rage, mais qui n'ont aucune analogie avec ceux des autres maladies comprises dans les cadres nosologiques. On ne trouva, du reste, à l'autopsie, aucune lésion pouvant expliquer la mort.

Le même professeur inocula aux oreilles et à la tête d'un chien la bave d'un goret devenu enragé après avoir été lui-même mordu par un chien hydrophobe. Quatre mois après, le sujet d'expérience était encore sain; on l'inocula de nouveau avec le sang d'un compagnon serrurier affecté de rage. Le soixante-deuxième jour qui suivit la seconde inoculation, ce chien était affecté d'une rage des mieux caractérisées et ne tarda pas à en mourir.

M. Canillac, vétérinaire dans l'Allier, rapporte qu'une vache, devenue enragée quarante jours après avoir été assaillie par un chien mort de la rage, mit bas pendant sa maladie un veau qui, le troisième jour de sa naissance, présentait aussi les symptômes de la rage. On avait pris des précautions pour empêcher la vache de lécher son fruit, qui fut allaité pendant deux jours par une autre nourrice.

« Sur trois chiens inoculés avec le sang extrait d'autant d'animaux de la même espèce atteints de la rage bien confirmée, nous en avons vu mourir un seul dont la maladie débuta le vingt-cinquième jour qui suivit l'expérience ; il n'existait encore à l'autopsie de cet animal aucune lésion pouvant donner l'explication de la mort. » (1)

On voit donc qu'en rapprochant les faits qui précèdent de ceux rapportés par Renault et autres, il doit naître naturellement dans l'esprit de l'observateur impartial un certain doute à l'égard de la prétendue innocuité du sang provenant des animaux ayant succombé à la rage et que, conséquemment, en dehors du sentiment de répulsion qu'inspire à l'homme le mot seul de rage, l'inspecteur de la boucherie a pour devoir de s'opposer à la consommation de viande provenant d'animaux enragés ; je ne sache pas, du reste, que, quelque confiance que l'on puisse avoir dans l'innocuité absolue de cette viande, on puisse jamais arriver à faire partager cette confiance par l'autorité. Or, en l'absence de cet appui moral, je ne conseillerai jamais à un inspecteur d'accepter pour lui seul la responsabilité de conséquences, si ce n'est certaines, au moins possibles.

Malheureusement il faut reconnaître que l'existence de la rage ne peut être affirmée par la vue seule de la viande provenant de sujets enragés, car cette viande n'a d'autres caractères que ceux appartenant à la maigreur, à la consomption et à la mort par asphyxie.

c. *Clavelée.* — Si nous ne devions envisager la clavelée que sous cet état connu sous le nom de clavelée confluente et irrégulière, il est évident que cette affection mériterait au plus haut chef de figurer parmi les maladies qui laissent à la viande, ainsi que nous le verrons plus loin, des caractères facilement appréciables; mais dans les conditions les plus ordinaires, la viande de mouton claveleux ne se distingue de la viande saine par aucun caractère particulier ; tel est donc le motif pour lequel nous l'avons placée dans la catégorie qui nous occupe en ce moment.

« La viande des moutons claveleux, disent MM. Renault et Reynal (2) a été souvent consommée dans les fermes et vendue par les bouchers; jamais elle n'a exercé la moindre influence fâcheuse sur la santé. »

D'autre part, Grognier en 1810, Hurtrel d'Arboval en 1815, Delafond, l'ont vue livrée à la consommation sans qu'elle ait jamais produit d'accident. Ajoutons enfin que pendant le dernier siége de Paris, la

---

(1) Lafosse. *Traité de Pathologie vétérinaire.*
(2) *Dictionnaire pratique de Médecine,* de MM. Bouley et Reynal.

population a consommé une grande quantité de viande de moutons claveleux sans qu'elle en ait jamais été incommodée.

L'innocuité de la viande de moutons claveleux doit donc être acceptée, tout autant cependant que le malade n'a pas succombé aux souffrances et à l'amaigrissement consécutifs à une clavelée confluente et irrégulière ou n'ait pas été sacrifié dans les derniers moments qui précèdent la mort naturelle. Dans ce dernier cas, en effet, le tissu cellulaire sous-cutané est infiltré de sérosité jaunâtre, gélatiniforme ou d'un aspect comme purulent ; ses vaisseaux, gorgés de sang, sont très apparents ; sur la surface du cadavre on aperçoit des taches ecchymotiques circulaires qui se trouvent en rapport avec la base mamelonnée des pustules à la face interne de la peau ; *les chairs sont flasques, molles, décolorées.* Il est évident, du reste, qu'en pareil cas, la viande, ainsi que le dit M. Zundel, a un aspect si vilain qu'elle serait certainement refusée par le consommateur le plus ignorant.

En dehors de ce cas, la viande de mouton claveleux est de même couleur, de même odeur, de même saveur et de même consistance que la viande saine ; aussi faut-il admettre que si dans quelques cas exceptionnels, elle est, ainsi que l'a dit Verheyen, empreinte d'une odeur fade, douceâtre, de nature à la rendre repoussante, c'est qu'elle provient d'animaux chez lesquels l'affection était déjà arrivée à un degré assez avancé permettant de croire à un état morbide général. On sait, du reste, que dans le cas de clavelée confluente, irrégulière, le virus n'a pas été rencontré seulement dans la pustule cutanée, mais aussi dans le mucus nasal et dans le liquide extrait des noyaux inflammatoires qui se forment au sein des poumons ; ajoutons aussi que les désordres généraux observés dans ce cas du vivant de l'animal et la nature des lésions offertes par le cadavre ne permettent plus de douter d'une modification générale de l'organisme sous l'influence de l'élément virulent, de même qu'ils autorisent à penser que l'usage prolongé d'une viande provenant de moutons semblablement atteints déterminerait une débilitation de l'appareil digestif.

Quelques auteurs, entre autres Hurtrel d'Arboval, Verheyen et Delafond, se sont élevés contre la vente de la viande claveleuse par ce motif que le commerce de la boucherie est un moyen de propagation de la clavelée.

Telle n'est pas l'opinion des auteurs de l'article « Clavelée » du *Nouveau Dictionnaire pratique de Médecine;* pour MM. Renault et Reynal, cette prohibition aurait pour effet d'engager les bouchers à tromper la vigilance de l'autorité et de favoriser conséquemment la vente des animaux claveleux et de la viande claveleuse d'une manière clandestine, cette dernière même à des prix aussi élevés que ceux de la viande saine. Par ces motifs, ces auteurs conseillent d'autoriser cette vente sous la protection de la loi et de l'autorité.

Pour nous, nous pensons qu'il est prudent de tenir, à l'égard de la vente de la viande claveleuse, un langage semblable à celui que nous avons tenu pour la viande typhique ; c'est-à-dire que le caractère essentiellement contagieux de la clavelée impose l'obligation, dans des conditions autres que celles que créent des situations exceptionnelles, d'en limiter autant que possible l'extension ; conséquemment d'user à l'égard des animaux claveleux et de la viande claveleuse, de précautions spéciales, quelquefois même autoritaires, pour atteindre ce résultat sans cependant porter préjudice aux intérêts des propriétaires. Aussi partageons-nous la manière de voir de M. le professeur Lafosse exprimée dans les termes suivants : « La vente pour la boucherie devrait donc être tolérée, mais à la condition qu'elle s'effectuerait à la bergerie ou au parc, et que les bêtes égorgées seraient transportées dans des véhicules assez bien clos pour s'opposer à la dissémination de leur sang, de leurs sécrétions ou de leurs déjections morbides. » C'est aussi dans cet ordre d'idées que nous admettons la nécessité de la part du gouvernement, d'indemniser dans de certaines limites les propriétaires dont les troupeaux se trouvent, par le fait de la maladie claveleuse, avoir perdu une portion notable de leur valeur marchande. Dans tous les cas, on ne saurait trop conseiller, dans le cas d'épizooties claveleuses, de ne détailler la viande des animaux malades qu'après son complet refroidissement, l'expérience ayant démontré que la viande chaude est plus capable que la viande froide de communiquer une maladie contagieuse.

D. *Péripneumonie.* — Tous les praticiens admettent d'un commun accord que l'usage de la viande d'animaux atteints de péripneumonie peut être autorisé sans inconvénient. Dans une notice sur la maladie qui nous occupe, Loiset, de Lille, a établi que pendant une période de 19 années l'usage de la viande provenant d'animaux péripneumoniques n'a déterminé aucun accident et que dans la ville de Lille seule, où il a été consommé plus de 18,000 vaches malades, l'état sanitaire de la population n'en a pas éprouvé la plus légère atteinte.

Pour ce qui nous concerne, nous déclarons qu'à l'abattoir de Bordeaux, où cette maladie s'observe fréquemment, nous ne mettons aucun obstacle à ce que la viande des sujets atteints soit livrée à la consommation, à moins, cependant, que la maladie ne soit arrivée à une période telle qu'elle ait pour conséquence une maigreur extrême ou qu'elle s'accompagne de transformation gangréneuse des poumons, dernier état concordant toujours avec un marasme suffisamment significatif.

Au point de vue de ses caractères physiques, la viande de sujet atteint de péripneumonie n'en présente aucun qui permette de la distinguer de la viande saine. Ce n'est donc que lorsque la péripneumonie règne à l'état enzootique ou épizootique dans une contrée que la présentation à l'inspecteur d'une viande très maigre peut faire naître dans son esprit quelque doute sur la provenance de cette viande; aussi nous paraît-il opportun, en pareille circonstance, de n'asseoir son jugement que sur la présence des poumons laissés attenant à l'un ou l'autre des quartiers de devant.

En présence de l'innocuité bien constatée de la viande du sujet péripneumonique, il serait assurément déplacé de demander l'application de mesures qui pussent entraver la vente de cette viande; seulement nous croyons qu'il y aurait lieu, dans le cas où la maladie sévit avec intensité dans une contrée, de recommander les plus grandes mesures de précaution à l'égard du transport des animaux malades et des viandes qui en proviennent; tel est, par exemple, le refroidissement des viandes avant leur détail.

E. *Fièvre aphtheuse.* — Il est établi par des faits nombreux que la viande des animaux atteints de *fièvre aphtheuse* ou *cocotte* peut être mangée sans inconvénients. Observée plusieurs fois et l'on pourrait presque dire d'une façon permanente dans les abattoirs de Paris, cette maladie n'a d'autre inconvénient que de provoquer un amaigrissement rapide des animaux; nous l'avons vue sévissant sur de grands troupeaux dans les étables des marais de la Charente-Inférieure et amenant les animaux, dans l'espace de dix à douze jours, à un état de maigreur extrême. A Bordeaux cette affection règne d'une façon à peu près permanente dans les étables employées à la réception du bétail et n'y entraîne de dommages qu'autant que les animaux y font un séjour assez long avant d'être abattus; les porcs paraissent en subir des effets beaucoup plus prompts et beaucoup plus graves dans leurs conséquences.

La maigreur extrême provoquée par la maladie qui nous occupe doit donc être, à notre avis, le seul motif susceptible d'entraîner le refus des animaux atteints de la fièvre aphtheuse.

F. *Morve.* — Cette maladie étant particulière à l'espèce chevaline, nous ne nous en occuperons qu'en traitant de l'usage de la viande de cheval.

G. *Phthisie tuberculeuse.* — Nous touchons ici à l'un des points les plus difficiles de notre travail et dont l'étude mérite d'être faite avec d'autant plus de soin qu'il a été et est encore l'objet de sérieuses controverses. Il ne nous appartient certainement pas de trancher la difficulté que présente cette question; aussi ne ferons-nous qu'émettre à propos de la phthisie une appréciation toute personnelle dont nos lecteurs tiendront tel compte qu'ils jugeront convenable.

La phthisie tuberculeuse, ou pour parler plus correctement, la tuberculose, est sans contredit une des affections que l'on observe le plus souvent sur les animaux de boucherie, et nous avons vu, dans la première partie de ce travail, sous combien de formes diverses elle pouvait se traduire.

L'usage de la viande d'animaux atteints de tuberculose peut-il communiquer la phthisie tuberculeuse à l'homme? Telle est la question qui doit nous occuper et à la solution de laquelle il importe d'apporter le plus grand soin et le plus grand esprit d'impartialité, tout en observant que n'étant pas nous-même en situation de faire des expériences propres à la résoudre, nous étudierons avec soin les appréciations émises par des expérimentateurs pour en tirer une conclusion pratique. Le premier point, celui qui domine toute la question, est sans contredit celui qui se rattache à la nature intime de l'élément actif de la phthisie chez les animaux de l'espèce bovine; en un mot la phthisie est-elle une affection spécifique, doit-elle à la présence d'un *virus* son caractère de spécificité?

Le caractère spécifique, *virulent*, de la phthisie a été particulièrement mis en avant par M. Villemin, professeur au Val-de-Grâce, dans un travail qu'il adressa à l'Académie de Médecine, sous ce titre : *Causes et nature de la Tuberculose*, travail reproduit par le *Recueil de Médecine vétérinaire* (année 1867).

Cette opinion a rencontré de nombreux contradicteurs; il nous paraît cependant que si elle ne doit pas être acceptée dans un sens tout à fait absolu, elle ressort au moins en partie des nombreuses expériences entreprises tant en France qu'à l'étranger. Tout au moins ne peut-on nier la *propriété contagieuse* de la tuberculose depuis les nombreux faits cités par M. le professeur Chauveau, dans sa lettre adressée à M. Villemin (Recueil-mai 1872).

Il résulte, en effet, de ces expériences : 1° que la matière tuberculeuse de l'homme introduite dans l'économie soit par les *voies digestives*, soit par des *injections vasculaires*, soit par des *inoculations dans le tissu conjonctif* ou par des *inoculations cutanées*, détermine chez les sujets d'expériences les lésions caractéristiques de la tuberculose dans les ganglions, sur la muqueuse du larynx, de la trachée et des bronches, dans la substance pulmonaire, quelquefois même dans le foie, la rate et sur la séreuse péritonéale; 2° que les mêmes expériences faites avec du pus caséeux provenant de sources complètement pures de toute contamination tuberculeuse, n'ont pu réussir à faire naître de toute pièce la tuberculose sur les animaux des espèces bovine et chevaline; 3° que l'activité des humeurs tuberculeuses réside dans la partie solide de ces humeurs, comme pour la morve, et l'on pourrait dire comme l'élément actif des quatre virus que M. Chauveau a étudiés expérimentalement, savoir : la vaccine, la variole, la clavelée et la morve.

Il ressort de ce qui précède que pour démontrer le caractère contagieux de la tuberculose, M. Chauveau a entrepris une série d'expériences tendant à démontrer la facilité avec laquelle l'humeur tuberculeuse est absorbée particulièrement par les voies digestives, c'est-à-dire par les voies les plus naturelles offertes à la contagion. « Ces expériences, dit le savant professeur, ont porté sur *onze animaux* de l'espèce bovine parfaitement bien portants, et pris du reste à un âge où la tuberculose naturelle en pleine évolution est extrêmement rare. Le plus âgé avait quatorze mois; quelques-uns étaient des veaux de lait..... La durée de l'expérience a été de trois mois et demi. Quelques animaux ont été sacrifiés au bout d'un mois. *Aucun sujet n'a échappé à l'infection*. Elle s'est traduite chez *tous* par des lésions trouvées à l'autopsie, légères chez les uns, et chez les autres véritablement *épouvantables*. » (Recueil-mai 1872.) Des résultats semblables ont encore été obtenus par M. Chauveau dans d'autres circonstances, notamment en présence de délégués de l'Association française pour l'avancement des sciences en août 1873; par M. Saint-Cyr, également professeur à l'école de Lyon et par M. Viseur, vétérinaire distingué d'Arras, dont les expérience ont été particulièrement faites sur des chats. A l'étranger, la contagion de la tuberculose à des animaux sains par les voies digestives a été également constatée par MM. Klebs, Gerlach, Harms et Gunther, Leisering, Lürn, sur des espèces animales diverses, veau, mouton, lapin, porc; certaines d'entre elles n'étant même que très rarement atteintes de tuberculose spontanée. Le caractère contagieux de la tuberculose n'est donc plus mis en doute par personne; seulement, si la transmission par *inoculation directe* a été généralement admise, celle s'effectuant par les voies digestives est complètement réfutée par plusieurs savants, en tête desquels se place M. le professeur Colin, d'Alfort, qui s'exprime à ce sujet de la manière suivante dans un travail adressé à l'Académie des sciences : « Les résultats que j'ai constatés sur une trentaine d'animaux, dit M. Colin, sont très-nets et permettent de conclure que l'ingestion réitérée et en masse de la matière tuberculeuse crue à ses divers états, celle de la chair, du sang, des mucosités bronchiques provenant de sujets tuberculeux, ne donnent lieu ni à la phthisie pulmonaire, ni à aucune tuberculisation viscérale. En d'autres termes, ils prouvent, je crois, que le tubercule n'est point inoculable par les voies digestives, et que l'usage de la chair des animaux phthisiques n'offre pas les dangers qu'on lui a supposés. » (Recueil-mai 1873).

Cette divergence d'opinions entre des hommes d'une valeur scientifique aussi incontestable n'a pas été sans jeter quelque trouble dans l'esprit des vétérinaires chargés de l'inspection des viandes de boucherie. Toutefois, à bien prendre les choses, que prouve cette divergence ? C'est qu'assurément M. Chauveau et M. Colin n'ont pas opéré dans des conditions identiques et l'on pourrait presque ajouter, n'ont pas vu des mêmes yeux. En somme, qu'a dit M. Chauveau : J'affirme la contagion tuberculeuse par les voies digestives *chez les sujets de l'espèce bovine,* et mon collègue, M. Saint-Cyr, a obtenu des résultats tout à fait semblables aux miens, et j'affirme aussi « qu'ils seront obtenus également par tous ceux qui voudront répéter ces expériences en se plaçant exactement dans les mêmes conditions, c'est-à-dire en agissant sur de très jeunes animaux de l'espèce bovine parfaitement bien portants. Cette identité de conditions est, en effet, le point capital. Si je parle bœuf et qu'on me réponde bélier, porc, chien, chat, lapin, cochon d'Inde, il est évident qu'il n'y a plus moyen de s'entendre. *C'est du veau seul qu'il s'agit.* J'ajoute que l'espèce animale à laquelle il appartient est de fait la *seule* qui puisse être mise en cause, parce que, parmi nos anciens animaux domestiques, il n'y a qu'elle qui partage avec l'espèce humaine le triste privilége d'être communément atteinte par la tuberculose. » (Recueil-mai 1872.)

Pour nier complètement la contagion par les voies digestives, il faudrait du reste, admettre que les sucs sécrétés par ces voies sont assez puissants pour détruire l'activité des matières tuberculeuses avalées par les animaux. Or, à ce propos, M. Chauveau s'est exprimé de la manière suivante : « Mes propres expériences, complémentaires des recherches de de Courtivron, de Vicq-d'Azyr sur la peste bovine, et de celles de Renault sur la morve, ont démontré que la surface digestive est généralement la *voie la plus active* pour l'absorption naturelle des virus. » (Recueil-mai 1872). Nous n'avons pas à revenir sur les expériences invoquées par M. Chauveau; quant à celles de Renault, elles se trouvent dans une communication faite par ce savant regretté, à l'Académie des sciences, séance du 17 novembre 1851, et sont relatives à la contagion de la morve par les voies digestives : « *Sur neuf chevaux qui avalèrent de très-petites quantités de virus, huit devinrent morveux.* » Nous avons vu enfin que bon nombre d'expérimentateurs ont démontré implicitement l'absorption de l'agent tuberculeux par les voies digestives, en citant les faits de transmission par eux obtenus tant en France qu'à l'étranger.

La destruction des agents contagieux par les voies digestives est cependant une idée qui rencontre beaucoup de partisans. Les expériences faites par M. Colin, tant sur les virus que sur la matière putride, concourent à entretenir cette manière de voir. Toutefois, nous opposerons à leur auteur cette simple observation : Par cela seul que des matières virulentes, mélangées à une grande quantité de suc gastrique, placées dans un vase et séjournant plus ou moins longtemps dans une étuve, ont perdu la propriété qui les distingue, est-il permis de conclure à un effet semblable produit par le suc gastrique dans l'intérieur de l'estomac? Sont-ce bien là les conditions dans lesquelles s'effectue l'infection par les voies digestives? Nous ne le pensons pas.

D'autres expériences et notamment celles de Liautard sur la morve, (*Journal de Lyon*) sont peut-être à prendre en plus grande considération et sembleraient prouver que les sucs digestifs détruisent l'activité du virus morveux. Mais, dans ces expériences, on a négligé de tenir compte d'une circonstance importante : l'annihilation probable, sinon absolument certaine, des propriétés de la matière morveuse par l'alcool du véhicule employé pour faciliter l'ingestion de cette matière. M. Chauveau, à qui nous devons cette remarque, déclare être très affirmatif sur ce point : l'alcool neutralise très rapidement l'activité des matières virulentes.

Aux arguments qui militent en faveur du caractère contagieux de l'élément tuberculeux par les voies digestives s'ajoutent les faits de contagion par ces mêmes voies obtenus avec le lait des vaches tuberculeuses, avec la bave des animaux aphtheux, avec la poussière des squames de la clavelée, toutes matières, en un mot, qui portent avec elle un élément contagieux indubitable.

De tout ce qui précède, nous nous croyons donc autorisé à conclure avec MM. Chauveau, Villemin et autres : 1° que la tuberculose est une affection contagieuse dans les animaux de l'espèce bovine; 2° que la contagion tuberculeuse peut s'effectuer entre animaux de cette espèce, par les voies digestives.

La propriété contagieuse du tubercule étant établie, quelles sont les voies parcourues par la matière tuberculeuse introduite au sein de l'économie.

Lorsque, dans les expériences diverses, la matière tuberculeuse a été introduite par voie d'inoculation, il a été facile de se rendre compte de la marche qu'elle a suivie. Dans son rapport à l'Académie de Médecine (Recueil-août 1867), M. Colin a donné de cette marche l'explication suivante : « Une fois que la matière tuberculeuse, pure ou associée soit à du pus, soit à des produits de transformation, s'est introduite par les voies ouvertes des vaisseaux lymphatiques à l'endroit de l'inoculation, elle n'a plus qu'à marcher vers le centre ; elle le fait, à ce qu'il semble, avec lenteur, car elle détermine sur son chemin l'adénite, la lymphangite, et elle laisse dans les ganglions des dépôts considérables. Ce n'est qu'au bout de plusieurs semaines qu'elle arrive à destination pour produire les résultats si graves que nous avons constatés. Elle se répartit alors, sous forme de petits amas, dans le poumon, le foie, les reins, les ganglions mésentériques. Les dépôts secondaires ou ultimes se distinguent donc nettement, au moins par leur âge, de ceux qu'elle a laissés, au début, en divers points de son passage. »

Si nous saisissons bien le sens de ce qui précède, il nous semble comprendre que M. Colin assimile les résultats de l'inoculation de la matière tuberculeuse à ceux que déterminerait au sein des tissus inoculés un produit quelconque étranger à l'organisme, introduit dans le tissu cellulaire, c'est-à-dire engorgement inflammatoire au niveau de la solution de continuité, engorgement inflammatoire des vaisseaux lymphatiques émergeant du point inoculé, engorgement des ganglions auxquels aboutissent ces vaisseaux et enfin dépôt de cette substance étrangère dans les organes prédisposés par leur structure vasculaire à devenir le siége de ces dépôts. Mais comme dans la circonstance qui nous occupe, la quantité de matière tuberculeuse développée dépasse celle qui a été inoculée, M. Colin reconnaît qu'il y a là une addition ou mieux une génération qu'il paraît vouloir attribuer, soit à une force catalytique semblable à celle des ferments, soit à une véritable *prolifération* de l'élément tuberculeux.

Telle n'est pas la manière de penser de M. Villemin qui, voyant dans le tubercule un principe virulent, admet que ce principe agit comme celui de la plupart des maladies contagieuses, c'est-à-dire qu'il doit, après un temps d'incubation, déterminer d'abord des accidents locaux, *se reproduire sur place*, et enfin provoquer consécutivement à ceux-ci des accidents généraux.

S'il nous est permis d'émettre une appréciation, nous dirons que l'explication fournie par M. Colin, si facile à comprendre et à admettre lorsque l'on envisage les lésions tuberculeuses essentiellement limitées aux ganglions lymphatiques, rétrécit beaucoup trop le champ des hypothèses lorsqu'on envisage des sujets chez lesquels la tuberculose se manifeste par des désordres plus généraux, ou si l'on aime mieux par un envahissement total de tout l'organisme. Plus de doute alors. Les lésions de la tuberculose, comme celles des maladies inflammatoires, comme celles des tumeurs malignes, carcinômes, épithéliômes, sarcômes, etc., se propagent de proche en proche par la voie des lymphatiques jusqu'à ce que l'élément contagieux, semblable en cela à tous les éléments particuliers aux maladies virulentes, se trouvant entraîné dans la grande circulation générale, se dépose dans tous les tissus riches en vaisseaux, comme dans tous les organes où la vascularisation est très-développée. Ainsi participent à cette distribution générale, en vertu d'une véritable *prolifération* de l'élément tuberculeux, les poumons, le foie, la rate, les ovaires, etc., aussi bien que les grandes séreuses splanchniques.

Cette explication nous semble rationnelle : non pas seulement pour l'agent tuberculeux, mais aussi pour tous les éléments contagieux qui, quelle que soit leur spécificité, ne sauraient échapper à la loi commune qui veut que tout produit absorbé par les bouches si nombreuses des tissus vasculaires lésés, soit transporté dans tous les points du corps par les voies de la grande circulation générale. Voilà, au moins, ce qu'autorise à penser la vue de ces sujets dans l'intérieur desquels il semble n'exister aucun point qui ait échappé à une influence morbifique spéciale altérant profondément l'organisme. Maintenant, que l'élément tuberculeux ait une affinité prouvée par le système ganglionnaire lymphatique, il n'y a là rien d'étonnant, et M. Villemin s'exprime à ce propos de la manière suivante : « Chez les animaux aussi bien que chez l'homme, la cause tuberculeuse a une affinité manifeste pour le système ganglionnaire lymphatique, et l'on constate souvent que des ganglions qui n'ont pu être impressionnés par le passage direct de la substance inoculée, sont entièrement tuberculeux, les ganglions mésentériques entre autres. Les choses se passent du reste d'une façon tout à fait semblable dans les inoculations de la syphilis et de la morve. »

Il ressort donc de là que, pour que l'infection générale par l'élément tuberculeux s'effectue, il faut admettre tout d'abord le passage de cet élément par les voies de la circulation lymphatique, puis par toutes les voies de la grande circulation générale. Nous verrons plus loin quelle conséquence il est possible de tirer de cette explication au point de vue qui nous occupe spécialement.

Ici se présente naturellement une question : comment s'effectue la *prolifération* de l'élément tuberculeux? D'après M. Chauffard, « la matière tuberculeuse, insérée dans les tissus vivants et offerte à l'absorption, devient l'agent fécondant qui va solliciter le système lymphatique, vaisseaux et ganglions, inciter ce système, surtout dans sa partie ganglionnaire, le féconder, le pousser à la prolifération d'éléments semblables, lesquels iront se multipliant de ganglions en ganglions, jusqu'à ce que la *masse des humeurs, que le sang en soit imprégné*, et qu'une fécondation secondaire se transmette aux éléments du tissu connectif, si abondant dans les viscères de la vie nutritive, si disposé d'ailleurs à la prolifération, que M. Virchow a pu soutenir qu'il était l'origine de toutes les tumeurs néoplastiques et proliférantes. » (1).

Comme on le voit, que l'on explique cette prolifération par la doctrine de l'hétérologie ou par l'effet même d'une *spécificité virulente*, il n'en ressort pas moins une multiplication infinie de l'élément tuberculeux et son passage successif par les vaisseaux propres au système lymphatique d'abord, puis par les voies ouvertes à la circulation générale. *Jusqu'à ce que le sang en soit imprégné*, dit M. Chauffard ; cette explication nous suffit, car elle sera pour nous la base de notre argumentation future.

Des développements dans lesquels nous sommes entré et particulièrement des expériences de MM. Villemin, Chauveau, etc., nous pensons être autorisé à conclure que la matière tuberculeuse de l'homme, introduite dans les voies digestives des animaux de l'espèce bovine, communique à ceux-ci les lésions caractéristiques de la tuberculose. Il serait peut-être tout d'abord téméraire d'accepter la transmission en sens inverse ; cependant la chose ne nous paraît pas impossible, ainsi du reste que nous allons chercher à le démontrer.

Pour arriver à cette démonstration, il importe tout d'abord de faire ressortir l'analogie qui existe entre les lésions caractéristiques de la phthisie chez l'homme et celles de la phthisie chez les animaux de l'espèce bovine.

Voici à ce propos comment s'est expliqué M. Villemin : « L'analogie existe dans les phénomènes principaux et essentiels. Comme chez l'homme, cette lésion débute par de petits foyers dont la confluence amène la formation de tumeurs de grandeur variable ; ces productions sont grises et transparentes d'abord, puis elles deviennent jaunes et se calcifient ensuite ; elles siègent habituellement dans la plèvre et le tissu interlobulaire, et ont pour source de développement

---

(1) Discours de M. Chauffard à l'Académie de Médecine. Recueil-octobre 1867.

les cellules des tissus conjonctifs; celles-ci s'hypertrophient, prolifèrent par endogénèse et aboutissent, en dernière analyse, chez la vache comme chez l'homme, à la production de noyaux et de petites cellules analogues aux éléments de la lymphe qui s'accumulent au centre des granulations où ils subissent de bonne heure la dégénérescence graisseuse et crétacée.

« Les différences consistent dans les proportions considérables qu'atteignent les tubercules de la pommelière, dans l'aspect mamelonné des masses volumineuses, mais surtout dans la calcification abondante, rapide et en quelque sorte prématurée de ces productions ; mais ce dernier phénomène n'est pas exclusif aux tubercules. Chez la vache, et en général chez les ruminants, tous les produits pathologiques sont remarquables par l'excès de sels terreux qu'ils renferment, et conséquemment par la fréquence de leur crétification » (*Recueil,* janvier 1867.)

L'analogie établie par M. Villemin a été fortement contestée par M. Colin dans les termes suivants : « Il y a évidemment, dit le professeur d'Alfort, dans les masses compactes du poumon des bêtes bovines, une certaine proportion d'éléments tuberculeux, et c'est par là que ces masses sont inoculables ; mais elles ont une gangue saline d'une abondance extraordinaire qui leur donne des propriétés spéciales et une manière tout à fait insolite de se comporter à l'égard du tissu pulmonaire. La similitude indiquée n'existe ni au point de vue de l'histologie, ni à celui de la pathologie *(Recueil,* août 1867.) »

Nous pensons que les différences établies par M. Colin entre le tubercule de la vache et le tubercule de l'homme ne sont pas suffisantes pour modifier l'idée de transmissibilité de la tuberculose, avancée par M. Villemin, d'autant plus que, ainsi que l'a avoué M. Colin lui-même, la matière crétacée, calcaire, dont l'abondance est la caractéristique du tubercule de la vache, est de toutes les parties constituantes de ce tubercule celle dont l'inoculation demeure sans effet.

Pour nous faire une opinion personnelle sur l'analogie plus ou moins grande qui peut exister entre le tubercule de la vache et celui de l'homme, nous avons fait appel aux lumières de médecins, nous avons consulté quelques ouvrages spéciaux sur la matière, nous avons assisté à l'autopsie de cadavres humains phthisiques, nous avons enfin porté notre attention sur les caractères que fournit l'examen du tubercule, par le microscope. De tous ces documents, voici ce que nous pouvons conclure avec quelque assurance.

La lésion fondamentale de la tuberculose, dans quelque espèce qu'on l'observe, est la *granulation tuberculeuse.* Cette production débute chez l'homme par une petite nodosité blanchâtre ou grise, difficile à écraser, demi-transparente, d'un volume variable, depuis celui d'un petit grain à peine visible jusqu'à celui d'un grain de millet ou de chènevis. Uu peu plus ancienne, elle devient opaque, jaunâtre à son centre, se ramollit et présente un point demi-liquide, d'aspect caséeux. Les auteurs font remarquer que dans quelques cas, particulièrement sur les séreuses, son volume atteint celui d'un petit pois ou d'une noisette, sa surface devient mamelonnée, conséquence non pas de son accroissement proprement dit, mais de l'agglomération de plusieurs granulations. Dans tous les cas, l'état caséeux primitivement limité en un point central, s'étend bientôt à toute la masse. « Chez les vieillards, on rencontre *quelquefois* des nodosités plus ou moins infiltrées de sels calcaires, dures à leur périphérie, molles ou crétacées à leur centre, entourées de couches de tissu lamineux ; ce sont des granulations isolées qui, depuis de longues années, sont dans l'économie comme des corps étrangers et inertes. (1) »

A part cette particularité, relative à la crétification qui paraît être exceptionnelle chez l'homme, alors qu'elle est très commune chez la vache, même pour des altérations d'origine étrangère au tubercule proprement dit, il nous semble rencontrer, entre la formation et les caractères des granulations tuberculeuses de l'espèce humaine, et les caractères que nous avons donnés dans notre étude spéciale du tubercule des bêtes bovines, (1ʳᵉ partie. p. 237) une analogie frappante. Mais, poursuivons la comparaison.

L'examen microscopique de la granulation tuberculeuse de l'homme la démontre *entourée* de divisions artérielles dilatées, sorte d'hypérémie donnant lieu à des épanchements sanguins, soit autour des tubercules eux-mêmes, dans l'épaisseur du tissu conjonctif, soit dans les *pseudo-membranes organisées* qui précèdent ou accompagnent la formation des tubercules sur les séreuses (Virchow), toujours mêmes dispositions anatomiques que pour la tubercule des bovinés.

Cette granulation est constituée par des noyaux ou de petites cellules sphériques appelées par M. Robin *cytoblastions*, irrégulièrement polyédriques et séparées les unes des autres par une matière amorphe, finement granuleuse, très solide, et de plus, par du tissu lamineux dans les membranes séreuses, ou des fibres de tissu élastique dans les granulations du tissu pulmonaire.

D'après l'étude microscopique faite, du tubercule de la vache, par certains auteurs, la grande différence entre ce dernier et celui de l'homme serait l'absence des cellules rondes ou *cytoblastions* signalés

(4) Phthisie pulmonaire, par MM. Hérard et Cornil. 1867.

par M. Robin ; de là cette conclusion, qu'il n'y a pas d'analogie entre la tuberculose de l'homme et celle de la vache. Cette conclusion nous paraît être quelque peu rigoureuse, d'autant plus que d'autres histologistes sont loin de la partager, et se sont prononcés, au contraire, dans le sens de l'identité absolue, entre les tubercules des animaux inoculés et ceux de l'homme. Du reste, ainsi que l'a dit M. Villemin, ce qui porte en soi une preuve irréfutable, et d'une valeur bien supérieure à l'examen microscopique, c'est que l'inoculation des tubercules, provenant de l'expérimentation, reproduit la tuberculose comme celle qui se fait avec les tubercules de l'homme. »

Il y a donc, en faveur de l'analogie du tubercule de l'homme et celui de la vache, des raisons tellement sérieuses, qu'elle nous semble incontestable, et que pût-elle même être mise en doute, les faits répétés d'inoculation seraient de nature à la faire accepter par les plus incrédules. Dans tous les cas, pour ce qui nous concerne spécialement, cette question d'identité entre la tuberculose de l'homme et celle de la vache, a pour elle, non-seulement les faits d'expérimentation, mais surtout l'appréciation d'un savant, dont la manière de voir nous paraît, dans la circonstance, digne de peser fortement dans la balance ; nous voulons parler de M. Chauveau, s'exprimant de la façon suivante : « La ressemblance est frappante à tous les points de vue ; même marche, mêmes symptômes, mêmes lésions, même gravité ; *cet ensemble donne bien à penser !*

Les développements qui précèdent nous amènent tout naturellement à envisager la tuberculose au point de vue de l'utilisation de la viande provenant de sujets atteints de cette terrible affection. Je dis terrible, parce qu'en effet l'expérience démontre que, si la phthisie tuberculeuse se rencontre communément chez les animaux de boucherie, elle décime l'espèce humaine en proportion non moins considérable : à Paris seulement, on estime de *quinze à dix-huit cents* le nombre des victimes que fait annuellement la maladie qui nous occupe ! Il faut reconnaître que les craintes conçues à l'égard de l'usage de la viande de tuberculeux, n'ont pris réellement quelque importance que du jour où les travaux de MM. Villemin, Chauveau, en France, Gerlach, en Allemagne, ont démontré le caractère contagieux de la tuberculose. Dans sa chronique vétérinaire d'Allemagne, *Recueil-décembre 1872*, M. Zundel s'exprime ainsi à propos des craintes de contagion qui se manifestent en Allemagne et ailleurs : « Depuis que le caractère contagieux de la tuberculose a été mis hors de doute par les recherches de MM. Villemin, Chauveau, Colin, Gerlach, que ce dernier a surtout prouvé les propriétés contagifères du lait de la vache tuberculeuse, il y a un mouvement dans diverses parties de l'Allemagne, lequel s'étend même jusqu'en Livonie, en Russie, et où l'on demande des garanties contre ce nouveau danger d'infection. Tout tend à prouver, en effet, que la phthisie pulmonaire de l'homme pourrait très-souvent être due à la préhension, plus ou moins longtemps continuée, du lait provenant de vaches atteintes de tuberculose..., etc. » Aussi, prend-on des précautions pour éviter ce moyen de contagion de la phthisie.

De la transmission de la tuberculose par l'usage du lait des vaches phthisiques, à la transmission par la viande provenant de ces mêmes vaches, il n'y avait pas loin, et je dois reconnaître que de tous les inspecteurs de boucherie, j'ai peut-être été celui qui ait accepté cette transmissibilité avec le plus de confiance. J'avais pour moi, d'une part, tous les renseignements fournis par les expériences, renseignements que j'ai fait valoir précédemment ; à ces documents sérieux s'ajoutaient la transmissibilité tuberculeuse, acceptée par bon nombre de médecins, entre mari et femme, par voie de contamination, et les faits du même genre cités par Cruzel, à propos de la contagion de la phthisie chez des animaux, par l'air expiré ; j'avais encore cette vérité, aujourd'hui hors de doute, que la phthisie est malheureusement une *maladie héréditaire*; j'avais enfin ce tableau effrayant des lésions tuberculeuses qu'il m'est si souvent donné d'observer à l'abattoir de Bordeaux, et je frémissais à l'idée de concourir, pour une part quelconque, à la transmission de désordres analogues chez des consommateurs de viande. Mes idées à ce sujet se trouvaient, du reste, confirmées par mon honorable maître, M. Bouley, lorsqu'il s'exprimait de la façon suivante, à propos de ma nomination au poste que j'occupe aujourd'hui : « Il faut qu'un inspecteur d'abattoir ait des connaissances suffisantes en physiologie et en pathologie, et que, ne s'en rapportant pas seulement aux apparences, il sache apprécier, d'après l'examen des viscères, si des viandes, même d'apparences convenables, peuvent être livrées à la consommation, alors que cet examen fait reconnaître l'existence d'une maladie transmissible à l'homme dans l'animal d'où elles proviennent. *Ainsi, par exemple, un animal dont les poumons, les reins, le foie, sont infiltrés de matière tuberculeuse, peut avoir des chairs exemptes de toute lésion. Doit-on autoriser la mise en vente de ces chairs comme viande de boucherie? Un inspecteur d'abattoir, qui sera au courant des recherches faites sur ce sujet dans ces derniers temps, ne devra pas hésiter, ce me semble, à résoudre cette question par la négative.* » (Recueil-octobre 1872.) Depuis lors, on m'a reproché d'avoir été au-delà de ce que réclamaient les exigences de l'hygiène publique, et le principal argument que l'on m'a opposé est celui-ci : On a dit qu'il était impossible d'admettre la transmissibilité de la tuberculose par l'usage des viandes de phthisiques, par cette raison que l'analyse du sang, du tissu cellulaire, de la fibre musculaire, de la graisse des animaux phthisiques, n'avait pu permettre de découvrir l'élément tuberculeux au sein de ces différentes productions de l'organisme.

A cette objection, voici ma réponse : A-t-on, oui ou non, démontré le caractère essentiellement contagieux de l'élément tuberculeux ; a-t-on démontré la voie suivie par cet élément, lorsqu'il est introduit dans l'économie, soit par inoculation directe, soit par les voies digestives ; qu'il soit virus ou simplement élément se reproduisant par hétérogénie, peut- on nier qu'à un moment donné *il imprègne le sang*, comme l'a dit M. Chauffard, et conséquemment, circule avec lui dans les différentes parties de l'organisme ? Si tout cela est vrai, pourquoi refuser à la viande de l'animal phthisique, au muscle parcouru par le sang, pourquoi, dis-je, lui refuser de participer, comme tout le reste, à cette pénétration générale par l'élément contagieux de la phthisie. On ne trouve pas, dit-on, cet élément à l'analyse ; mais est-ce qu'on trouve davantage l'élément contagieux de la morve dans le sang, les muscles, la graisse, etc., du cheval morveux, et pourtant peut-on, par cette raison, ne pas reconnaître une véritable infection générale chez l'animal atteint de la morve ? Et d'ailleurs, la science n'a pas encore dit son dernier mot sur ce sujet. Certes, il y a des degrés d'infection phthisique se traduisant par des altérations plus ou moins complètes de l'organisme. Comme la morve, avec laquelle elle a de grands points d'analogie, la tuberculose a ses périodes, mais il nous paraît difficile de ne pas admettre que la présence de tubercules dans les poumons, sur les séreuses splanchniques, dans le foie, la rate, les ganglions mésentériques, et fort souvent dans tout le système ganglionnaire, dénote un état général d'infection qu'on ne peut s'expliquer que par le transport, dans toutes les parties composant l'individu, de l'élément tuberculeux ; or, comme on ne saurait comprendre que ce transport se fît sans le secours des voies ordinaires et si multiples de la circulation générale, il devient difficile d'exclure de ce grand mouvement circulatoire, les muscles, le tissu cellulaire et autres parties au sein desquelles on constate la présence de vaisseaux artériels, veineux et lymphatiques. D'ailleurs, comment expliquer, par exemple, ces ulcérations du larynx et de la tranchée que l'on rencontre chez certains sujets phthisiques, si l'on se borne à ne vouloir accorder à l'élément tuberculeux d'autres lieux d'élection que ceux dans lesquels il a été possible jusqu'ici de constater sa présence ; ces ulcérations phthisiques dans la gorge n'ont-elles pas une même source et une même voie d'extension que les ulcérations de la pituitaire chez le cheval morveux; il faut bien alors admettre que cet élément contagieux passe par toutes les divisions infimes du réseau lymphatique, pour déterminer, en certains points donnés, des altérations de ce genre, et l'on peut bien se demander pourquoi les muscles seraient privilégiés à tel point, qu'ils demeureraient complètement en dehors de cette infection par ce même élément contagieux.

Nous nous sommes déjà exprimé, dans une autre circonstance, en faveur de l'opinion que nous soutenons aujourd'hui. « Étant admis, disions-nous, l'inoculation tuberculeuse par les voies digestives, les nombreuses voies lymphatiques ouvertes à l'absorption du virus par cet appareil, et le dépôt de ce virus dans les ganglions qu'il rencontre sur son parcours, n'était-il pas rationnel d'admettre pour moi, qui, je le répète, ne suis pas expérimentateur, que l'élément tuberculeux devait tout aussi bien parcourir le réseau lymphatique superficiel et profond du système musculaire, trouvant des *stations à faire*, soit dans les ganglions lymphatiques inter-musculaires, soit dans les glandes ou organes glandiformes, qui partagent avec le muscle, le droit de paraître sur nos tables? » (Recueil novembre 1873.)

D'autre part, j'ai trouvé dans une brochure qu'a bien voulu m'adresser M. Van-Hertsen, inspecteur de l'abattoir de Bruxelles, le passage suivant qui corrobore l'opinion que je professe : « L'homme peut encore, dit M. Van-Hertsen, ce semble, contracter la tuberculose en ingérant de la viande provenant d'une bête phthisique, si cette viande contient des tubercules ganglionnaires pleuraux, etc., incomplètement cuits, et surtout si les tubercules ont envahi les muscles. On vient, en effet, de signaler en Belgique un fait prouvant le développement possible des tubercules au sein des muscles de la bête bovine, fait qui, jusqu'aujourd'hui, n'avait point encore été signalé. A l'autopsie d'un taureau, on reconnut la présence, en divers points de l'organisme, de nombreuses productions tuberculeuses, dont les caractères étaient parfaitement identiques à ceux des altérations si bien connues de la phthisie tuberculeuse ou pommelière. Le plus grand nombre de ces lésions avaient leur siége dans le tissu cellulaire sous-cutané, *ainsi que dans les muscles.*

On voit donc que le tubercule (ainsi parle M. Van-Hertsen), *peut se développer dans la plupart des tissus de l'économie, et que, vu cette généralisation des altérations, on ne saurait apporter trop de soins dans l'examen de la viande et des autres tissus.* »

Un autre argument a été opposé à la transmissibité que nous croyons devoir admettre, au moyen des viandes et autres tissus appartenant à des sujets phthisiques ; nous voulons parler de l'isolement prétendu dans lequel se placerait la matière tuberculeuse au sein des tissus envahis par elle. «En général, a-t-on dit, si l'on excepte des cas particuliers assez rares et *les dernières périodes de la phthisie*, la matière tuberculeuse réside dans de petits îlots pulmonaires, plus ou moins nombreux, mais distincts et sans communication entre eux ni avec le courant respiratoire. A mesure que la granulation tuberculeuse envahit la vésicule pulmonaire, le noyau se ferme et s'isole. L'air ne le pénètre plus. Il se forme peu à peu une enveloppe qui va le recouvrir hermétiquement jusqu'à un jour éloigné. Cette enveloppe devient très-ferme, très-résistante. La matière tuberculeuse se trouve ainsi renfermée dans un espace clos, sur plusieurs points isolés des poumons. Elle y subit les diverses transformations que nous connaissons, sans avoir, pendant longtemps, aucune relation, aucun point de contact avec aucun des tissus vivants ou des autres produits de l'économie. Dans ces conditions, ajoute-t-on, la viande de l'animal est saine, très-bonne, et elle peut constituer de la viande de première qualité, pour la consommation. *C'est ainsi que se présentent, dans les abattoirs, la majeure partie des bœufs affectés de tuberculose.*» Établissons tout d'abord que cette dernière phrase est conçue dans un sens beaucoup trop affirmatif, et qu'ensuite l'isolement accordé à la granulation tuberculeuse n'est pas aussi absolu qu'on semble le croire. On admet, en effet, que la granulation tuberculeuse, grossissant et envahissant la vésicule pulmonaire, se transforme en un élément pathologique tout à fait isolé et complètement étranger aux parties qui l'entourent. Or, s'il est vrai que la vascularisation ne pénètre pas dans le tissu propre du tubercule, nous savons parfaitement que cette production pathologique n'en vit pas moins à l'aide d'une suractivité vasculaire *s'établissant à sa périphérie*, et au moyen de laquelle s'explique la formation de nouvelles productions milières s'accumulant sans cesse autour des dernières formées pour constituer ces masses tuberculeuses énormes parcourues en tous sens par des divisions artérielles et veineuses logées dans le tissu conjonctif intermédiaire. Donc, la vie n'y est pas aussi étrangère qu'on semble le croire, et la matière tuberculeuse ne me paraît pas être complètement isolée des portions pulmonaires qui l'entourent, pas plus qu'elle ne saurait être tout-à-fait étrangère aux autres tissus vivants et aux divers produits de l'économie. Mais en admettant même cet isolement pour certains noyaux phthisiques revêtant l'aspect de petits îlots, peut-on admettre qu'il en est ainsi pour ces foyers énormes, remplis de matière caséeuse dans lesquels il nous est arrivé de rencontrer, en maintes circonstances, de véritables brides vasculaires, *des· bourgeons charnus* sécrétant du pus associé en grande quantité avec l'élément tuberculeux proprement dit, des abcès ou de véritables vomiques plus ou moins closes, dans lesquelles on rencontre, disons-nous, tout à la fois et l'élément pyogénique et l'élément tuberculeux. Nous ne pouvons raisonnablement croire à l'isolement complet de ces agglomérations tuberculeuses, et nous pensons au contraire qu'elles deviennent elles-mêmes des foyers dans lesquels les voies absorbantes puisent sans cesse l'élément tuberculeux pour le transporter dans d'autres points de l'économie. Et ce qu'il y a de plus curieux à noter, c'est que ces énormes foyers ne sont pas l'apanage exclusif des animaux maigres, chez lesquels la phthisie a atteint son summum de développement. Souvent, au contraire, on les constate chez des sujets en bon état et même gras. J'ai cité, à ce propos, dans la première partie de mon travail, le fait d'un bœuf basque, *en bonne chair*, phthisique, dans la poitrine duquel existait une masse tuberculeuse du volume du poing, au centre de laquelle était une fistule à parois rugueuses, aboutissant à un vaste abcès placé dans le tissu cellulaire abondant de la face interne de l'épaule correspondante ; on ne dira pas, je suppose, que l'élément tuberculeux était dans ce cas complètement isolé du grand courant circulatoire général ; j'ai cité également cet autre fait d'une vache dont le poumon gauche tuberculisé, d'un volume considérable, ne pesait pas mois de 5 kilog., et chez laquelle cependant la *viande était belle*, imprégnée de graisse et *dont les rognons de suif atteignaient chacun le poids de 5 kilog.;* je pourrais citer bien d'autres faits du même genre.

M'appuyant donc sur l'observation journalière, je me crois autorisé à conclure, qu'à moins d'assister à l'ouverture d'un sujet chez lequel la phthisie est encore tout-à-fait à son début, on ne peut admettre, dans la majorité des cas, un isolement complet de l'élément tuberculeux au sein des poumons et que, ainsi que je l'ai déjà expliqué, partageant la propriété commune à bien d'autres produits anormaux de l'organisme, cet élément est transporté dans tous les points de l'économie, par les voies de la circulation générale ; je crois aussi, conséquemment, qu'un animal chez lequel la phthisie a produit des désordres sérieux, aussi en bon état qu'il soit, n'en recèle pas moins, dans les différents points de son organisme, l'élément transmissible par les voies digestives. Du reste, si, comme le prouvent les faits observés, la phthisie est bien souvent une affection héréditaire, dont les effets, demeurés latents pendant la première jeunesse, peuvent apparaître sous l'influence d'une cause occasionnelle, comme un refroidissement par exemple, il n'y a rien d'étonnant de rencontrer chez un bœuf de 5 à 6 ans, ayant conservé toute l'apparence extérieure de la santé, les lésions caractéristiques de la tuberculose, associées à un état de graisse très-prononcé. Des faits de ce genre s'observent fréquemment chez l'espèce humaine.

Ce dont il faut savoir tenir compte encore, c'est que avec son tempérament sanguin-lymphatique, le bœuf se distingue par une réaction vitale très peu développée, et que conséquemment, sous des apparences extérieures quelquefois assez florissantes, il recèle intérieurement des lésions caractéristiques d'affections très-sérieuses. C'est ainsique chez le bœuf phthisique gras ou simplement en bon état, on constate à l'autopsie, outre les lésions particulières à l'affection, les preuves d'une souffrance lente, d'un dépérissement sensible, mais que l'on n'aurait pu soupçonner à l'extérieur. Coloration légèrement pâle des muscles ; vides plus ou moins prononcés entre les accumulations graisseuses et leur enveloppe péritonéale ; graisse plus molle, légèrement grenue et moins blanche : tels sont ces signes qu'un œil, quelque peu exercé, reconnaît sans difficulté ; d'où il nous paraît rationnel d'admettre que la viande d'un tel sujet n'équivaut pas, hygiéniquement parlant, à celle de l'animal tout-à-fait sain. Maintenant, est-ce à dire que nous poussons l'amour du principe jusqu'à conseiller de rejeter, quand même et sans pitié, de la consommation, la viande d'un animal gras, par cela seul que nous la savons provenir d'un sujet atteint de phthisie? Non assurément. L'étude sérieuse que j'ai faite de la phthisie m'a conduit, je dois l'avouer, à reconnaître à la maladie, des degrés divers en vertu desquels elle imprime à l'organisme des modifications plus ou moins complètes, autorisant à accepter ou à retirer de la consommation la viande que je crois devoir être plus ou moins altérée ; mais, je le répète, je crois aussi à la possibilité d'une infection générale, même chez les sujets en bon état, lorsque les principaux organes vasculaires et les organes ganglionnaires sont devenus le siége de dépôts tuberculeux.

En résumé, et sans vouloir revenir sur ce que jai déjà dit, je crois à la propriété contagieuse de l'élément tuberculeux de la vache à l'homme ; j'y crois, parce que l'analogie entre l'affection chez l'une et l'autre espèce me parait hors de doute ; j'y crois, parce que de toutes les espèces qui peuplent la terre, l'espèce bovine et l'espèce humaine représentent celles chez lesquelles la phthisie se rencontre le plus souvent, et que j'entrevois une corrélation malheureuse entre la fréquence de cette affection chez les animaux de l'espèce bovine dont l'homme est appelé à se nourrir, et sa fréquence sans cesse croissante chez l'espèce humaine. Quant à la destruction de l'élément tuberculeux par le feu ou la cuisson à laquelle sont soumises les viandes, je ne la nie pas d'une façon absolue, mais je pense qu'il serait imprudent de l'accepter avec une entière confiance parce qu'il me parait difficile de juger de l'action du calorique sur un *élément* qui n'a pu encore, matériellement parlant, être isolé du *milieu* qui le recèle; toutefois, je le répète, je me plais à témoigner une certaine réserve à cet égard.

Avant d'en terminer avec la phthisie, je crois devoir répondre à une objection qu'a soulevée la conduite par moi suivie, pour l'acceptation ou le refus des sujets atteints de cette terrible affection.

On a dit que ma sévérité en matière de phthisie portait atteinte à l'approvisionnement des marchés dans lesquels le boucher se procure sa marchandise, et devait conséquemment entraîner une augmentation du prix de la viande. Or, voici ce que je répondais à ce reproche que m'avait particulièrement adressé un de mes collègues de Bordeaux :

« Je puis sur ce point rassurer à la fois mon collègue, les propriétaires, les bouchers, voire même les consommateurs de viande. Il résulte, en effet, des relevés que j'ai faits que, sur *onze mille* animaux environ de l'espèce bovine, qui sont entrés à l'abattoir de Bordeaux depuis le 1er janvier 1873 jusqu'à ce jour (15 octobre 1873), j'en ai saisi pour cause de phthisie.... *treize!* Je n'ai donc pas porté une atteinte bien considérable *à la source où se puise la force des populations;* je n'ai pas dû non plus concourir, d'une façon appréciable, au renchérissement de la viande, et il me semble que je n'ai pas dû éloigner beaucoup d'éleveurs de nos marchés d'approvisionnement. Mais je sais fort bien à qui j'ai porté ombrage, et il me suffira de dire à ce propos que le résultat matériel atteint par moi est la disparition de nos marchés de ces animaux dont la vue seule inspirait du dégoût, et que l'on ne se faisait pas toujours scrupule d'amener à Bordeaux, sous prétexte qu'une grande ville est un antre où doivent s'engouffrer toutes les marchandises possibles, quelque mauvaises qu'elles soient. » (Recueil — novembre 1873). Je terminerai mon article sur la phthisie par cette citation de laquelle il me parait ressortir que, aussi grands que soient mes efforts pour éloigner de la consommation les animaux atteints de phthisie tuberculeuse, je n'agis pas d'une façon légère et à la fois assez sévère pour compromettre les intérêts des producteurs et des consommateurs.

c. *Maladies parasitaires.* — Nous avons vu, dans nos chapitres précédents, de combien d'individus parasitaires pouvaient être peuplés les différents organes appelés à jouer un rôle important dans la vie des animaux. Ces parasites n'ont, pour la plupart, d'autre inconvénient que celui d'accompagner des états morbides plus ou moins graves, mais sans qu'on puisse leur attribuer, dans la majeure partie des cas, d'autre importance que de coïncider avec des états de maigreur plus ou moins prononcés ; tel est le fait de la *douve hépatique*, de *l'échino-coque vétérinaire*, du *cœnure cérébral*, des *strongles*, des *tænias*, etc., que l'on rencontre si communément à l'abatage des animaux de boucherie. Aussi, croyons-nous ne pas devoir insister davantage sur ces parasites dont nous avons, en temps voulu, suffisamment parlé.

Nous ne nous occuperons donc, d'une façon spéciale, que de deux parasites dont la présence est réellement de nature à donner à la viande qui les recèle, de véritables propriétés malfaisantes ; nous voulons parler du *cysticerque* de la *ladrerie* et de la *trichine* ou ver de la *trichinose*, deux maladies particulières au porc.

1° *Cysticerque de la ladrerie, grain ou graine de ladre.* — Nous savons que la ladrerie est due à la présence, au sein des muscles du porc, de vésicules elliptiques, pleines d'un liquide limpide ou légèrement trouble, appelées *cysticerques* (Cysticercus cellulosæ), et recélant sur un point de leur étendue un petit corps blanc, opaque, qui n'est autre que le scolex ou rudiment du ver solitaire de l'homme, avec la tête duquel il a l'analogie la plus complète. (Voir chap. X).

Physiologiquement parlant, la ladrerie du porc peut naître sous l'influence de deux causes principales, savoir : 1° L'ingestion par les voies alimentaires des œufs de tænias libres ou enfermés dans les *proglottis* ou anneaux postérieurs du tænia de l'homme arrivés à leur maturité ; 2° la transmission héréditaire.

Pour comprendre le premier mode, ingestion des œufs du tænia de l'homme, il faut se rappeler qu'à un moment donné de la vie de ce tænia ou *ver solitaire*, les derniers anneaux, arrivés à leur maturité, se séparent du tænia dont ils font partie et vont répandre les œufs nombreux qui distendent leur matrice au moyen de déchirures qui se font aux extrémités ou à la surface du corps. Rejetés au-dehors avec les matières fécales de l'homme, les œufs libres ou encore contenus dans l'anneau, peuvent être mangés par le porc, dont on connaît les appétits peu délicats, parcourir d'abord le tube digestif, puis traverser les tissus ou être transportés par le cours du sang jusque dans les muscles où ils trouvent réunies les conditions indispensables à leur développement ultérieur.

De ce qui précède, il résulte tout d'abord que, de même que l'homme peut, ainsi que nous le verrons plus loin, contracter le ver solitaire par l'ingestion du cysticerque ou ver de la ladrerie, de même le porc peut contracter la ladrerie par l'ingestion des œufs contenus dans les derniers anneaux du ver solitaire rejetés par l'homme.

La transmission de la ladrerie au porc par les œufs du tænia de l'homme a été démontrée par de nombreux faits et notamment par les expériences de Küchenmeister et Haubner, de Leuckart, de Van-Bénéden, et autres naturalistes. Ces observateurs ayant donné, à des époques *successives*, à des cochons de lait des anneaux du tænia solium, trouvèrent à l'ouverture *successive* de ces animaux des cysticerques plus ou moins développés, suivant le temps depuis lequel avait eu lieu l'ingestion des anneaux. « Nous avons nous-mème, dit mon frère (dont les travaux helminthologiques sont, sans contredit, d'une très-haute importance et empreints du plus grand cachet de vérité), et par l'emploi de proglottis que nous avait remis M. le Dr Lafont-Gouzi, provoqué l'apparition de cette maladie chez une jeune truie. En présence de ces faits, il est impossible de douter de l'identité spécifique du *tænia solium* et du *cysticercus cellulosœ*, qui sont seulement deux états différents d'une seule et même espèce (1). »

Le second mode capable d'expliquer la présence et surtout la fréquence de la ladrerie chez le porc est, avons-nous dit, l'*hérédité*. Pendant longtemps cette transmission héréditaire a été mise en doute; on ne connaissait guère que le fait cité par Toggia de ladrerie constatée chez un porcelet de douze jours, et chez lequel, par conséquent, on ne pouvait raisonnablement invoquer la transmission par des œufs de tænia introduits pendant l'alimentation, puis un autre fait du même genre cité par Hurtrel-d'Arboval.

Aujourd'hui la transmissibilité de la ladrerie par voie héréditaire n'est plus mise en doute par les marchands et éleveurs de porcs aussi bien que par les charcutiers. Nous emprunterons à ce propos au journal agricole et commercial *le Bétail* (nos des 18 et 25 octobre 1875), quelques citations tout au moins fort remarquables :

« M. Boire, charcutier à Issoudun, acheta le 26 décembre 1874, à Sainte-Sévère (Indre), un lot de *neuf* porcs, où il y avait cinq frères : *tous les cinq étaient ladres.*

« M. Parlon père vendait, il y a quelques années, douze porcs à M. Bourbier de Chateauroux ; ces douze porcs étaient frères et *ils se trouvèrent tous ladres.* M. Martin-Boiron, propriétaire à Bénévent (Creuse) a eu une mère truie ladre qui mit bas chez lui sept petits ; *tous les sept furent atteints de cette maladie.* »

---

(1) Article Helminthes par C. Baillet, du dictionnaire publié par MM. Bouley et Reynal.

On trouve également dans le même journal l'exposé d'un fait qui, pour n'être pas confirmé par l'expérience, n'en mérite pas moins d'être cité : Un marchand de porcs de la Creuse, M. Léon Parlon, aurait trouvé dans les mamelles d'une truie ladre une grande quantité de grains de ladrerie. Comme ces grains, ajoute l'auteur de la communication, sont mobiles dans les parties où ils se trouvent, ne pourrait-il pas se faire que les petits porcs, en pressant les mamelles de leur mère pour têter, y prissent le germe de l'affection ?

Cette opinion en faveur de la transmission héréditaire est tellement acceptée que, dans plusieurs pays de production du porc, on éloigne de la reproduction tous les mâles ou femelles atteints de ladrerie. *Le Bétail* cite à ce propos une lettre d'un éleveur, de laquelle il résulte que depuis que l'on a pris l'habitude de langueyer les verrats et les truies dans la Bresse, le Charolais et le Bourbonnais, on ne trouve plus que très-peu de porcs ladres sur les marchés de Lyon et de Saint-Étienne.

Ces documents pratiques sont, on le comprend, d'une très-grande importance et la science les explique de la manière suivante : « Cette transmission héréditaire, dit M. le Dr Delpech, n'est admissible que de la truie au fœtus. Les observations de Leuckart démontrent que vingt-quatre heures après l'ingestion des cucurbitains (proglottis) du *tænia serrata,* on trouve, dans le sang de la veine-porte des lapins, des embryons hexacanthes, et leur transport dans la profondeur de tissus où ils se développent, par le sang des vaisseaux qu'ils ont traversés, ne peut être mis en doute maintenant. C'est en pénétrant dans le placenta qu'ils sont transmis au fœtus, mais je repousse absolument la possibilité de l'infection, par le sperme du verrat, de l'ovule qu'il féconde, admise par Lafosse. » (Mémoire lu à l'Académie; séance du 18 février 1865.)

La transformation du *cysticerque* en *ver solitaire* chez l'homme ayant ingéré de la viande de porc atteint de ladrerie est un fait non moins prouvé que celui de la transformation du scolex du tænia de l'homme en cysticerque dans l'appareil digestif du porc. Voici, à ce propos, comment s'est exprimé mon frère dans son article *helminthes* déjà cité : « Pour ce cysticerque comme pour tous les autres, il suffit que le scolex sans la vésicule soit porté dans l'intestin pour qu'il se développe, pourvu qu'il rencontre d'ailleurs, de la part de l'organisme une sorte de tolérance qui existe chez quelques personnes, mais qui manque absolument chez d'autres. Le scolex peut donc échapper à l'attention et être pris avec les aliments. Il est bien entendu qu'il ne peut être nuisible qu'autant qu'il a conservé la vie.

Aussi le meilleur moyen de se préserver de l'introduction du ver solitaire dans l'intestin, c'est de soumettre à la cuisson la viande de porc
dont on fait usage. Seulement, par une circonstance bizarre, cette
viande est presque la seule que nous fassions entrer sans la faire cuire
dans certaines préparations alimentaires où le scolex peut se conserver vivant pendant assez de temps pour que, de loin en loin, l'un
d'eux parvienne à trouver le gite nécessaire à sa transformation en
strobila. »

Diverses expériences, auxquelles mêmes sont venues se joindre de
nombreuses observations recueillies dans la médecine de l'homme,
ont confirmé d'une façon non douteuse le fait qu'avaient avancé tout
d'abord, et par analogie avec ce qui se passe dans d'autres espèces animales, divers naturalistes. Les premières appartiennent à
M. Küchenmeister de Zittau, qui a fait prendre à une femme condamnée à mort des scolex du cysticerque ladrique, et qui, à l'autopsie, a retrouvé dans l'intestin de jeunes tænias déjà fixés à la membrane muqueuse et en voie de produire leurs premiers anneaux. Plus
tard, M. Leuckart a fait prendre quatre cysticerques de porc à un
jeune homme parfaitement sain, qui, trois mois et demi après le début
de l'expérience, a rendu deux vers solitaires sous l'influence d'une
double dose de kousso. Enfin, M. Humbert, de Genève, cité par
M. Bertholus, a tenté sur lui-même une semblable expérience qui a
donné les mêmes résultats.

Dans le travail dont j'ai déjà parlé, lu par M. Delpech devant l'Académie, on trouve les deux faits suivants particulièrement remarquables
bles : « Un jeune mécanicien français s'engage dans les troupes de
Garibaldi. Dans les environs de Bologne, campé en plein air, dépourvu d'autres aliments, il mange du porc cru. L'un de ses cama-
rades, ancien charcutier à Paris, fait cette remarque que ce porc est
ladre. Ils n'en continuent pas moins leur repas. Le premier, revenu
en France, rend d'abord des cucurbitains (anneaux du tænia) puis de
longs fragments d'un tænia dont il se débarrasse par un traitement
approprié.

« Le fils, maintenant âgé de cinq ans, de M. le Dʳ G..... (de Paris),
a été élevé par une femme qui lui a fait contracter l'habitude qu'elle
avait elle-même de manger de la viande de porc crue. L'enfant, chose
assez rare à son âge, est atteint de tænia. Il est traité par l'emploi
des graines de citrouille, et il rend, dans le courant de décembre dernier, un *tænia solium* de 4 mètres de longueur. On l'a surpris, il y a
quelques jours encore, mangeant un morceau de boudin cru. »

De ces exemples et de ceux bien plus nombreux encore que

pourraient citer un grand nombre de médecins à l'appui de la thèse que nous soutenons ici, il résulte indubitablement que l'homme peut contracter le ver solitaire par l'usage de viande de porc recélant le cysticerque ou la graine de la ladrerie. Ajoutons que cette vérité est tellement admise que dans plusieurs grandes villes, on prend les plus grandes précautions réglementaires à l'égard de la mise en vente soit des porcs conduits dans les marchés d'approvisionnement, soit de la viande de porc exposée à l'étal des charcutiers. Nantes, Lille, Paris, Bordeaux ont particulièrement pris des mesures semblables ; mais nous ne citerons à ce propos qu'un passage extrait d'un rapport présenté par une Commission d'hygiène à M. le Maire de Lille, en 1863 : « Le ver solitaire, dit ce rapport, était excessivement rare dans la ville de Lille jusqu'à ces derniers temps ; mais depuis plusieurs années, il y est devenu une maladie commune. En 1858, cette maladie y a régné à l'état endémique, et elle est devenue en 1862 l'objet de deux communications intéressantes, l'une à la société des sciences et l'autre à la société de médecine. Depuis cette époque, les cas de ver solitaire se sont très-multipliés à Lille, aussi bien chez les riches que chez les pauvres, et, comme la fréquence de cette maladie coïncide avec l'arrivée sur les marchés de Lille de porcs étrangers au département sur lesquels la ladrerie a été constatée, la Commission exprime la conviction qu'on arrêtera la propagation du ver solitaire en empêchant la consommation de la viande des porcs ladres (1).

Nous trouvons, dans la publication où nous puisons ces renseignements, qu'à l'époque dont il y est fait mention (1867) la viande ladre était dans d'autres grandes villes complètement retirée de la consommation ou tout au moins considérée comme étant de qualité inférieure. Nous nous sommes convaincu par nous-même qu'à Paris on exerce une surveillance active sur la vente de viande de porc ladre, et quant à Bordeaux cette même vente est interdite, en vertu d'un arrêté sur lequel nous reviendrons plus loin.

Outre la propriété que possède la viande de porc ladre de pouvoir communiquer le ver solitaire à l'homme, elle a aussi pour inconvénient d'être d'une digestion difficile, mais seulement lorsque la maladie a atteint un développement assez prononcé. Cette dernière propriété est la conséquence des caractères physiques que présente cette viande.

La viande de porc ladre est de couleur pâle ; sa consistance est molle, son aspect humide. Sur la coupe, elle laisse apercevoir les

---

(1) *Recueil de médecine vétérinaire.* Décembre 1867.

petites loges ovales dans lesquelles sont renfermés les cysticerques ou graines de la ladrerie ; souvent même celles-ci, ayant été déchirées par le couteau, apparaissent sous la forme de petits grains d'un blanc mat, d'où le nom de *chair sursemée*, par lequel la viande ladre est désignée dans les édits du parlement et dans les ordonnances des rois de France. Lorsque les vésicules ne sont pas déchirées, elles apparaissent sous l'aspect d'un blanc nacré, transparent, et font très-facilement hernie à la pression exercée simultanément de chaque côté du point qu'elles occupent. Cuite sur le gril, cette viande décrépite par suite de la rupture des kystes ; bouillie, elle donne un bouillon pâle, sans saveur ; les grains craquent sous la dent, caractère qui, il faut l'avouer, la rend à la fois désagréable et repoussante. Il est bien entendu que les caractères que nous venons de donner, ne se constatent réellement que dans la viande dont le degré de ladrerie est très-prononcé, car on peut dire que la ladrerie, depuis sa forme la plus minime jusqu'à son développement extrême, se constate chez un *très grand* nombre de porcs, et qu'il est des cas où elle est tellement peu développée qu'elle ne communique à la viande aucun caractère particulier, et l'on pourrait ajouter, que des propriétés malfaisantes excessivement restreintes.

Lorsque la maladie revêt la forme que nous avons désignée sous le nom de *ladrerie sèche*, la viande est pâle et parsemée d'une infinité de petites granulations blanches, dures, du volume d'une tête d'épingle, de nature calcaire, tellement multipliées, qu'elles rendent cette viande tout-à-fait immangeable.

Nous avons vu précédemment que, pour que le cysticerque ladrique ingéré par l'homme déterminât la formation du ver solitaire, il fallait qu'il eût conservé la vie ; aussi, a-t-on conseillé avec raison de ne manger la viande de porc et surtout la viande susceptible de recéler le cysticerque ladrique, qu'après lui avoir fait subir une cuisson suffisante pour détruire le ver ladrique.

On ne peut nier, en effet, que la cuisson suffisamment prolongée tue l'agent éminemment redoutable de la ladrerie ; toutefois, nous pensons que l'on accorderait à tort une grande confiance à l'emploi de la cuisson, pour ôter à un morceau de viande ladre, un peu épais, toute propriété malfaisante. Nous trouvons à ce propos, dans le rapport de la Commission de Lille, que j'ai eu déjà l'occasion de citer, des renseignements fort importants. « Un jambon, après une cuisson pendant deux heures dans l'eau bouillante, avait une température de 58 degrés dans les parties voisines de l'extérieur, et de 33 degrés seulement dans les parties centrales ; un deuxième, cuit pendant six heures, avait atteint 74 degrés à la surface et seulement 65 degrés à l'intérieur, *dans l'un et. l'autre cas, les cysticerques avaient conservé toutes les apparences de la vie.* »

Après d'autres cuissons ayant atteint extérieurement jusqu'à 95 degrés et 90 degrés au centre, la Commission exprime l'opinion qu'il faudrait une température de 75 degrés pour faire périr ces helminthes ; de plus, elle insiste sur la très grande irrégularité de température entre les régions extérieures et le centre des viandes pendant la cuisson, et conclut à ce que « *on ne peut pas compter sur la cuisson dans les ménages, pour faire périr les cysticerques et les mettre, par conséquent, dans l'impossibilité de se transformer.* »

Nous avons renouvelé nous-même les expériences citées par la Commission de Lille, et nous avons remarqué entre autres choses, que dans un morceau de viande rôtie sur le gril, la couche extérieure recélait des cysticerques complètement carbonisés, alors qu'à une profondeur de quatre centimètres, l'helminthe était complètement intact. Or, si l'on ajoute à cela les circonstances dans lesquelles la viande de porc est mangée crue, on arrive à conclure que, lorsque cette viande recèle le ver de la ladrerie, elle peut, *suivant que les circonstances individuelles sont plus ou moins favorables à l'infection parasitaire*, provoquer dans bien des cas l'apparition du ver solitaire.

Dans un rapport fait par M. Julien devant l'ex-conseil départemental d'hygiène du Bas-Rhin, on lit à ce propos les lignes suivantes : « La statistique du ver solitaire à Strasbourg reste sans doute à faire ; mais si cette affection est, en effet, moins fréquente à Strasbourg que dans d'autres localités, comme par exemple à Lille, cette fréquence moindre ne tient-elle pas à ce qu'il n'entre pas dans les habitudes de la population, de manger de la charcuterie crue ou du porc mal cuit, ou incomplètement rôti et encore saignant? »

Ajoutons que certaines préparations de charcuterie conservent le cysticerque ladrique, sinon avec sa vésicule, mais au moins à l'état de scolex intact et conséquemment susceptible de subir la transformation en ver solitaire ; de ce nombre sont particulièrement les chairs à pâtés et à saucisses ; sous cet état, la cuisson faite dans les conditions ordinaires des ménages, détruit les cysticerques les plus extérieurement situés, mais n'atteint pas la plupart de ceux placés plus profondément ; nous avons même trouvé une fois des graines sèches de ladrerie tout-à-fait intactes dans des boudins. Disons à ce propos qu'on reconnait facilement la présence des graines de ladrerie, au travers de l'enveloppe membraneuse de la saucisse, aux petits points d'un blanc mat se détachant très bien sur le nacré de l'enveloppe et la couleur rouge pâle de la chair qui entre dans cette préparation.

La salaison peut-elle détruire le cysticerque ladrique? Nous pensons que la salaison sèche ne peut atteindre ce résultat, au moins pour les viandes dans lesquelles les graines de ladre sont très-multipliées. Ce qu'il y a de certain, c'est que cette viande se sale très-difficilement, une grande portion du sel étant dissoute par la quantité du liquide contenu dans les vésicules. Des nombreuses observations faites, tant sur le cysticerque de la ladrerie que sur le nématoïde de la trichine, il résulte que le sel ne détruit pas la vie des cysticerques ladriques, et ne saurait conséquemment être considéré comme détruisant les propriétés nuisibles de la viande ladre, au point de vue de la consommation. Pour ma part, j'ai vu souvent des morceaux de viande salée dans lesquels le cysticerque était demeuré intact.

Le caractère transmissible de la ladrerie étant hors de doute, dans quelles limites doit s'exercer la sévérité de l'Inspecteur à propos des viandes ladres? Ces viandes doivent-elles être retirées de la consommation à quelque degré que soit leur altération par les cysticerques ladriques? Il est évident que si l'Inspecteur voulait guider uniquement sa conduite sur les bases scientifiques que nous avons établies précédemment, il ne devrait pas hésiter à retirer de la consommation tout porc reconnu ladre ou toute partie de viande mise en vente dans laquelle il aurait constaté la présence d'une *seule* graine de ladrerie. Cette manière de voir, soutenue par quelques médecins, se base sur ce principe, que la constatation d'une graine permet de supposer qu'il en existe d'autres semblables dans les autres parties de l'animal échappant à la vue. Nous sommes, autant que qui que ce soit, partisan d'empêcher le plus possible la communication à l'homme du ver solitaire par l'ingestion de la viande ladre, et nous disons même que c'est là une des branches importantes de la mission de l'Inspecteur des viandes; mais nous pensons aussi que la sévérité ne doit pas être excessive au point d'avoir pour conséquence d'éloigner des marchés la quantité de porcs nécessaire à l'approvisionnement des centres populeux. Il nous semble que le plus ou le moins de ladrerie que présente un porc est une question de pondération qui doit être laissée à l'appréciation de l'Inspecteur. Celui-ci doit, à nos yeux, se demander si la constatation d'une ou deux graines de ladrerie dans un porc, après l'avoir examiné avec soin dans les parties le plus ordinairement habitées par les cysticerques, suffit pour déclarer que ce porc est réellement ladre, et s'il doit, par ce motif, condamner le charcutier à une perte pouvant s'élever quelquefois à plus de deux cents francs. On nous dira, sans

doute, que ce scrupule est une faute; que nous combattons pratiquement ce que nous avons démontré dans nos lignes précédentes, et
qu'après avoir condamné, par exemple, l'usage des viandes phthisiques, dans lesquelles l'analyse n'a pas permis jusqu'ici de rencontrer
l'élément transmissible, nous sommes inconséquent avec nous-même
en n'usant pas d'une sévérité aussi absolue à l'égard d'une viande
dans laquelle l'élément infectieux est visible, palpable. A cela nous
répondrons que c'est parce que cet élément est tellement visible, tellement appréciable à nos sens, qu'il nous parait possible d'en débarrasser la viande lorsque les graines ladriques y sont peu multipliées, car
en pareil cas cette viande n'a pris, par suite même du peu de cysticerques qui l'habitent, n'a pris, disons-nous, aucun des caractères que
nous nous sommes efforcé de faire ressortir dans un passage précédent. Dire qu'une viande est ladre par cela seul qu'elle renferme de
très rares cysticerques ladriques, me parait être excessif, et il me semble possible en pareille circonstance d'invoquer ce vieil adage de la
médecine : *sublatá causá, tollitur effectus...* Je ne saurais cependant
trop insister sur ce point, que je ne tiens de pareil langage que lorsqu'il s'agit de viandes où les graines de ladrerie sont peu multipliées;
car en dehors de ce cas particulier, je suis pour la sévérité la plus
absolue à l'égard des viandes ladres.

A l'appui de ma manière de voir, je citerai les quelques lignes suivantes tracées par M. Bouley et écrites assurément sous une impres-
sion identique à celle que je cherche à faire prévaloir : « A propos de
la ladrerie, dit M. Bouley, une question est à examiner, sur laquelle
j'appelle l'attention de M. Baillet et des inspecteurs de boucherie en
général : celle de savoir si, au lieu de jeter à la voirie les viandes des
pourceaux ladres, il n'y aurait pas moyen de les utiliser à la consommation, en ne permettant leur vente qu'après leur cuisson, bien entendu lorsque la ladrerie n'est pas poussée à un degré extrême. J'ai
vu refuser aux abattoirs de Paris des viandes ladriques, très-belles du
reste, à cause de quelques graines disséminées dans leur trame. On
les arrosait de térébenthine, et leurs graisses seules pouvaient être
utilisées pour les savonneries. Cependant elles auraient constitué un
aliment excellent, s'il eût été permis de les vendre après qu'une cuisson suffisante aurait détruit en elles la malfaisance qu'elles doivent
à la présence des cysticerques. N'y a-t-il pas quelque chose à faire
dans l'ordre d'idées que j'indique, pour éviter la perte assez considérable qui résulte de l'interdiction de la vente du porc ladre?» (Recueil
de médecine vétérinaire. Août 1873).

On retrouve cette même idée dans les dispositions réglementaires adoptées par les autorités dans certaines grandes villes, notamment à Lyon et à Strasbourg. Dans cette dernière ville, où la question fut longuement étudiée par une commission compétente, on établit entre autres conclusions : « *Qu'afin de ne pas entraver le commerce loyal par une sévérité qui n'existe nulle part ailleurs, il y a lieu d'admettre pour la consommation la viande de porcs affectés de ladre à un faible degré, à la condition d'en faire éliminer toutes les parties dans lesquelles le ladre aura été constaté.* » (Rapport de M. Julien au Conseil départemental d'hygiène publique et de salubrité du Bas-Rhin. Recueil-décembre 1867).

Ce sont assurément des préoccupations semblables qui avaient guidé l'autorité municipale de la ville de Bordeaux dans la rédaction des articles 36 et 37 de l'arrêté du 20 décembre 1856, relatifs à la mise en vente des porcs ladres. Ces articles sont en effet conçus dans les termes suivants :

Art. 36. — Les porcs atteints de ladrerie, mais dont l'usage ne présentera aucun danger pour l'alimentation, seront vendus en conséquence et conformément aux usages du marché. Néanmoins, leur viande sera vérifiée après l'abatage, et, s'il y a lieu, il sera procédé comme il a été prescrit art. 33. (Constatation de l'état de la viande et enfouissement s'il y a lieu).

Art. 37. — Les porcs gravement atteints de ladrerie ou affectés de la lèpre seront refusés.

L'animal sera abattu et enfoui.

Un nouvel arrêté municipal, en date du 24 janvier 1872, est venu modifier les deux articles qui précèdent et résoudre la question de la vente de la viande ladre dans un sens beaucoup plus restrictif.

La situation administrative que j'occupe à Bordeaux ne me permet pas d'étudier avec commentaires les dispositions de l'arrêté du 24 janvier 1872. Je me permettrai seulement de dire que la tolérance *raisonnée* que je conseille à l'égard de la viande ladre, et qui a pour elle la sanction d'hommes d'une compétence indubitable, me semble conforme au sentiment de justice et d'équité qui me paraît devoir présider en pareille occasion tant dans l'intérêt de l'approvisionnement de nos marchés que dans l'intérêt de la consommation. Pour qu'une interdiction de mise en vente de porcs ladres pût réellement atteindre le résultat que poursuivent certaines municipalités, il faudrait qu'elle fût *générale ;* dans ce cas le producteur, sachant à l'avance que cette mise en vente est légalement interdite, s'appliquerait par tous les moyens possibles à faire disparaître toute souche ou tout moyen capable d'entretenir la ladrerie dans sa porcherie ; mais une semblable mesure restreinte à une localité donnée, à un département, n'a d'autre effet que de nuire à l'approvisionnement de cette localité ou de ce département. On ne peut pas tenir à propos de la ladrerie un langage aussi tranchant, observer une règle de conduite aussi rigoureuse que celle que nous avons conseillée à propos des animaux atteints de phthisie, car tandis que cette dernière maladie se chiffre dans une proportion d'à peine un sur mille animaux, la ladrerie *envisagée à tous ses degrés* existe, d'après nos calculs, dans la proportion de un pour cent environ.

Nous n'attachons donc pas, pour notre part, une importance bien grande au languéyage préalablement exercé sur les marchés d'approvisionnement ou tout au moins ne considérons-nous cette opération que comme un moyen qui doit être abandonné complètement à la discrétion de ceux qui achètent les porcs sur ces marchés et non comme une mesure administrative urgente. Mieux vaut, à ce dernier point de vue, le contrôle bien plus complet et bien plus certain exercé à l'abattoir, par l'Inspecteur, sur les animaux saignés et préparés suivant les pratiques adoptées par les charcutiers. Nous avons vu, page 13, qu'un arrêté du maire de Bordeaux, en date du 2 mars 1875, arrêté pris à notre instigation, remplit parfaitement le but que nous poursuivons. Aucun porc ne peut sortir de l'abattoir en vertu de cet arrêté, sans avoir été au préalable visité et estampillé par les agents de l'inspection des viandes ; telle est, à nos yeux, la meilleure garantie que l'on puisse offrir à la consommation.

Il nous resterait à envisager la question de la ladrerie au point de vue de la responsabilité commerciale ; mais nous traiterons cette question dans le chapitre que nous consacrerons à l'examen de la *garantie en matière d'animaux de boucherie.*

Trichine (trichina specialis). — Nous avons dit, page 286, que la *trichine* est un ver nématoïde que l'on a rencontré dans les muscles du porc et que la maladie engendrée par ce ver porte le nom de *trichinose.* Or, la viande de porc trichiné ingérée par l'homme donne lieu chez celui-ci à des désordres excessivement graves, capables même dans certains cas d'occasionner la mort. Hâtons-nous de dire cependant que les véritables épidémies de trichinose n'ont été réellement observées qu'en Allemagne et que jamais cette maladie n'a fait d'apparition en France ; aussi est-ce bien à tort qu'il s'est produit pendant un moment autour de cette maladie un bruit tellement sérieux qu'il a porté, à une époque peu éloignée de nous, de grands préjudices au commerce de la charcuterie.

N'ayant jamais eu occasion, pour notre part, de voir la trichinose ni sur l'espèce humaine, ni sur le porc, nous allons résumer les documents dont nous pouvons disposer concernant cette singulière affection.

La première épidémie de trichinose, dit la *Gazette des hôpitaux*, fut observée paraît-il, à Celle (Hanovre), en 1855; la seconde, qui durant cinq étés successifs, de 1858 à 1862, atteignit plus de trois cents personnes, fut celle de Magdebourg; une troisième eut lieu à Blenkenbourg (Harz), de 1859 à 1862; mais c'est surtout à partir de 1862 que ces épidémies se sont multipliées dans le nord et le centre de l'Allemagne, la Prusse, la Saxe et plus récemment le Hanovre, où elles ont été étudiées avec soin et déterminées dans leur véritable étiologie, avec une précision qui ne permet pas de conserver de doute sur leur origine et sur leur nature.

Dans un très-intéressant travail publié par M. le Dr Ketsner, de Strasbourg, sous le titre d'*Études sur la trichina spiralis*, il est fait une mention spéciale d'une épidémie de trichinose qui éclata au mois d'octobre 1863, à Hettstadt, près d'Eisleben (Prusse). Dans l'espace de six semaines, cent cinquante-huit personnes avaient été atteintes, sur quatre mille âmes environ, et vingt-sept avaient succombé. Tous les individus atteints avaient mangé de la viande d'un porc trichiné. Le boucher lui-même, sa femme et la servante moururent; quatre autres membres de la famille furent gravement malades. Une autre famille perdit la mère, une fille de vingt-trois ans, une fille de dix-huit ans et une autre de treize ans. La plupart des malades qui succombèrent dans cette épidémie *avaient mangé de grandes quantités de porc cru*, sous diverses formes. Ceux qui n'en avaient mangé que de petites quantités furent tous moins gravement atteints. Les enfants présentèrent généralement la forme bénigne.

On lit d'autre part dans l'*Union médicale* du 7 décembre 1865 : « Dans un gros village situé à une petite distance de Magdebourg, à Habersleben, plus de deux cents personnes ayant mangé de la viande de porc trichinée, ont été malades. Vingt sujets ont déjà succombé à la suite d'horribles souffrances. A l'autopsie, tous les organes ont été trouvés sains, à l'exception du système musculaire, qui était rempli de trichines en quantité incalculable (Lettre adressée de Baden à M. le Dr Cerise). »

Depuis ces épidémies, il paraît qu'une nouvelle apparition de trichinose a eu lieu en Allemagne, en 1874. A Cassel, on a trouvé, en un an, vingt porcs trichinés à l'abattoir municipal, et vingt-cinq porcs trichinés dans les environs. (Zundel. *Recueil de médecine vétérinaire.* Août 1874)

Quoique la trichinose ne soit réellement connue et étudiée que depuis 1860, de nombreux faits de cette maladie, datant de 1845, ont été signalés par Langenbeck et Virchow; d'autres datent de 1848, et ont été signalés par Wagner.

Il résulte, dans tous les cas, de cet aperçu historique que c'est particulièrement, et l'on pourrait même dire exclusivement, en Allemagne qu'a été observée la trichinose, car, d'un rapport fait par MM. Delpech et Reynal, envoyés en 1866 par le ministère pour étudier l'affection sur place, il résulte que le fait unique de trichinose que l'on avait signalé en Belgique, dans la province de Liége, est tout-à-fait erroné.

« En France, dit M. Bouley, dans un rapport au comité consultatif d'hygiène publique, bien que l'attention des médecins soit partout mise en éveil, aucun cas de trichinose n'a encore été rencontré, ni dans les villes, ni sur les populations rurales, ni dans l'armée, ni dans la marine où l'usage de la viande de porc salé est si répandu. »

Cette innocuité en faveur de la France s'expliquerait, au dire des auteurs qui se sont occupés de la question, par cette raison que, tandis qu'en Allemagne on fait un grand usage de viande de porc crue ou très-imparfaitement cuite, en France, au contraire, surtout dans les départements du Nord, ce n'est que par exception que quelques préparations de viande de porc sont consommées crues. D'où l'on doit conclure que la cuisson détruit le nématoïde de la trichinose. N'ayant jamais eu occasion de voir la trichine, nous n'avons jamais pu contrôler cette assertion; peut-être même, en raison des effets que nous connaissons de l'action du feu sur le ver de la ladrerie, sommes-nous quelque peu tenté de ne pas l'adopter d'une façon absolue; il paraît, dans tous les cas, que la salaison de la viande de porc ne détruit pas toujours la trichine, car voici ce que dit à ce propos M. Zundel dans sa chronique vétérinaire d'Allemagne, n° d'août 1874 du *Recueil de médecine vétérinaire :* « Dans ces dernières années, l'on a surtout constaté de nombreuses trichines dans le porc conservé, lard ou jambon, provenant d'Amérique; M. Schmit, de Cassel, prétend que sur vingt-cinq de ces jambons ou de ces côtes de lard, il y en avait au moins un où il y avait des trichines; *ces helminthes étaient bel et bien vivants et susceptibles de se reproduire dans les viscères du consommateur.* Il est permis de se demander, ajoute M. Zundel, si ces jambons trichineux importés, que souvent on jetait simplement à la voirie, n'ont pas contribué à rendre plus fréquente la trichinose; bien facilement de ces dangereuses viandes étaient consommées par des porcs ou des rats. »

Pour donner un aperçu des symptômes par lesquels se caractérise la trichinose chez l'homme, nous résumerons le remarquable travail publié en 1865 sur la question par M. le Dr Henri Rodet, de la Faculté de médecine de Paris, lauréat de l'École de Lyon (1).

L'auteur de ce travail divise la symptomatologie de la trichinose en trois périodes. La première, dite *période de l'irritation intestinale*, qui commence peu de temps après l'arrivée des trichines dans les intestins et finit à l'époque où elles en sont expulsées, se traduit par des phénomènes d'irritation d'une intensité variable suivant le nombre de trichines ingérées, la susceptibilité de la muqueuse, et suivant encore la durée du séjour de ces vers dans l'intestin. Tantôt, en effet, les accidents sont si légers qu'ils passent ignorés par le malade; tantôt, au contraire, ils se traduisent par de la diarrhée aqueuse ou contenant quelques taches de sang, par des coliques, des tiraillements dans le bas-ventre, plus rarement par de la constipation. La langue est ordinairement sale, chargée. Il y a des nausées, des vomissements muqueux, ou alimentaires, ou bilieux, avec ballonnement du ventre, prostration, coliques vives dans les cas graves. Le pouls est toujours élevé, à 100, 110, et la peau très-chaude. Les malades ne succombent presque jamais dans cette période; mais lorsque la mort survient par exception, on trouve la muqueuse rouge, boursouflée, les plaques de Peyer soulevées; et quelquefois même sur les animaux, M. Rodet a vu une véritable production diphthérique sur certains points de l'intestin.

La deuxième période dite *période de l'irritation musculaire*, dont la durée est ordinairement de quatre ou cinq septénaires, débute avec le passage des embryons dans les vaisseaux et avec leur arrivée dans le tissu musculaire.

Elle s'annonce par de la lassitude, des frissons, des douleurs dans les membres, suivis bientôt d'un œdème de la face et des paupières, quelquefois aussi des membres supérieurs; lorsqu'il se montre au larynx, l'œdème peut envahir la glotte et devenir une cause d'asphyxie. Les douleurs musculaires sont surtout vives aux membres. La peau est très-souvent le siége d'une sueur excessivement abondante, sueur fétide et persistante et quelquefois suivie d'une éruption furonculeuse ou miliaire. La diarrhée, qui s'était déclarée dans la première période, continue le plus souvent dans celle-ci. Le ventre est douloureux dans les cas graves, il y a ballonnement, du gargouillement quelquefois. La langue, saburrale dans les cas légers, augmente de volume dans les cas graves, à cause de l'irritation que produisent les trichines

(1) *Recueil de médecine vétérinaire.* Mai 1866.

qui ont envahi son tissu. Urine ordinairement peu abondante et ne contenant jamais d'albumine. Pouls atteignant 115, 120 et même 130 pulsations par minute; insomnie, agitation, soif très-vive.

La troisième période ou *période de terminaison* est celle pendant laquelle les phénomènes plus haut cités disparaissent ou s'amendent, c'est-à-dire entre le vingtième et le quarantième jour; néanmoins les malades restent abattus, faibles, languissants, sans appétit; les cheveux tombent en abondance, mais repoussent plus tard. Généralement un nouvel œdème des membres apparaît à cette période, œdème d'autant plus prononcé, en général, que l'individu est plus faible. La convalescence est toujours très-longue, très-pénible, et ce n'est guère qu'au bout de quatre, cinq ou six mois, que la guérison est définitive.

Les choses ne se passent malheureusement pas toujours ainsi; la mort survient quelquefois à la fin ou au début de la seconde période, au milieu d'accidents d'une gravité énorme, et qui ont la plus grande ressemblance avec ceux de la fièvre typhoïde. La pneumonie, qui apparaît quelquefois, est toujours une complication très-grave, tandis que la pleurésie n'entraîne, paraît-il, qu'exceptionnellement des conséquences sérieuses.

La mort, quand elle a lieu, n'arrive que rarement avant et après la quatrième ou la cinquième semaine. Relativement au sexe, la mortalité a été, dans l'épidémie d'Hettstadt, dans la proportion de huit pour les femmes et de cinq pour les hommes.

Nous bornerons ici le résumé que nous avons cru devoir présenter de la trichinose, persuadé qu'il suffira pour donner une idée de la nature de cette singulière affection dont l'esprit public s'est beaucoup préoccupé et dont notre pays a été fort heureusement préservé jusqu'ici.

Nous conclurons seulement qu'au cas où la trichinose serait constatée en un point quelconque de la France ou d'une contrée voisine, il importerait à l'Inspecteur de recourir à l'emploi du microscope pour s'assurer de l'état des viandes de porc soumises à son examen, car nous savons que, malheureusement, la vue seule non aidée d'un grossissement ne permet pas de constater la présence des trichines dans l'intérieur des muscles.

.Cinquième classe. — Viandes altérées par les influences atmosphériques.

Pour donner à cette partie, une des plus intéressantes de notre travail, le plus de développement et le plus de clarté possibles, nous la diviserons en trois sections, savoir :

1° Altérations des viandes fraîches ;

2° Altérations des viscères ou issues utilisés dans l'alimentation ;

3° Altérations des produits de la charcuterie.

1° *Altérations des viandes fraîches.* — Afin de mieux faire comprendre les modifications imprimées à la viande fraîche par les influences atmosphériques, il importe de rappeler tout d'abord brièvement les caractères propres à la bonne viande dans les principales espèces animales alimentaires. Dans les conditions ordinaires, *la viande de bœuf*, vue le lendemain du jour d'abatage, est d'un rouge vif entremêlé de lignes ou de pointillé, disséminés sur la coupe en quantité plus ou moins considérable, *persillé* constitué par la graisse interposée entre les faisceaux et entre les fibres musculaires ; sa consistance est à la fois ferme et élastique, son grain serré ; sa coupe très légèrement humide et ferme, son odeur douce et fraîche ; enfin, la graisse de couverture et le suif sont épais, blancs et fermes.

La viande de veau est blanche ou légèrement rosée, ferme, non persillée, mais garnie sur différents points de suif également ferme et blanc, particulièrement aux rognons et à la brague ou scrotum.

La viande de mouton est ferme, dense, d'un rouge très-vif, non persillée, mais garnie d'accumulations de suif très-blanc et très-résistant.

Enfin la *viande de porc* est de couleur chair ou rose pâle, ferme dans la région des membres, un peu moins résistante et plus marbrée de graisse au niveau du dos et des reins ; sa coupe est toujours onctueuse au toucher. Quant au bon lard il est blanc ou légèrement rosé, d'un grain fin et d'une consistance ferme.

La température produit sur la viande deux ordres d'effets, les uns, que nous appellerons *effets physiques*, consistant en des modifications extérieures, sorte d'échange s'effectuant entre les éléments composant la viande et les principes constitutifs de l'atmosphère ; les autres que nous désignerons sous le nom d'*effets chimiques*, se traduisent par de véritables transformations se passant au sein des agents azotés ou carbonés qui entrent dans la composition de la viande, sous l'influence de ces mêmes causes extérieures. Les développements dans lesquels nous allons entrer nous feront du reste mieux comprendre.

A. *Effets physiques.* — Parmi les agents atmosphériques produisant le plus d'effet sur l'aspect extérieur de la viande, il faut citer : le *soleil*, le *vent*, le *froid*, la *pluie ou l'humidité*.

Lorsque la viande demeure exposée au *soleil*, elle noircit, se dessèche et revient sur elle-même ou se déchire en se retirant des éminences ou des crêtes osseuses sur lesquelles les fibres musculaires prennent leur attache ; les parties tendineuses se racornissent de même que les aponévroses d'enveloppe. Cette action du soleil est évidemment toute extérieure, car il suffit d'enlever la couche superficielle du morceau ainsi desséché pour constater qu'en dessous de cette couche, la viande est intacte ; toutefois la viande a incontestablement perdu de son poids par suite de l'évaporation d'une partie de son eau. Quoique sans influence sur la qualité alimentaire proprement dite de la viande, cette action du soleil oblige le boucher à *peler* sa marchandise pour la rendre plus attrayante aux yeux de l'acheteur. Lorsque les rayons solaires ont donné pendant un certain temps sur une accumulation graisseuse ou sur une surface musculaire correspondant à une coupe osseuse, on voit fort souvent se reposer en ces points des mouches qui ne tardent pas à déposer leurs œufs.

Le *vent* produit sur la viande des effets qui varient suivant qu'il est sec ou humide. Un vent sec assèche la viande et la fait noircir ; mais il ne nuit en rien à ses qualités, car l'enlèvement de la couche superficielle desséchée met à nu un tissu musculaire très-vif et n'ayant perdu aucune propriété nutritive ; le même effet se produit lorsque la viande est exposée à un fort courant d'air. On peut ajouter aussi que lorsque par un vent sec et une température froide, la graisse des reins ou de la fente (section longitudinale de la colonne vertébrale), n'a pas convenablement figé, c'est que l'animal qui a fourni la viande n'est pas de bonne qualité ou était atteint de quelque maladie grave. Le boucher sait apprécier l'influence d'un fort courant d'air sur la viande et en profiter pour empêcher sa décomposition pendant l'été.

Le vent humide donne à la viande une teinte blafarde, noirâtre et une consistance molle ; à la coupe cette viande manque de résistance et cède sous la pression du doigt ; sa saveur est fade ; son odeur toute particulière reçoit dans certains pays le nom *d'éti* (je ne garantis pas l'orthographe du mot) ; à Bordeaux on la nomme odeur de *relan*; il est à remarquer toutefois que cette odeur, qui dénote évidemment un commencement d'altération, n'est que superficielle et disparait avec l'enlèvement de la couche la plus extérieure.

Les mêmes effets se produisent sur la viande pendant les temps de *pluies persistantes* ou de *brouillards*; elle devient molle, brune ou noirâtre en répandant l'odeur plus haut signalée. Dans l'espace de cinq à six heures on aperçoit facilement ces modifications sur une coupe récente, et du jour au lendemain la viande peut être complètement perdue.

La viande placée dans des caves humides où ne pénètre pas la lumière, noircit, répand une odeur d'aigre et se couvre en même temps de moisissures blanchâtres.

Le *froid sec* conserve la viande ; elle devient même plus ferme et plus résistante. Mais lorsque le froid est tellement rigoureux qu'il détermine la congélation des sucs de la viande, alors celle-ci devient raide et sa coupe laisse même quelquefois apparaître de petits glaçons brillants ; par le dégel cette viande se gâte très-facilement. D'après M. Soumille, d'Avignon, la viande gelée est réfractaire à la cuisson et ne cesse de rendre de l'eau ; elle doit être, dit-il, rejetée de la consommation parce qu'elle est indigeste et sans goût. Je crois bien, en effet, que cette viande peut être sans goût, mais de là à la croire indigeste et ne pouvant entrer dans la consommation, il me semble y avoir exagération, ainsi que le prouvent, du reste, les faits journaliers.

B. *Effets chimiques.* — La décomposition spontanée des viandes est l'altération que l'on observe le plus communément et qui surtout est le plus de nature à modifier leurs propriétés alimentaires. Cette décomposition ou putréfaction doit être envisagée comme la conséquence d'une véritable *fermentation* s'effectuant sous l'influence des conditions indispensables à toute fermentation en général, savoir : une matière fermentescible, la présence de l'eau, une température modérée et enfin un ferment ayant subi le contact de l'air ou de l'oxygène. Il est certain, en effet, que l'on rencontre dans la viande un élément essentiellement fermentescible représenté par les matières albuminoïdes, plus de l'eau qui, entrant pour une partie notable dans la composition de la viande, agit tout à la fois par ses propriétés physiques et par ses propriétés chimiques. Quant à la température voulue pour la fermentation, chacun sait que ses effets sont d'autant plus appréciables sur la viande que cette température est plus élevée. C'est ainsi, par exemple, que la viande qui se conserve facilement depuis la température de 0° jusqu'à + 3° ou + 4°, entre en décomposition depuis la température de + 12° à + 15° et se corrompt avec une rapidité effrayante à une température de + 25° à + 30° et au-dessus jusqu'à + 55° ou + 60°. La présence de l'air est également indispensable pour la fermentation et son action est d'autant plus sensible qu'il est sous le coup d'une certaine tension électrique ; chacun sait, en effet, avec quelle facilité se corrompt la viande par un temps d'orage.

C'est à Gay-Lussac que l'on doit la première théorie relative aux phénomènes chimiques qui se passent dans la putréfaction des viandes. Nous allons donc reproduire tout d'abord cette théorie, interprétée par M. Sanson, dans le dictionnaire de MM. Bouley et Reynal. Mais nous devons ajouter que de nos jours la théorie de Gay-Lussac

est considérée comme insuffisante, ainsi que nous le démontrerons
tout-à-l'heure,

Voici, d'après M. Sanson, comment s'expliquent les modifications
subies par la viande sous l'influence des trois conditions réunies d'aération, d'humidité et de température : « Dans ces diverses conditions,
dit M. Sanson, le fait fondamental de la putréfaction est un phénomène de réduction, auquel participent eux-mêmes les sels minéraux
de la matière organisée. L'examen des produits de cette opération naturelle ne permet pas d'en douter. C'est l'oxygène ozonisé ou actif de
l'air qui donne, pour ainsi dire, le coup de fouet au mouvement ; l'albumine, la fibrine et toutes les autres matières albuminoïdes lui cèdent
du carbone et de l'hydrogène, pour former de l'acide carbonique et
de l'eau. Le mouvement étant ainsi commencé, ces matières en voie
de combustion réagissent sur tout ce qui peut le continuer, en leur
fournissant l'oxygène nécessaire ; l'eau est décomposée, les sulfates
réduits à l'état de sulfures, et l'hydrogène, devenu libre à l'état
naissant, s'unit au soufre qui sort, au même état de la constitution
des matières albuminoïdes ; de plus, il décompose les sulfures et
s'unit, en outre. pour une portion, à l'azote devenu également
libre. De là résultent de l'hydrogène sulfuré, de l'ammoniaque,
qui se combinent ensuite, en même temps que celle-ci neutralise
l'acide carbonique résultant de la combustion directe. Ainsi se sont
formés le sulfhydrate d'ammoniaque et une portion du carbonate
d'ammoniaque qui figurent parmi les produits constants de la putréfaction. En même temps que se passent ces différentes transformations
chimiques, apparaissent au milieu des tissus animaux et particulièrement dans les liquides, des productions microscopiques animales ou
végétales ; puis, diverses mouches ovipares ou vivipares, particulièrement la mouche carnassière, viennent déposer sur la viande des œufs
ou des larves : ces dernières portent généralement le nom d'*asticots.*»

De ce qui précède il résulte que jusqu'à ces derniers temps il était
admis que dans la putréfaction des viandes le *ferment* était le produit
d'une altération des matières albuminoïdes par l'oxygène de l'air et
que les êtres organisés microscopiques qui accompagnent la fermentation devaient être considérés comme des effets de la putréfaction.
Cette opinion a été récemment combattue par M. Pasteur, et nous
croyons ne pas trop nous avancer en disant que la majorité des savants partage aujourd'hui les principes émis par l'illustre académicien
sur la nature essentielle des ferments. Pour M. Pasteur, les ferments
sont des êtres organisés, végétaux ou animaux, ayant pour origine

l'air atmosphérique, les particules solides charriées par l'atmosphère, contenant soit des œufs d'infusoires, soit des spores de macédinées ; la matière albumineuse est toujours considérée par lui comme étant indispensable à la fermentation, non pas parce qu'elle est altérée par l'oxygène de l'air, mais parce qu'elle fournit au ferment des éléments indispensables à son développement ; ainsi pour M. Pasteur, le ferment n'est pas une matière morte, *c'est un être vivant dont le germe vient de l'air*, et les phénomènes chimiques de la fermentation sont liés à une production continuelle de globules se développant et se multipliant par un bourgeonnement qui s'effectue au sein des matières albuminoïdes ; les produits de la fermentation devenant dans cette théorie les résidus de la nutrition du ferment, on comprend que pour que cette fermentation se continue, il faut qu'elle trouve sans cesse disséminés dans l'atmosphère les germes nécessaires à son existence, et c'est sous la forme d'infusoires ou de mucédinées qu'existent ces germes indispensables, théorie à laquelle on a donné le nom de *panspermisme*. (πᾶν, σπέρμα)

Après ces diverses explications scientifiques fournies sur les altérations des viandes par la fermentation, revenons à une étude pratique des faits fournis par l'observation journalière.

C'est pendant les fortes chaleurs de l'été et particulièrement par les temps orageux que la viande *tourne* ou se décompose le plus facilement. Il résulte même des expériences directes faites par Brown-Séquard, que la chair des animaux tués par l'électricité entre en putréfaction plus rapidement que la viande de ceux qui sont sacrifiés par les bouchers à la manière ordinaire. Cette décomposition à conditions égales ne s'effectue pas à un égal degré sur toutes les natures et qualités de viande, et l'on pourrait même ajouter que son apparition et son degré varient avec les différentes parties composant un même morceau de viande.

Parmi les conditions qui favorisent le plus la décomposition de la viande, je citerai : 1° un état de graisse très avancé du sujet ; 2° l'abatage effectué immédiatement ou peu de temps après le repas de l'animal ; 3° l'imperfection ou l'absence absolue de la saignée ; 4° le séjour par trop long des viscères digestifs dans l'intérieur du cadavre ; 5° enfin un abatage effectué après que l'animal était fatigué par la marche, alors que la circulation était le plus active. Nos bouchers savent parfaitement, par exemple, que la viande d'un bœuf ayant jeûné depuis vingt-quatre heures, se conserve beaucoup mieux que celle provenant d'un sujet dont la panse et les intestins étaient bourrés par la nourriture ; ils savent également que la viande provenant d'un sujet sacrifié suivant le mode israëlite se conserve mieux que celle de l'animal abattu par les procédés d'abatage ordinaires. Ajoutons encore que la viande se décompose d'autant plus vite qu'elle provient d'animaux plus jeunes, tels que agneaux de lait et veaux. Pour donner une idée de la rapidité avec laquelle se corrompt la viande imparfaitement saignée, sous l'influence des causes extérieures favorables à la décomposition, je citerai le fait suivant :

Au mois de juin 1875 me furent présentées les deux moitiés d'un beau bœuf que je supposai avoir été saigné au dernier moment pour éviter une mort certaine. Le temps est chaud et l'atmosphère est chargée d'électricité. Quoique tué de la veille, cet animal exhale une odeur repoussante ; ses rognons sont verdâtres et recouvrent des filets pâles, humides, sans consistance. Dans son ensemble, du reste, la viande est décolorée et se déchire facilement ; à la coupe, elle s'affaisse sur elle-même par suite du dégagement de gaz infects ; partout le sang est extravasé, noir, notamment dans les interstices musculaires occupés par du tissu cellulaire. Ce dernier tissu est mou, humide et d'aspect verdâtre. Les grandes séreuses splanchniques sont comme lavées et verdâtres, humides et ayant perdu leur aspect nacré normal. Tout annonce donc une décomposition complète survenue en vingt-quatre heures à peine et favorisée par une saignée imparfaite et des conditions atmosphériques propices ; de plus, ce fait démontre aussi que c'est dans le voisinage des accumulations graisseuses, dans les parties occupées par du tissu cellulaire, que s'effectue le plus promptement la décomposition de la viande.

Chez le mouton, c'est particulièrement au cou, au niveau de la saignée que s'observent les altérations produites par la décomposition : la viande est noire, sèche et répand une odeur ammoniacale surtout dans les points occupés par du tissu cellulaire ou quelque duplicature séreuse ; les larves des mouches sont déposées de préférence près de la coupe des os ou dans la cavité cotyloïde de l'atlas, ou bien encore dans le trou occipital de l'os du même nom. Chose digne de remarque, c'est que l'odeur ammoniacale de la viande de mouton corrompue est plus persistante que celle de toute autre nature de viande ; loin de diminuer par la cuisson, elle ne fait qu'augmenter.

Pour la viande de veau, la décomposition se traduit surtout par une coloration verdâtre du suif des rognons, des masses adipeuses ou celluleuses, des aponévroses occupant les interstices musculaires ; aussi suffit-il bien souvent, au début de l'altération, d'enlever ces lambeaux adipeux ou celluleux pour rendre la viande utilisable. Les mêmes remarques s'appliquent à la viande d'agneau et de chevreau.

Règle générale : la viande, de quelque animal qu'elle provienne, se corrompt toujours plus vite et plus complètement au voisinage des os.

La viande de porc devient, en se corrompant, noirâtre ou blafarde en même temps qu'elle répand une mauvaise odeur. Le lard *rance* ne doit la préférence dont il est l'objet dans certaines villes du Midi, qu'à un commencement de décomposition qu'accusent à la fois son odeur et sa saveur ammonicales; poussée à un haut degré, la rancidité s'accuse au microscope par la présence de végétaux parasites, de véritables microphytes.

J'ai dit précédemment, que pendant l'été, une des causes s'ajoutant aux phénomènes de décomposition de la viande, est le dépôt de larves de mouches. Un médecin anglais, M. W. Hope, a constaté que ces larves, pénétrant en grand nombre avec la viande dans l'appareil digestif du consommateur, y demeurent vivantes, s'y développent et peuvent devenir la cause de maladies. Ce médecin a désigné du nom de *myasis* les désordres produits par les larves des mouches.

Parmi les espèces de mouches le plus à redouter pour la viande, nous citerons :

1° *La mouche bleue ou grosse mouche à viande (musca vomitoria. Linnée)*, dont les caractères sont : Tête brune, à reflets jaunâtres, yeux très-rapprochés en arrière, suçoir membraneux, mou, terminé par deux lèvres épaisses et couvertes de poils, thorax noir, abdomen bleu rayé de noir. Cette mouche abandonne sur la viande comme une sorte de liqueur qui en accélère la putréfaction, puis elle y dépose ses œufs; ceux-ci transformés en larves ou petits vers blancs, se développent rapidement et constituent ce que l'on appelle des *asticots*. Chacun connaît le bruit sonore ou bourdonnement qui annonce la présence de cette mouche, et le boucher la redoute avec raison, surtout à cause de sa remarquable fécondité;

2° *La mouche grise ou mouche carnassière (musca carnaria ou sarcophaga carnaria. Meig)*, la plus grande des mouches et dont les yeux sont très écartés en arrière. Corps d'un jaune doré antérieurement et couvert de poils noirs assez longs et épais; thorax gris, portant quatre raies longitudinales noires, abdomen d'un noir luisant, avec quatre taches carrées blanchâtres sur chaque anneau. Cette mouche est surtout remarquable par sa fécondité. Recherchant particulièrement les cadavres pour y déposer ses larves, elle dépose, d'après Oken, vingt larves à la fois sur une largeur, et de cent à deux cents sur une longueur de sept millimètres, soit une moyenne de vingt mille sur une petite surface. Ses larves sont blanches, molles, dépourvues de pattes, terminées en pointe antérieurement, tronquées à leur partie postérieure. Leur bouche est un suçoir accompagné de deux crochets écailleux, très-propres à déchirer et à diviser ;

3° La *mouche ordinaire* (*musca domestica*), qui fait particulièrement le désespoir de la boucherie, par la persistance avec laquelle elle revient après avoir été chassée et par sa fécondité également remarquable. D'après M. Mégnin, c'est la seule qui puisse colporter le charbon des cadavres aux animaux sains.

4° La *mouche dorée* (*Musca cæsar* ou *lucilia cæsar*), qui recherche plutôt les viandes en putréfaction que les viandes fraîches ; elle dévore les cadavres, même les cadavres injectés (Raspail).

Enfin l'on trouve quelquefois dans le lard la larve de l'*Aglossa pinguinalis* ou *aglosse de la graisse*.

Quelque répugnante que soit la présence de larves de mouches sur la viande, nous pensons que l'on ne doit retirer cette viande de la consommation que tout autant qu'elle est le siége d'un travail de décomposition, et que, en dehors de cela, il suffit d'enlever les larves et la couche musculaire sur laquelle elles reposaient pour pouvoir utiliser la viande, si tant est, bien entendu, que les larves n'y sont pas en trop grand nombre.

Il ne nous paraît pas inopportun d'ajouter, à propos des mouches de la viande, qu'on a voulu faire jouer à ces insectes, dans ces derniers temps, un rôle très-important, comme moyen de transmission du charbon aux animaux sur lesquels elles se reposent. Nous n'avons pas à insister sur ce point, qui a du reste trouvé de nombreux et très-expérimentés contradicteurs ; mais il nous paraît plus rationnel d'admettre, avec M. Depaul, que la transmission à l'homme de la pustule maligne par l'intermédiaire des mouches peut parfaitement s'effectuer. « Une foule de praticiens exerçant dans des départements où l'on a fréquemment l'occasion d'observer la pustule maligne chez l'homme, sont d'accord, dit M. Depaul, pour attribuer le développement de cette pustule à des piqûres faites par des mouches, ou ce qui revient au même, à des piqûres que certains individus se sont faites à eux-mêmes en dépouillant des animaux morts de charbon, ou bien encore en maniant des crins, des laines et autres matières imprégnées de sang charbonneux frais ou desséché. » (Recueil de *Médecine Vétérinaire*, mars 1870.)

Une étude plus complète de cette question a été faite dans le même journal par M. Mégnin, vétérinaire militaire, bien connu par ses nombreux travaux scientifiques, lequel a conclu de la manière suivante : « Je comprends que chez l'homme la pustule maligne puisse avoir pour point de départ une piqûre de mouche, et les ouvriers tanneurs qui, d'après M. Raimbert, accusent la mouche piquante (*Stomoxe cal-citrans*, Geoff), à tort suivant lui, pourraient bien avoir raison. Cette mouche, qui ne va jamais sur les cadavres ni sur les animaux mala-des, pique les animaux sains et surtout l'homme pour se repaître de sang frais. Or, sa piqûre s'accompagne d'une certaine démangeaison qui invite à se gratter. Les cousins produisent le même effet. On m'accordera que les ongles des ouvriers tanneurs ne soient pas tou-jours très propres, et qu'ils puissent contenir dans leur rainure des particules desséchées, provenant des peaux qu'ils manient touté la journée. Comme, d'après M. Davaine, du sang ou de la sérosité des-séchée peut garder sa puissance contagieuse pendant plus d'une année, une de ces particules peut parfaitement être inoculée par le grattage et donner naissance à une pustule maligne. Voilà le seul cas, à mon avis, où une mouche puisse intervenir et jouer un rôle, bien indirect, dans la production du charbon. Mais ce fait, admissible pour l'homme, ne peut pas l'être pour les animaux. » (Recueil *loco citato*.)

Que la mouche soit directement ou indirectement un moyen de transmission de la pustule maligne à l'homme, il est certain que le fait se produit, nous en avons nous-même vu les preuves ; aussi nous a-t-il paru bon d'appeler l'attention de MM. les bouchers ou tanneurs sur ce fait qui les intéresse plus que tous autres et de les prévenir de l'opportunité qu'il y a à arrêter le plus promptement possible les pro-grès d'un mal dont les conséquences sont trop souvent mortelles ; j'ajoute que la cautérisation immédiate au fer rouge est le remède le plus prompt et le plus efficace que l'on puisse opposer aux progrès de ce genre d'accident.

2° *Altérations des viscères ou issues utilisées dans l'alimentation.*

A. *Foie.* — Le foie sain du bœuf représente une masse épaisse parti-culièrement à sa partie supérieure ; sa couleur est d'un brun chocolat, quelquefois violette ou jaunâtre ; sa consistance est ferme. Il n'est réellement formé que par un lobe sur le côté et à la partie supérieure duquel est placé le lobule de Spigel. La vésicule biliaire, de forme ovoïde ou piriforme, est logée dans une fossette de la face postérieure de l'organe auquel elle est reliée par le canal cystique. Le poids moyen du foie du bœuf varie entre 7 et 10 kilog. suivant la taille des ani-maux. Sur sa coupe lisse et laissant écouler le sang qui s'échappe des vaisseaux qui le parcourent, on aperçoit aussi les orifices béants des canaux hépatiques. Son odeur est fraîche mais rappelant toujours l'amertume caractéristique de la bile. Ajoutons que, d'après les ana-lyses les plus récentes, la bile serait essentiellement une solution de deux sels résultant de la combinaison des acides cholique et choléique avec la soude, sels qu'on appelle généralement glycholate et tauro-cholate de soude, associés à quelques autres substances dont le rôle paraît très-secondaire. Elle contient 5 à 20 p. 100 de principes solides, suivant qu'elle sort directement du foie ou qu'elle a éprouvé une concentration plus ou moins grande dans la vésicule (*Physiologie comparée* de G. Colin).

Le foie entre facilement en décomposition, en raison des nombreux vaisseaux qui le parcourent. Sur les marchés et à l'abattoir de Bordeaux, le service de l'inspection des viandes en saisit une moyenne annuelle de 1,000 à 1,200. En se décomposant, le foie perd de sa consistance, se ternit, et acquiert une odeur ammoniacale très-prononcée. J'ai remarqué que sur nos marchés, où l'installation de la triperie se fait sur des tables de marbre, le foie, contractant une adhérence étroite avec la surface unie de cette table, s'y corrompt très-facilement, particulièrement pendant l'été ; à la longue, on s'aperçoit même que le marbre finit par s'user au contact des foies, ce qui résulte sans doute de l'action mordante, acide, du liquide choléique.

En 1873, il se produisit à Bordeaux, par la voie des journaux, une vive réclamation à propos d'une pratique suivie par la triperie pour la conservation des foies, pratique qualifiée de fraude, et sur laquelle je crois utile de dire quelques mots. Cette prétendue fraude consistait, disait-on, à mettre tremper les foies pendant douze heures dans l'eau, temps pendant lequel ces viscères absorberaient une quantité de liquide telle que 1 kilog. de la marchandise ne représenterait plus en réalité que 5 ou 600 grammes ; ce moyen, ajoutait-on, permettait au tripier de faire produire au foie des animaux une valeur trois ou quatre fois plus considérable que celle qu'elle représente réellement.

Consulté à ce propos par l'administration municipale, je répondis tout d'abord que la pratique de mettre tremper les foies dans l'eau, du soir au lendemain, loin d'être un acte blâmable, était au contraire commandée par la nécessité, le foie mis ainsi à tremper se conservant beaucoup mieux qu'abandonné à l'air. De plus, ne croyant pas sérieusement à une fraude, j'entrepris des recherches de la manière suivante : je mis à tremper des foies dans l'eau pendant treize, quatorze et quinze heures, et j'obtins des données que je résumerai dans le tableau ci-contre :

NATURE DES FOIES	POIDS BRUT		POIDS après la trempée.		QUANTITÉ d'eau absorbée.
Foie de bœuf....	9 kil.	» gr.	9 kil.	500 gr.	500 gr.
id.	7	500	8	»	500
id.	10	»	10	500	500
id.	9	220	9	600	380
id.	7	900	8	200	300
Foie de veau....	3	100	3	300	200
id.	1	610	1	750	140
id.	3	200	3	250	50
Foie de mouton..	»	850	»	920	170
id. ..	»	750	»	825	75
id. ..	»	700	»	750	50

On voit d'après les chiffres qui précèdent combien en réalité est relativement minime la quantité d'eau absorbée, même après un séjour dans le liquide presque double de celui durant lequel les industriels mettent d'ordinaire tremper les foies, et j'ajoute que cette quantité d'eau ne peut réellement être la source d'un bénéfice illicite, attendu que les nombreuses coupes pratiquées au moment de la vente donnent un écoulement facile à la portion de liquide qui a pu être absorbée. J'ai conclu donc en demandant à l'autorité de laisser aux industriels débitant les foies la faculté de les mettre tremper dans l'eau, cette pratique étant à mes yeux plutôt utile que préjudiciable aux consommateurs.

Le foie de veau se distingue du précédent par son moindre volume et sa couleur beaucoup plus claire ; on peut ajouter aussi qu'il est plus tendre et par cela même plus recherché par la consommation.

Comme le foie de bœuf, il entre facilement en décomposition, se ramollit et acquiert alors une odeur repoussante.

Le foie de mouton est généralement d'une couleur brune foncée ; sa consistance est plus ferme que celle du foie de veau ; on y distingue facilement trois lobes dont un plus petit que les deux autres. Sa décomposition est également facile et prompte.

Le foie de porc est formé par trois lobes bien marqués, le gauche plus grand que le droit, le moyen portant la vésicule biliaire. Il est d'un brun foncé et s'écrase facilement sous la pression du doigt ; son aspect est grenu ; à sa surface se dessinent d'une façon très-appréciable un pointillé blanc formé par les lamelles interlobulaires envoyées à son intérieur par la capsule de Glisson.

Les développements dans lesquels nous sommes entrés en traitant des lésions hépatiques nous dispensent de revenir ici sur les modifications que subit le foie sous l'influence des altérations dont il peut être le siége par suite de maladies.

B. *Rate.* — La rate de bœuf est longue et de même largeur dans toute son étendue; ses extrémités sont arrondies. Celle du mouton est petite et à peu près ovale. Chez le porc, elle est à peu près triangulaire.

Chez tous ces animaux, son aspect général est brun foncé, sa surface est grenue, chagrinée, grâce à la multiplicité des prolongements envoyés dans l'épaisseur de l'organe par sa tunique fibreuse. La rate est molle et s'écrase facilement sous les doigts ; sa grande vascularisation jointe à l'état pulpeux et particulièrement sanguin de la boue splénique, font que cet organe se décompose avec une facilité remarquable sous l'influence des causes que nous savons être particulièrement favorables à la putréfaction.

C. *Pancréas.* — Le pancréas est peu utilisé pour l'alimentation ; toutefois, il importe de dire que la structure lobulaire et granulée de cet organe jointe à la quantité de matière grasse qui pénètre son tissu cellulaire inter-lobulaire, lui donnent une consistance molle et rendent sa décomposition très-prompte et très-facile.

D. *Poumons.* — Les poumons du bœuf et du mouton sont peu utilisés pour l'alimentation de l'homme ; mais il n'en est pas de même de ceux de l'agneau qui, dans le Midi et dans l'Ouest, constituent un mets assez estimé. On sait que chez les ruminants le poumon gauche est divisé en deux lobes et le droit en quatre, dont un antérieur se recourbe en avant pour venir s'appuyer sur la base du cœur.

Les poumons de ces animaux ne sont généralement exposés en vente qu'après avoir été soufflés; ils sont alors d'un beau rose et élastiques à la pression ; leur surface extérieure est nacrée et comme quadrillée par la trace des cloisons cellulaires qui partagent l'organe en lobules volumineux.

Exposé à l'air, le poumon se dessèche et devient noir. Sous l'influence d'une température élevée, on observe quelquefois, au niveau de la base de la trachée, près de l'origine des grosses bronches, une décomposition rapide résultant de l'accolement des deux poumons par leur bord postérieur convexe. Du reste ces altérations n'ont pas, je le répète, une grande importance vu l'usage restreint que l'on fait des poumons dans l'alimentation.

E. *Thymus ou Ris.* — Les ris de veau, très-estimés par la consommation, constituent normalement deux lobes de couleur blanchâtre, à surface ridée, accolés l'un à l'autre et placés sous la face inférieure de la trachée, à l'entrée de la poitrine, couverts qu'ils sont à moitié par les deux lames du médiastin antérieur.

A part l'absence de canal excréteur, la structure des ris se rapproche beaucoup de celle des glandes : nombreux lobules granuleux au centre desquels existent des cavités volumineuses remplies d'un liquide lactescent; nombreux et énormes vaisseaux sanguins et lymphatiques; toutes conditions, en un mot, expliquant la facilité avec laquelle les ris s'altèrent et deviennent immangeables sous l'influence des causes favorables à la décomposition.

F. *Cœur.* — Quoique d'une structure musculaire dense et serrée, le cœur est quelquefois utilisé seul dans l'alimentation, particulièrement le cœur de veau. C'est au niveau de l'origine des gros vaisseaux, comme au niveau des orifices auriculo-ventriculaires, que se manifestent particulièrement les caractères de la décomposition; j'ajoute que, quoique placées dans des conditions de conservation identiques, les oreillettes se décomposent préférablement et plus tôt que les ventricules du même cœur.

G. *Blanc de bœuf* ou *gras-double, ventre de veau, pieds de mouton.* — Le commerce de la triperie livre encore à la consommation les estomacs du bœuf sous le nom de *blanc de bœuf* ou *gras-double,* les intestins, la tunique abominale et le scrotum de veau et d'agneau sous la désignation de *ventre ou fraise de veau* ou *d'agneau,* les *pieds de mouton.* Ces différentes parties sont soumises avant la vente à une immersion et à une ébullition prolongées, puis débarrassées par le raclage de tout ce qui est susceptible de leur donner à la fois un aspect repoussant et des propriétés peu favorables à leur digestibilité. A l'état frais le blanc de bœuf est ferme et d'un blanc mat; on assure même que, pour augmenter la blancheur du gras-double, certains industriels le font tremper dans une solution de sulfate d'alumine; nous pensons que cette pratique, si elle est réellement suivie, ne doit pas être tolérée parce que, sans donner à la viande des propriétés essentiellement nuisibles, elle lui communique une propriété astringente qui pour certains estomacs peut nuire à sa digestibilité. Au printemps, le blanc de bœuf conserve quelquefois, malgré son ébullition, une légère teinte verdâtre due à la nourriture herbacée des animaux.

Le ventre de veau, fraîchement préparé est également blanc ou très-légèrement jaunâtre; son odeur est nulle.

Blanc de bœuf, ventre de veau et pieds de mouton s'altèrent facilement pendant les fortes chaleurs de l'été et revêtent alors une consistance molle, gluante et une odeur repoussante très-sensible. Disons aussi que le blanc de bœuf, aussi bien que le ventre de veau, est de nature peu facile à digérer, et exige conséquemment un assaisonnement préalable fort épicé. Quant aux pieds de moutons, ils fournissent à la cuisson comme une sorte de produit gélatineux dont les propriétés nutritives sont très-restreintes et le goût naturellement fade (1).

H. *Langue de bœuf, de veau,* de *mouton, joues de bœuf, cervelles,* sont autant de parties qui s'altèrent promptement par une température chaude et orageuse. Pour la langue, la corruption apparaît tout d'abord à sa base, au voisinage des portions de glandes salivaires qui y sont restées attenantes. La cervelle se corrompt d'autant plus vite qu'elle a été plus écrasée par l'assommage et qu'elle reste dans cet état plus longtemps recouverte de ses enveloppes.

3° *Altérations des produits de la charcuterie.* — La charcuterie livre à la consommation une quantité considérable de viande de porc sous les formes et les aspects les plus variés ; on pourrait même dire que c'est sous la dénomination générale de *charcuteries* que la classe ouvrière particulièrement trouve dans le commerce certaines préparations dont le bon marché n'est pas la moindre des qualités.

Diverses circonstances particulières doivent être prises en considération lorsqu'il s'agit d'apprécier la qualité et l'état plus ou moins sain des produits de la charcuterie. Quoique fort difficiles à préciser, car c'est là, il faut l'avouer, une question de métier, j'essaierai de résumer les causes susceptibles d'agir sur la valeur de ces produits, de la manière suivante : 1° Nature des viandes qui entrent dans la composition de ces produits ; 2° Préparations auxquelles ces produits sont soumis pour en faciliter la conservation ; 3° Nature des nombreux condiments utilisés dans leur fabrication.

Le porc n'entre pas seul dans les produits de la charcuterie : on trouve fort souvent, par exemple, le sang de veau associé au sang de

(1) Notre article traitant de l'utilisation de la viande des animaux atteints de la *fièvre aphtheuse* était imprimé lorsque nous avons reçu d'un de nos estimables collègues, M. Rancillia, vétérinaire à Caen, la note suivante que nous croyons utile de reproduire ici :

« Si l'usage alimentaire de la chair d'animaux atteints de fièvre aphtheuse n'a aucune influence fàcheuse, il y aurait cependant, à mon avis, une mesure à prendre relativement aux organes malades. Cette préparation culinaire qui chaque jour s'étend de plus en plus, les *tripes à la mode de Caen*, a pour base les estomacs et les pieds des bestiaux. Ces organes, lavés dans plusieurs eaux, sont mis avec les pieds blanchis et force aromates dans de grands pots en grès et soumis toute une nuit à la coction dans le four du restau-

porc pour la confection des boudins ; la viande de cheval, d'âne ou de bœuf réunie à la viande de porc dans la composition du saucisson ; dans le cervelas près d'un tiers de viande de bœuf associé à deux tiers de viande de porc, etc., etc. On peut dire aussi que dans certaines préparations il entre diverses parties de porc, les unes fraîches, les autres plus vieilles, ces dernières concourant fort souvent à faciliter la décomposition des premières, exemple certains boudins dans la composition desquels un industriel peu scrupuleux peut associer du sang frais à des morceaux de vieille couenne hachée.

Les préparations auxquelles sont soumises les viandes de porc sont : la *salaison* sèche ou humide, avec ou sans addition de salpêtre ; la *cuisson* et l'exposition à la *fumée*. Quant aux condiments ou ingrédients divers utilisés par la charcuterie, ils sont nombreux : tels sont le sel, le poivre, les plantes aromatiques comme persil, ciboule, thym, laurier, coriandre, plusieurs excitants comme l'ail, la truffe, etc., quelquefois même pour certaines préparations des matières colorantes telles que la cochenille ; on dit aussi que la charcuterie emploie dans le même but quelques sels de cuivre ou même un *produit arsénical*.

Ces opérations diverses, aussi bien que l'emploi de ces nombreux condiments ou produits chimiques, s'expliquent soit par la facilité avec laquelle les préparations de charcuterie se corrompent, subissant ainsi des altérations d'autant plus à redouter qu'elles sont pour la plupart ignorées du consommateur, quelquefois même assez difficiles à saisir; soit par le désir de donner à ces préparations une apparence engageante, mais sans se soucier alors des propriétés toxiques des substances employées.

« On voit, dans les temps les plus reculés, dit M. Zundel, les *suarii*, les *saucisseurs* et *chair-cutiers* spécialement chargés de la vente et de la préparation de la chair de porc et de toutes les formes qu'on peut

rateur. En 1875 nous avons eu l'épizootie aphtheuse en mars et avril et la maladie a repris à l'automne. Pendant ce laps de temps les gourmets qui courraient à ce régal, ont eu chaque dimanche sous la dent des grumeaux de pus concrété, ont sucé des phalanges aux aréoles imprégnées des éléments les plus hétérogènes.

« Les petites bourses qui s'adonnent à la langue fourrée et à la vulgaire tétine ont éprouvé le même désagrément. »

Nous partageons complètement l'opinion de notre collègue. Il est évident que, dans une situation pareille, le devoir de l'Inspecteur est de proscrire de la consommation les organes lésés qui servent d'habitude à fabriquer les fameuses *tripes à la mode de Caen*.

lui faire revêtir. Dès l'an 1475, des prescriptions de police avaient soumis le commerce de la charcuterie à des règles qui garantissaient jusqu'à un certain point la salubrité des aliments qu'il fabriquait. Depuis 1791, ce commerce jouit d'une liberté presque entière, sauf quelques règlements de police.............................

..... On n'a que trop souvent à signaler les fraudes commises par divers charcutiers; tantôt ils livrent à la consommation des viandes avariées, moisies; tantôt de la charcuterie faite avec de la viande de cheval, quelquefois de chien. Un ancien préfet de police, Gisquet, rapporte que dans une seule visite, les préposés avaient confisqué dans Paris plus de 5,000 kilog. de charcuterie avariée; les jambons, saucisses, saucissons et cervelas, à moitié pourris, furent placés sur vingt charrettes, conduits à Montfaucon et jetés dans les bassins. » (1).

Nous avons pensé pour plus de clarté, devoir faire un énoncé général des modifications que peuvent subir les préparations de charcuterie, appelant plus particulièrement l'attention, le cas échéant, sur certaines d'entre elles.

D'une manière générale, lorsque les préparations de charcuterie sont saines, elles sont fermes, leur cassure est nette et leur odeur, aussi bien que leur saveur, dénote les propriétés inhérentes à la nature des assaisonnements plus ou moins épicés ou anti-septiques qui entrent dans leur composition.

J'ai cru et professé pendant longtemps que cervelas ou saucissons ne pouvaient recéler des propriétés nuisibles à la santé des consommateurs sans qu'ils offrissent à l'œil des caractères dénotant leur altération. Or, j'ai acquis depuis la certitude qu'il n'en est pas toujours ainsi, et voici ce que l'expérience m'a appris.

A un premier degré on ne saurait s'en rapporter essentiellement à la consistance et à la coupe du saucisson, car il est encore ferme et sa coupe est nette, lisse et brillante; seulement son odeur est aigrelette et si l'on en mâche un morceau, il accuse une saveur piquante, âcre, *prenant à la gorge;* c'est à ce degré d'altération que nos charcutiers bordelais donnent le nom de *piqué.* A un degré plus avancé, le saucisson altéré a une teinte extérieure terne et terreuse; il n'est plus aussi ferme, quelquefois même il est sensiblement humide à la main; sa coupe est terne, particulièrement sur les bords; une légère teinte verdâtre s'accuse notamment au niveau des morceaux de lard entrant dans la préparation; son odeur est acide et sa saveur piquante, désagréable; lorsqu'on le casse, le saucisson altéré a une cassure

_____

(1) Recueil de *Médecine vétérinaire.* 1872.

d'autant plus terne et filandreuse que l'altération est plus prononcée ; on dit dans ce cas que le saucisson est *échauffé*. Lorsque le saucisson est complètement *décomposé*, il est mou et sa surface est couverte d'une sorte de vernis gras et grisâtre, de mauvaise odeur. J'ai constaté sur l'enveloppe de saucissons ainsi avariés une infinité de moisissures et d'acariens voisins des sarcoptes et des psoroptes de la gale, appartenant au genre *Tyroglyphus*, lesquels se meuvent avec une rapidité assez remarquable. L'acarien dont nous parlons ici nous paraît être le *Tyroglyphus longior*, qui vit sur les fromages et sur les autres matières organiques ayant fermenté. Dans ce cas aussi, la cassure du saucisson est filandreuse, terne ; la viande est d'un brun-gris, les morceaux de lard sont particulièrement mous et verdâtres ; l'odeur est repoussante et ammoniacale ; l'examen microscopique dénote au milieu de la préparation de nombreux microphytes, joints à de non moins nombreux parasites vivants, semblables à ceux que je signalais plus haut.

On estime assez dans le Midi l'odeur et la saveur *rances* du saucisson, du cervelas ou simplement de la graisse de porc ; j'avoue, pour ma part, ne pas partager cette faveur accordée à un état qui, en somme, est pour moi un degré d'altération des matières grasses et dont l'abus me paraît devoir être plutôt nuisible qu'utile à la santé. Cette odeur est due, assure-t-on, à des acides gras se développant sous l'influence de la fermentation ; nous reviendrons tout à l'heure sur ce point.

. Les altérations du saucisson et du cervelas, que nous venons d'énoncer, n'existent évidemment pas au moment où l'on entame l'une ou l'autre préparation fraîche, mais apparaissent invariablement sur la coupe au bout de quelques jours. Pendant l'été, la *charcuterie cuite* se conserve rarement plus de trois à quatre jours ; moins même si à la chaleur s'ajoute un état électrique de l'atmosphère. Pendant l'hiver cette même préparation peut se conserver pendant dix à douze jours ; mais on peut dire que les causes de la décomposition agissent avec d'autant plus de promptitude que la viande employée pour la préparation est moins fraîche : or, il est certain que pour quelques préparations on associe trop souvent des débris de toutes sortes, des raclures de magasin dont la fraîcheur laisse à désirer et qui, conservés sous leur premier état, n'auraient pas tardé à se décomposer. Enfin lorsqu'il s'agit de charcuteries cuites, on peut dire que celles dont la cuisson a été faite trop rapidement ne se conservent pas ; on remarque même que la chaleur forcée qui a cuit l'extérieur, a favorisé la décomposition de l'intérieur.

Maintenant, quelle est, au juste, la nature des champignons que l'on rencontre tant à l'extérieur qu'à l'intérieur des *charcuteries* avariées ? J'ai constaté sur des saucissons de véritables moisissures oranges *(mucor mucedo)*; sur d'autres, conservés dans des endroits frais ou humides, j'ai vu le joli duvet blanc du *penicillum glaucum*. Les microphytes existant à l'intérieur, plus particulièrement sur les morceaux de lard, me paraissent avoir la plus grande analogie avec les productions verdâtres qui croissent sur l'adipocire ou gras des cadavres (margarate avec très-peu d'oléate d'ammoniaque, de potasse et de chaux).

Ce n'est pas seulement sur les viandes de charcuterie que l'on observe la formation de moisissures sous l'influence des causes ordinairement favorables à la fermentation; le même fait se produit sur les grains avariés, le pain, le fromage, les fruits, les confitures, les sirops, etc., placés dans les mêmes conditions; aussi l'usage dans l'alimentation de ces différents produits altérés ayant dans maintes circonstances donné lieu à des malaises ou à des empoisonnements plus ou moins complets, attribue-t-on la plupart de ces accidents à la présence de ces moisissures ou champignons microscopiques (Payen).

D'après M. Ollivier, d'Angers, c'est surtout la viande de porc fumée qui réunit le plus facilement des propriétés délétères; aussi, dit-il, observe-t-on plus particulièrement les accidents de cette nature en Allemagne, où l'on fait une grande consommation de saucisses et de jambons fumés. Ainsi, de 1793 à 1822, M. Kerner en a compté cent-trente-cinq exemples dont quatre-vingt-quatre furent suivis de mort.

Dans un travail sur les effets produits par les viandes altérées, M. Ollivier, d'Angers, rapporte l'histoire d'une famille dont trois membres, le père et les deux filles, l'une de vingt-sept et l'autre de neuf ans, éprouvèrent, le 25 juillet 1836, trois heures après avoir mangé d'un pâté de jambon, tous les symptômes d'un empoisonnement : sueurs froides, crampes d'estomac, vomissements répétés, coliques, déjections abondantes, etc., etc. La guérison eut lieu, mais seulement après quelques jours d'un traitement anti-phlogistique énergique. L'analyse des restes du pâté et des matières rendues, faite par M. Barruel et lui, *donna des résultats tout-à-fait négatifs*. Il en fut de même dans une autre circonstance, plusieurs personnes s'étant trouvées sérieusement indisposées après avoir aussi mangé des *pâtés de jambon* pris chez le même charcutier. Il fut constaté d'ailleurs que tout chez lui était préparé avec la plus grande propreté. (Revue médicale 1840. t. 4.)

On lit, dans une note de M. Chevalier sur *l'altération des viandes*, (journ. de chimie médicale, t. VIII, p. 726. 1832), la relation d'accidents semblables par la même cause, et MM. Le Canu et Labarraque, qui procédèrent à l'analyse, arrivèrent aux mêmes conclusions. Il est à remarquer que le pâté dans ce cas avait été conservé pendant quatre jours, et que l'eau de dissolution avait une odeur et une saveur parfaitement acides.

On remarque que, pour tous les faits d'empoisonnement produits dans des circonstances semblables, la première pensée est de croire à la présence au sein des produits cuits de la charcuterie, de substances vénéneuses telles que oxyde ou carbonate de cuivre, fournies par les vases ou ustensiles ayant servi à la préparation ; or, dans la plupart des cas, l'analyse ne démontre en aucune façon la présence de composés cuivreux. Le Dr Paulin, MM. Buchner, Bonert, Springer, Kuhn, Kahléis, Struve et Ollivier d'Angers ont rapporté des faits nombreux d'empoisonnement par l'usage de la préparation de charcuterie si connue à Paris sous le nom de *fromage d'Italie* ou de cochon ; dans ces différents cas on a toujours soupçonné la présence d'une substance toxique ; l'autorité a ordonné des enquêtes ; des analyses chimiques ont été faites tant des produits de déjection que de la viande soupçonnée, et jamais on n'a trouvé trace de l'agent toxique auquel on attribuait les accidents observés. Une particularité qu'il est bon de signaler, c'est que c'est surtout pendant les fortes chaleurs de l'été que se remarquent les désordres organiques dus à l'usage de viandes de charcuterie plus ou moins altérées. Boutigny d'Évreux a rapporté à ce propos, dans les *Annales d'hygiène et de médecine légale, t. 21. 1839*, le récit d'un empoisonnement s'étant manifesté simultanément sur un grand nombre de personnes après avoir mangé de la charcuterie à l'occasion d'une *assemblée* ou fête de village, se célébrant par un temps très-chaud. « Après avoir bu et mangé, dit Boutigny, ces personnes éprouvèrent du malaise, du froid aux extrémités, de la pâleur, de l'anxiété, puis des vomissements et des selles nombreuses, enfin tous les symptômes de l'empoisonnement aigu. Toutefois, personne ne mourut, et ce fut un grand bonheur. » En présence de ce fait, Boutigny fit, sur la demande du charcutier lui-même, l'analyse de cette préparation. « Je dirigeai, dit-il, particulièrement mes recherches vers le cuivre, l'arsenic et l'antimoine et je n'obtins que des résultats négatifs. » Pour convaincre le public de l'innocuité de cette même charcuterie, Boutigny en mangea à son déjeûner du lendemain sous la forme d'une tranche de *dinde farcie*. « Je n'étais pas sorti de table, ajoute-t-il, qu'un froid glacial courait déjà sur toute la surface de mon corps ; mon pouls était petit, serré ; une sueur froide m'inondait; mon teint était livide; mes traits exprimaient un état d'anxiété indicible; enfin je vomis abondamment et j'eus des selles copieuses. Mes facultés intellectuelles n'éprouvèrent aucune altération et tous les accidents cédèrent à l'emploi de boissons délayantes, chaudes et de quelques opiacées; le lendemain il n'y paraissait plus. » Après ce récit, Boutigny, cherchant à s'expliquer la cause des phénomènes qu'il a éprouvés, déclare qu'il ne la connait pas ou semble donner à penser qu'il rattache cet empoisonnement à l'acide hydro-cyanique.

Tous les symptômes rapportés dans les lignes qui précèdent dénotant un empoisonnement, il faut bien admettre que la viande de charcuterie est susceptible d'acquérir des propriétés toxiques dans certaines conditions qu'il reste à déterminer d'une manière positive, et pour lesquelles il serait utile de se livrer à des recherches sérieuses.

Faut-il voir entre ces symptômes et les phénomènes observés quelquefois par l'usage de la saumure, une analogie autorisant à attribuer cet empoisonnement aux productions microscopiques qui apparaissent sur la charcuterie ou aux principes ammoniacaux, aux alcaloïdes volatils qui accompagnent tout travail de fermentation? Personnellement je puis dire qu'il est à ma connaissance que, dans des circonstances analogues à celles plus haut signalées, il m'a été impossible d'expliquer les accidents plus ou moins graves d'empoisonnement qui se sont produits, par une cause autre qu'un état de fermentation très-sensible des viandes soumises à mon examen, état accusé tant par les caractères physiques que j'ai déjà décrits que par la présence de productions cryptogamiques au sein des substances altérées. J'ajoute à cela qu'il ne faudrait cependant pas, quelque sérieux que soient les documents qui précèdent, leur attacher une trop grande importance, attendu que l'intensité des effets produits sur l'organisme par les viandes avariées est subordonnée à des influences diverses. C'est ainsi que, comme je l'ai dit plus haut, une température élevée, une atmosphère fortement chargée d'électricité, ont pour effet de prédisposer certains estomacs à des digestions difficiles; de même qu'un tempérament lymphatique, une constitution délabrée, un estomac paresseux, une prédisposition aux dérangements intestinaux, une affection organique quelconque, sont autant de causes facilitant l'action délétère des viandes avariées en général et particulièrement des viandes de charcuterie. Ai-je besoin de dire aussi que trop souvent on a attribué à l'usage de certains produits de la charcuterie, des phénomènes d'indigestion qu'avec beaucoup plus de raison on aurait pu rattacher à une plénitude extrême de l'estomac sous l'influence de nombreuses libations?

Nous avons dit précédemment que dans la majeure partie des cas l'analyse des préparations de charcuterie considérées suspectes, n'a démontré dans leur intérieur aucune trace de l'élément cuivreux; toutefois, comme il serait imprudent de ne pas admettre que dans certains cas cet élément puisse se rencontrer au sein de ces préparations, il importe de nous arrêter quelque peu sur cette dernière partie de la question qui nous occupe en ce moment.

C'est surtout à l'emploi de bassines en cuivre pour la cuisson de la charcuterie que l'on pourrait attribuer les propriétés délétères acquises par cette viande; or, il résulte des travaux publiés sur ce sujet que le cuivre *à l'état métallique* n'exerce pas une action délétère sur nos organes, mais que le contact prolongé de corps gras, huileux, acides ou alcalins avec le cuivre, peut donner lieu à la formation d'oxyde ou de sels de cuivre plus ou moins actifs. Il est dans tous les cas bien facile d'éviter les accidents de ce genre, par un entretien convenable des récipients ou, ce qui vaut mieux encore, par l'étamage, l'oxyde et les sels d'étain étant bien moins vénéneux que ceux de cuivre.

Le moyen le plus pratique pour reconnaître la présence du cuivre dans des viandes soupçonnées, consiste à en soumettre une partie à l'ébullition et à plonger dans la préparation une lame de fer préalablement décapée avec de la cendre ou du sable; au bout de quelques instants cette lame se couvrira de cuivre, si tant est que celui-ci existe dans la préparation. Parmi les réactifs employés pour reconnaître la présence d'un sel de cuivre soluble, on cite particulièrement : *l'ammoniaque* qui donne un précipité blanc-bleuâtre, soluble dans un excès de réactif et donnant alors une dissolution d'un beau bleu, dit bleu céleste; *l'acide oxalique* qui donne un précipité blanc-verdâtre d'oxalate de cuivre; le *cyanure jaune de fer et de potassium* qui produit un précipité brun-marron de cyanure double de fer et de cuivre, insoluble dans l'acide chlorhydrique; le *sulfhydrate d'ammoniaque* ou *l'acide sulfhydrique* qui donne un précipité noir de sulfure de cuivre.

D'après les auteurs qui ont écrit sur la matière, les symptômes de l'empoisonnement par les sels de cuivre sont les suivants :

Vomissements violents et réitérés de couleur verdâtre, quelquefois même sanguinolents; mouvements convulsifs; fréquentes évacuations alvines; soif ardente; respiration difficile; pouls très fréquent et irrégulier; abdomen douloureux à la pression; face triste et abattue; traits décomposés; anéantissement des forces et mort au milieu de grandes souffrances que l'autopsie permet de rattacher à une vive inflammation du tube digestif.

Parmi les antidotes des sels de cuivre, on cite particulièrement le sucre et l'albumine, le premier agissant en décomposant les solutions de cuivre pour précipiter du protoxyde de cuivre ; la seconde en formant avec les dissolutions de cuivre un composé insoluble. On peut donc, ainsi que l'a dit Caventou, combiner les deux moyens, c'est-à-dire administrer de l'eau albumineuse sucrée tout en provoquant le vomissement par le chatouillement avec une barbe de plume ou l'emploi d'eau légèrement émétisée.

Quelque peu fréquents que puissent être les empoisonnements par les agents cuivreux mélangés aux préparations de la charcuterie, il n'en ressort pas moins la nécessité de prendre toutes les précautions possibles pour les éviter ; aussi est-il prudent de conseiller pour la fabrication des bassines et ustensiles devant servir à faire cuire ou préparer ces viandes, l'emploi exclusif de la fonte ou du fer battu ; on peut enfin, ainsi que nous l'avons déjà dit, éviter les mêmes inconvénients tout en utilisant les bassines en cuivre que l'on possède, en faisant étamer ces bassines.

Nous avons vu précédemment que, d'après certains auteurs, les viandes fumées étaient plus particulièrement exposées à subir un genre d'altération spontanée, de nature encore peu connue, et désignée par les allemands du nom de Wurtsgift (poison du saucisson). C'est surtout, dit M. Zundel, le boudin, le fromage de cochon et les pâtés de viande (veau et jambon) qui paraissent sujets à cette sorte d'altération » ; cependant toutes les préparations de charcuterie, et d'après Tardieu, les viandes autres que le cochon et les viandes fumées, peuvent aussi, dans certaines circonstances, s'altérer de la même manière. Dans un mémoire adressé par M. Gilis, de Béziers, à la Société protectrice de l'enfance de Marseille, mémoire qu'a bien voulu nous communiquer son auteur, nous lisons à propos du wurtsgift les détails suivants : « Il apparaît sur les charcuteries gâtées, corrompues ; cependant, on l'a vu sur de la viande qui ne semblait pas altérée à l'œil nu, n'ayant qu'une petite odeur, un léger goût de venaison assez difficile à saisir pour celui qui n'est pas un observateur minutieux. Le wurtsgift est de la *diméthylamine* ou un alcaloïde analogue (de l'ammoniaque dans lequel un ou plusieurs équivalents d'hydrogène sont remplacés par quelque carbure hydrique), ce que divers pathologistes ont appelé récemment de la *sepsine ou septicine*. Il a surtout une action dynamique sur les centres nerveux. »

Comme conclusions aux développements qui précèdent, nous croyons pouvoir dire que, étant admis : 1° les conditions diverses et nombreuses dans lesquelles se produisent les altérations des viandes de charcuterie ; 2° les caractères extérieurs par lesquels se dévoilent le plus ordinairement ces altérations ; 3° la nature et la gravité des accidents que ces mêmes altérations peuvent produire sur le consommateur, il importe, *d'une part,* à l'autorité, de veiller avec le plus grand soin à ce que les charcutiers n'emploient pour la fabrication de leurs produits que des ustensiles d'une grande propreté et non capables, par leur nature, d'abandonner à la viande quelque principe que ce soit, comme aussi d'exiger que ces viandes soient maintenues couvertes au moyen de gazes ou étoffes fines empêchant les mouches d'y déposer leurs œufs, et protégeant ces viandes contre les causes d'infection que nous savons résider au sein de l'atmosphère ; et *d'autre part,* aux Inspecteurs de la charcuterie, de veiller avec le plus grand soin pour éviter la mise en vente de produits atteints ou soupçonnés atteints d'une altération quelconque.

Il n'est pas inutile de rappeler à ce propos qu'une ordonnance du Préfet de police de Paris, en date du 15 juin 1862, contient les dispositions suivantes particulièrement applicables à la charcuterie : titre III :

Art. 14. — Les ustensiles et vases de cuivre ou d'alliage de ce métal dont se servent les marchands de vins, traiteurs, aubergistes, restaurateurs, pâtissiers, confiseurs, *bouchers,* fruitiers, épiciers, etc., devront être étamés à *l'étain fin* et entretenus constamment en bon état d'étamage.

Sont exceptés de cette disposition les vases et ustensiles dits d'*office* et les balances, lesquels devront être tenus en bon état de propreté.

Art. 16. — L'emploi du plomb, du zinc et du fer galvanisé est interdit dans la fabrication des vases destinés à préparer ou à contenir des substances alimentaires ou des boissons.

Art. 25. — Les étamages prescrits par les articles qui précèdent devront toujours être faits *à l'étain fin, et être constamment entretenus en bon état.*

Sixième classe. — Viandes altérées par les médicaments et les poisons.

L'appréciation des modifications imposées aux viandes par les *médicaments* ou les *poisons* est, dans la plupart des cas, fort difficile ; quelquefois même elle est impossible ou ne peut être faite qu'avec l'aide des moyens d'investigation empruntés à la chimie. Il nous a cependant paru indispensable de nous arrêter quelque peu sur cette importante question en nous plaçant tant au point de vue de l'inspection des viandes de boucherie qu'au point de vue de la *médecine légale,* cette branche des études médicales qui a avec l'inspection plus d'un point de contact.

Pour comprendre la nature des modifications que peuvent subir les viandes par les médicaments ou les poisons, il importe de rappeler brièvement quelques notions pharmaco-dynamiques indispensables :

On accorde généralement le nom de *médicament* à une substance qui, introduite dans l'économie, y détermine certaines modifications matérielles dont la trop grande durée serait incompatible avec les conditions vitales ordinaires. L'effet du médicament est subordonné à plusieurs causes parmi lesquelles se place la quantité ou *dose* plus ou moins élevée à laquelle il est administré. Cette question de quantité est, on peut le dire, ce qui différencie uniquement le *médicament* du *poison ;* car, ainsi que l'a écrit M. le professeur Tabourin, de Lyon, « le médicament et le poison ne diffèrent l'un de l'autre, au fond, que par leur degré d'activité ; aussi peut-on faire un poison d'un médicament en exagérant la dose, et réciproquement, on peut transformer un poison en médicament, en atténuant suffisamment la quantité administrée ; on admet même, d'une manière générale, que c'est dans la classe des poisons qu'on trouve ce qu'on appelle des médicaments héroïques (1). »

Quels que soient les médicaments ou les poisons que l'on envisage, quelle que soit la forme sous laquelle ils se présentent, quelle que soit enfin la voie par laquelle ils pénètrent dans l'économie, il est certain qu'ils ont tous pour véhicule chargé de les transporter dans les différents points de l'organisme, le *sang,* sur la composition duquel ils exercent des modifications se traduisant au dehors par des effets plus ou moins appréciables. Il est donc rationnel d'admettre dès à présent que le sang, parcourant les différents points de l'individu soumis à l'action du médicament, les muscles comme toutes les autres parties du corps, puissent à un moment donné acquérir certaines propriétés les rendant plus ou moins impropres à entrer dans la consommation, quelquefois même des propriétés essentiellement nuisibles. « Les tissus, en admettent plus ou moins, dit M. Tabourin, et proportionnellement à leur degré de vascularité, mais aucune partie du corps ne peut échapper aux atteintes d'un médicament introduit dans le sang, *le plasma de ce fluide nutritif baignant toutes les parties solides du corps.* »

Il faut cependant reconnaître que, différant en cela des aliments proprement dits, qui plus qu'eux encore ont une puissante action sur le liquide circulatoire, la plupart des médicaments, par cela seul qu'ils sont étrangers aux conditions physiologiques ou normales, trouvent dans certaines surfaces secrétoires des voies d'élimination ; aussi peut-

(1) Tabourin. Nouveau traité de matière médicale et de pharmacie vétérinaires.

on admettre que, dans la majorité des cas, la pénétration réelle des tissus organiques par les substances médicamenteuses ne s'effectue qu'après un usage prolongé de ces substances et particulièrement sur des sujets dont la santé plus ou moins altérée favorise leur absorption. Il découle, en effet, de l'action non-douteuse produite sur le sang par les médicaments, que la pénétration des tissus par leurs principes actifs est subordonnée à l'état de plénitude ou de vacuité des viscères digestifs, dont la muqueuse est plus particulièrement le siége du grand travail préparateur du liquide circulatoire. Pendant l'abstinence ou la diète prolongée, conséquence d'un état maladif sérieux, arrive une période où l'animal ne trouve plus en lui-même les matériaux nécessaires à son entretien et au renouvellement de son sang; « alors, dit M. Colin, la masse de ce liquide diminue de moitié, même des deux tiers ; le liquide s'appauvrit en globules, en fibrine, en sucre ; les *sécrétions tarissent*; les sensations diverses deviennent obtuses, les mouvements lents, le refroidissement considérable. » Ainsi, d'une part, diminution de la quantité du sang et, d'autre part, suppression des sécrétions, ne sont-ce pas là des conditions favorables à l'absorption des médicaments dont la quantité se trouve être ainsi *proportionnellement* augmentée. Ce n'est pas à dire pour cela, que du vivant de l'animal, le praticien ait toujours eu l'occasion d'observer les effets progressifs que devrait déterminer l'administrations réitérée de certains médicaments; il arrive bien souvent au contraire qu'il s'établit une *tolérance* de l'organisme, telle que ces effets demeurent à peu près inappréciables; dans ce cas, il est permis plus que jamais d'accepter une véritable saturation progressive du sang par les agents médicamenteux et conséquemment une pénétration générale de tous les tissus par ces mêmes agents. Ajoutons encore que toute maladie à type régulièrement inflammatoire, ayant pour effet d'activer ou d'exagérer la combustion animale et partant l'usure des matériaux constitutifs du sang, déterminant conséquemment un amaigrissement progressif et une diminution des sécrétions normales, a pour résultat définitif une absorption plus facile des agents médicamenteux par tous les tissus que parcourt le liquide circulatoire. Tel est en effet, le résultat que produisent sur l'organisme miné par la fièvre inflammatoire, les substances médicamenteuses.

Les muscles partagent donc, avec tous les organes vasculaires en général, la propriété de subir le plus facilement et le plus promptement l'action des médicaments; seulement il faut reconnaître que les modifications qu'ils en éprouvent ne sont pas toujours appréciables par nos sens, à moins que ces médicaments n'aient été directement mis en contact avec les chairs, sous forme de bains, lotions, frictions, applications diverses ou bien qu'ils renferment des éléments volatils capables de pénétrer la surface cutanée et jusque dans l'épaisseur même de la trame musculaire. Couleur, consistance, odeur sont les seuls caractères physiques dont les modifications nous sont le plus familières ; quant à la saveur acquise, elle ne saurait être reconnue qu'après la cuisson. En dehors de ces modifications il en est d'inappréciables par nos moyens ordinaires, mais qui n'en doivent pas moins être attribuées à la présence de substances que l'analyse chimique permet de découvrir, si ce n'est dans le muscle lui-même, au moins dans les organes plus vasculaires encore que le muscle ou dans les matières renfermées dans l'estomac et les intestins. Dans l'appareil digestif ces substances ont laissé tout d'abord des lésions annonçant leur présence ou leur passage, si même elles n'y sont pas demeurées en quantité suffisante pour y être reconnues et pondérées.

De tout ce qui précède, il est donc permis de conclure que les propriétés plus ou moins insalubres acquises par la viande sous l'influence des médicaments sont subordonnées : 1° à la nature particulière de la maladie dont l'animal a été atteint et à la longueur de la médication endurée par le sujet malade ; 2° à la quantité plus ou moins grande du produit médicamenteux dont il a été fait usage ; 3° à la nature du médicament employé ; 4° à l'état de la surface avec laquelle ce médicament est plus particulièrement mis en contact.

Il nous paraît également utile, au point de vue de l'inspection des viandes, de reconnaître deux classes de médicaments, savoir :

1° La classe comprenant les médicaments dont la présence se traduit par des caractères visibles, des modifications appréciables par nos sens, soit dans la viande elle-même, soit dans les organes soumis à notre visite ;

2° La classe renfermant les médicaments ou les poisons dont la présence et la nature intime sont inappréciables par nos sens ou ne peuvent être révélées que par l'analyse chimique.

Nous étudierons successivement les médicaments composant chacune de ces catégories, en prenant pour base de notre travail la classification adoptée par M. Tabourin, dans son *Traité de matière médicale.*

Première classe. — Médicaments déterminant des modifications appréciables à nos sens.

1° *Médicaments antiphlogistiques.* — A. *Émollients.* — « Les médicaments émollients doivent être regardés comme des aliments aqueux et peu nutritifs. » (Tabourin).

Ces médicaments, en effet, ne contiennent que peu ou pas d'azote, et sont conséquemment impropres à nourrir le corps. Sous leur influence le sang s'appauvrit et cela d'autant plus que, la maladie aidant, « les matériaux organisables qu'il contenait primitivement diminuent peu à peu pour suffire aux besoins de l'économie. » C'est, du reste, sur cet effet produit sur la plasticité du sang que compte le praticien pour combattre, par les émollients, le fluxus inflammatoire. Certains émollients, contenant une proportion notable d'eau, concourent à l'augmentation proportionnelle du sérum du sang, et consécutivement à une diminution relative des globules sanguins et de l'albumine qui représentent les éléments constitutifs du liquide circulatoire. Un emploi prolongé des émollients à l'intérieur entraîne conséquemment un état anémique ou hydroémique correspondant à un amaigrissement progressif, à une pâleur générale des tissus, notamment du *tissu musculaire*.

Il est donc rationnel d'admettre que la viande provenant, soit de sujets sains dans le régime alimentaire desquels on abuse des émollients, soit de sujets malades soumis pendant longtemps à une médication émolliente, a perdu une grande partie de sa valeur nutritive. Tel est l'effet produit sur les viandes par l'*abus*, dans l'alimentation ou l'engraissement des animaux, *des racines*, des *boissons blanches*, de la *graine de lin*, de *l'eau de mauve* ou de *guimauve*, du *petit lait*, ou bien par l'emploi prolongé des médicaments amidonés, sucres, mélasses, huiles, etc., dans le traitement des maladies inflammatoires et particulièrement dans les inflammations de l'appareil gastro-intestinal ou des organes génito-urinaires. L'expérience démontre que si, durant l'engraissement du bœuf, on fait entrer modérément les émollients dans la ration journalière, on prévient les manifestations inflammatoires qui seraient la conséquence infaillible d'un régime très-riche et très-abondant, de même que l'abus de ces mêmes émollients, notamment des mucilagineux, tout en augmentant l'élément aqueux au sein des tissus, donne à la viande comme à la graisse des caractères qui dénotent leur peu de propriétée nutritives. Dans ce cas, l'excès des émollients rend la viande molle, la graisse jaune, huileuse et manquant de cette sapidité qui est le propre des viandes fermes au couteau et tendres à la dent.

L'emploi prolongé des émollients pour combattre un état inflammatoire grave fait de la viande qui, outre sa maigreur, se distingue encore par sa pâleur, son manque de consistance, sa graisse jaunâtre ne se figeant que difficilement, son jus pâle et aqueux, viande dans laquelle, en un mot, manquent à la fois les éléments azotés et carbonés.

B. *Tempérants*. — L'usage trop prolongé des *tempérants* amène, comme celui des émollients, une décoloration des muscles, une diminution et une dilution du sang et conséquemment une pauvreté relative du pouvoir nutritif de la viande. Tel est l'effet produit par l'abus des médicaments acidulés : acides *sulfurique*, *chlorhydrique*, *nitrique*, du *vinaigre*, du *petit lait aigri*.

L'emploi du vinaigre mélangé d'eau, notamment pour combattre les altérations putrides du sang, communique à la longue à la viande une odeur d'aigre que l'on reconnaît immédiatement lorsque surtout on peut assister à l'ouverture des animaux.

C. *Astringents*. — Employés surtout à l'extérieur, les astringents ne détermineraient d'effet nuisible sur la portion musculaire la plus rapprochée de leur point d'application qu'autant que leur usage trop longtemps prolongé entraînerait la mortification des tissus sous-jacents, ce qui est fort rare et ne serait, dans tous les cas, que très-limité. L'abus des astringents à l'intérieur peut donner lieu à la maigreur, au marasme même, à la pâleur des muqueuses en raison de l'arrêt brusque que ces médicaments apportent au mouvement de composition en augmentant à l'excès la tonicité des tissus et en diminuant les sécrétions physiologiques. Divers *acides*, la *noix de gale*, les *racines de fraisier*, les *feuilles de chêne*, de *noyer*, de *ronce*, *de plantin*, le *gland du chêne*, l'*alun*, etc., etc. agissent dans ce sens. L'emploi raisonné de ces substances produit au contraire des effets avantageux sur la qualité de la viande et de la graisse des animaux à l'engrais ; qui ne sait, par exemple, que le lard de porc nourri de gland est plus ferme et prend mieux le sel que celui du porc exclusivement engraissé de grains et de boissons farineuses ?

2° *Médicaments excitants généraux ou stimulants.*

A. *Ammoniaque*. — L'ammoniaque liquide est un des médicaments le plus employés dans la médecine vétérinaire, et particulièrement chez les ruminants pour combattre le météorisme.

Employée à l'intérieur à dose élevée ou simplement pure, sans addition d'eau, l'ammoniaque, par l'irritation violente qu'elle a déterminée du vivant de l'animal, s'accuse après la mort par l'excoriation de la muqueuse de la langue et des joues, l'enlèvement de l'épiderme, la présence d'une abondante salive très-souvent mêlée de stries sanguines, une irritation sensible du pharynx, de l'œsophage, des estomacs et de l'intestin ; *à l'ouverture du cadavre s'échappe une odeur ammoniacale très-prononcée.* D'après MM. Trousseau et Pidoux l'usage prolongé de l'ammoniaque entraîne un état cachectique très-grave avec hématurie, sécrétion lactée sanguinolente, état pouvant être attribué à une action dissolvante du liquide ammonical sur les éléments organisables du sang. Cette pénétration générale des tissus par le liquide ammoniacal communique à la viande une *odeur* qui, si elle n'entraîne pas l'inutilisation absolue de ce produit, le rend tout au moins peu agréable, pour ne pas dire répugnant au goût du consommateur.

B. *Phosphore.* — Le phosphore solide n'est pas employé en médecine; mais l'emploi de l'huile phosphorée a été préconisé depuis plusieurs années, particulièrement contre les affections septiques, gangréneuses ou charbonneuses ; de plus il peut être utile de connaître les moyens de constater la présence du phosphore dans le cas d'empoisonnement; nous en dirons donc quelques mots.

Le caractère le plus appréciable de la présence du phosphore dans l'économie est le dégagement de l'estomac et des aliments qu'il contient *de vapeurs blanchâtres d'odeur alliacée, luisantes dans l'obscurité.*

La chimie enseigne de plus que la présence du phosphore dans les matières alimentaires peut être démontrée en exposant ces matières à un courant d'acide carbonique d'abord, puis en les soumettant à une distillation prolongée; la vapeur d'eau entraînée, refroidie dans une allonge et recueillie dans un récipient tenu froid laisse déposer le phosphore, s'il y en a, au fond de ce dernier vase ; on le reconnaît ensuite aisément à sa phosphorescence dans l'obscurité. (Tabourin.)

Comme lésions accompagnant l'empoisonnement par le phosphore il faut citer l'augmentation considérable du volume du foie et la diminution de sa consistance, les tâches inflammatoires existant dans le tube digestif et dans les voies urinaires, l'engorgement des poumons par un sang noir et diffluent, l'état huileux et la coloration foncée du sang comme dans les maladies charbonneuses, la présence d'ecchymoses à l'intérieur du cœur.

Au point de vue spécial de l'inspection des viandes, on ne saurait nier que la constatation de semblables lésions et de caractères chimiques semblables doivent faire éloigner de la consommation la viande provenant de sujets ainsi intoxiqués par le phosphore ou les préparations phosphorées.

C. *Alcool.* — L'alcool et toutes les préparations dans lesquelles il entre, sont des médicaments excitants fort utilisés en médecine vétérinaire. Les seules lésions qui pourraient nous intéresser comme dénotant un emploi abusif à l'intérieur des préparations alcooliques, seraient celles révélant un état apoplectique consécutif à une congestion des centres nerveux, telles que coloration noire et coagulation du sang dans le cœur et les gros vaisseaux, coloration foncée et augmentation du foie et de la rate, état apoplectique des poumons, etc. La présence de l'alcool en excès dans la trame organique s'accuse toujours par *l'odeur particulière* à ce liquide, et il est certain que la viande ne peut acquérir par cela seul des propriétés réellement délétères; on sait du reste avec quelle facilité l'économie se débarrasse, du vivant de l'animal, par les exhalations pulmonaires, de l'excès d'alcool dont elle peut être imprégnée.

D. — Parmi les *stimulants tirés du règne végétal* nous citerons particulièrement la *camomille* et l'*absinthe* dont les principes actifs sont facilement absorbés et mélangés au sang et communiquent à la viande un goût particulier, plus désagréable que nuisible ; tel est, par exemple, le goût amer communiqué par l'absinthe. Il faut admettre, cependant, que ce résultat ne serait appréciable qu'autant que les animaux desquels proviendrait cette viande auraient été soumis pendant longtemps à cette médication excitante.

5° *Médicaments narcotiques et narcotico-âcres.*

A. *Opium et ses dérivés.* — La cherté de l'opium ou des sels de morphine explique le peu d'emploi que l'on fait de ces médicaments dans la médecine des animaux domestiques; mais il n'en est pas de même du *laudanum* ou vin composé d'opium dont l'abus provoque un empoisonnement caractérisé par des lésions identiques à celles de l'apoplexie sanguine des centres nerveux. L'opium proprement dit accuse sa présence dans les viscères digestifs par son odeur *vireuse* semblable à celle de la laitue et de la chicorée sauvage ; quant au laudanum, son odeur forte et pénétrante, qu'il doit surtout à la cannelle et au girofle qui entrent dans sa composition, est suffisamment caractéristique pour être reconnue sans difficulté.

B. *Cyanure de Potassium.* — Le cyanure de potassium, quoique peu employé dans la médecine du bœuf, mérite cependant d'appeler notre attention en raison de ses propriétés essentiellement toxiques.

A l'ouverture du cadavre d'un sujet empoisonné par ce composé cyanhydrique, on est frappé par *l'odeur d'amandes amères* qui s'en échappe et qui *a pénétré même tous les tissus ;* il paraît même que les dépouilles solides ou liquides du corps se conservent longtemps sans se putréfier.

Coloration violacée de la muqueuse buccale, irritation et rougeur de la muqueuse gastro-intestinale, poumons et cœur engoués, sang fluide, noir, huileux, centres nerveux injectés , *bulles gazeuses* dans les sinus des méninges : telles sont, avec la raideur cadavérique promptement manifestée, mais de courte durée, les lésions signalées par les auteurs comme appartenant à l'empoisonnement par l'acide cyanhydrique ou le cyanure de potassium. Inutile d'insister, croyons-nous, sur l'indication de rejeter de la consommation toute viande exhalant l'odeur caractéristique des composés cyanurés.

c. Parmi les médicaments narcotico-âcres, nous ne citerons, comme nous intéressant le plus, que la *digitale* dont le principe actif absorbé à l'excès détermine, entre autres lésions, dit-on, *la mollesse et la décoloration des muscles*, par suite de son action spéciale sur l'organe central de la circulation ; toutefois, il faut convenir que la viande ne pourrait acquérir des propriétés malfaisantes que tout autant que la digitale aurait été prise à dose toxique, car dans les circonstances ordinaires, l'économie se débarrasse facilement de son principe actif par la voie de la sécrétion urinaire.

4° *Médicaments anesthésiques. Ether.* — L'éther est un médicament dont le vétérinaire ne saurait se servir avec trop de prudence chez les animaux destinés à la consommation, en raison de la facilité avec laquelle tous les tissus, notamment les muscles, s'en imprègnent ; la viande acquiert, en effet, sous son influence, une odeur tellement forte et désagréable qu'elle ne peut être mangée. Je me suis convaincu cependant que, lorsque la viande est restée exposée à l'air pendant un jour, elle perd cette odeur. Je me souviens, entre autres faits, d'une chèvre à laquelle j'avais administré la veille 60 grammes d'éther, et qui, à l'abatage fait le lendemain matin, exhalait fortement l'odeur caractéristique du liquide : à un nouvel examen de la viande fait le soir du même jour, l'odeur avait totalement disparu. Dans une circonstance plus récente, j'ai pu me convaincre que, ainsi que le conseille M. Van-Hertsen, l'infusion dans l'eau de la viande soupçonnée pénétrée par l'éther fait reparaître l'odeur primitivement disparue.

Lorsque, l'éther ayant été employé pour combattre le météorisme, l'Inspecteur assiste à l'ouverture de l'animal, il constate indépendemment de l'odeur, le gonflement anormal de la panse et l'ensemble des lésions consécutives à cet état pathologique.

5° *Médicaments antispasmodiques.*

A. *Camphre.* — Le camphre trahit facilement sa présence, lorsqu'il a été administré à dose toxique, par son odeur spéciale imprégnant fortement les solides et les liquides cadavériques. D'après l'observation de Dupuy (*Journal pratique* 1831), cette odeur est si tenace qu'elle subsiste encore dans le foie et la chair après la cuisson de ces parties; de là donc l'indication de n'user qu'avec modération des préparations camphrées sur les animaux de boucherie, en prévision de l'utilisation de la viande. Quant aux lésions déterminées par ce médicament, elles consistent surtout en une coloration sanguine de la vessie et un engorgement noir, sanguin, des sinus veineux et des vaisseaux des centres nerveux.

B. *Assa fœtida.* — L'assa fœtida, administré particulièrement contre la cachexie du mouton, produit à haute dose des effets d'intoxication caractérisés sur le cadavre surtout par l'odeur *fétide* que répandent tous les tissus et tous les liquides de l'économie; il constitue donc encore un de ces médicaments dont le vétérinaire ne doit se servir qu'avec modération.

6° *Médicaments altérants ou fondants.* — *Altérants mercuriaux.* L'emploi exagéré des préparations mercurielles et particulièrement du deuto-chlorure de mercure ou sublimé corrosif, peut déterminer l'empoisonnement, ainsi que cela a été constaté pour le bœuf par M. Festal Philippe. J'ai eu moi-même l'occasion de constater une véritable intoxication sur un bœuf de quatre ans, portant à la suite de la castration un énorme champignon, que j'avais traité et guéri par l'application réitérée de la poudre de bi-chlorure de mercure. Cette intoxication se traduisit par l'apparition sur tout le corps d'un eczéma mercuriel et par la difficulté qu'éprouva cet animal à recouvrer complètement la santé. A l'autopsie des sujets empoisonnés par le mercure on remarque, outre les traces d'inflammation de la muqueuse gastro-intestinale, un sang fluide et décoloré dans le cœur, des épanchements séreux dans les plèvres et le péricarde, des abcès multiples dans les poumons, *une décoloration et une friabilité exceptionnelle des chairs, un ramollissement général des pièces composant le squelette.* Il est démontré de plus que les ruminants, grands et petits, sont plus particulièrement sensibles à l'action réitérée de la pommade mercurielle; ainsi M. de Gasparin cite un cas où il a vu mourir des agneaux par infection mercurielle parcequ'on frottait avec de l'onguent gris les brebis qui les allaitaient. (Traité des maladies des bêtes à laine.)

Par tous ces motifs, il nous paraît démontré que la viande provenant de sujets chez lesquels on reconnaîtrait les traces d'un usage plus ou moins prolongé de médicaments mercuriaux, doit être impitoyablement retirée de la consommation.

7° *Médicaments diurétiques.* — *Essence de térébenthine.* Employée en frictions réitérées ou à l'intérieur, l'essence de térébenthine communique à plusieurs produits de sécrétion son odeur particulière et son goût, notamment au lait des femelles ; on sait aussi que l'urine acquiert dans ce cas une odeur caractéristique de violette. Quant à la viande elle participe également au goût et à l'odeur de l'essence ; aussi est-elle devenue répugnante et inutilisable.

8° *Médicaments sudorifiques.* — *Soufre et sulfure de potasse.* — A forte dose, le soufre détermine un amaigrissement général, un véritable empoisonnement du sang. D'après Waldinger, cité par Hertwig, le soufre donne à la chair des ruminants une odeur d'acide sulfhydrique tellement prononcée qu'elle devient impropre à la consommation ; il en est de même du sulfure de potasse.

Deuxième classe. — Médicaments dont la présence est inappréciable par nos sens ou ne peut être révélée que par l'analyse chimique.

1° *Médicaments inflammatoires.* — Nous trouvons rangés sous cette dénomination une série de médicaments plus particulièrement employés à l'extérieur à titre de rubéfiants, révulsifs, vésicants, caustiques, etc., et dont nous n'aurions au point de vue de l'inspection des viandes que fort peu de choses à dire, si certains d'entre eux ne renfermaient des principes essentiels fixes ou volatils dont l'absorption peut communiquer à la viande des propriétés réellement nuisibles. Nous n'avons jamais appris que l'emploi réitéré de sinapismes ait produit sur la viande des modifications que l'on pût attribuer à l'action de *l'huile essentielle* de moutarde ; mais il n'en est pas de même de la *cantharidine* ou principe actif des cantharides, dont l'absorption a été mise hors de doute par plusieurs praticiens, notamment par M. Zundel. Ce savant vétérinaire ayant fait remarquer que l'infection par les cantharides était surtout à redouter chez les chevaux qui sont gras au début de la maladie et qui maigrissent beaucoup durant le traitement, il semblerait que la résorption de la graisse entraîne aussi celle de la cantharidine qui, comme on sait, est très-soluble dans les corps gras. Appliquée aux animaux de boucherie, cette interprétation doit engager les praticiens à n'user que modérément des applications vésicantes dans le traitement des maladies de poitrine si communes et si graves chez le bœuf. Fort heureusement, cependant, que dans les conditions ordinaires le principe actif des cantharides est particulièrement rejeté au-dehors par la sécrétion urinaire et que ce n'est qu'en cas d'intoxication véritable par la voie stomacale que l'on pourrait redouter les conséquences de l'absorption de la cantharidine, auquel cas on rencontre à l'autopsie des lésions inflammatoires particulières à l'intestin et à la muqueuse génito-urinaire.

2º *Médicaments altérants ou fondants. Acide arsénieux.* — L'acide arsénieux, préconisé à l'intérieur depuis un certain temps contre la pousse du cheval, est particulièrement utilisé à l'extérieur sous forme de lotions, de bains, pour combattre surtout la gale du mouton ; c'est ainsi que nous le trouvons en notable proportion et associé au sulfate de zinc ou au sulfate de fer dans la préparation dite *bain de Tessier*. De plus, l'acide arsénieux étant dans plusieurs cas un agent employé dans un but coupable, c'est-à-dire à titre poison, il nous a paru indispensable d'entrer dans quelques développements sur les moyens dont dispose le praticien pour en constater la présence au sein de l'économie.

Les lésions organiques que produit l'administration à l'intérieur ou l'empoisonnement par l'acide arsénieux sont les suivantes : rougeur diffuse, plus ou moins vive, de la muqueuse digestive ; présence sur cette muqueuse d'ecchymoses, d'érosions disséminées, d'escharres gangréneux et d'exsudations sanguines ou plastiques aux points où s'est concentrée l'action du poison caustique. Vessie souvent rouge et injectée, renfermant une petite quantité d'urine filante. Cœur taché d'ecchymoses sur ses deux faces, mais principalement sur sa membrane interne ; sang renfermé dans le cœur, noir et en caillots friables ; poumons ecchymosés ou infiltrés de sang et de sérosité.

Divers auteurs ont rapporté quelques faits d'empoisonnement d'animaux par l'emploi de l'acide arsénieux soit à l'intérieur, soit, mais plus exceptionnellement, à l'extérieur. M. Bouley jeune a signalé, en 1834, un empoisonnement accidentel de sept chevaux par l'arséniate de soude ; en 1853, M. Ayrault, de Niort, a rapporté un cas d'empoisonnement dû à la malveillance, sur plusieurs baudets ; M. Marchand, vétérinaire militaire, a signalé dans la même année du *Recueil* un fait d'empoisonnement prémédité avec de l'arsenic, de plusieurs animaux de l'espèce ovine ; enfin, M. Van-Hertsen, de Bruxelles, raconte qu'en 1865 il a vu un cas d'empoisonnement chez deux vaches par le médicament dont nous parlons ; « le lait, consommé par plusieurs personnes, ajoute cet auteur, avait eu pour conséquence leur intoxication qui, par bonheur, céda assez rapidement à l'emploi de l'eau albumineuse et du sulfure de fer (1). »

La présence de l'acide arsénieux dans les tissus organiques peut être démontrée par les opérations suivantes dont nous empruntons la description à M. Clément, ex-chef de service de chimie à l'école d'Alfort (2) :

---

(1) *De l'Inspection sanitaire des viandes de boucherie,* par M. Van-Hertsen, brochure in-8º, 1873.

(2) Article *Arsenic* du dictionnaire de MM. Bouley et Reynal.

« Lorsqu'il s'agit, dit M. Clément, de déceler le poison contenu dans des matières organiques et même dans le tissu des organes comme le foie, les reins, l'opération demande de grandes précautions de la part de l'expérimentateur. Dans ce cas, on a recours ordinairement à l'appareil de *Marsh*, dont la sensibilité est telle que des traces d'arsenic ne sauraient lui échapper. Mais, avant d'en faire usage, il importe de mettre l'arsenic dans les conditions voulues pour manifester sa présence d'une manière irrécusable. C'est à quoi on arrive par la *carbonisation* des matières organiques. Le procédé de carbonisation de MM. Flandin et Danger satisfait aux besoins ordinaires les plus fréquents; c'est d'ailleurs celui qu'a recommandé la commission de l'Institut, chargée de l'étudier, comme préférable aux autres. Pour le mettre en usage, les auteurs conseillent de placer la matière organique dans une capsule de porcelaine, d'ajouter environ un sixième de son poids d'acide sulfurique, puis de chauffer avec précaution. Le premier effet de l'acide est de dissoudre la matière organique, ensuite de la charbonner. A partir de ce moment, on active l'évaporation en remuant continuellement avec une baguette de verre, et l'on continue ainsi jusqu'à ce que le résidu, amené à l'état de charbon, soit friable et presque sec. On laisse alors refroidir, puis on ajoute une petite quantité d'acide azotique fumant, dans le but de transformer l'acide arsénieux en acide arsénique; on reporte sur le feu en se conformant à ce qui vient d'être dit; on reprend en dernier lieu par l'eau bouillante, on filtre la liqueur et l'on termine l'expérience en la soumettant à l'épreuve de l'appareil de Marsh.

« Pour construire cet appareil, on prend une éprouvette dans laquelle on introduit du zinc *très pur* et une certaine quantité d'eau; on la ferme ensuite à l'aide d'un bouchon de liège percé de deux trous; puis on fait passer par l'un d'eux une tube droit à entonnoir dont l'extrémité effilée plonge au-dessous du niveau de l'eau, et par l'autre, un tube courbé à angle droit destiné à favoriser l'écoulement, par son extrémité externe également effilée, de l'hydrogène arsénié qu'on produit par l'addition d'une petite quantité d'acide sulfurique dilué. Lorsque l'appareil est ainsi établi, après s'être assuré qu'il fonctionne à blanc, on le vide et l'on verse par l'entonnoir, en petite quantité, la liqueur suspecte additionnée d'acide sulfurique; on attend quelque temps, afin que tout l'air de l'éprouvette se dégage, ou enflamme le gaz, et l'on reçoit les taches arsenicales sur une capsule de porcelaine, en prenant la précaution de couper la flamme par la moitié. S'il arrivait que le liquide essayé fît mousse dans l'éprouvette, il faudrait verser dedans une petite quantité d'huile qui s'opposerait à sa formation.

« Les taches arsenicales d'un aspect métallique, miroitantes, se reconnaissent : 1° à ce qu'elles se volatilisent par la chaleur ; 2° à ce qu'elles se dissolvent par le chlorite de soude ; 3° à ce que, traitées par l'acide azotique, elles donnent un produit qui, desséché complètement, fournit avec l'azotate d'argent un précipité rouge-brique ; 4° enfin, à ce que l'iode fait disparaître les taches arsenicales, et que les émanations d'acide sulfhydrique dirigées sur elles les font reparaître. »

Les développements qui précèdent démontrent donc avec quelle facilité un inspecteur consulté par l'autorité, pourrait s'assurer de la présence de l'acide arsénieux dans des sujets à l'égard desquels il pourrait avoir des renseignements préalables lui permettant de craindre une pénétration de la viande par ce terrible poison. Ajoutons aussi que, au cas où l'acide arsénieux, administré à l'état pulvérulent et à dose toxique, séjournerait sur un point quelconque de la muqueuse gastro-intestinale, on pourrait en reconnaître la nature en le recueillant et le projetant sur des charbons ardents ; il se dévoile alors par son *odeur d'ail très-prononcée.* Malheureusement l'examen physique de la viande ne peut suffire à lui seul pour permettre de soupçonner la présence du poison qui nous occupe ; et en l'absence de tout renseignement, la présomption ne pourrait s'établir que par la présence des lésions qui caractérisent particulièrement les maladies de nature septique.

3° *Médicaments excitateurs. Noix vomique.* — La noix vomique, aussi bien que son principe actif essentiel, la *strychnine,* produit, comme on le sait, des effets très-remarquables sur le système nerveux. Pouvons-nous assurer que l'intoxication par cet agent puisse communiquer à la viande des propriétés nuisibles ? Nous ne saurions le dire ; cependant cela ne nous paraît pas impossible, en tenant surtout compte des lignes suivantes écrites par M. Tabourin : « Les principes actifs de la noix vomique ne paraissent être expulsés du corps et cesser leurs effets que quand ils ont changé de nature et qu'ils ont été transformés en d'autres produits par la respiration, la nutrition, etc.; d'où résultent comme conséquences inévitables *l'accumulation matérielle des principes actifs des strychnés dans l'intimité de l'organisme* et le développement d'effets incompatibles avec l'existence. » *(Traité de matière médicale.)*

Le principe actif, la saveur âcre et l'amertume de la noix vomique passeraient-ils dans la viande ? M. Leblanc a répondu à cette importante question qu'il ne serait pas prudent de faire surtout usage des viscères des animaux traités par ce médicament, notamment le foie.

4° *Médicaments purgatifs.* — Les médicaments purgatifs ayant pour conséquence de provoquer un travail exceptionnel des muqueuses des principaux viscères digestifs et conséquemment une stimulation des vaisseaux absorbants, il est évident que l'abus de ces médicaments entraînerait un amaigrissement des animaux, une véritable résorption des produits organisés ou devant servir à la constitution des organes. Telles seraient les conséquences déterminées par l'emploi réitéré et à hautes doses des purgatifs salins, de l'aloès, etc.; la viande des animaux soumis à cette médication, sans être malsaine, aurait perdu évidemment la plus grande partie de ses propriétés nutritives. Mais il n'en serait pas de même, croyons-nous, sous l'influence de l'usage réitéré de certains purgatifs drastiques, et notamment de *l'huile de Croton tiglium* dont l'action sur les muqueuses intestinale et urinaire est tellement violente que l'on ne peut croire à une innocuité absolue des autres tissus de l'organisme; tout au moins est-il possible d'admettre que les muscles immédiatement en contact avec la peau sur laquelle a été faite la friction d'huile de Croton ont absorbé une suffisante quantité du médicament pour avoir acquis des propriétés nuisibles au point de vue de la consommation.

CHAPITRE XIII

Conservation des viandes.

Nous avons vu dans un chapitre précédent que parmi les causes les plus capables de déterminer la décomposition des viandes, il fallait placer au premier chef celles dues à l'action des agents atmosphériques et que d'une manière générale l'air était l'élément de fermentation par excellence, en raison des nombreux germes de ferments qu'il tient constamment en suspension.

Ce serait certainement rendre un grand service à la boucherie que de lui enseigner des procédés qui lui permissent de préserver la viande des causes de décomposition qui l'entourent, particulièrement pendant les fortes chaleurs de l'été; malheureusement ces procédés ne remplissent pas toutes les conditions économiques voulues. Il importe cependant de faire un résumé aussi complet que possible des divers moyens proposés pour placer la viande dans des conditions telles qu'elle conserve, si ce n'est toutes ses propriétés, au moins une grande partie de ses propriétés alimentaires. C'est là, en effet, une question qui touche de trop près à l'hygiène publique et à des intérêts commerciaux d'une trop haute importance pour que nous la passions complètement sous silence.

Les moyens employés pour conserver la viande sont de deux natures différentes : les uns ont pour but de la placer dans des conditions telles qu'elle conserve son *état cru*, *sa saveur* et *sa fraîcheur* naturels ; les autres consistent à faire subir à la viande des préparations qui la mettent à l'abri de la décomposition, mais en modifiant plus ou moins son état de viande crue et conséquemment sa consistance et sa fraîcheur naturelles ; c'est dans cette dernière catégorie que se trouvent rangés ces moyens ou procédés de conservation qui font de nos jours l'objet d'une industrie remarquable sous le nom de *fabrication des conserves alimentaires* ou mieux *conserves de viandes*.

Nous rangeons toutes les manières de conserver la viande dans le tableau suivant :

1° Conservation de la viande fraîche........ { Conservation de la viande à l'étal. Conservation par le froid.

2° Conservation par dessiccation............	Carne seca. Tasajo. Procédé Dizé. Momification de la viande crue. Tablettes de bouillon. Extrait de viande. Poudres alimentaires.
3° Conservation par l'élimination de l'air...	Procédé Appert. Procédé Fastier. Procédé de Martin de Lignac.
4° Conservation par enrobage.......	Emploi de la gélatine. Emploi des corps gras. Emploi de substances diverses.
5° Conservation par les antiseptiques.......	Sel marin. — Saumure. Acide pyroligneux et créosote. Charbon. Acide sulfureux. Liquides injectés.

Nous dirons quelques mots de ces différents moyens, en insistant particulièrement sur ceux qui ont reçu une application plus sérieuse dans le commerce et l'industrie.

1° CONSERVATION DE LA VIANDE FRAICHE.

A. *Conservation de la viande à l'étal.* — Quelles que soient les précautions que puisse prendre le boucher, la viande fraîche ne se conserve généralement que pendant un temps très-limité et dont la durée est, ainsi que nous l'avons vu, subordonnée à la saison et aux conditions climatologiques dans lesquelles on se trouve.

Pendant l'été, la viande de bœuf, de vache ou de taureau se conserve rarement plus de quarante-huit heures; celle du veau et du mouton se corrompt facilement après vingt-quatre ou trente-six heures au plus. Durant l'hiver, la viande peut se garder pendant trois ou quatre jours si le temps est bien sec. Au printemps et à l'automne, l'état généralement incertain de l'atmosphère, et par dessus tout son humidité à peu près constante, ne permettent pas de conserver la viande en moyenne plus de trois jours, moins même pour le veau et le mouton. Nous savons enfin, qu'une atmosphère chargée d'électricité, un temps orageux en un mot, fait tourner fort souvent la viande en moins de douze heures. Il est bien entendu qu'en établissant la durée du temps pendant lequel la viande peut se conserver, nous ne voulons parler que de la viande qui réunit les conditions les plus physiologiques possibles et nullement de celle qui, par une cause quelconque, est prédisposée à subir plus facilement les altérations dont nous avons eu occasion de parler dans le chapitre précédent.

Malheureusement le boucher ne possède, dans les conditions ordinaires, que fort peu de moyens pour lutter contre le travail de décomposition des viandes. Ces moyens consistent à les protéger contre les rayons solaires par des toiles, tentes ou abris, à les placer pendant l'été dans des chambres, caves ou pièces à claire-voie, ou bien encore dans des passages où l'air circule avec facilité, à les garantir des mouches par l'emploi de poudres, de poivre répandu particulièrement au niveau de la section longitudinale de la moelle épinière.

Il est important, en effet, que les étaux des boucheries soient disposés de telle façon que la lumière n'y pénètre pas à l'excès, que la température s'y maintienne à un degré inférieur au degré de la température extérieure.

A Paris, les établissements de boucherie doivent réunir des conditions réglées par une instruction spéciale du préfet de police du 15 nivôse an XI (5 janvier 1803) et confirmé par l'article 33 de l'ordonnance de police du 25 mars 1830; ces conditions concourent de la façon la plus rationnelle possible à la conservation de la viande. Voici ce que dit l'instruction émanant de la police :

Un étal doit avoir au moins deux mètres et demi de hauteur (8 pieds) ; trois et demi de largeur (11 pieds), et quatre de profondeur 12 pieds). Il ne suffit pas que le local soit disposé d'une manière convenable, et qu'il soit tenu avec propreté, il faut encore que l'air y circule librement et même transversalement. Cette précaution devient plus nécessaire à l'égard d'un étal ouvert au Sud ou à l'Ouest, parce que l'air en est mou et peu propre à la conservation de la viande.

Il ne peut y avoir dans un étal ni âtre, ni cheminée, ni fourneaux, et toute chambre à coucher doit en être éloignée ou séparée par des murs sans communication directe. Tout étal ne doit être fermé, même sur la rue et pendant la nuit, qu'à l'aide d'une grille à barreaux de fer. Il faut que les murs soient revêtus d'enduits ou de matériaux imperméables, et que le sol soit entièrement dallé avec pente et rigole et en surélévation du sol de la rue.

Enfin, à défaut d'un puits ou d'une concession d'eau, un réservoir d'un demi-mètre cube doit être établi et rempli tous les jours.

Il est incontestable que les dispositions qui précèdent constituent ce que l'on pourrait appeler l'hygiène de la boucherie ou exposé des conditions les plus favorables pour la conservation des viandes fraîches, mais encore faut-il convenir que l'effet déterminé par ces dispositions est d'une durée limitée toujours par les conditions si variables de la température. Aussi a-t-on essayé de conserver la viande en la maintenant à une température telle que la putréfaction ne puisse s'en emparer facilement.

B. *Conservation par le froid ou la réfrigération.* — On a songé à tirer un parti très avantageux des viandes fournies en abondance par certaines parties de l'Amérique, en les expédiant en Europe au moyen de navires spécialement disposés pour y entretenir une température très-basse. On construit même actuellement au Hâvre un steamer, le *Frigorifique*, destiné à transporter des *viandes fraîches.* Tout l'intérieur du steamer, à part l'endroit réservé pour la machine, ne formera qu'un immense magasin, lequel sera isolé de la muraille du navire par une cloison en tôle, doublée à l'intérieur par des planches. Entre la tôle et les planches se trouvera une couche isolente composée de paille coupée et de feutre. Les viandes seront accrochées dans ces magasins.

Pour obtenir la réfrigération nécessaire à la conservation des viandes, on utilisera le procédé suivant récemment découvert par M. Ch. Tellier, ingénieur civil, et sur lequel M. Bouley a lu un rapport très-intéressant devant l'Académie des sciences (1). L'importance du procédé de M. Tellier est telle, que nous croyons devoir nous y arrêter d'une façon toute particulière. L'agent dont se sert M. Tellier pour produire le froid, est l'*éther méthylique*, produit par la réaction de l'acide sulfurique sur l'esprit de bois ou alcool méthylique, $C^2 H^3 O$.

Sous la pression atmosphérique et à la température ordinaire, ce corps est gazeux. Un froid de 30 degrés au-dessous de zéro le liquéfie sous cette même pression. Il est incolore, mais la densité et le pouvoir réfringent de ses vapeurs le laissent cependant parfaitement distinguer de l'air dans lequel il s'échappe. Son odeur agréable rappelle celle de la pomme ; sa flamme est vive et éclairante ; on peut le respirer sans inconvénient ; il ne cause pas de maux de tête comme l'éther vinique et ne paraît pas jouir de propriétés anesthésiques. Il se dissout dans l'huile.

« Voici sommairement, dit M. Bouley, comment est disposé l'appareil frigorigène qui fonctionne à Auteuil. Il se compose :

(1) Comptes-rendus de l'Académie des sciences. 5 octobre 1874.

1° D'un *frigorifère*, construit comme une chaudière tubulaire, c'est-à-dire représentant une capacité absolument étanche, traversée par un grand nombre de tubes;

2° D'une *pompe*, destinée à mettre en mouvement le liquide qui doit être refroidi, en passant par les tubes du frigorifère;

« 3° D'un vaste *réservoir* où le liquide refroidi est versé, et d'où il se distribue dans toutes les directions où l'on veut produire l'action frigorifique;

« 4° D'une *pompe à compression*;

« 5° D'un condenseur dans lequel l'éther méthylique, qui s'est vaporisé dans le frigorifère, reprend la forme liquide sous une pression de 8 atmosphères.

« Le liquide qui est l'agent de transmission du froid dans l'appareil de M. Tellier, est une solution de chlorure de calcium. Lorsque l'appareil de M. Tellier fonctionne, une double circulation s'y établit : celle de l'éther et celle de la solution de chlorure de calcium. »

« L'éther versé liquide dans la capacité du frigorifère, en baigne le système tubulaire intérieur, se vaporise en empruntant pour cela sa chaleur au liquide qui parcourt ce système et, une fois transformé en vapeur, s'échappe, sous cet état, par un conduit qui le dirige vers le corps de pompe dont le jeu le refoule dans le condenseur, baignant dans un bain d'eau à la température ordinaire, mais toujours renouvelée. Sous l'action combinée de la compression à 8 atmosphères et du froid relatif du bain extérieur, cet éther gazeux reprend la forme liquide et repasse dans le frigorifère où il se vaporise de nouveau, et toujours ainsi. Voilà pour l'une des circulations.

« L'autre est celle du chlorure de calcium. Le jeu d'une pompe met en mouvement sa solution à travers le système tubulaire du frigorifère, où l'éther enlève à ce liquide la chaleur nécessaire pour sa vaporisation. Ainsi refroidie, cette solution est distribuée par des conduits partout où l'action frigorifique est nécessaire, et elle est rassemblée, pour une bonne partie, dans un réservoir spécial qui, au lieu de former une capacité unique, est divisé en plusieurs compartiments à parois en tôle, d'un millimètre d'épaisseur, entre lesquels l'air peut circuler. De là, le liquide froid revient à un autre réservoir entourant le frigorifère, dans lequel il est refoulé par le jeu de la pompe. Il s'y refroidit de nouveau et reprend son premier parcours. » A l'emploi des courants liquides, M. Tellier ajoute, pour conduire et distribuer le froid à distance du frigorifère, un ventilateur qui force un courant d'air à passer entre les compartiments du réservoir spécial où se trouve contenue la solution refroidie de chlorure calcique, c'est-à-dire sur des surfaces métalliques maintenues à 8 ou 10 degrés au-dessous de zéro. L'air, en passant sur ces surfaces, ne se refroidit guère qu'à zéro. Le courant, du reste, varie à volonté, de façon qu'un trop grand abaissement de température ne puisse se produire. Il importe, en effet, que la viande ne soit pas gelée ; car, après la congélation, elle se décompose avec une très-grande rapidité.

« L'air, en passant sur les surfaces refroidies des plaques des compartiments du réservoir, perd en grande partie son eau hygrométrique qui se dépose sur ces surfaces à l'état de givre ; il est admissible qu'avec cette eau il perd aussi une partie des germes qu'il tient en suspension. C'est donc de l'air froid en partie purifié de ses germes et relativement desséché, avec lequel on peut constituer l'atmosphère du local dans lequel on veut soumettre les matières putrescibles à l'action du froid. Dans le cas où l'humidité de l'air serait telle, qu'il ne se sècherait pas assez en passant sur les plaques du réservoir frigorifère, on doit compléter sa dessiccation à l'aide de vases contenant du chlorure de calcium que l'on dispose dans l'intérieur du local, en nombre suffisant, pour atteindre le résultat. »

Les expériences faites à Auteuil pour la conservation de matières putrescibles par l'emploi du procédé Tellier, ont particulièrement porté sur des viandes de boucherie, des volailles, des pièces de gibier et des crustacés.

Or, voici, d'après M. Bouley, les résultats obtenus sur les viandes de boucherie :

« Les viandes de boucherie conservent l'odeur de la viande fraîche et son aspect extérieur, à part, au bout d'un certain nombre de jours d'exposition dans la chambre froide, la teinte plus sombre de leurs coupes et un certain degré de dessiccation qui se produit à leur surface. Mais, si l'on enlève une très-mince couche de cette surface plus sèche, exposée à l'air, la couleur de la viande fraîche apparaît à l'instant et témoigne de son état de complète conservation. Les graisses se dessèchent également à leur surface, mais n'acquièrent pas l'odeur de rance. Bref, l'odeur de viandes, ainsi exposées, demeure celle qui leur est propre dans chaque espèce, sans aucune intervention des émanations par lesquelles s'accusent les fermentations qui s'emparent des matières animales humides, quand elles subissent les influences atmosphériques ordinaires.

Outre la dessiccation de leur couche la plus superficielle, les viandes exposées dans la chambre froide, éprouvent une diminution graduelle de leurs poids, par évaporation d'une certaine quantité de l'eau qu'elles contiennent. *Cet état de sécheresse relative des surfaces expo-*

*sées constitue, pour les viandes, une condition de leur conservation
ultérieure, quand elles cessent d'être soumises à l'action du froid ;
car elle s'oppose à l'hydratation des germes et à leur développement.*

Un gigot de mouton, mis au froid le 3 janvier, en est sorti le 4 avril
et est resté exposé à la fenêtre d'une cuisine pendant les trois mois
d'avril, mai et juin. Il n'a fait que s'y dessécher davantage, mais il est
resté exempt de toute putréfaction, malgré les fortes chaleurs de la
saison. »

Les grosses pièces peuvent demeurer tout autant *imputréfiées* dans
la chambre froide que celles de dimensions moyennes ou petites,
ainsi que l'ont démontré des expériences faites avec des quartiers entiers de bœuf, des pièces de volaille et de gibier, ces dernières mêmes
conservées entières sans en extraire les intestins.

« Enfin, dit le savant rapporteur, la durée de la conservation des
matières organiques dans la chambre froide, peut être considérée
comme indéfinie au point de vue de la *putrescibilité ;* mais il n'en est
pas tout à fait de même à l'égard de la *comestibilité.* Dans les qua -
rante à quarante-cinq premiers jours, les viandes de boucherie conservées par le froid retiennent complètement leurs qualités comestibles ; leur tendreté augmente même. A mesure que le temps de la
conservation se prolonge, la tendreté des viandes s'exagère graduellement et, vers la fin du deuxième mois, leur saveur donne lieu à une
sensation qui rappelle l'idée d'une matière grasse. Leur comparaison
avec des viandes fraîches leur devient nécessairement défavorable ;
mais le jugement est autre quand on les goûte isolées et qu'on ne les
apprécie comparativement que par ses souvenirs. Alors, sans les trouver aussi bonnes que les viandes fraîches, on les estime bien meilleures que lorsqu'on est appelé à faire des unes et des autres un examen
comparatif immédiat. »

Tel est l'ingénieux procédé de conservation des matières organiques, et particulièrement des viandes de boucherie, dont M. Tellier a
donné communication à l'Académie. Nous avons pensé qu'il était urgent de lui consacrer quelques développements, car on ne peut nier
qu'il réalise, au point de vue qui nous occupe, un progrès sérieux
dont l'industrie ne manquera pas, à coup sûr, de profiter, et, quant à
sa valeur économique, c'est à l'expérience seule qu'il appartient de se
prononcer.

2° CONSERVATION PAR DESSICCATION. — La dessiccation de la viande
est surtout employée dans l'Amérique du Sud, dans le Paraguay et
l'Uruguay, pour préparer des produits appelés *carne seca* et *tasajo,*
produits dont nous devons dire seulement quelques mots.

A. *Carne seca.* — La *Carne seca* est de la viande de bœuf coupée en lanières longues et minces qui, après avoir été saupoudrées de farine de maïs destinée à absorber les sucs épanchés à leur surface, sont exposées aux rayons du soleil sur des traverses. Cent parties de viande fraîche se réduisent par ce moyen à vingt-six parties de viande sèche.

La carne seca ou carne dulce se conserve, paraît-il, pendant un ou deux mois et fournit un rôti dur et de peu de goût; cuite à l'eau avec des légumes, elle fournit un bouillon assez agréable, mais elle n'a conservé ni goût, ni odeur.

B. *Tasajo.* — Le *Tasajo* ou *Charqué* se fabrique dans de vastes établissements appelés *Saladeros*, notamment à Rio de la Plata.

La viande est divisée en longues et larges plaques dont l'épaisseur ne dépasse pas vingt centimètres. On lave ces plaques dans une saumure, puis on les étale, par couches superposées, entre des lits de sel. Le lendemain on les retourne et on les sale de nouveau. Le troisième jour on les retire de la salaison, on les empile en plein air; on les charge de corps pesants pour en faire sortir l'eau et on les laisse ainsi pressés pendant trois ou quatre jours. Dans quelques saladeros, on abrège l'opération en soumettant les viandes, dès le premier ou le second jour, à l'action de presses puissantes. Enfin à la pression succède la dessiccation proprement dite, laquelle consiste, comme ci-dessus, à étendre les viandes au soleil, opération que l'on renouvelle pendant quatre ou cinq jours. Le tasajo se mange généralement avec des légumes, surtout avec des haricots; il communique à ces substances une saveur agréable et appétissante, mais la fibre charnue n'a presque plus de saveur. Consommé sous forme de rôti, il est succulent et assez agréable quoique dur. Enfin, pour donner un bouillon limpide et convenablement sapide, il a besoin d'être additionné d'un poids égal de viande fraîche. (Encyclopédie Roret.)

C. *Procédé Dizé.* — Ce procédé a été inventé par Dizé en 1794. On met tout d'abord la viande fraîche dans un vase avec une quantité d'eau suffisante pour la faire bouillir pendant vingt-cinq à trente minutes; à ce moment on retire la partie albumineuse, l'écume du pot, rassemblée à la surface de l'eau, puis la viande est égouttée pendant douze heures à l'air, sur une claie d'osier et placée ensuite dans une étuve dont la température doit être élevée et maintenue constamment de 50° à 70° centigrades jusqu'à parfaite dessiccation. Des morceaux de viandes préparés par Dizé furent trouvés en bon état au bout de dix ans, et servirent alors, *dit-on*, à faire un bouillon d'un goût très-agréable.

D. *Momification de la viande crue.* — M. le baron de Rostaing a communiqué récemment à l'Académie des sciences une expérience assez curieuse sur la conservation de la viande au moyen de la racine de garance. Voici en quelques mots en quoi consiste ce procédé.

Au fond d'un pot cylindrique en terre cuite vernissée, ayant à l'intérieur 9 centimètres de diamètre sur 11 de hauteur, M. de Rostaing a mis environ 100 grammes de garance en poudre. Sur ce lit il a placé un morceau de viande de veau sans os, pesant 119 grammes, enveloppé dans un linge. Il a ensuite répandu sur cette viande et autour, environ 150 grammes de garance en poudre, puis le vase a été rempli avec des racines de garance (environ 55 grammes). Le tout a été recouvert d'un papier simplement ficelé. Ceci était fait le 27 juillet. Le 4 août suivant on ouvrit le vase et aucune odeur de viande corrompue ne se fit sentir. Le linge enveloppant la viande fut retiré ; il entraînait avec lui une couche humide de garance. La viande examinée attentivement à la coupe, ne laissait voir aucune apparence de vers, elle n'exhalait qu'une odeur de champignon. Elle ne pesait plus que 62 grammes au lieu de 119 ; elle avait donc perdu plus de moitié de son poids en huit jours. Les choses furent rétablies dans leur état primitif. Du 4 au 12 août aucune odeur autre que celle de la garance ne se fit sentir dans le salon où le vase avait été placé ; pas davantage quand il fut ouvert de nouveau. La viande extraite alors du linge ne pesait plus que 45 grammes, ce qui, comparé au poids primitif de 119 grammes, représentait une perte de 62 pour cent. Le 21 août, nouvelle ouverture du vase : point d'odeur ni de vers. Le poids était réduit à 41 grammes, ce qui portait la perte à 65 pour cent. Enfin le 1er septembre, la viande avait perdu 1 gramme. En trente-six jours, la perte avait donc été de plus de 66 pour cent. M. de Rostaing conclut de cette expérience que la garance possède la propriété de momifier la viande et d'empêcher les vers de s'y mettre.

On comprend que nous n'avons cité l'expérience qui précède que comme fait curieux à connaître, mais dont l'application ne paraît ni pratique ni économique au point de vue de l'alimentation.

E. *Extrait de viande de Liébig.* — Nous rangeons encore dans cette catégorie un produit assez répandu de nos jours dans le commerce sous le nom d'*extrait de viande*. (extractum carnis) de Liébig. Cet extrait est obtenu dans l'Uruguay à l'aide de procédés imaginés par Liébig et mis en pratique par M. Giebert. Cet ingénieur emploie à cette préparation l'énorme quantité de viande qu'on abandonnait sans profit, après avoir abattu des milliers d'animaux dont on recherche la peau pour en faire du cuir.

« Cet extrait de viande, disent MM. Chevallier et Baudrimont (1) qui n'est qu'un bouillon réduit à siccité par l'évaporation, ne doit contenir ni corps gras qui l'exposeraient à rancir, ni gélatine en excès afin d'être moins disposé à moisir : 100 parties de viande fournissent 2 parties 1/2 d'extrait. Il est d'une conservation facile, d'une couleur brun-rougeâtre, d'une odeur forte comme est la chair des animaux sauvages. L'extrait de viande de bon aloi se distingue de l'extrait falsifié en ce que celui-ci n'abandonne à l'alcool que 4 à 5 pour cent de matière soluble, tandis que le premier cède à l'alcool près de 80 pour cent de substances extractives; il donne en plus 16 pour cent d'eau. Il renferme environ 10 pour cent d'azote, et 18 à 22 pour cent de cendres (phosphates de chaux, de magnésie et chlorures alcalins). L'extractum carnis renferme en outre de la *créatine* et de la *créatinine*. La propriété de cette dernière d'être précipitée par le chlorure de zinc fourni un nouveau caractère qui sera corroboré par la nature des sels obtenus en incinérant l'extrait de viande, sels qui consistent principalement en phosphates et en chlorures solubles. »

F. *Tablettes de bouillon.* — Après avoir préparé le bouillon avec soin et avec de la viande fraîche de bœuf exempte ou débarrassée de suif, on le verse dans une chaudière à fond plat et chauffée à la vapeur libre, contenue dans un double fond. Cela fait, on l'évapore lentement à une température de 45 ou 50 degrés, en ayant soin de l'agiter continuellement pour accélérer l'opération. Quand le volume est réduit au point de marquer 6 ou 7 degrés à l'aréomètre Beaumé, on en remplit des boîtes cylindriques de fer blanc ayant chacune un quart de litre de capacité et représentant le produit d'un kilogramme de viande. On soude une plaque également de ferblanc sur l'ouverture de chacune de ces boîtes, et on les place dans un bain-marie clos où on les chauffe jusqu'à 105 degrés pendant une demi-heure. Au bout de ce temps, on les retire et on les emmagasine pour l'usage. Le bouillon ainsi traité conserve toutes ses qualités pendant plusieurs mois. Quand on veut s'en servir, il suffit, pour obtenir un excellent potage, de l'étendre de dix à douze fois son volume d'eau et de le chauffer à 100 degrés. (Martin de Lignac 1854.)

On peut rattacher, croyons-nous, à ce dernier mode de préparation, le produit fabriqué en grand à Bordeaux sous le nom de *Conserve Duprat et Morel*, produit soupe-pâté, répondant parfaitement aux besoins de la troupe en campagne.

La boîte conserve-Duprat contient 1 kilog. de conserves et est à deux compartiments ; dans l'un est une sorte de poudre brune obtenue par

(1) Dictionnaire des altérations et falsifications des substances alimentaires, page 1153, 4e édition.

l'extraction et la dessiccation des jus de viande de bœuf et pouvant être utilisée pour la confection de la soupe ; l'autre compartiment contient un pâté composé de viande de porc hachée et fortement épicée. Nous avons pu goûter de l'une et de l'autre préparations et nous pouvons assurer qu'elles sont toutes deux à la fois d'un goût agréable et d'une conservation facile, même après un temps très-long.

Les *poudres de viande* ou *poudres alimentaires*, préconisées à certaine époque pour nourrir les soldats et les marins, sont obtenues également par la dessiccation. Seulement les résultats obtenus n'ont pas répondu à l'espoir que fondaient sur elles leurs inventeurs, exemple ce qui s'est produit en 1855 pendant la campagne de Crimée. « J'ai eu à me prononcer, dit à ce sujet le docteur Lévy, sur une poudre-viande envoyée de Paris à Constantinople et destinée à entrer dans la ration alimentaire des colonnes en expédition. Le docteur Fauvel a goûté avec moi le bouillon qui avait été préparé avec cette substance ; assaisonné d'un peu de julienne-conserve, il était passable, mais le résidu de la décoction, espèce de bouillie noirâtre, n'avait rien d'analogue à la viande et manquait entièrement de saveur. »

3° Conservation par élimination de l'air. — Nous avons établi que la décomposition ou si l'on aime mieux la fermentation des matières organiques en général, et de la viande en particulier, s'expliquait par la présence au sein de l'atmosphère de nombreux végétaux cryptogamiques invisibles à l'œil nu, trouvant dans les principes albuminoïdes des viandes des conditions favorables à leur vie et à leur multiplication incessante.

Partant de là, il était rationnel d'admettre que la conservation des viandes ne pourrait s'effectuer que dans un milieu totalement privé d'air, et c'est en effet, sur ce principe que reposent aujourd'hui les meilleurs procédés que l'on connaisse pour la conservation des viandes.

Avant d'entreprendre la description de ces procédés, nous présenterons les quelques observations et renseignements suivants :

Envisagées au point de vue des habitudes actuelles de la consommation aussi bien qu'au point de vue nutritif, les viandes fraîches méritent à juste titre la préférence sur les viandes conservées, car jusqu'ici, quels qu'aient été les moyens employés pour la préparation de ces dernières, on n'a pas encore pu leur conserver l'état cru, la fraîcheur et la saveur qui sont l'apanage des viandes fraîches. On a bien essayé de préconiser l'usage des conserves de viande dans le but de créer une véritable concurrence aux viandes fraîches, ou pour mieux dire avec l'intention de procurer à la classe ouvrière une alimentation à la fois saine et économique ; mais, il ne faut pas se faire illusion sur ce point, la classe ouvrière se montre à cet égard tout autant, si ce n'est même plus exigeante que les classes les plus favorisées de la fortune, et elle n'a jamais accueilli avec faveur ces tentatives faites dans un but déclaré philanthropique.

On mange bien avec plaisir toutes conserves autres que celles à base de viande : poissons, fruits, légumes reçoivent partout et toujours bon accueil, parce qu'en effet, ils viennent apporter à certains moments de l'année un contingent d'aliments à la fois bons et hors de saison ; mais il ne saurait en être de même pour la viande dont la fraîcheur et l'abondance de chaque jour et de chaque saison démontrent la facilité avec laquelle se renouvelle l'approvisionnement de la boucherie. D'autre part, on ne saurait nier que, quelque bien conservée que soit la viande, elle a toujours perdu une grande partie de ses qualités organoleptiques. Il ne suffit pas, en effet, qu'une viande ait conservé ses propriétés alimentaires pour être facilement adoptée par le consommateur ; il faut encore qu'elle plaise à l'œil, à l'odorat aussi bien qu'au goût et il est certain que les meilleures conserves sont encore loin de réunir ces qualités. C'est donc à d'autres titres qu'il faut reconnaître l'utilité des *conserves de viande*.

C'est particulièrement dans le but de pourvoir à la subsistance des armées en campagne ou aux besoins de la marine, que l'on a reconnu l'utilité de ces conserves. Dans ces cas, en effet, les conserves fournissent sous un volume réduit des quantités relativement considérables de *matière alimentaire*, et la viande ainsi préparée est dans un état tel qu'elle répond parfaitement aux moyens culinaires tout à fait restreints dont on peut disposer en pareilles situations ; ajoutons enfin que l'emploi des viandes conservées a permis de remplacer avantageusement les viandes salées ou fumées, exclusivement utilisées autrefois à bord des navires.

Les conserves de viande sont faites soit avec de la chair provenant d'animaux indigènes, soit avec de la viande provenant d'animaux abattus à l'étranger, notamment sur plusieurs points de l'Amérique méridionale. Toute la côte orientale de l'Amérique du Sud est, au dire des voyageurs, abondamment garnie de prairies dans lesquelles un nombreux bétail paît en pleine liberté. « Dans les républiques argentines, dit M. le Dr Berchon, on rencontre d'innombrables troupeaux de bœufs paissant sur de larges espaces et ramenés à certaines époques vers les tueries pour y fournir leur chair aussi bien que leurs peaux, laines, cornes, suifs, etc. Les bestiaux de La Plata paissent en pleine liberté, sont maigres et n'arrivent que très-rarement à acquérir un degré d'engraissement semblable à celui de notre bétail européen. De plus, ils subissent très-souvent, dans cet état imparfait de l'agriculture, des disettes prolongées à la suite de sécheresses assez fréquentes dans un pays où les prairies ne sont autre chose que des terrains de vaine pâture ; ces prairies sont même insuffisantes pour le nombre de bestiaux qui les parcourent. Des épizooties s'y observent très-souvent ; de plus, les troupeaux ramenés vers les abattoirs particuliers des négociants qui se livrent à ce genre d'affaires, font souvent aussi de très-longs trajets avant d'y parvenir ; ils sont surmenés et sont loin conséquemment de se présenter dans des conditions semblables à celles que nous constatons pour notre bétail européen. Il y a donc en réalité maigreur des animaux exploités et mauvaise qualité des viandes causée principalement par la fatigue des animaux qui les fournissent, souvent enfin disettes de fourrages et épizooties meurtrières. » (Travaux du Conseil d'hygiène publique et de salubrité de la Gironde, 1875.)

Au Brésil seul on calcule qu'il y a actuellement 15,000,000 de têtes de gros bétail représentant un capital de 426 millions de francs (28 fr. 40 c. par tête !) ; l'industrie de l'élevage a pris son principal développement dans les provinces de Piauhy, Cearà, Rio-grande-do-norte, Parahyba, Saint-Paul, Paranà, Saô-Pedro-do-Rio-grande-do-Sul, Matto-grosso, Goyaz et dans le sud de celle de Minas-Geraes.

L'utilisation du bétail américain à la fabrication des conserves est de date assez ancienne, mais il faut convenir que le but commercial particulièrement poursuivi jusqu'ici a été l'exportation en Europe des cuirs provenant de l'abatage des animaux ; c'est ainsi qu'en 1861, il a été apporté du Brésil seul 18,883,216 kilog. de cuirs et que pendant l'exercice de 1871-1872, l'exportation a atteint 21,748,920 kilog. (1).

La plupart des procédés primitivement utilisés en Amérique pour la fabrication des conserves de viande n'ont abouti à aucun bon résultat par suite de leur imperfection et de l'absence presque complète de bons ouvriers pour cette fabrication.

Voici, d'après M. le Dr Berchon, que nous avons déjà cité, quelques-uns des essais entrepris tout d'abord dans La Plata pour la conservation des viandes :

Un négociant préparait la viande en la séparant des os, en la trempant ensuite dans une saumure très-forte et la salant légèrement deux fois ; puis, après quelques jours de repos, en la soumettant à l'action d'une forte pression qui produisait une masse compacte assez ressemblante à de la chair de jambon.

_____

(1) L'empire du Brésil à l'Exposition universelle de Vienne, 1873.

Ces viandes pressées se conservaient quelque temps ; mais la détérioration venait assez vite ; aussi le procédé fut-il promptement abandonné.

Suivant un autre procédé, la viande étant découpée passait avec ses os dans une chaudière ; on l'y laissait s'échauffer pendant une heure, puis on la faisait sécher pour la mettre en boîtes après lui avoir fait subir une forte pression. Ce procédé ne réussit pas mieux que le précédent.

On essaya ensuite du moyen de l'étuvage. La viande sortait bouillie de l'étuve et on l'enfermait dans des boîtes de ferblanc soudées. Presque toujours la fermentation paraissait après un temps assez court et la boîte éclatait, malgré le perfectionnement apporté plus tard au système par l'emploi d'un double courant d'air destiné à sécher la viande sortie de l'étuve.

Plus tard on employa à peu près le système Appert, avec l'enrobage de la viande par une sorte de masse gélatineuse qui contribuait, sans aucun doute, au dire d'un négociant du pays, à donner à l'ensemble le goût de soufre phosphoré.

On fit ensuite usage d'une injection par l'aorte d'un animal récemment abattu, d'une saumure très-douce que l'on poussait dans les vaisseaux sanguins, à la façon des injections anatomiques ; mais la conservation n'était pas de longue durée.

L'usage de la glace a été également préconisé, particulièrement pour le transport en Europe des conserves préparées à Montevideo ; ce procédé réussira-t-il ? Il faut attendre de l'expérience avant de se prononcer sur son importance commerciale.

Tels sont les documents curieux que nous avons pu recueillir du travail présenté au Conseil d'hygiène de la Gironde par M. le docteur Berchon, lesquels prouvent surabondamment par combien d'essais divers on a cherché à conserver la viande de boucherie, sans avoir jamais atteint la perfection si désirée dans les intérêts du commerce et de l'alimentation publique.

Ces préliminaires établis, nous allons passer en revue les procédés de conservation par élimination de l'air, qui jusqu'ici sont encore ceux qui atteignent la plus grande perfection, sans toutefois être complètement exempts d'inconvénients.

A. *Procédé Appert.* — Le procédé Appert est sans contredit le plus anciennement préconisé pour la fabrication des conserves alimentaires et nous savons qu'il est employé aussi bien pour la conservation des légumes, fruits, crustacés, certains poissons que pour la viande ; c'est de lui, du reste, que l'on a dit qu'il permettait de *mettre les saisons en bouteilles.*

C'est du commencement de ce siècle que date l'utilisation des *conserves alimentaires*, notamment pour le régime des équipages et des voyageurs à bord des navires.

Appliqué à la conservation de la viande, le procédé Appert consiste :

1° A placer la viande désossée et coupée par morceaux dans des boîtes en ferblanc, après l'avoir préalablement soumise à une cuisson à peu près complète ;

2° A remplir ces boîtes soit avec du bouillon, soit avec une sauce préparée à part ;

3° A les souder avec la plus grande précision, car c'est de là que dépend la réussite de l'opération ;

4° A placer ensuite ces boîtes dans un bain-marie fermé dont on élève graduellement la température jusqu'à 100 degrés centigrades, et à les maintenir au milieu de cette ébullition pendant un temps qui varie d'un quart d'heure à une ou deux heures suivant leur capacité.

A leur sortie du bain-marie les boîtes sont généralement un peu bombées, mais cette convexité doit disparaître avec le refroidissement et même être remplacée par une légère concavité. Toute boîte qui demeure bombée ou qui le devient après quelques heures ou même un temps plus ou moins long, dénote une altération de la viande et rend conséquemment son utilisation impossible. La convexité qui se produit alors est due à un dégagement des gaz qui accompagnent tout travail de fermentation de matière organique.

La théorie primitivement admise du procédé Appert était celle formulée par Gay-Lussac de la manière suivante : Ce savant admettait que la substance végétale ou animale renfermée dans la boîte décomposait, sous l'influence de l'ébullition, l'air atmosphérique contenu dans le vase, absorbait l'oxygène et devenait alors imputrescible, se trouvant ainsi exclusivement en présence de l'azote, gaz conservateur. Tout le talent de l'opération consistait conséquemment à laisser le moins d'air possible dans l'intérieur de la boîte.

Cette théorie de Gay-Lussac n'est plus admise de nos jours comme donnant la véritable explication du procédé Appert. Étant reconnu, en effet, que l'air est le véhicule constant des particules organisées qui représentent les véritables agents de la fermentation, il est rationnel d'admettre que toute opération ayant pour résultat de raréfier, de chasser l'air contenu dans une boîte de conserve, a aussi pour conséquence d'en éloigner le plus possible les causes de fermentation. Tel est, en effet, le résultat atteint d'abord par la soudure faite avec soin des couvercles des boîtes contenant la viande, puis par l'ébullition à laquelle ces boîtes sont soumises après leur soudure. C'est même pour atteindre ce résultat si important, *privation absolue d'air*, que l'on a cherché à améliorer le procédé Appert qui, à ce point de vue, laisse encore beaucoup à désirer en tant que fabrication proprement dite.

B. *Procédé Fastier*. — Le meilleur perfectionnement apporté au procédé Appert est dû à *Fastier* et date de 1839. Il consiste à chasser l'air des boîtes en faisant bouillir les liquides qu'elles contiennent : pendant l'ébullition, la vapeur s'échappe en entraînant l'air par une petite ouverture ménagée en un point du couvercle ; quand on juge que tout l'air a été expulsé, on ferme l'ouverture avec un grain de soudure, en même temps qu'on élève la température du bain-marie jusqu'à 110 degrés, ce qui, paraît-il, est très-facile en ajoutant à l'eau une petite quantité de sel marin, ou mieux un mélange de ce sel et de sucre.

On apporte le plus grand soin généralement à la fabrication en Europe des conserves par le procédé Fastier; aussi peut-on dire que de nos jours les produits livrés par notre industrie, tant à la guerre qu'à la marine, sont presque tous fabriqués suivant ce procédé. Mais ces mêmes précautions sont loin d'être prises à Montevideo et à Buenos-Ayres, ainsi que le confirment les faits particulièrement observés à Bordeaux lors du déchargement des grands paquebots qui arrivent en Gironde.

Dans le rapport de M. le docteur Berchon, que j'ai déjà eu l'occasion de citer, on lit à ce propos le passage suivant : « Soit défaut de solidité du contenant, soit plutôt peut-être éclatement par fermentation du contenu, ces boîtes se déforment d'abord : elles *bombent* par leur fond (suivant le mot consacré), ce qui est un vice rédhibitoire reconnu et même admis par les fournisseurs. Elles s'ouvrent ensuite et deviennent certainement alors une double cause de détérioration, comme d'infection, par la pression du voisinage qu'elles exercent sur les boîtes encore intactes et par le dépôt des matières en pleine fermentation sur ces boîtes dont les soudures laissent à désirer. »

Parmi les faits de ce genre observés en Gironde, M. le docteur Berchon cite les suivants : « Dans la traversée terminée le 13 avril 1875, soixante caisses ont été jetées à la mer sur le *Niger* ; un nombre presque aussi considérable a été sacrifié sur le même steamer en juin de la même année. Six cent cinquante-six boîtes ont dû subir le même sort sur le *Mendoza*, et c'est un fait d'observation régulière sur les paquebots français et anglais à bord desquels se fait un perpétuel triage chaque jour, pendant les traversées.

Il est important de faire remarquer, ajoute M. Berchon, que le travail de fermentation peut être arrêté ou suspendu en mer par les conditions de l'arrimage, par la rapidité des traversées, par les dispositions particulières de certains navires permettant plus que d'autres l'aération et le rafraîchissement général des cales de marchandises. »

Nous avons insisté sur ces documents parce qu'ils nous ont paru intéresser non-seulement les inspecteurs chargés de la visite de ces conserves, mais encore et surtout les autorités civiles des ports de débarquement et les autorités militaires en général, les premières pour veiller à ce que ces viandes en décomposition ne pénètrent pas dans les villes et n'y amènent avec elle des causes très-puissantes d'infection, les secondes pour qu'elles aient à se prémunir contre les accidents qui résulteraient de l'usage par la troupe de viandes mal conservées ou altérées pendant leur transport d'Amérique en France.

Consulté l'année dernière par l'autorité militaire sur la qualité de viandes provenant de Montevideo et préparées suivant le procédé Fastier, voici qu'elle fut ma réponse : J'ai d'abord examiné cette viande à sa sortie de la boîte ; j'ai acquis alors la certitude qu'elle devait provenir d'animaux peu gras et qu'elle avait peu de saveur et de consistance en raison de l'ébullition préalable à laquelle elle avait été soumise. Après quatre heures d'ébullition dans dix litres d'eau, cette viande a fourni un bouillon d'un bon goût mais d'un aspect peu attrayant : garni de quelques yeux de graisse, ce bouillon a un aspect blanchâtre, terne, qui tient sans doute aux écumes imparfaitement enlevées pendant l'ébullition, contrairement à ce qui se pratique ordinairement dans les ménages pour la fabrication du pot-au-feu ; quant à la viande, elle a complètement perdu toute sa saveur. Une seconde épreuve ayant été faite avec une même quantité de viande mise à bouillir dans six litres d'eau seulement et pendant une demi-heure de plus, a donné un bouillon bien préférable au premier et duquel avait complètement disparu cette sorte de crème laiteuse, blanchâtre, précédemment signalée. Refroidi, ce bouillon n'était surmonté que d'une très-mince pellicule de graisse. Quant à la viande proprement dite, elle était réduite à l'état de fibres sèches sans aucune saveur. Mes conclusions furent les suivantes :

En résumé je crois : 1° que la viande en conserve que j'ai examinée peut rendre des services à la troupe par la facilité avec laquelle elle peut être transportée, grâce au volume relativement restreint sous lequel elle se présente, mais que là est sans contredit son plus grand avantage ; 2° que son usage ne peut nuire à la santé de ceux qui la consomment ; 3° qu'en dehors de la situation exceptionnelle que j'ai citée, elle ne peut en aucune façon être comparée, surtout au point de vue nutritif, à la viande fraîche, particulièrement en raison de la nature et de l'état des animaux qui la fournissent ; 4° enfin que la quantité de dix litres d'eau dans laquelle on fait bouillir le contenu de chaque boîte est relativement trop considérable.

Il résulte de ce qui précède que la viande de conserve, même la mieux préparée, au moyen du procédé le mieux perfectionné, est encore loin d'équivaloir à la viande fraîche et que c'est à l'expérience qu'il appartient de se prononcer sur les avantages que peut offrir cette viande conservée, dans la grande question de l'alimentation publique. Quant à nous, nous avons la conviction que son rôle, à ce point de vue, ne sera jamais que relativement secondaire.

c. *Procédés de Martin de Lignac.* — En 1854, Martin de Lignac apporta les deux modifications suivantes au procédé Appert : Dans un premier procédé on a pour but de conserver la viande en morceaux volumineux et sans cuisson préalable : C'est le procédé dit des *Conserves autoclaves.* — « La viande est introduite crue dans des boîtes cylindriques de ferblanc, qu'on achève de remplir avec un bouillon à demi-concentré, et dont on soude immédiatement le couvercle. On place alors les boîtes dans un bain-marie à fermeture autoclave, puis on chauffe à une température de 108 degrés, pendant un temps plus ou moins long suivant la grosseur des morceaux, après quoi on laisse refroidir pendant une demi-heure. La température intérieure des boîtes étant encore très-élevée, les fonds se trouvent bombés par l'excès de pression. Alors on pratique, sur le fond supérieur de chacune d'elles, un petit trou par lequel l'air et les gaz sont immédiatement expulsés par l'excès de vapeur, et que l'on ferme, aussitôt après cette expulsion, au moyen d'un grain de soudure. Ainsi préparé le bœuf est en partie cuit et d'un goût très-agréable. En achevant de le faire cuire dans quatre ou cinq volumes d'eau, on obtient un bouillon excellent et un bouilli succulent.

Le second procédé a été imaginé pour résoudre le problème de la conservation des viandes sous un volume réduit. Les produits qu'il donne sont désignés sous le nom de *Conserves de bœuf comprimé.* La viande désossée, dégraissée en grande partie, est coupée en morceaux cubiques de 2 à 3 centimètres de côté, puis étendue sur des châssis garnis de canevas ou de filets et portée dans une étuve. Là, sous l'influence d'un courant d'air rapide, chauffé entre 30 et 35 degrés, elle laisse évaporer une grande partie de son eau. Quand elle a ainsi perdu 40 ou 50 p. 100 de son poids, on l'enferme dans des boîtes cylindriques de ferblanc, en l'y comprimant à l'aide de presses à levier, mues à la main, jusqu'à ce que la capacité d'un litre contienne 2,400 grammes de viande fraîche. On achève de remplir les boîtes avec du bouillon à demi concentré et chaud, puis, après y avoir soudé les couvercles, on les range dans un bain-marie autoclave dont la température est graduellement portée, comme ci-dessus, jusqu'à 108 degrés ; après quoi on laisse refroidir le liquide au-dessous de 100 degrés, et on l'expédie. La viande préparée de cette manière peut se manger telle qu'elle sort des boîtes : elle a un goût qui tient le milieu entre celui de la viande bouillie et celui de la viande cuite au four ; seulement, elle est un peu sèche. Quand on la fait tremper deux ou trois heures dans un peu d'eau chauffée à une température de 60 à 70 degrés, elle reprend toute sa flexibilité et présente peu de différence avec la viande fraîche. Plusieurs commissions nommées par le ministre de la guerre ont reconnu que le bœuf comprimé par le procédé Lignac était la seule conserve qui pût prendre place dans le régime alimentaire du soldat en campagne (1).

Nous avons cité tout au long cet extrait de l'Encyclopédie Roret, relatif au procédé de Martin de Lignac, parce que, en effet, ce procédé a été à différentes reprises l'objet d'essais considérés comme favorables au point de vue de l'alimentation des troupes. Seulement nous ferons observer que la nécessité de faire tremper cette viande préalablement pendant deux ou trois heures dans de l'eau chaude pour la ramener à un état qui la rapproche de la viande fraîche, nous autorise à conclure que son emploi n'est rien moins que pratique lorsqu'on songe aux conditions dans lesquelles sont ordinairement placées les troupes en campagne.

4° CONSERVATION PAR ENROBAGE.

A. *Emploi de la gélatine.* — Ce moyen consiste à émerger la viande à l'*état frais* dans un bain de gélatine concentrée. La gélatine, en se desséchant, forme autour de la viande une enveloppe solide, imperméable à l'air, et qui la défend contre toute altération septique. Des expériences faites, il résulte que la viande ainsi enveloppée ne répand aucune odeur et que cuite, elle est très-tendre et d'une saveur très-agréable. Dans d'autres circonstances, la viande est préalablement desséchée, puis enveloppée d'une couche de gélatine, et M. Payen a constaté qu'elle avait alors un léger goût acide provenant de ce que l'enveloppe extérieure n'était pas assez épaisse pour la protéger efficacement contre le contact de l'air.

Nous devons faire remarquer que ce procédé a été récemment l'objet d'une modification communiquée à l'Académie des sciences par

----

(1) *Encyclopédie Roret.*

M. Laujorrois. Cette modification consiste à ajouter un centième de *fuchsine* à une solution de gélatine pour que celle-ci se conserve sans la moindre altération, même en contact avec l'air. A l'appui de ce qu'il avance, l'expérimentateur a adressé à l'Académie un flacon de gélatine à la fuchsine préparée depuis onze mois. Une tranche de bœuf enveloppée dans un papier brouillard enduit d'une solution de gélatine contenant également un centième de fuchsine a été suspendue, en décembre 1872, entre une fenêtre et une persienne, à l'air libre par conséquent, et malgré la douceur relative de la saison (printemps), la chair n'a subi aucune altération. Elle s'est raccornie et a pris la consistance de la gutta-percha. Un morceau de cette tranche ainsi conservée ayant été mis à macérer dans l'eau pendant vingt-quatre heures, ne s'y est point désagrégé et n'a présenté aucune odeur désagréable *(Bulletin de l'Académie des sciences,* 1875.)

B. *Emploi des corps gras.* — La graisse est employée, particulièrement dans le Midi, pour la conservation de la viande de porc cuite ou de morceaux de volaille également cuits. Pour cela faire, cette viande et son enrobage sont placés dans des vases de grès ou de faïence et rendent ainsi de grands services, surtout pendant l'hiver, sous le nom de *confits* de porc ou de volaille. Ailleurs, on met la viande dans des vases pleins d'huile d'olive, particulièrement dans le Sud-Est de la France.

C. *Emploi de substances diverses.* — On a aussi essayé des enrobages avec des substances à peu près inertes comme la fécule, la gomme arabique, le sucre, le goudron, le caoutchouc, la gutta-percha, la suie, la sciure de bois ou de liége ; ou bien avec des substances astringentes telles que le tan, le talc ; ou avec des matières liquides, comme l'alcool concentré, des solutions d'acide sulfureux, de chlorure de sodium, d'aluminium, de potassium, d'acide acétique, d'acide chlorhydrique, de mélasse, la bière, la glycérine, etc., substances qui, pour la plupart, ont l'inconvénient de communiquer plus ou moins à la viande un goût ou une odeur détestable.

Je m'arrêterai cependant quelque peu sur un procédé de conservation qui me paraît devoir être classé parmi les enrobages, et récemment découvert par le Dr Herzen, de Florence. Ce procédé, s'il n'est pas l'expression d'un perfectionnement complet dans l'art de la conservation des viandes fraîches, me paraît être au moins sur la voie d'un progrès digne d'être cité.

En 1875, je fus appelé plusieurs fois à me prononcer sur les qualités alimentaires de viandes adressées à une maison de commerce de Bordeaux, et venant de Montévideo. Ces viandes, composées de bœuf et de mouton, arrivaient en barils et en boîtes de ferblanc, carrées, de 32 centimètres de longueur sur 22 centimètres de hauteur. Elles n'avaient *subi aucune cuisson*, ce qui, soit dit en passant, est déjà une tendance au progrès sur la plupart des procédés connus. Je ne crois pas qu'il me soit permis de dévoiler ici le secret de fabrication du Dr Herzen ; aussi me contenterai-je de dire seulement que ces viandes baignaient à leur arrivée dans un liquide rougeâtre, sanguinolent où entraient en dissolution une substance astringente et un coagulant du sang.

J'ai dit que le procédé Herzen dénotait une marche dans la voie du progrès, mais ne pouvait être qualifié du nom de conservateur absolu des viandes. Dans mes différents examens, j'ai toujours trouvé, en effet, des morceaux de viande dans un état de décomposition très-avancé, particulièrement au voisinage des os, à côté d'autres morceaux bien conservés. D'autre part, il est incontestable que les viandes traitées par ce procédé ont un aspect extérieur noirâtre ou brun terne peu engageant et une odeur peu faite pour exciter à. en faire usage, odeur particulière, assez difficile à définir, mais qui, pour les morceaux altérés, rappelait celle du savon ammoniacal.

Je dois dire cependant que les viandes en boîtes étaient généralement mieux conservées et avaient un meilleur aspect que celles en barils ; mais une preuve non douteuse du caractère imparfait de ce mode de conservation, c'est qu'un certain nombre des barils que j'ai examinés étaient toujours *bombés*, ce qui dénotait assurément un état de fermentation assez avancée des viandes ainsi traitées. Seulement ce qui, à côté de cela, me fait croire encore à un véritable progrès dans ce mode de conservation, c'est que les morceaux de viande arrivant intacts, quoique exposés à l'air et se couvrant alors de nombreuses moisissures, ne répandaient jamais à la coupe l'odeur que prennent au bout de peu de jours les viandes ordinaires abandonnées au contact de l'air, et paraissaient avoir conservé intérieurement, je ne dirai pas leur fraîcheur naturelle, mais au moins une fraîcheur relative. Le goût des morceaux bien conservés était assez bon, mais à côté de ceux-ci s'en trouvaient d'autres dont la décomposition s'accusait par une désagrégation des faisceaux et des fibres musculaires, par un aspect gras, onctueux au toucher et par leur odeur ammoniacale, éloignant toute tentation de faire usage même des morceaux intacts. Et si l'on joint à cela la couleur peu attrayante de ces viandes, surtout de celles mises en barils, on comprendra combien il eût été difficile dans une ville comme Bordeaux, où la population est habituée à ne consommer que de belle et bonne viande, de faire accepter ces conserves même à des prix inférieurs et par la classe la plus privée de ressources. Mais, je le répète avec intention, le procédé Herzen dénote un progrès dans l'art de la conservation des *viandes fraîches* et il n'y aurait rien d'impossible qu'avec le temps et de nouvelles recherches, son inventeur n'arrivât à des résultats complètement satisfaisants; s'il nous était permis d'émettre un avis, nous lui conseillerions de renoncer à l'emploi des barils pour loger les viandes préparées, tant il est peu probable que ces viandes puissent rester intactes dans de semblables récipients.

5° CONSERVATION PAR LES ANTISEPTIQUES.

A. *Emploi du sel-marin. Saumure* — On peut dire que de tous les moyens de conservation connus, l'emploi du sel marin est le plus ancien aussi bien que le plus employé. Son action est facile à comprendre : le sel agit en s'emparant de l'eau que contient la viande et conséquemment en s'opposant à sa fermentation.

La viande de bœuf et la viande de porc sont, parmi les viandes des mammifères, les deux seules que l'on conserve le plus ordinairement à l'aide du sel marin.

L'opération de la salaison se fait de deux manières différentes, l'une dite *salaison sèche*, l'autre *salaison liquide* ou *humide*.

Quoique variant un peu avec les localités, le travail de la salaison sèche peut se résumer de la manière suivante : La viande est tout d'abord désossée pour éviter que les matières grasses des os, la moelle, inattaquables par le sel, ne concourent à corrompre la préparation, puis coupée en morceaux de 3 à 4 kilog. Après avoir été frottés avec un corps dur, une brique par exemple, ces morceaux sont mis par couche dans un saloir ou réceptacle, et chaque couche de viande est recouverte d'une couche de sel de 1 à 2 centimètres d'épaisseur, le tout disposé de façon à ce qu'il n'y ait pas de vides. L'eau de la viande dissolvant le sel, il se produit très souvent dès les premiers moments de l'opération, une fermentation et un débordement du liquide que l'on empêche en recouvrant les morceaux de viande avec une planche chargée de corps lourds ou simplement avec de grosses pierres. On abandonne ainsi le tout jusqu'au moment où l'eau salée ou *saumure* surnage au-dessus de la viande, c'est-à-dire pendant huit jours environ, temps dont la durée varie du reste avec la température. On sort ensuite la viande, on fait tomber le sel qui la recouvre et on la laisse égoutter comme il faut. C'est après ce temps qu'elle est mise dans des barils bien étanches que l'on finit de remplir avec de la saumure à 25°; quelquefois aussi on ajoute à la préparation des feuilles de laurier pour lui donner de l'arôme ; on complète enfin l'opération en fixant le couvercle du baril.

La salaison liquide, que l'on applique particulièrement à la viande de porc, diffère de la précédente en ce que les morceaux de viande sont mis dans de grands timbres ou *barbantalles* en pierre remplis de saumure ; au bout de 10 à 12 jours environ, les poitrines et les jambons du porc ont généralement acquis le degré de salaison voulu.

En Angleterre, où l'on pratique la salaison du bœuf en grande quantité et avec soin, on opère de la manière suivante : « La viande est coupée par morceaux de 4 kilogrammes, puis frottée de sel sur toutes ses faces ; on la place ensuite dans de grandes caisses à fond criblé de trous, où on la fait séjourner pendant sept jours en l'arrosant deux fois, dans cet intervalle, avec de la saumure. On la transporte de là dans d'autres caisses où elle reste sept autres jours, les morceaux étant superposés dans un ordre inverse. Au bout de ce second terme, chaque morceau a consommé environ 500 grammes de sel, dont les deux tiers adhèrent à la viande ou se sont combinés avec elle. On emballe alors les morceaux dans des barils dont le fond a été préalablement garni d'une couche formée de sel marin additionné d'azotate de potasse, et dans lesquels on les tasse avec le plus grand soin. On établit une couche semblable au milieu de la masse pour que, si l'une des moitiés de la salaison venait à se gâter, elle ne pût communiquer son altération à l'autre. Enfin, le baril étant rempli, on y verse une saumure très-concentrée qui est destinée à occuper les vides qui existent toujours plus ou moins entre les morceaux ; on forme une troisième couche de sel et de nitre, et l'on fixe le couvercle. » (Encyclopédie Roret.)

Au dire des hommes du métier, la réussite des salaisons est attachée à deux conditions principales, savoir la fraîcheur de la viande et la qualité du sel employé. Il paraît, en effet, que c'est à la qualité exceptionnelle du sel provenant de la fontaine de *Salies* que les salages de Bigorre et du Béarn, connus sous le nom de jambons de Bayonne, doivent leur juste et ancienne réputation. La plupart des sels employés sont tirés habituellement de la baie de Vigo, en Portugal ; à Bordeaux, la charcuterie emploie de préférence le sel dit sel de *Saint-Gilles*.

Quelle que soit sa provenance, le sel doit être bien épuré, blanc, de bonne qualité en un mot. Généralement aussi on préfère le vieux sel au nouveau, celui-ci étant toujours quelque peu amer et déliquescent ; on dit aussi qu'il communique souvent aux viandes un goût de bitume et altère leur couleur. Les Hambourgeois lui reprochent enfin de ne pas donner aux viandes salées la consistance nécessaire à leur conservation.

Nous avons eu occasion, dans les lignes qui précèdent, de parler de la *saumure* employée comme adjuvant des viandes salées à sec ou comme véhicule de ces viandes préparées par la salaison humide ; il importe de revenir avec quelques détails sur cette préparation qui est l'objet, dans le commerce, d'une fabrication et d'un emploi si considérables.

On donne, commercialement parlant, le nom de *saumure*, soit au liquide ou résidu de la salaison des viandes, soit à une dissolution de sel marin dans une quantité d'eau arrivée ainsi à son maximum de saturation. On ajoute aussi à cette solution un poids d'azotate de potasse ou sel de nitre égal environ à la centième partie du chlorure de sodium dissous ; cette addition de sel de nitre a pour but de donner à la viande salée une coloration rouge qui la rapproche, par son aspect de la viande fraîche ; je crois aussi que l'addition de salpêtre au sel marin a pour résultat d'augmenter plus rapidement la densité règlementaire de la saumure ; dans tous les cas, le fait d'augmentation de densité par le nitrate de potasse est facile à constater.

On peut aussi fabriquer la saumure à chaud : pour cela faire, on fait chauffer l'eau et on y ajoute la quantité de sel nécessaire jusqu'à saturation : la quantité de sel employée dans ce cas, par litre d'eau, est de 500 grammes environ, et la densité du liquide obtenue est, après refroidissement, de 23°5 au pèse-sel ou pèse-saumure.

Voici les caractères de la saumure, donnés par M. Mathieu, dans un travail très-intéressant soumis à la Société centrale de médecine vétérinaire (1).

La saumure fraîche, c'est-à-dire celle faite depuis peu, est un liquide primitivement incolore qui, bientôt, par son action spéciale sur la viande qu'il est destiné à immerger et à conserver, prend une teinte roussâtre lavure de chair, d'autant plus foncée que cette saumure est plus ancienne : elle est limpide, demi-transparente ; de petits fragments de matière blanchâtre, qui semblent être de nature graisseuse, surnagent ce liquide. La saumure *rougit le papier de tournesol :* ce caractère est important à noter, il est un signe certain de la saineté de la saumure. Sa densité est supérieure à celle de l'eau distillée : le litre de saumure pèse de 1205 à 1212 grammes ; son odeur rappelle assez celle d'une décoction concentrée et froide de viande. Quelques gouttes de saumure versées dans la main et soumises, à l'aide de la paume de l'autre main, à un frottement de quelques instants, répandent une odeur animale *sui generis* très-accusée. Sa saveur très-salée est aussi celle d'une décoction aqueuse concentrée de viande.

(1) *Recueil de Médecine vétérinaire.* Septembre 1875.

Soumise à l'action de la chaleur, dans un vase d'argent, la saumure se trouble d'abord, puis elle répand une forte odeur de décoction aqueuse de viande ; arrivée à l'ébullition, elle se boursouffle, et bientôt elle laisse un dépôt de couleur blanchâtre, d'une saveur salée et dont une partie, assez limitée, est toujours colorée en rose par la partie de la matière colorante du sang qui donne à la saumure cette teinte roussâtre que nous connaissons. Ce dépôt, moins la partie colorée en rose, est soluble dans l'eau. »

Avant de pousser plus loin cette citation, je dois dire que, d'après M. Clément, ex-chef de service de chimie à l'École d'Alfort, la propriété acide de la saumure est due à une petite quantité de lactate acide d'ammoniaque qu'elle contient en dissolution... Voici, du reste, sa composition chimique (1) :

Eau	74.400
Sel marin (chlorure de sodium)	22.780
Lactate acide d'ammoniaque	0.648
Matière albumineuse dissoute	0.820
Matière animale indéterminée	
Sulfate de potasse.	1.352
Phosphate de chaux	
	100.000

D'après M. Mathieu, la saumure de bonne qualité, abandonnée à elle-même, se divise en trois parties : 1º Un *léger précipité* d'une teinte blanchâtre gagnant le fond du vase, de consistance sirupeuse et composé en grande partie de cristaux de chlorure de sodium; 2º De nombreux *corpuscules blanchâtres* à forme irrégulière, nageant à la surface, d'un volume variable, dans lesquels l'examen microscopique dévoile la présence de petits corps très-tenus, tels que fragments de duvet, de matières textiles provenant de cette poussière qui continuellement est en suspension dans l'air, de cellules de graisse ayant perdu de leur transparence, de cristaux de margarine et de sel marin, de petits corps ayant la forme et le volume de moyens globules de lait de vache, ressemblant aussi à des globules d'oléïne, mais insolubles dans l'éther froid ; 3º La *saumure proprement dite* qui, sous le microscope, ne décèle pas plus sa présence que l'eau la plus pure. Sous l'influence de l'évaporation, cette saumure peut laisser voir de nombreux cristaux de chlorure de sodium.

Les saumures du commerce sont loin de se présenter toujours avec

(1) De la saumure et de ses propriétés toxiques par M. Reynal. *Recueil.* Juin 1855.

des caractères semblables à ceux de la saumure fraîche et dont nous venons de donner la description. En effet, la saumure est plus ou moins trouble, suivant qu'elle a séjourné sur des viandes préalablement salées ou non. Ainsi, de la saumure fraîche dans laquelle on a mis des ventres ou ventrèches de porc non salés, est devenue d'un brun chocolat, très-trouble, et a perdu, après 4 à 5 mois, de sa force, par suite de son mélange avec le jus de viande; de 25° qu'elle atteignait au début, elle est arrivée à ne plus avoir que 23°5 au pèse-sel.

Lorsque la viande a été mise dans la saumure, après s'être déjà débarrassée de ses impuretés par un salage préalable, la saumure même après un an de séjour sur cette viande est plus claire et ne se couvre à l'ébullition que d'une légère écume grisâtre. Après refroidissement, elle a diminué d'environ un quart par litre, et sa densité est alors de 23°5 au pèse-sel.

Nous avons parlé de l'ébullition à laquelle est quelquefois soumise la saumure; c'est qu'en effet, la fabrication d'une saumure fraîche étant toujours une opération coûteuse, le charcutier a bien souvent recours à l'ébullition et au tamisage pour débarrasser la saumure vieille ou qui a déjà servi, de toutes ses impuretés et l'utiliser de nouveau à la salaison des viandes. L'écume et les débris qu'elle donne alors, forment une sorte de magma plus ou moins épais, rougeâtre et constitué par tous les produits organiques que la saumure a empruntés à la viande au contact de laquelle elle a séjourné. L'expérience démontre à l'évidence que la viande fraîche plongée dans la saumure perd de son poids. Voici comment s'exprime à ce propos M. Mathieu: « Quels sont tout d'abord, dit notre savant collègue de Sèvres, les agents en présence : d'un côté, si la saumure est nouvelle, fraîche, une solution concentrée de sel marin; d'un autre côté, un morceau de viande provenant d'un animal tué depuis six, huit, dix heures, et déjà privé, par l'évaporation, d'une certaine quantité de l'eau qu'il contient au moment de la mort. Ce morceau de viande est un composé des tissus musculaire, adipeux, cellulaire ; de vaisseaux, de nerfs, de fibres tendineuses, ligamenteuses ; le tout humecté de liquides très-divers : sang, lymphe, sérosité du tissu cellulaire et peut-être aussi d'un liquide particulier enfermé sous le myolemme, non déterminé que nous sachions, et dont le rôle dans la contraction musculaire n'est peut-être pas sans importance. Ces divers fluides sont contenus dans des vaisseaux et dans des espaces cellulaires dont les cloisons devront être, à un moment donné, appelées à jouer un rôle spécial dans les phénomènes de disjonction, de dissolution que l'endosmose et l'exosmose détermineront dans le morceau de viande soumis à la salaison dans la saumure. A ce premier travail en succède un autre en vertu duquel la saumure, après avoir pénétré la viande et lui avoir abandonné son chlorure de sodium, s'échappe de cette viande entraînant avec elle une notable partie des liquides qui existent normalement dans les muscles ; d'où résultent ces deux points importants :

1° Que le morceau de chair musculaire qui aura passé un mois dans la saumure, perdra de sa valeur nutritive ;

2° Que le niveau de la saumure augmentera dans le bac, malgré les résultats évidents de l'évaporation spontanée dont la surface de ce liquide est continuellement le siége. »

Il découle de cette explication que la viande qui a séjourné longtemps dans la saumure a, non-seulement perdu de son poids et de sa valeur nutritive, mais est devenue sèche, dure, quelquefois même raccornie au point d'être peu attrayante et difficile à entamer ; ce dernier effet est particulièrement le résultat de l'emploi d'une saumure très-concentrée.

. La saumure forte ou ancienne, dans laquelle la quantité de jus de viande ou éléments azotés est en proportion trop grande, relativement à la quantité de sel, entre facilement en fermentation tout en salant moins bien la viande. Cette saumure rougit encore un peu le papier de tournesol ; son odeur et son goût n'ont rien d'anormal, et cependant, dit M. Mathieu, le microscope y constate déjà des agents de la fermentation putride, c'est-à-dire de ces granules désignés sous le nom de *microzyma* et de rares vibrioniens.

La saumure complètement altérée est devenue louche, son goût est altéré, son odeur désagréable, des produits ammoniacaux s'y sont développés, aussi ne rougit-elle plus le papier de tournesol ; en un mot, elle est devenue *alcaline*, et son examen microscopique y dénote la présence de nombreux vibrioniens vivants qui, d'après M. Robin, sont réellement les agents de la fermentation putride dont elle est le siége.

Nous ne quitterons pas l'étude de la saumure sans dire quelques mots des propriétés toxiques qu'elle peut acquérir dans certaines circonstances. Des expériences de M. Reynal, à qui l'on doit un travail très-complet sur cette question, il résulte :

« 1° Que la saumure administrée pure et à la dose de 5 centilitres est un vomitif puissant pour le chien ;

« 2° Qu'à la dose de 2 à 3 décilitres, elle produit des phénomènes d'intoxication sans occasionner la mort, si l'animal peut vomir ; mais que cette quantité tue le chien en un temps très-court, si par un artifice quelconque on empêche le vomissement ;

« 3° Qu'à la dose d'un litre, la saumure provoque chez le cheval une irritation de la muqueuse intestinale ;

« 4° Qu'à la dose de 2 à 3 litres, la saumure empoisonne le même animal dans le court espace de vingt-quatre à quarante-huit heures ;

« 5° Qu'à la dose d'un demi-litre, elle est toxique pour le porc ;

« 6° Enfin, que de 3 à 4 centilitres, cette substance est toxique pour les volailles.

« L'action de la saumure sur l'économie est d'autant plus active que sa préparation remonte à une date plus éloignée ; les propriétés toxiques de la saumure provenant des viandes rances sont beaucoup plus actives (1). »

Il est difficile de dire si, dans l'empoisonnement produit par la saumure, le sel marin est le seul principe toxique ou s'il faut faire entrer en ligne de compte les productions microscopiques qui y sont contenues ou les principes acides et alcaloïdes, lactate acide d'ammoniaque, alcaloïdes volatils (propylamine, trimétylamine, etc.), que nous savons y exister ; tout au moins les auteurs ne sont-ils pas d'accord sur ce point de la question.

Au point de vue de l'alimentation de l'homme, on peut dire qu'il est de la plus haute importance de veiller à la bonne qualité des saumures utilisées dans le commerce de la charcuterie, car, ainsi que l'a dit M. le docteur Tardieu, « parce qu'on n'a encore signalé aucun cas d'intoxication humaine, il n'en faudrait pas conclure de la constante innocuité de la saumure ; autant vaudrait soutenir que personne n'a succombé à la morve avant la publication contemporaine des faits qui en établissent la transmission du cheval à l'homme. Attendons les résultats de l'observation ultérieure, maintenant appelée sur les effets de la saumure. »

C'est surtout d'Amérique que proviennent les viandes salées livrées au commerce et à la marine. On a même songé, bien à tort selon nous, à les faire entrer pour une part telle, dans la consommation journalière, que pendant un moment elles ont fait naître dans l'esprit de quelques admirateurs l'espérance de les voir concourir à la solution du grand problème de la *vie à bon marché;* grande erreur, disons-nous, que ne partageront jamais ceux qui sont à même d'apprécier chaque jour les exigences du public en matière de viande de boucherie.

Dans une chronique agricole publiée par le *Recueil de Médecine vétérinaire,* en 1854, nous trouvons, à propos des viandes d'Améri-

(1) *Recueil de Médecine vétérinaire.* Année 1855.

que, les renseignements suivants qui, au point de vue commercial, aussi bien qu'au point de vue de l'instruction des inspecteurs des viandes, ne manquent pas d'importance :

« Qu'il s'agisse de viande de bœuf (*beef*) ou de viande de porc (*porck*) dit Jourdier, chacun de ces mots est précédé de termes qui caractérisent les qualités équivalentes aux nôtres dans l'ordre suivant :

1re qualité : *Claer.*
2e   —   *Prime-mess.*
3e   —   *Mess.*
4e   —   *Prime.*
5e   —   *Cargo.*

« Le *Claer* se distingue non-seulement par le choix des morceaux, mais encore, pour le cochon notamment, par l'épaisseur de la graisse, qui fait que sur certains de nos marchés ils seraient trouvés trop gras.

« Le *Prime-porck*, par exemple, est embarillé d'après des règles d'inspection qui exigent que dans chaque fût il n'entre pas plus de 3 épaules, 10 à 11 kilogrammes de morceaux de tête, prescrivant d'en former l'appoint avec des pièces des côtes, du cou et autres analogues.

« Quant au *Cargo*, il n'en existe que de très-faibles quantités, parce que les morceaux de tête et de cou, qui doivent le composer presque exclusivement, sont le plus souvent séchés et fumés. »

Quoi qu'en ait dit Jourdier lui-même, nous avons avancé que les viandes salées d'Amérique ne rempliraient jamais un rôle bien important dans la consommation en dehors des besoins de la marine ; l'expérience a déjà prononcé sur ce point. Pour notre part, nous avons vu quelques essais de vulgarisation de ces viandes dans la population ouvrière de Bordeaux, lesquels n'ont pas été couronnés de succès. On use bien, on pourrait presque dire à titre de condiment, de quelques viandes salées préparées en France par la charcuterie ; telles que celles qui, sous le nom de *petit salé*, se composent en général de toutes les parties maigres et entrelardées du cochon ; mais, quant aux véritables salaisons d'Amérique, elles n'ont jamais reçu de sérieux emplois que dans les circonstances difficiles ; à part cela, elles ne sont pas recherchées, peu habitués que nous sommes à ce goût fort et salé à l'extrême qu'elles communiquent au bouillon qu'elles ont servi uniquement à confectionner. On sait, du reste, que, dans maintes circonstances, les marins exclusivement nourris au moyen de ces viandes ont contracté une débilité générale, accompagnée d'hémorrhagies passives, une véritable désorganisation caractéristique du *scorbut*.

B. *Conservation par le Fumage ou Boucanage.* — On fait usage dans bon nombre de pays de *viande fumée*, c'est-à-dire ayant été exposée pendant un certain temps à l'action d'une fumée intense produite par la combustion du bois ; on sait aussi combien est répandu, notamment à la campagne, l'usage des jambons mis à fumer dans la cheminée de ces vastes foyers de famille où l'on ne redoute pas d'allumer de grands feux ardents.

On peut fumer ainsi la viande de bœuf et la viande de porc. C'est en Allemagne, à Hambourg surtout, que se pratique le plus en grand la fumigation de la viande de bœuf ; mais partout où elle est faite avec soin, on n'y soumet que les viandes qui ont été préalablement salées et même saupoudrées, après la salaison, avec de l'azotate de potasse, afin de leur conserver leur couleur naturelle. On estime que la meilleure fumée est celle produite par les bois de charme, de chêne, surtout quand ces bois ne sont dépouillés ni de leur feuillage, ni de leurs glands. Le pin, le sapin, le bois d'if et les arbrisseaux de cette nature communiquent à la viande un goût résineux, très-désagréable ; en Allemagne, on emploie le tan à la fumigation des saucisses. Il est important aussi que le bois employé soit sec et n'ait jamais pris le goût de moisi ni d'humidité, parce que ces défauts se communiqueraient à la viande.

La viande, disons-nous, doit être salée d'abord, et la saumure doit en être exprimée avec soin ; la salaison préalable active beaucoup l'opération ; après cela, on enveloppe la pièce et on la suspend dans la cheminée, de façon à ce que le feu ne puisse l'atteindre.

Une chambre à fumer est plus commode que la cheminée pour pratiquer la fumigation, en même temps qu'elle permet de fumer une plus grande quantité de viande à la fois ; aussi, certains charcutiers ont-ils dans ce but des fumoirs spéciaux composés d'un rez-de-chaussée assez vaste et haut de trois ou quatre mètres, dont les murs sont percés d'ouvertures de distance en distance. Au plafond, sont des crochets après lesquels on suspend les jambons, et au centre de la salle, on brûle des bois qui produisent la fumée ; celle-ci entoure les jambons qu'elle est appelée à conserver. On laisse séjourner ces jambons dans ces fumoirs pendant vingt-quatre à trente heures en y entretenant toujours le feu. Si ce sont des boudins, ils sont suspendus sur des bâtons par des ficelles qu'on peut enlever en même temps que les morceaux.

A la campagne, on se contente le plus ordinairement, dans les ménages, de suspendre la viande dans la cheminée, sans aucune autre préparation ; aussi est-elle plus longue à se fumer, quelquefois même elle se couvre de suie et s'imprègne de sucs noirâtres qui la rendent mauvaise; il serait facile d'éviter ces inconvénients en l'enveloppant d'une double toile.

La fumée employée pour la conservation de la viande agit en vertu du produit pyroligneux qu'elle contient, lequel détermine, comme la *créosote*, une coagulation de l'albumine contenue dans la viande et en empêche ainsi la décomposition; c'est donc un véritable agent anti-putride. — Rappelons aussi que, d'après quelques auteurs, les vian-des fumées sont plus exposées que d'autres à subir une altération spontanée, de nature peu connue, à laquelle les Allemands ont donné le nom de Wurtsgift (poison du saucisson), sorte d'alcaloïde agissant particulièrement sur les centres nerveux. (V. ch. 12. *Altérations des viandes*.)

c. *Emploi du charbon.* — Voici comment s'exprime le chimiste Girardin, à propos de la conservation de la viande par le charbon : « Le seul moyen pour empêcher la viande de s'altérer, surtout pen-dant l'été, c'est de l'enfouir dans du poussier de charbon, à nu, ou ce qui est moins bien, après l'avoir entourée de linge ou de papier. A la vérité, dans le premier cas, on la retire souillée de charbon, mais on l'en débarrasse aisément en l'arrosant d'eau fraîche. » Le même savant indique un moyen très-simple pour conserver le bouillon pendant l'été; ce moyen consiste à y laisser séjourner un morceau de charbon bien calciné et bien lavé; le résultat obtenu est identique à celui que l'on obtient en faisant bouillir le bouillon matin et soir, même pendant les plus fortes chaleurs. On peut expliquer l'action du charbon sur les matières animales par la propriété qu'il possède d'absorber les gaz qui se dégagent sous l'influence de leur décomposition favorisée par une température élevée, en même temps qu'une partie de l'eau qui entre dans la composition de ces matières.

d. *Emploi de l'acide sulfureux et de l'oxyde de carbone.* — Au mois de mai 1870, M. Mathieu, vétérinaire, à Sèvres, fit devant la Société centrale de médecine vétérinaire, la communication suivante : « J'ai l'honneur, dit notre honorable collègue, de mettre sous les yeux de la Société quelques échantillons de viande de mouton conservée, à l'état frais, par le procédé de M. le professeur Gamgee, de Londres. Cette viande vient d'un mouton tué il y a quatre mois et quelques jours. Le procédé de M. Gamgee consiste à asphyxier l'animal avec l'oxyde de carbone, à enlever la tête et la peau du cadavre, à le vider complètement, à diviser le mouton en deux parties égales par la sec-tion longitudinale et médiane du rachis. Quant au bœuf, après avoir subi cette préparation, il est subdivisé en morceaux de 15 à 20 kilog.

— Cela fait, cette viande est accrochée dans une chambre. Celle-ci est hermétiquement close, puis l'air en est soustrait. C'est alors que commence l'opération conservatrice : du gaz oxyde de carbone et du gaz acide sulfureux, en proportions déterminées, sont introduits dans la chambre et sont laissés en contact avec la viande pendant huit, ou dix, ou douze jours. Sous l'influence de ce gaz, la viande subit des modifications qui la rendent imputrescible, sans lui faire perdre les qualités d'un bon aliment. »

M. Bouley a fait observer que l'idée qui a présidé à cette méthode de conservation reposait sur une expérience faite au Collége de France par M. Claude Bernard. Ce savant professeur avait remarqué que le sang des animaux empoisonnés par l'oxyde de carbone devenait imputrescible. « La viande de mouton conservée depuis le 10 janvier 1870, dit M. Bouley, et que M. Mathieu vient de présenter, n'a aucune odeur, le suif seul est rance et répand une odeur infécte due à la formation d'acide butyreux. La viande de bœuf n'a aucune odeur ; elle a été goûtée par un appréciateur compétent, M. Bignon, qui lui a trouvé de la saveur et a reconnu qu'elle donnait un jus de bonne qualité, alors qu'elle avait été conservée pendant trois mois. »

La Société centrale a pensé avec raison qu'il était prudent de n'émettre aucun jugement sur cette question envisagée tant au point de vue industriel qu'économique ; « Toutefois, a ajouté M. Bouley, en admettant l'insolubilité du problème pour conserver longtemps la viande, le procédé Gamgee permettrait de conserver, l'été, pendant quelques jours, cette denrée bien souvent perdue pour le boucher. Ce résultat obtenu, sans faire perdre la saveur, serait déjà considérable.»

Nous partageons, scientifiquement parlant, la manière de voir de M. Bouley ; seulement nous pensons que le plus grand obstacle à l'emploi d'un procédé semblable, réside dans les opérations spéciales qu'il nécessite et qui le placent complètement en dehors des moyens pratiques.

On peut rattacher au procédé que nous venons de décrire l'emploi des *sulfites alcalins*, auquel on a songé, notamment du *sulfite de soude;* les sulfites ont, en général, pour effet, d'arrêter l'action des ferments sans altérer la composition des tissus organiques.

L'emploi de l'acide sulfureux seul, comme moyen de conservation de viandes, a été préconisé par plusieurs savants. Un professeur du Lycée de Clermont-Ferrand, Lamy, avait donné de cette opération la description suivante : « Les viandes sont enfermées, à l'état frais, sans avoir subi aucune préparation, surtout sans avoir été soufflées, dans des caisses ou boîtes de fer blanc. On remplit les caisses d'une atmosphère de gaz acide sulfureux, et, pour empêcher le gaz de passer à l'état d'acide sulfurique, on introduit, dans un double fond dont les caisses sont munies, soit une dissolution alcaline de protoxyde de fer, soit une dissolution de couperose saturée de deutoxyde d'azote, chargée d'absorber l'oxygène de l'air. — Tant que les viandes restent dans ces conditions, elles conservent toutes leurs propriétés ; mais, dès qu'on les met à l'air, elles reprennent leur altérabilité primitive. Aussi, ne doit-on les sortir des caisses qu'au moment où on veut les faire cuire. Elles n'ont aucune odeur ou saveur particulière. »

En 1860, le docteur Vernois a préconisé un moyen qui consiste à mettre la viande fraîche, pendant quinze à vingt minutes, dans une boîte de bois hermétiquement fermée et où l'on a placé de la fleur de soufre ou une mèche de soufre préalablement allumée. La viande, ainsi traitée, dit le docteur Vernois, a un aspect noirâtre, un peu ridé avec une teinte blanchâtre à sa surface (est-ce du soufre sublimé ? s'est-il formé un hyposulfite ?) et a perdu un peu de son poids par l'évaporation due à la chaleur de la combustion du soufre. Mais cette viande n'est pas cuite. On peut faire avec elle un excellent bouillon, obtenir des rôtis dont la chair ruisselle de jus savoureux. La fumigation n'a laissé aucune trace de son passage et de son action. « J'ai moi-même souvent préparé des viandes de toute espèce par ce procédé. Après quinze et vingt jours, j'ai obtenu des mets dont on n'a pu soupçonner l'origine. »

E. *Emploi des liquides antiseptiques en injection.* — Nous avons vu précédemment que même en Amérique on avait songé à injecter de la saumure très-dense par l'aorte des animaux abattus, à la façon des injections anatomiques. On a proposé également tantôt l'emploi du chlorure d'aluminium, tantôt une solution de sel de cuisine, d'azotate de potasse et d'acide pyroligneux, etc. ; tous ces moyens, nullement pratiques, ont échoué complètement.

CHAPITRE XIV

Des Abattoirs.

La question des abattoirs est assurément très-vaste et son étude des plus complexes. L'exposé seul des dispositions architecturales qu'ils doivent présenter, pourrait fournir matière à un volume entier ; mais, telle n'est pas notre tâche, ou tout au moins devrons-nous être très-circonspect à ce dernier point de vue, car, outre notre incompétence en matière de constructions, nos appréciations nous paraissent avoir plutôt leur raison d'être aux quatre points de vue suivants :

1° Historique des abattoirs et législation applicable à ces établissements ;

2° Dispositions générales des abattoirs au point de vue de la salubrité publique ;

3° Dispositions intérieures des abattoirs au point de vue du travail qui s'y effectue ;

4° Transport des animaux à l'abattoir et sur les marchés d'approvisionnement.

Nous examinerons donc successivement ces quatre parties également importantes.

§ 1. — Historique des abattoirs ; législation applicable à ces établissements.

Les abattoirs sont, chacun le sait, des établissements dans lesquels s'effectuent la mise à mort et la préparation des animaux dont la chair doit entrer dans l'alimentation publique. « L'abattoir, dit M. le docteur Blatin, est un antre où les animaux pénètrent vivants ; d'où ils sortent cadavres, écorchés, coupés en morceaux. »

Longtemps les abattoirs ont fait partie intégrante des locaux ou habitations occupées par les bouchers ; c'était alors des *tueries* ou *écorcheries*, et l'on peut dire que les véritables abattoirs publics sont de date assez récente. Dans son tableau de Paris, Mercier dit que sous Louis XV les boucheries étaient au milieu de la ville, les animaux y étaient abattus devant les portes ; « le sang ruisselle dans les rues, dit-il, il se caille sous vos pieds et vos souliers en sont rougis. En passant, vous êtes tout à coup frappé de rugissements plaintifs. Un bœuf est terrassé, et la tête est liée avec des cordes contre la terre ;

une lourde massue lui brise le crâne ; un large couteau lui fait au go-
sier une plaie profonde ; son sang, qui fume, coule à gros bouillons
avec sa vie. Mais ses douloureux gémissements, ses muscles qui trem-
blent et s'agitent par de terribles convulsions, ses abois, les derniers
efforts qu'il fait pour s'arracher à une mort inévitable, tout annonce
la violence de ses angoisses et les souffrances de son agonie. Quelquefois, le bœuf étourdi du coup, et non terrassé, brise ses liens, et,
furieux, s'échappe de l'antre du trépas ; il fuit ses bourreaux et frappe
tous ceux qu'il rencontre, comme les ministres ou les complices de sa
mort ; il répand la terreur et l'on fuit devant l'animal qui, la veille,
était venu à la boucherie d'un pas docile et lent. Des femmes, des
enfants qui se trouvent sur son passage, sont blessés, et les bouchers
qui courent après leur victime échappée, sont aussi dangereux dans
leur course brutale que l'animal que guident la douleur et la rage. »

Ce tableau frappant des scènes de sauvagerie qui devaient se renou-
veler tous les jours lorsque les bouchers abattaient leurs animaux
chez eux, suffirait bien certainement pour faire ressortir la nécessité
d'abattoirs communs. Depuis lors, les écrivains qui ont traité de cette
question ont tous plaidé la même cause ; tous résument leurs griefs à
propos de ces tueries particulières, aux inconvénients suivants : écoulement du sang sur la voie publique, mugissements continuels et
effrayants des animaux conduits à la mort ; dangers incessants pour
la circulation par suite du parcours des bestiaux dans les rues fréquentées par la population, ce que Boileau, parlant de l'embarras des
rues de Paris, traduisait par ces deux vers :

> Et pour surcroît de maux, un sort malencontreux
> Conduit en cet endroit *un grand troupeau de bœufs...*

Pénétrées de ces inconvénients, plusieurs grandes villes de France,
Lyon, Rouen, Toulouse, etc., avaient déjà créé des abattoirs publics,
lorsque le 9 février 1810, Napoléon Ier décréta qu'il serait fondé à
Paris *cinq tueries*, savoir : trois sur la rive droite de la Seine, *et deux*
sur la rive gauche, comprenant ensemble 240 échaudoirs ; mais ce
n'est qu'en vertu d'une ordonnance de police du 11 septembre 1818
que ces cinq abattoirs furent livrés à la boucherie et que défense formelle fut faite aux bouchers de se servir pour le séjour et l'abatage des
animaux, de leurs étables et de leurs abattoirs particuliers.

Cet état de choses dura jusqu'en 1859, époque à laquelle plusieurs
territoires ou communes compris dans l'enceinte des fortifications de
Paris, ayant été annexés à la capitale, le nombre des abattoirs fut
porté à huit. Cependant, dès 1857, il avait été question de créer un
marché aux bestiaux et des abattoirs uniques sur les territoires des

anciennes communes de La Villette et de Pantin ; nous verrons plus loin comment ce projet a reçu son exécution et dans quelles conditions ont été établis les abattoirs de La Villette ; mais avant, nous croyons utile de nous arrêter quelque peu sur les dispositions légales qui se rattachent à la création et au fonctionnement des abattoirs publics.

La situation légale des abattoirs a été expliquée de la manière suivante par *Davenne*, dans son ouvrage sur le *Régime administratif et financier des communes* : § 2. *Formes et attributions.*

XXXII. — Les abattoirs publics doivent être envisagés sous deux points de vue différents ; d'abord, comme établissements communaux placés à ce titre sous le contrôle et l'autorité du ministre de l'intérieur, mais aussi comme établissements insalubres ou incommodes qu'il appartient au ministre du commerce d'autoriser par application du décret du 15 octobre 1810 et de l'ordonnance du 14 janvier 1815 ... C'est en vue de donner à l'Administration l'étendue de pouvoir en même temps que l'unité d'action nécessaire qu'est intervenue, à la date du 15 avril 1838, sur le rapport du ministre des travaux publics, de l'agriculture et du commerce, une ordonnance royale qui statue en ces termes :

ORDONNANCE DU 15 AVRIL 1838.

« Vu le décret du 15 octobre 1810 et l'ordonnance du 14 janvier 1815, portant règlement sur les établissements dangereux, insalubres ou incommodes ;

« Notre Conseil d'État entendu, etc.

« Art. 1er. — Sont rangés dans la première classe des établissements dangereux, insalubres ou incommodes, les abattoirs publics et communs à ériger dans toute commune, quelle que soit sa population.

« Art. 2. — La mise en activité de tout abattoir public et commun, légalement établi, entraînera de plein droit la suppression des tueries particulières situées dans la localité (1). »

Il demeure donc établi, en vertu de l'art. 2 de l'ordonnance qui précède que dans toute ville où l'autorité municipale a légalement créé un abattoir public, elle a pris moralement et matériellement l'engagement de fournir aux bouchers les locaux nécessaires à l'exercice de cette branche de leur profession que l'on appelle l'abatage des animaux, et qu'elle a aussi acquis le droit de faire payer aux bouchers

---

(1) Le décret du 31 décembre 1866 a maintenu les abattoirs dans la catégorie des établissements insalubres de première classe.

le prix du service qu'elle leur rend, en leur évitant les frais que leur causerait l'installation d'un abattoir si la ville ne le leur procurait pas ; c'est à cette rétribution que l'on donne le nom de *droits d'abatage.*

La fixation des droits d'abatage appartient à l'autorité municipale, en vertu de la loi du 18 juillet 1837 sur l'organisation municipale dans laquelle on trouve le passage suivant :

« Le Conseil municipal délibère sur les objets suivants :

«.....Le budget de la commune, et en général toutes les *recettes* et dépenses soit ordinaires, soit extraordinaires;

«.....Les tarifs et règlements de perception de tous les revenus communaux.

« Les recettes ordinaires se composent :

« ..... Du produit des droits de place perçus dans les halles, foires, marchés, *abattoirs*, d'après les tarifs dûment autorisés.

« Les recettes extraordinaires se composent :

« ..... De.....

« Et de toutes autres recettes accidentelles. »

Le montant de ces droits d'abatage varie avec les localités et l'importance des consommations. « L'essentiel, dit Davenne à ce propos, est de ne point forcer la quotité de ces taxes qui ne doivent représenter, autant qu'il est possible, que l'intérêt du capital employé à la construction, plus les frais d'entretien et de personnel..... Ce qu'il faut surtout éviter c'est que les droits d'abatage ne dégénèrent en un impôt sur la viande de boucherie..... En général l'administration de l'intérieur s'écarte rarement de cette règle, qui n'a souffert d'exception que dans le cas où, les villes étant fortement obérées, il devenait indispensable de faire ressource de tous les moyens dont elles pouvaient disposer. »

Dans toutes les villes un peu importantes, il est annexé aux abattoirs particulièrement affectés aux animaux de boucherie proprement dits un local ou des locaux spéciaux pour l'abatage des porcs. Toutefois, il a été reconnu que l'abatage du porc offrant, sous le rapport de la sûreté publique, de moins graves inconvénients que celui des gros bestiaux, on devait conserver aux *propriétaires* le droit d'abattre chez eux, dans des lieux clos et séparés de la voie publique, les porcs destinés au service de leurs maisons.

La création d'un abattoir devait tout d'abord être autorisée par une ordonnance émanant du chef du pouvoir; mais un décret du 1er août 1864, dit que les préfets peuvent statuer seuls sur l'établissement des abattoirs, à moins que les taxes d'abatage ne dépassent un centime cinq millièmes ou deux centimes au plus, s'il y a lieu d'amortir un emprunt fait pour couvrir les frais de construction des abattoirs ou pour indemniser le concessionnaire de ses dépenses ; L'installation d'un abattoir doit, dans tous les cas, être précédée d'une délibération du Conseil municipal sur l'emplacement choisi, le mode d'exécution, le tarif des droits à percevoir. Une enquête de *commodo et incommodo*, dressée conformément à l'ordonnance réglementaire du 24 août 1835, doit précéder aussi cette installation.

C'est en se basant sur les données légales qui précèdent que les administrateurs ont pris des ordonnances ou des arrêtés qui règlent la police intérieure des abattoirs et des marchés aux bestiaux dont ils ont la gestion et parmi lesquels il faut citer particulièrement l'ordonnance de police du 25 mars 1830, qui concerne l'abattoir et les marchés de Paris. Cette ordonnance, ainsi que nous l'avons déjà dit, a servi de base aux arrêtés municipaux qui régissent l'administration des abattoirs dans les grandes villes ; nous reviendrons sur les dispositions de ces arrêtés au fur et à mesure que nous nous occuperons de la question administrative proprement dite des abattoirs.

Les abattoirs et le marché aux bestiaux de la Villette sont, de toutes les créations de ce genre, celles qui, par leur fondation encore récente et leur importance relative, méritent d'appeler particulièrement notre attention au point de vue de l'opportunité de ce genre d'établissements ; nous croyons donc utile de nous y arrêter quelque peu.

J'ai dit que c'est en 1857 qu'il fut question pour la première fois d'établir à la Villette le marché aux bestiaux et les abattoirs uniques destinés à suffire à l'approvisionnement général de la boucherie parisienne.

Abandonné tout d'abord, ce projet revint de nouveau l'année suivante et le projet du préfet de la Seine s'appuyait particulièrement sur les motifs suivants : « Les abattoirs, dit M. le Préfet, qui naguère étaient contigus au mur, se trouvent aujourd'hui au milieu même de la ville, entourés d'habitation qui se pressent et se multiplient. Le passage constant des bestiaux, les émanations fétides que répandent les tueries et les fondoirs ne manqueraient pas de compromettre bientôt la sécurité des rues voisines et l'hygiène publique. Il est donc urgent de déplacer les abattoirs, et dès lors, pour mieux assurer l'approvisionnement, l'économie des frais de transport, le bon marché de la denrée, la facilité des opérations du commerce, il importe, en les réunissant en un seul établissement, de les rapprocher du marché aux bestiaux. »

Le projet de création d'un grand marché sous les murs de Paris ne rencontra pas d'opposition sérieuse, mais il n'en fut pas de même de celui se rattachant à la concentration en un seul point des abattoirs de Paris. Cependant, les travaux de l'un et de l'autre projets furent concédés le 20 janvier 1865, et un arrêté du Préfet de la Seine, en date du 21 septembre 1867, prescrivit que la vente des bestiaux, qui avait eu lieu jusque-là aux marchés de Sceaux, des Bernardins, de la halle aux veaux et de la Chapelle, serait établie, à dater du 21 octobre de la même année, dans le marché général de la Villette ; le marché de Poissy fut maintenu provisoirement, mais il devait disparaître aussi plus tard.

La création des abattoirs généraux et uniques de la Villette a-t-elle rempli complètement le but que se proposait l'administration de la ville de Paris et qu'énonçait M. le Préfet de la Seine ? Il est permis d'en douter.

Tout d'abord nous pensons que l'idée de concentrer dans un même point l'abatage de tous les animaux destinés a l'approvisionnement de Paris, est une faute à bien des points de vue, et qu'en présence d'une consommation aussi considérable que celle de Paris, et en considération de l'étendue de la ville, l'ancien système d'abattoirs placés à la périphérie de cette ville était de beaucoup préférable; mieux eut valu, à notre avis, en présence de l'envahissement des anciens abattoirs par l'agrandissement de la ville, reculer ces abattoirs, en réduire le nombre au besoin, mais non y substituer un abattoir unique. La preuve, du reste, que l'idée de n'avoir qu'un seul abattoir pour Paris ne répondait pas du tout aux besoins du commerce et de l'approvisionnement de la capitale, c'est que, malgré la création des abattoirs de la Villette, on a dû laisser subsister les abattoirs de Grenelle et de Villejuif.

Je crois que deux abattoirs pour la rive droite, un à Ménilmontant, l'autre aux Batignolles, et un pour la rive gauche, à Montrouge, auraient assuré d'une manière beaucoup plus certaine le service de la boucherie de Paris.

La concentration des abattoirs dans un même point a surtout, à mes yeux, pour inconvénients :

1° *D'être préjudiciable au transport de la viande dans Paris.* — On comprend, en effet, que le transport, pendant l'été, de viandes entassées dans les voitures des meneurs, à de grandes distances, quelquefois jusqu'à dix kilomètres, nuit considérablement à la conservation de ces viandes ;

2° *D'exiger de ces abattoirs uniques des proportions tellement éten-dues* que la surveillance en est rendue fort difficile; si ce n'est même impossible, à moins d'avoir recours à un personnel des plus nombreux ;

3° *De concourir à la démoralisation* par la nature et le nombre des éléments si divers et peu moraux qu'y attire un travail aussi multiplié, tandis que dans un établissement moindre, l'influence de l'opinion publique se faisant mieux sentir, l'émulation s'établit plutôt vers le bien que vers le mal;

4° *Enfin, de mettre presque la capitale*, au point de vue de son approvisionnement en viande, *à la merci de cette partie de la population* qui, dans un mouvement insurrectionnel, ne reculerait pas devant l'idée de s'emparer de l'abattoir pour concourir à affamer et Paris et la troupe qui a pour mission de le défendre.

Il est réellement permis de se demander si, lorsque est venue l'idée de créer un abattoir unique à La Villette, on a songé à tous ces inconvénients ; quant à nous, ils nous ont frappé ; nous avons même pensé que cet abattoir unique et ce marché unique n'ont pas été sans influence sur la tendance fâcheuse qui, depuis la liberté de la boucherie, a poussé une grande partie des bouchers vers le commerce de la *cheville*, tendance qui n'a pas été complètement étrangère au renchérissement de la viande par le nombre plus grand d'acheteurs à la main qu'elle a amenés sur le marché de La Villette; car, plus il y a d'acheteurs, moins on peut faire la loi aux vendeurs, et la concurrence qui, au premier abord, paraît devoir amener le bon marché, produit un effet opposé.

Ces appréciations toutes personnelles étant établies, nous reviendrons plus loin sur les aménagements intérieurs des abattoirs de La Villette.

§ 2. — Dispositions générales des abattoirs au point de vue de la salubrité publique.

Nous avons vu précédemment qu'en vertu du décret du 15 octobre 1810, de l'ordonnance du 15 avril 1838 et du décret plus récent du 31 décembre 1866, les abattoirs sont rangés dans la première classe des établissements dangereux, insalubres ou incommodes. — En vertu de ce classement, les abattoirs doivent donc être établis dans des conditions d'isolement absolues, dictées par la nature spéciale des travaux qui s'y exécutent, et leur installation doit être préalablement soumise à une enquête de *commodo et incommodo*. De plus, ils doivent présenter dans leurs constructions et leur organisation intérieure certaines dispositions de nature à prévenir l'apparition des maladies quelquefois très-graves, des endémies ou des épidémies même dont ils pourraient être la cause première. On comprend, en somme, qu'un abattoir doit être considéré comme le réceptacle de prodigieuses quantités de matières animales, soustraites à l'influence vitale, et conséquemment susceptibles de passer par toutes les phases de la décomposition.

Notre impartialité nous fait un devoir de rappeler, à propos de la question qui nous occupe, la situation exceptionnellement défavorable dans laquelle se trouve placé l'abattoir général de la ville de Bordeaux. Créé par ordonnance royale du 14 mai 1828, l'abattoir de Bordeaux occupa tout d'abord une situation topographique qui le mettait à l'abri de toutes les accusations qui depuis ont été portées contre lui en raison de l'extension prise par la ville.

Lorsqu'une ville a décidé la création d'un abattoir public, elle doit donc se préoccuper tout d'abord des conditions générales dans lesquelles cet abattoir doit être établi au point de vue de la salubrité publique; ces conditions sont les suivantes :

1° Un abattoir doit être établi le plus loin possible du centre de la ville qu'il doit desservir; si même des raisons commerciales trop majeures ne s'y opposent, il devra être construit de préférence hors de la ville ou tout-à-fait à son extrême limite;

2° Il doit être isolé de toute habitation et établi, autant que possible, dans une position élevée.

3° Il devra être entouré de murs élevés et avoir dans son voisinage des plantations d'arbres destinés à former un véritable rideau capable d'absorber les miasmes qui peuvent s'en dégager.

4° Les divers bâtiments dont se compose un abattoir sont d'autant mieux disposés que leurs dimensions en hauteur et en largeur sont plus grandes. Ainsi établis, ces bâtiments contiennent une grande quantité d'air dont le renouvellement est facilité par de larges fenêtres maintenues constamment ouvertes et le plus rapprochées possible de la partie supérieure ou plafond de ces bâtiments.

Ajoutons toutefois que, tout en recommandant la grande aération des abattoirs, nous pensons que c'est pousser les choses à l'excès que d'adopter comme clôture des grilles ou entourages à claire-voie qui ont pour inconvénients de favoriser la dessiccation de la viande en même temps qu'elles en facilitent la décomposition par la trop grande lumière qu'elles laissent pénétrer dans les halles d'abatage.

5° Une condition *indispensable* dans un abattoir, c'est que l'eau y soit en abondance. « Il faut surtout, dit Parent-Duchatelet traçant les règles d'installation d'un abattoir, s'inquiéter de deux choses importantes : *des moyens d'y amener l'eau à profusion et des moyens de l'en débarrasser.* »

Le sang et les détritus mêlés aux eaux de lavage doivent donc être entraînés au moyen de conduits souterrains ayant leur orifice dans l'intérieur même des tueries et emportés directement dans un égout voisin chargé de les conduire dans une rivière ou un cours d'eau rapide. Ces conduits souterrains doivent être pourvus, à leur extrémité inférieure, d'un clapet automobile destiné à empêcher les miasmes de l'égout d'être refoulés dans l'intérieur de l'abattoir. Une petite grille, placée à la naissance de chaque conduit et garnie de mailles assez serrées, retiendra tous les détritus qu'il sera alors facile de recueillir après chaque lavage et de réunir aux autres matières solides destinées à être enlevées de l'abattoir.

Ce n'est qu'exceptionnellement que les eaux de lavage pourraient être conduites dans les couches profondes d'un terrain sablonneux pouvant se laisser facilement pénétrer par elles et agissant à leur égard comme un véritable filtre. Observons aussi, à propos des cours d'eau dans lesquels peuvent se déverser les égouts d'abattoir, qu'il est important que le courant de ces cours d'eau soit assez rapide pour éviter le dépôt et le séjour des matières entraînées sur la vase accumulée le long des berges ou sur les berges elles-mêmes ; ce dernier inconvénient est d'autant plus à signaler que fort souvent ces cours d'eau passent près de maisons habitées. J'ai été témoin, pour ma part, de véritables épidémies de fièvre intermittente sévissant pendant les chaleurs de l'été et attribuées, avec juste raison, à une disposition semblable ; quelquefois aussi on a signalé sur le bétail de véritables enzooties charbonneuses qui ne pouvaient s'expliquer que par la cause dont nous parlons en ce moment.

Ajoutons enfin que pour compléter le mieux possible les conditions favorables à l'écoulement des eaux d'abattoir et éviter les conséquences de leur évaporation, on doit disposer toutes les voies ou passages qui, par leur voisinage immédiat avec les tueries, sont susceptibles de recevoir une partie du sang ou des déjections des animaux abattus, avec des matériaux tels qu'elles ne puissent se laisser pénétrer par ces eaux. Les pavés réunis par du ciment, le ciment seul, remplissent fort bien ce but.

6° Les salles d'abatage, quelle que soit leur étendue, doivent être maintenues constamment dans un état très-grand de propreté et de fraîcheur. Pour cela faire, le sol de chacune d'elles doit avoir une pente légère, permettant l'écoulement au dehors de l'excès d'eau, et être construit, soit avec de larges pierres ou dallotes à joints bien cimentés, soit avec du ciment dans lequel on a mélangé de gros gravier destiné à diminuer le poli de la surface et conséquemment la rendre moins glissante. La même propreté doit exister pour les portes et les divers ustensiles dont les bouchers font usage durant leur travail.

Tels sont les grands principes dont il importe de tenir compte lorsqu'il s'agit de la construction et de l'entretien général des abattoirs publics; nous verrons dans le paragraphe suivant quelles sont encore les conditions réclamées au nom de l'hygiène à propos des différents produits recueillis dans ces établissements et qu'utilisent le commerce ou l'agriculture.

§ 3. — Dispositions intérieures des abattoirs au point de vue du travail qui s'y effectue.

Les travaux qui s'exécutent dans un abattoir sont nombreux et les produits qui en sortent, indépendamment de la viande, sont de natures diverses. Les premiers se pratiquent d'autant plus facilement que les locaux qui leur sont affectés sont plus spacieux et leur aménagement plus complet et plus commode ; quant aux produits, ils sont d'autant moins à redouter pour l'hygiène publique qu'ils sont recueillis avec plus de soin et séjournent le moins de temps possible dans l'intérieur de ces établissements. De là donc certaines dispositions qu'il importe de leur donner, certaines mesures règlementaires qu'il importe de prendre dans le double intérêt du commerce et de l'hygiène publique.

Comme nous avons déjà pris pour point de départ de nos observations les grands abattoirs de La Villette, nous croyons devoir jeter tout d'abord un coup d'œil sur l'ensemble des constructions que comporte cette vaste tuerie. Nous trouvons à ce propos des détails descriptifs fort intéressants dans un ouvrage récemment paru sous le titre de : *Le marché aux bestiaux de La Villette et les abattoirs de la ville de Paris*, dont l'auteur est M. Ernest Thomas, vérificateur de première classe des perceptions municipales (1) :

« L'ensemble des pavillons, au nombre actuel de quarante, qui s'échelonnent en éventail, embrasse une superficie de 44,218 mètres. Sur ces quarante pavillons, trente-deux sont achevés et en pleine activité depuis l'ouverture des abattoirs, les huit autres ont été récemment élevés et ne sont pas encore livrés au commerce. Lorsqu'ils seront tous construits, ils seront au nombre de soixante-quatre et occuperont une étendue de 82,111 mètres de surface de constructions. Les abattoirs doivent contenir 279 *échaudoirs* (1) ; les *bouveries* sont au nombre de trente et les *cours* au nombre de quinze. Dans chaque bouverie, un côté est affecté aux bœufs et vaches, et l'autre aux mou-

_____

(1) Paris 1873. Librairie agricole de la Maison rustique.

tons et veaux, c'est-à-dire un côté est en lisse et peut contenir par travée 6 à 7 bœufs ou vaches, et l'autre est en cases fermées pour parquer les moutons et les veaux. Ces cases peuvent contenir en moyenne 60 moutons ou 25 veaux.

«Chaque corps de bâtiment se compose de deux pavillons parallèles, desservis par une cour commune qui, pour les échaudoirs, sert de cour de travail, et pour les bouveries, de cour de service en même temps que de parc pour les bestiaux. Partout l'eau circule librement et abondamment, et la propreté la plus minutieuse est entretenue tant dans les échaudoirs qui sont complètement aérés, que dans les triperies, les fonderies de suif et les cours de travail. Enfin, dit en terminant M. Thomas, *les abattoirs de La Villette offrent au commerce de la boucherie tous les avantages et toutes les facilités qu'il pouvait désirer.*»

Nous avouons ne pas partager complètement la satisfaction exprimée dans les lignes qui précèdent à propos de l'installation des abattoirs de La Villette, lesquels nous paraissent laisser à désirer à plusieurs points de vue ; tout au moins nous permettrons-nous d'émettre les quelques observations suivantes : La boucherie se plaint en général des dimensions par trop restreintes des échaudoirs (dix mètres de long sur cinq mètres de large et des cours de travail (onze mètres de large) ; cette insuffisance donne lieu à un encombrement, nous dirons même à une accumulation extraordinaire et d'un aspect sordide du sang, des produits de l'abat et des matières de déjections, situation dont nous avons été nous-même le témoin. Que l'on joigne à cela, de nombreux tueurs, aux bras nus, aux vêtements ensanglantés, se mouvant dans ces flaques rouges et fumantes, sacrifiant ou dépeçant des quantités considérables d'animaux, et l'on aura une idée du tableau peu attrayant que fournissent les cours de travail ; l'encombrement et l'aspect de ces cours sont d'autant plus faciles à comprendre que c'est là en effet que, dans la plupart des cas, faute de place dans les échaudoirs, l'on égorge la prodigieuse quantité de moutons et de veaux nécessaire à l'approvisionnement journalier de la boucherie, en même temps qu'on y déverse les matières alimentaires contenues dans les grands réservoirs digestifs, matières en tellement grande abondance que leur enlèvement en devient difficile. Cet enlèvement eût été rendu plus facile si au lieu de placer des rails contre les bouveries, là où ils sont complètement inutiles, on les eût mis dans ces cours de travail ; de petits wagonnets eussent suffi ensuite pour débarrasser les cours de cet excès de débris ; l'entre-deux de la voie aurait pu être recouvert d'une grille quadrillée qui, tout en laissant

---

(1) Cabines au chambres dans lesquelles on abat le bétail.

écouler l'eau, aurait évité aux ouvriers l'inconvénient de travailler continuellement les pieds dans l'humidité.

Les bouchers se plaignent également, et cela avec juste raison ce nous semble, de ce que les cours de travail ne sont pas couvertes. Cette absence de couverture a non-seulement pour inconvénient d'exposer les ouvriers à toutes les intempéries possibles, mais encore de favoriser la décomposition des viandes par l'eau, la neige, la gelée ou le soleil auxquels ces viandes demeurent exposées pendant leur préparation. Enfin, pour qui connaît l'habileté et la propreté exceptionnelles avec lesquelles le boucher parisien travaille à l'abattoir, il est facile de comprendre combien cette disposition est l'objet de nombreuses réclamations. On craint, dit-on, que la couverture de ces cours n'engendre de mauvaises odeurs, des courants d'air, etc.; nous pensons qu'il y a là exagération et qu'il ne serait nullement difficile d'éviter ces inconvénients; du reste, à l'appui de notre manière de voir, nous pouvons citer l'abattoir aux porcs qui est entièrement couvert et dans lequel on ne ressent ni mauvaise odeur, ni courant d'air.

Ajoutons encore que le commerce recherchant particulièrement les échaudoirs situés en façade sur l'entrée, toute l'activité du travail tend à se porter sur un seul point et l'encombrement y est encore par cela même plus appréciable. De plus, par une mesure qui nous paraît défectueuse, la municipalité de Paris, concessionnaire des échaudoirs aux bouchers, a établi que chaque échaudoir devait produire annuellement une quantité déterminée en poids, de viande, de sorte que, pour atteindre ce but, on entasse plusieurs bouchers dans un même échaudoir, d'où encombrement dans certains échaudoirs et vacuité dans les autres. Cet encombrement engendre des conflits entre les patrons et les garçons en même temps qu'un entassement des viandes qui est loin d'être favorable à leur conservation.

Comme disposition générale, il nous paraît qu'il eût été plus rationnel d'adopter pour les abattoirs de La Villette une disposition d'ensemble que nous appellerons *rayonnante*, c'est-à-dire ayant pour point central une cour ou place autour de laquelle eussent été placés en rayonnant les échaudoirs et les cours de travail, les bouveries se trouvant reportées aux extrémités des cours et formant ainsi la circonférence du demi-cercle dont la place eût été le centre. De cette façon, tout le travail, toute l'activité de l'abattoir nous paraîtraient répartis plus régulièrement et tous les emplacements étant également favorables au commerce, seraient tous également recherchés; d'autre part, la surveillance intérieure de l'établissement serait rendue beaucoup plus facile.

Nous sommes certainement bien peu compétent pour apprécier si un plan de cette nature offrirait au point de vue architectural des difficultés d'exécution insurmontables ; peut-être même y a-t-on songé avant nous ; dans tous les cas, l'idée que nous émettons est la conséquence de l'imperfection de la disposition actuelle dont nous nous sommes rendu compte.

Il y aurait sans doute encore d'autres desiderata à signaler dans les abattoirs de La Villette, mais nous n'avons pas pour mission de nous faire le censeur des plans et dispositions adoptés et exécutés ; aussi nous bornerons-nous aux quelques observations qui précèdent et qui seules rentrent dans nos connaissances spéciales.

La création d'abattoirs généraux à La Villette entraînait naturellement celle d'un marché général aux bestiaux dont nous ne parlerons que pour en faire l'éloge au point de vue de ses dimensions et du bon goût qui a présidé à son installation, puis pour faire ressortir l'heureuse idée qui a dicté la communication directe de ce marché avec tous les chemins de fer de Paris par l'intermédiaire d'une voie péciale se reliant au chemin de Ceinture. « Ainsi, disait avec raison M. le Ministre de l'agriculture en 1868, le marché aux bestiaux de La Villette, qui se développe sur une étendue de *vingt-trois hectares* compris entre le canal de l'Ourcq, le chemin de fer et la rue d'Allemagne, présente des dispositions tout à fait nouvelles, et les bestiaux amenés de toutes les parties de la France et même de l'étranger, arrivent à ce grand centre commercial ; ils ne quittent le wagon que pour entrer dans le marché qui, lui-même, touche à l'abattoir ; de sorte que le chemin de fer, qui a amené l'animal vivant, remporte ses morceaux dépecés dans tous les quartiers de Paris. »

Après ces développements sur l'abattoir de La Villette, nous aurions à parler d'autres établissements du même genre, plus modestes par leurs dimensions, et qui satisfont aux besoins de la boucherie dans la plupart des villes de France ; mais cela nous entraînerait à des développements qu'il nous paraît plus opportun de résumer dans d'autres points de ce chapitre.

Nous avons dit précédemment que les travaux de l'abattoir et les produits qui en sortent étaient de natures diverses, en dehors de la viande proprement dite ; nous devons donc nous arrêter quelque peu sur les uns et les autres envisagés surtout au point de vue des intérêts du commerce et de l'hygiène publique.

1° *Réception et utilisation du sang des animaux abattus.* — Dans les abattoirs bien tenus et d'une certaine importance, on ne laisse pas couler le sang, le moins possible au moins, sur le sol des échaudoirs ou des halles d'abatage. Ce sang est recueilli, à sa sortie de la veine, dans de larges plateaux en zinc ou en bois, à bords peu élevés, qu'il est facile de placer au-dessous de l'ouverture par laquelle s'écoule le liquide.

Il y a vingt-cinq à trente ans environ, le sang aussi bien que les boyaux étaient jetés sur les fumiers et enlevés par des cultivateurs qui se faisaient payer une certaine somme par an pour procéder à leur enlèvement. Vers 1840, le raffinage du sucre de canne et de betterave commença à s'effectuer à l'aide du sang ; mais ce sang, toujours mal préparé, n'était employé qu'avec une certaine répulsion par les raffineurs, et plusieurs d'entre eux préféraient le lait ou les œufs. A Paris, une administration particulière s'était fondée ; elle fournissait aux raffineurs une partie du sang produit dans les abattoirs ; le surplus de ce sang était vidé dans des fosses et additionné de chaux et de matières absorbantes diverses pour confectionner un engrais. Vers 1848, on songea à extraire l'albumine du sang pour l'utiliser nonseulement au raffinage du sucre, mais aussi à la fixation des couleurs dans les manufactures d'impressions sur étoffes. C'est de 1860 à 1875 que les plus grands progrès ont été atteints tant dans la préparation que dans l'emploi du sang, soit pour l'industrie, soit pour l'agriculture, et nous nous hâtons de dire que c'est surtout à un industriel d'Ivry-sur-Seine, près Paris, M. Bourgeois jeune, que l'on doit les améliorations apportées au travail du sang des abattoirs. A l'aide de procédés particuliers et nouveaux, M. Bourgeois extrait l'albumine du sang et la livre au commerce dans un état de dessiccation absolue ; quant à la matière cruorique du sang, elle est également desséchée pour être utilisée à titre d'engrais. L'albumine desséchée se présente sous l'aspect de petits fragments aplatis, jaunâtres, demitransparents ou opaques, suivant leur pureté, et cassants. Quant au cruor desséché, il est sous forme de poudre noirâtre, onctueuse, sans odeur manifeste et contenant de 12 à 13 p. 100 d'azote. On ne saurait donc trop, à notre avis, encourager cette importante industrie de l'utilisation du sang des abattoirs, car, non-seulement elle fournit des produits appelés à rendre de grands services dans les arts, le commerce et l'agriculture, mais encore elle permet l'utilisation d'une grande proportion de substance de nature azotée dont la décomposition serait des plus funestes à l'hygiène publique.

Aux abattoirs de La Villette comme à celui de Bordeaux, il est affecté à M. Bourgeois, entrepreneur de l'enlèvement du sang, un petit local clos et couvert, dans lequel est traité tous les jours le produit de la saignée des animaux abattus. L'important est d'imposer à cet industriel l'obligation d'enlever chaque jour la quantité de sang recueilli, particulièrement pendant l'été, et cela au moyen de tonneaux ou futailles parfaitement étanches, puis d'exiger la plus grande propreté au sein du local affecté à cette destination particulière.

2° *Echaudoirs.* — *Halles d'abatage.* — Les bâtiments affectés à l'abatage des animaux de boucherie proprement dits (bœufs, vaches, veaux et moutons), peuvent être disposés de deux manières différentes. Ou bien chacun de ces bâtiments est divisé intérieurement en un certain nombre de chambres ou compartiments distincts auxquels on donne le nom d'*échaudoirs;* ou bien chaque bâtiment ne constitue qu'une seule et vaste tuerie pouvant être occupée par plusieurs bouchers, dans laquelle, conséquemment, ces mêmes bouchers peuvent travailler à la fois; il prend particulièrement, dans ce dernier cas, le nom de *halle d'abatage.* Quelle est la meilleure de ces dispositions? Les bouchers n'hésitent pas à répondre que la distribution par échaudoirs est préférable, et cela s'explique facilement. En effet, dans l'échaudoir qu'il occupe, le boucher est seul maître; il en dispose pour le mieux de son travail, et lorsqu'il en emporte la clef, il emporte aussi la certitude que son matériel d'abatage et de travail sera respecté et que sa viande ne sera l'objet d'aucun vol. Tout au moins en sera-t-il ainsi toutes les fois qu'une sage réglementation et une bonne disposition des abattoirs permettront d'éviter l'accumulation de plusieurs bouchers dans un même échaudoir. Ces avantages n'existent plus lorsque plusieurs bouchers abattent sous une halle commune; l'expérience de chaque jour démontre que les bouchers abattant ainsi en commun ont leurs intérêts compromis tant par les vols nombreux faits à leur préjudice pendant la nuit que par la détérioration que subit leur viande sous l'effet de cet enlèvement prompt et souvent maladroitement pratiqué de morceaux plus ou moins volumineux. Ce n'est pas ici le lieu d'examiner par quels moyens on pourrait arriver à éviter ces inconvénients; qu'il me suffise de dire que la chose est plus facile qu'on ne semble le croire généralement, et cela par l'emploi d'une réglementation sévère et bien conçue.

Pour qu'un échaudoir réunisse les conditions nécessaires à l'exécution du travail du boucher, il doit présenter les dispositions suivantes :

1° Ses dimensions doivent être au moins de dix mètres de long sur six mètres de large; il doit être encadré de murs en pierre de taille recouverts d'un enduit en ciment romain jusqu'à une hauteur d'un mètre dix à un mètre vingt centimètres; ce revêtement a pour effet d'en rendre le nettoyage plus prompt et plus facile; les deux murs latéraux seront à claire-voie dans leur partie supérieure, disposition qui, répétée pour chaque échaudoir, constitue pour l'ensemble un courant d'air très-utile à la conservation de la viande et à l'enlèvement des mauvaises odeurs;

2° Le sol doit être fait de larges dalles en pierre dure, de 23 à 24 centimètres d'épaisseur, bien jointées avec du ciment; on utilise aussi quelquefois, pour la confection de ce sol, le ciment dit ciment Portland, dans lequel on incorpore du gravier ou de petits cailloux destinés à diminuer le poli de la surface d'abatage; mais l'observation démontre que le sol fait de ciment résiste moins bien que la pierre aux causes ordinaires de détérioration. C'est au milieu de ces dalles en pierre que sont fixés et rivés deux forts anneaux en fer après lesquels doivent être attachés les bœufs on les vaches au moment de l'abatage. Au-dessous de ses anneaux, et à leur droite, les dalles seront taillées en biseau, et formeront une sorte de caniveau qui servira à conduire le sang de l'animal abattu dans une petite auge creusée dans l'angle intérieur de l'échaudoir. L'écoulement du sang et des eaux de lavage sera, du reste, favorisé par la pente légère donnée au sol vers la cour où ces liquides doivent se déverser;

3° Dans l'angle de chaque échaudoir doit être placé un robinet pour son lavage;

4° A l'une des parois des murs sera placé, soit un treuil à engrenage qu'un seul homme peut mouvoir avec facilité, soit un cabestan à la barre duquel s'enroule une forte corde se reliant à des poulies ou des moufles destinées à soulever les bœufs au moment de l'habillage. A la hauteur de 4 mètres environ, et dans le sens longitudinal de l'échaudoir, seront placées et scellées, dans les deux murs de façade, deux grosses poutres ou pentes construites avec des bois de charpentes et assez fortes pour porter et soutenir jusqu'à huit bœufs;

5° De longues chevilles en fer destinées à suspendre, soit les moutons après leur habillage, soit les grosses pièces telles que les épaules des gros animaux (chevilles à épaules), seront plantées autour des murs; il y aura également de larges pattes (pattes à veaux) armées d'un crochet recourbé, plantées après les pentes et destinées à recevoir les veaux.

Tels sont les dispositions intérieures et les objets appelés à meubler un échaudoir; que si, maintenant, on se représente un vaste bâtiment dans lequel l'abatage, au lieu de se faire dans des compartiments séparés, s'effectue en commun, réunissant intérieurement les dispositions et appareils nécessaires au travail de la boucherie, on aura une idée de ce que peut être une *halle d'abatage* ; nous croyons donc inutile d'insister davantage sur cette question ; contentons-nous seulement de faire observer qu'au point de vue de l'inspection des animaux abattus, la disposition en halles d'abatage est bien préférable aux échaudoirs particuliers par la facilité avec laquelle l'inspecteur peut se rendre compte à la fois du travail s'effectuant dans un large périmètre et la difficulté qu'éprouve le boucher à faire disparaître les viscères propres à éclairer le jugement.

Quelle que soit la disposition adoptée, il est toujours urgent que les *étables* destinées à loger les animaux à abattre, soient peu éloignées des échaudoirs ou des halles d'abatage, afin que ces animaux n'aient qu'un très-petit parcours à faire pour arriver à l'endroit où ils doivent être sacrifiés, de même qu'il est indispensable de ne conduire les gros animaux à la mort qu'avec de fortes cordes ou câbles permettant surtout de prévenir les accidents qui pourraient résulter de la rupture des moyens d'attache au moment de l'abatage des sujets ; du reste, les bouchers sont responsables des conséquences de leur négligence à cet égard.

3° *Fondoirs ou fonderies de suif.* — La fonte des suifs est une opération qui doit être considérée plutôt comme incommode et dangereuse que comme insalubre ; car il est notoire que c'est beaucoup plus à la malpropreté accumulée dans les fondoirs et à l'odeur nauséabonde du suif en fusion qu'à la nature même des éléments composant le suif que peut être attribuée l'insalubrité des fondoirs. Toutefois, comme les fondoirs existant autrefois dans l'intérieur des villes, chez les fondeurs mêmes, étaient considérés aussi comme une cause permanente d'incendie, une ordonnance royale du 14 mai 1828 a décidé que dans les grandes villes où les abattoirs municipaux sont organisés de manière à pouvoir y opérer la fonte des suifs, il serait interdit, à l'avenir, de fondre les suifs en branches, graisses ou dégras provenant des abats des bestiaux, en dehors des abattoirs, à l'exception cependant des établissements particuliers qui existaient antérieurement au décret du 15 octobre 1810 ou qui auraient été régulièrement autorisés depuis cette époque.

Dans un fondoir on rencontre des fourneaux, des presses servant à exprimer le jus des débris des fontes pour en former les pains de cretons, des baquets de bois blanc nommés *jalonneaux* où le suif prend la forme d'un corps solide pour être livré au commerce sous forme de pains après avoir séjourné plus ou moins longtemps dans des caves ou des magasins frais attenant à chaque fondoir. Pour amoindrir autant que possible les effets désagréables déterminés par les vapeurs du suif en fusion, on a conseillé de faire la fonte des suifs dans des vases clos, munis de tuyaux conduisant la vapeur dans la cheminée des fourneaux ; on recommande également d'isoler les fourneaux de 20 centimètres du mur et de les mettre en communication avec une cheminée construite en briques et dont la hauteur, au-dessus du toit, devra être de 30 mètres au moins, afin qu'en tout temps elle puisse faire appel aux émanations provenant des chaudières.

A Paris, la fonte des suifs à l'abattoir est prescrite par l'art. 96 de l'ordonnance de police du 25 mars 1830, et à Bordeaux, par un arrêté municipal du 10 mars 1864 ; du reste, dans tous les arrêtés municipaux contenant quelque clause relative à la fonte des suifs, on remarque parmi les obligations particulièrement faites aux fondeurs : 1° la défense formelle de faire usage de lumière autre que celle provenant de lanternes closes et à réseau métallique, et conséquemment l'interdiction de se servir de chandeliers, bougeoirs, martinets, lampes à main, etc.; 2° la défense de déposer dans les fonderies du bois, des suifs, de la graisse, et généralement toute substance facilement inflammable ; 3° l'ordre de faire ramoner les cheminées des fondoirs tous les quinze jours si la fonte a lieu tous les jours, et tous les mois seulement si la fonte ne s'effectue qu'une ou deux fois par semaine ; 4° l'ordre de faire nettoyer et racler le sol des fondoirs après chaque fonte. Ces prescriptions indiquent combien, d'une manière générale, on se préoccupe davantage des fondoirs de suif au point de vue du danger d'incendie qu'au point de vue de l'insalubrité, et en fait, cela semble s'expliquer par cette raison que, généralement les hommes qui font le métier de fondeurs et sont conséquemment habitués à l'odeur du suif en fusion, ont des apparences de santé très-florissante.

4° *Ateliers de triperies.* — On donne le nom de *triperies* à des locaux particulièrement réservés au lavage et à la préparation que doivent subir les *abats* des animaux pour être livrés à la consommation. Les ateliers de triperie, de même que les fonderies de suif, doivent être établis dans un des locaux composant l'abattoir public dans les villes où existe cet abattoir.

On divise les abats en *abats rouges* et *abats blancs*. Les abats rouges se composent à Paris, pour les bœufs, du *foie*, des *poumons* et de *la rate* ; il y a de plus, pour les vaches, la *tétine* ou mamelle. Les abats blancs se composent, pour la même espèce, des estomacs divisés en quatre compartiments désignés sous les noms de l'*herbière*, de la *panse*, du *feuillet* et de la *franche mule*; plus, du *mufle*, dans lequel se trouve le *palais*.

Les quatre pieds sont conservés par les bouchers qui les vendent à des entrepreneurs particuliers; mais les *nerfs* sont abandonnés pour les profits des garçons, ainsi que l'*émouché* ou extrémité de la queue de l'animal ; les nerfs et les émouchés sont donc vendus aux tripiers par les garçons.

A Bordeaux, le tripier a, indépendamment du foie, des poumons, de la rate, des mamelles, des ventres, du mufle et du palais, le cœur, la langue, les joues et la cervelle.

A Paris, les abats des veaux sont vendus par les bouchers directement au public. Il n'en est pas de même à Bordeaux, où ces abats font partie du commerce de la triperie ; les abats du veau sont la *tête* et les quatre *pieds*, les *mous* ou poumons ; le *foie*, le *cœur*, la *rate*, les *ris*, le *ventre* et la *cervelle*.

Les abats rouges du mouton se composent du *cœur*, des *poumons*, du *foie* et des *rognons;* les abats blancs sont les *estomacs*, la *cervelle*, la *tête*, la *langue* et les *pieds*.

Les différentes manipulations auxquelles sont soumis les abats, exigent que la *triperie* réunisse certaines conditions d'installation que nous résumerons de la manière suivante : 1° emplacement vaste, bien éclairé et d'une aération facile, dont le sol, fait en larges dallottes épaisses et bien cimentées, aura une légère pente permettant un facile écoulement au dehors des eaux de lavage et des eaux dans lesquelles ont trempé les abats ; ces eaux se rendront avec celles des échaudoirs dans l'égoût le plus voisin ; 2° nombreux robinets d'eau placés immédiatement au-dessus de cuves ou auges en bois ou en pierres, faciles à vider et à nettoyer ; 3° chaudières en cuivre étamées ou mieux en fonte dont la propreté devra toujours être irréprochable, installées ou faisant corps avec des fourneaux en briques réfractaires et munis de registres permettant d'augmenter ou de modérer le tirage ; 4° au-dessus de chaque fourneau, une cheminée s'élevant très-haut au-delà du toit et dont la hotte est disposée de telle façon que, la grande quantité de vapeurs s'échappant des chaudières en ébullition, puisse être facilement appelée et rejetée au dehors de l'atelier ; 5° nombreux crochets et supports en fer ou en bois destinés à recevoir les abats avant ou après leur préparation.

Telles doivent être les conditions d'installation des ateliers de triperie, et nous devons reconnaître qu'à Bordeaux cette installation laisse à désirer à bien des points de vue. A diverses reprises, le Conseil départemental d'hygiène s'est plaint de l'état des triperies de l'abattoir, et avec d'autant plus de raison que, ainsi que nous l'avons déjà dit, cet abattoir se trouve aujourd'hui enclavé au milieu d'une nombreuse population pour laquelle les vapeurs âcres et nauséabondes des triperies sont un voisinage à la fois désagréable et malsain. On peut encore citer, entre autres dispositions des plus mauvaises, à Bordeaux, la présence de logements!! de *chambres habitées*, situées immédiatement au-dessus des ateliers de triperie, logements restreints, étroits, bas, où l'odeur d'abats, d'os plus ou moins frais et de suif fondu, jointe à une humidité continuelle, crée les conditions les plus défavorables possibles à la santé du personnel qui l'habite, et, si nous insistons en ce moment sur ce fait, c'est pour appeler l'attention de l'autorité sur une disposition que l'on peut s'étonner, à bon droit, de voir exister dans une ville particulièrement remarquable par son souci extrême des règles de l'hygiène.

Partout, les règlements d'abattoir interdisent aux tripiers de fondre dans leurs ateliers des suifs en branche et des suifs de dégras, ce travail devant s'effectuer au fondoir commun établi dans tout abattoir public.

Il est indispensable d'exiger la plus grande propreté dans les ateliers de triperie, de veiller à ce que les abats corrompus n'y séjournent jamais et qu'il n'y soit jamais fait aucun dépôt de bois, suifs et graisses, d'y défendre l'usage de lumières autres que des lanternes closes et grillées, etc. ; d'exiger, en un mot, pour ces ateliers, toutes les précautions que nous avons recommandées à propos des fonderies de suif.

Nous recommanderons enfin aux inspecteurs des viandes de veiller à ce que les ateliers de triperie ne soient jamais convertis en réceptacles de viscères soustraits à leur visite et que l'on sait parfaitement susceptibles de leur fournir des renseignements certains sur l'état maladif des sujets auxquels ils ont appartenu.

5° *Coches ou voiries.* — On nomme ainsi les cours d'abattoir spécialement affectées à recevoir les fumiers, déjections et autres détritus provenant des étables ou retirés des gros viscères digestifs au moment de l'habillage des animaux sacrifiés.

Il est certain qu'en droit les fumiers ou déjections provenant de la vidange des estomacs et intestins, appartiennent aux bouchers propriétaires des animaux sacrifiés à l'abattoir ; mais ces bouchers ayant le plus souvent intérêt à être débarrassés le plus promptement possible de ces matières dont l'accumulation nuirait à leur travail, un service d'enlèvement est régulièrement institué dans chaque abattoir, et les matières sont portées dans les coches ou voiries.

Ceux-ci doivent être entourés d'un mur élevé et donner accès dans leur intérieur aux charrettes ou tombereaux chargés de fumiers.

A La Villette, nous avons remarqué le grand emplacement occupé par le *coche* général au milieu duquel on a établi une construction dont l'excavation a, en partant du sol, autant que nous pouvons nous le rappeler, près d'un mètre de profondeur; cette excavation est bordée par un bahut en pierres de taille; dans sa partie la plus basse, existent un robinet d'eau et une grille ou grillage servant à tamiser l'écoulement des eaux et des liquides s'échappant des matières déposées en tas en attendant leur enlèvement. Dans les anciens abattoirs de Paris, il y avait deux coches pour recevoir toutes les matières et détritus d'abats. Cette disposition était préférable au seul et unique coche existant aujourd'hui, lequel se trouve être trop éloigné du centre et nécessite beaucoup de main-d'œuvre pour le transport de ces matières. Dans un abattoir bien tenu, ces matières sont enlevées tous les jours et les voiries sont entretenues dans un grand état de propreté au moyen de lavages à grande eau souvent réitérés ; faute de quoi, les voiries deviennent, surtout pendant les grandes chaleurs, un foyer d'infection très-dangereux, fréquenté par une innombrable quantité de mouches susceptibles de transporter au loin des matières fermentescibles, des agents de nature septique ou virulente pour l'homme, sur la figure, les bras ou les mains duquel elles se déposent de préférence.

La quantité de fumier que peut fournir un abattoir dans une ville d'une certaine importance, est considérable à en juger par les quelques chiffres suivants :

Pendant l'année 1873, une vente à l'enchère des fumiers recueillis à l'abattoir de La Villette, a donné une somme de 10,600 fr. et 19,000 bottes de paille pour litière, fournies par les adjudicataires; l'adjudication pour l'année 1874 a produit 12,520 fr., plus 31,000 bottes de paille pour litière. (Compte-rendu de la Commission de la boucherie de l'abattoir de La Villette, 1875.)

A Bordeaux, où la quantité d'animaux abattus est bien moins considérable qu'à Paris, on peut estimer le rendement annuel en fumier au chiffre moyen de douze à quatorze cents mètres cubes, et le produit en argent à la somme de cinq à six mille francs. On voit donc que cette branche du revenu des abattoirs n'est pas à dédaigner et avec quel soin elle mérite d'être surveillée.

6° *Abattoirs ou tueries à porcs.* — Les porcs sont généralement abattus dans des locaux spéciaux et complètement étrangers aux échaudoirs ou aux halles d'abatage dans lesquels s'effectue la mise à mort des animaux de boucherie proprement dits. Ces locaux présentent intérieurement quelques dispositions variant avec le mode suivant lequel les porcs sont traités après leur mort; nous savons, en effet, qu'il est des localités où le porc est grillé et d'autres où il est échaudé.

Là où le porc est grillé, il existe un local spécial ou *brûloir* qui doit être isolé de tous les bâtiments contenant des matières facilement inflammables.— A La Villette, le brûloir est une vaste et belle rotonde, garnie de plusieurs portes d'entrée, divisée intérieurement en plusieurs compartiments et dont le haut, disposé sous forme d'entonnoir renversé, porte à son centre une large et haute cheminée dans laquelle la fumée s'engouffre facilement pour être rejetée au dehors. Sur le sol, existe une petite voie ferrée qui rend très-facile le transport des porcs grillés jusqu'au pendoir.

Dans les endroits où l'on échaude les porcs, le brûloir est remplacé par un véritable *échaudoir* ou local dans lequel sont installés des fourneaux garnis de chaudières en fonte ; là encore existent des auges en bois dans lesquelles le porc saigné est étendu pour être arrosé d'eau chaude et raclé à l'aide d'une sorte de couteau ou raclette à tranchant émoussé, jusqu'à ce que sa peau soit complètement débarrassée des soies qui la recouvraient.

Quel que soit le moyen employé, les porcs devant être dégraissés et pendus, il existe dans les abattoirs deux autres genres de locaux, savoir : le *dégraissoir* et le *pendoir*. C'est dans le dégraissoir que les intestins du porc sont débarrassés de toute la graisse qui les recouvre et des matières qu'ils renferment ; aussi, doit-il contenir des tables en pierre portant des traverses en fer, munies de crochets destinés à recevoir les issues parfaitement lavées. Inutile d'insister sur la nécessité de nombreux robinets d'eau et de bassins en pierre dans le dégraissoir.

Le pendoir est le local où les porcs brûlés ou échaudés sont transportés pour être complètement nettoyés et vidés. Il doit contenir, dans ce but, des robinets d'eau, plus des traverses en fer soutenues par des colonnes en fonte ; ces traverses sont garnies de chevilles après lesquelles seront pendus les porcs. Nous avons admiré, à La Villette, les dimensions et les bonnes dispositions du pendoir ; de plus, notre attention a été particulièrement attirée par l'emploi d'une sorte de petite grue mobile à l'aide de laquelle un homme seul suspend un porc à la place qui lui est destinée, de même que par l'usage d'une sorte de chaine sans fin qui, glissant sur des traverses en fer au moyen d'une manivelle à engrenage, amène le porc à la place voulue ; citons enfin la présence de rails de chemin de fer permettant de transporter facilement le porc du brûloir au pendoir.

Il est presque superflu d'insister sur la nécessité qu'il y a à entretenir la plus grande propreté au sein des tueries à porcs et particulièrement dans le dégraissoir.

Au voisinage des tueries, doivent être placées les porcheries ou toits à porcs destinés à recevoir la marchandise avant son abatage ; il est aussi de la plus grande importance de laisser au voisinage des porcheries un espace de terrain vide assez grand pour permettre le déchargement des voitures amenant des porcs vivants.

Nous aurions, pour compléter ce qui nous reste à dire à propos des abattoirs, à parler de la construction des *étables, bergeries, greniers à suif*, etc. ; mais nous pensons que les données générales dans lesquelles nous sommes entré, suffisent pour faire ressortir que le point de vue principal auquel nous nous sommes placé, est le côté hygiénique de la question des abattoirs, et qu'en conséquence nous n'avons pas à insister sur des points qui nous paraissent être secondaires après ceux que nous avons traités. Nous ajouterons seulement quelques mots au sujet d'un local indispensable dans un abattoir bien tenu et où l'inspection des viandes exerce une surveillance de chaque moment : nous voulons parler du local spécialement affecté à recevoir les viandes saisies avant d'être livrées à l'équarrisseur. Nous en parlerons, non pas tant au point de vue du local lui-même dont le principal avantage doit être de réunir les dimensions et les aménagements intérieurs nécessaires en même temps que l'aération et la lumière du jour voulues pour que l'on puisse y effectuer sans difficulté les autopsies des sujets saisis, mais surtout pour rappeler que toute viande retirée de la consommation doit être dénaturée dans ce local spécial, et rendue telle qu'elle ne puisse être convoitée par qui que ce soit.

Nous conseillons, pour opérer cette dénaturation, l'emploi du mélange suivant auquel nous reconnaissons l'avantage de communiquer à la viande un aspect et une odeur tellement repoussants qu'elle ne saurait, dans cet état, être acceptée par l'estomac le moins délicat ; de plus, le principe phénique entrant dans ce mélange, exerce sur la viande une action à la fois *désinfectante* et corrosive qui n'est pas à dédaigner lorsque, comme cela a lieu pendant l'été surtout, la décomposition s'empare promptement de quantités souvent considérables de viandes accumulées dans le lieu de *serrage*.

La préparation dont nous parlons se compose de :

Solution d'acide phénique, 1 litre;

Eau commune, 40 litres;

Noir animal, quantité suffisante pour noircir suffisamment la solution.

On a aussi conseillé pour la dénaturation l'emploi d'un mélange d'acide phénique brut, de pétrole et d'huile empyreumatique, que l'on introduisait dans la viande à l'aide d'un troquart creux spécial monté sur un flacon renfermant le mélange, ou bien au moyen d'une simple lame à cannelure ; nous pensons qu'à l'aide du mélange dont nous avons donné plus haut la composition, un simple badigeonnage superficiel de la viande ou bien exécuté après y avoir pratiqué des incisions ou entailles plus ou moins profondes, suffit pour rendre cette viande inutilisable. Nous n'ajouterons en terminant qu'un dernier conseil, fruit de notre expérience personnelle : pour ôter au boucher à qui l'inspecteur a saisi de la viande toute idée de croire que ladite viande puisse être utilisée par celui qui l'a confisquée, nous engageons fortement cet inspecteur à dénaturer ou faire dénaturer cette marchandise saisie, en présence du boucher lui-même ; de cette façon l'inspecteur s'épargnera une de ces calomnies dont il est trop souvent l'objet de la part de gens peu délicats, quelquefois même malhonnêtes.

§ 4. — Transport des animaux à l'abattoir et aux marchés d'approvisionnement.

La question du transport des animaux de boucherie est essentiellement importante parce qu'elle touche à la fois à la morale et à la sécurité publique, aux intérêts de la production et du commerce, et, hygiéniquement parlant, aux intérêts du consommateur de viande. Elle nous paraît donc digne d'être envisagée sous deux points de vue, savoir :

1° Dans ses rapports avec l'hygiène des animaux, avec la conservation de la viande et avec la sécurité publique ;

2° Au point de vue des intérêts du commerce et des droits réservés aux compagnies de transport.

A. *Du transport envisagé au point de vue de l'hygiène des animaux et de la conservation de la viande et au point de vue de la sécurité publique.* — D'une manière générale, on peut dire que les animaux quittant l'étable dans laquelle ils ont demeuré depuis longtemps pour être conduits à l'abattoir ou sur les marchés d'approvisionnement, souffrent du changement brusque qu'ils éprouvent dans leurs habitudes et dans leur alimentation quotidienne : que, de plus, les modifications qu'ils subissent sont d'autant plus appréciables que leur état de graisse est plus prononcé ou que leur âge est moins avancé. A la fatigue de la marche ou du transport se joignent les privations de nourriture ou les irrégularités des repas auxquelles s'ajoute quelquefois aussi la souffrance imposée par la soif, notamment pendant les fortes chaleurs de l'été.

Les pertes subies par les animaux sous l'influence de la privation de nourriture sont quelquefois assez remarquables ; dans son *Traité de Physiologie*, M. Colin cite, entre autres faits, celui d'un jeune taureau, du poids de 313 kilog., qui perdait par l'abstinence 5 kilog. 7 grammes, ou la cinquante-cinquième partie du corps, 18 grammes par kilogramme, en vingt-quatre heures. A cela nous pouvons ajouter que, même dans les conditions les plus ordinaires, nos bœufs de boucherie conduits à l'abattoir, et non abattus dans les vingt-quatre heures qui suivent leur entrée, perdent facilement de 4 à 5 kilog. de leur poids constaté au moment de la vente. Remarquons cependant, qu'au point de vue exclusif de la qualité de la viande et de sa conservation, il y a lieu de considérer comme favorable un jeûne imposé à l'animal durant vingt-quatre heures avant son abatage. Pendant ce temps, en effet, l'appareil digestif se vide d'une portion de son contenu et la résorption intersticielle qui s'effectue au sein des tissus augmente leur fermeté, tout en les rendant moins facilement putrescibles après la mort ; l'animal *se purge,* disent les bouchers, et la viande est plus propre et plus saine ; il est incontestable, d'autre part, que cette abstinence de vingt-quatre heures ne peut être qualifiée de traitement barbare, car nos grands animaux domestiques ne souffrent pas à proprement parler de cette privation tant est grande la réserve de matières alimentaires accumulées dans les gros viscères digestifs, même après un jeûne d'une durée plus prolongée que celle dont nous parlons. Les jeunes animaux souffrent davantage de la privation de nourriture que les animaux adultes, par la raison très-simple que leur organisme est le siége d'un travail continuel de formation auquel il est indispensable de fournir des matériaux.

Mais, où la privation d'aliments devient une véritable torture et conséquemment une source de perte, c'est lorsqu'à cette privation viennent s'adjoindre la soif, la fatigue occasionnée par la marche, et la douleur provoquée par les mauvais traitements infligés par les meneurs aux bestiaux qu'ils conduisent. Il nous importe donc d'examiner les différentes conditions dans lesquelles s'effectue le transport des animaux et d'en faire ressortir les avantages et les inconvénients.

Avant la création des chemins de fer, les bœufs voyageaient par étapes et arrivaient quelquefois à Paris, par exemple, après avoir parcouru *à pied* de 300 à 400 kilomètres ; toutefois, l'emploi des chemins de fer pour le transport du bétail ne s'effectuant guère que vers les grands centres de consommation, il importe de rappeler tout d'abord dans quelles conditions s'effectuent, encore de nos jours, et le transport à pied pour tous les bestiaux en général et le transport en voiture employé fort souvent pour les petits animaux ; après quoi nous traiterons du transport par chemins de fer.

1° *Transport à pied.* — Autrefois, disons-nous, les animaux voyageaient à pied beaucoup plus qu'aujourd'hui et étaient par cela même plus exposés à souffrir de la fatigue. Dans son *Traité d'hygiène appliquée*, M. Magne rapporte à ce propos les faits suivants très-remarquables :

« Un bœuf durham, Walter, engraissé au haras du Pin, et conduit, à pied, de cette dernière localité, d'abord à la foire de Bernay, et ensuite à Rouen, a perdu, du 4 au 20 avril, 120 kilogrammes, soit 14 kilogrammes 457 grammes pour 100 kilogrammes de son poids, ou 7 kilogrammes 58 grammes par jour, ou 0,960 grammes par kilomètre parcouru. Des expériences faites dans le but de constater la déperdition éprouvée par les bœufs gras pour aller de la gare du chemin de fer d'Orléans à Sceaux et à Poissy, ont donné les résultats suivants :

Quatre bœufs pesant 2,597 kilogrammes, conduits directement du chemin de fer à l'abattoir de Moutmartre, ont fourni 1,515 kilogrammes de viande ; quatre autres animaux semblables et pesant 2,582 kilogrammes, conduits d'abord à Poissy et ensuite à l'abattoir, n'ont fourni que 1,494 kilogrammes de viande. Les premiers ont donc donné 51 kilogrammes à peu près, 12 kilogrammes 750 grammes par tête, de plus que ceux qui ont été conduits à Poissy. La même expérience faite sur un lot de huit bœufs a donné un résultat à peu près analogue, et M. Magne ajoute : « Ces bœufs, les uns de race mancelle ou choletaise, les autres, de race auvergnate, avaient fait un long voyage quand ils ont été pesés la première fois ; ils étaient vidés en grande partie quand on les a pesés à la gare du chemin de fer. *La diminution du poids provient donc principalement de la viande et de la graisse qu'ils ont perdues.* »

La conséquence la plus ordinaire que détermine la fatigue des animaux de boucherie est cette altération générale de l'organisme, cette fièvre intense appelant le sang dans les tissus particulièrement vasculaires et dans les muscles, donnant lieu à des infiltrations séreuses dans les régions déclives, et en général dans tous les points où abonde le tissu cellulaire, donnant à la viande des propriétés indigestes et facilitant sa décomposition, faisant enfin de cette viande ce que nous avons appelé une viande *fiévreuse.* Des faits de ce genre sont d'observation journalière, et les animaux les plus gras sont de tous ceux qui souffrent le plus et dont la viande s'altère le plus promptement à conditions de température égales.

Il arrive même fort souvent aussi d'observer des maladies enzootiques ou épizootiques telles que le charbon, la fièvre aphtheuse, naissant sous l'influence d'une diète prolongée associée à une fatigue extrême des animaux de boucherie, sans compter les faits de gastro-entérite, les indigestions, les coups de sang, les accidents de fourbure, la chûte des onglons, etc.

Faut-il ajouter que la souffrance imposée aux animaux par de longues marches à pied s'accroît encore sensiblement des mauvais traitements dont ils sont trop souvent l'objet de la part des conducteurs ou meneurs de bétail, sans compter les morsures dont ils sont aussi inutilement gratifiés par les chiens associés à la conduite. Dans un livre écrit sous l'inspiration d'idées essentiellement humanitaires (1), le Dr Blatin a donné un récit émouvant du voyage à pied des animaux conduits à l'abattoir ou sur les marchés. Nous lui emprunterons les quelques lignes suivantes :

« C'est ordinairement à pied et la nuit, dit le regretté docteur, que les bœufs et les moutons, acquis par les bouchers, voyagent pour se rendre aux abattoirs. Leur marche s'effectue par bandes. Une voiture suit d'ordinaire les moutons pour ramasser ceux qui ne peuvent marcher et qu'on nomme les *mal à pied*. Le temps qu'ils doivent mettre pour le trajet est fixé. Si les conducteurs se sont attardés, ils accélèrent la marche ; et l'on voit parfois les pauvres bêtes, exténuées, se laisser rouer de coups et déchirer par la dent des chiens plutôt que de faire un pas. Si c'est un bœuf, c'est aux jambes principalement qu'on le frappe avec le bâton, pour éviter d'abîmer la viande ; cela s'appelle *ergoter*. Voilà pourquoi l'on voit tant de bœufs ne pouvant plus marcher. Les *mal à pied* sont abandonnés sur la route, pour être repris plus tard et hissés brutalement sur une charrette. »

Nous reconnaissons avec le Dr Blatin que dans la majeure partie des cas, les conducteurs de bestiaux usent, à l'égard des animaux confiés à leur garde, d'une brutalité excessive et que dans bien des circonstances on est tenté de se demander si du conducteur ou de l'animal la brute est bien réellement celui qui ne boit que de l'eau. Mais il ne faut pas non plus envisager cette question avec un sentiment extrême de compassion qui conduirait à des résultats autrement fâcheux que la douleur imposée aux animaux par des coups de bâton. Il n'est pas douteux, en effet, que certains animaux aiment à se sous-

(1) *Nos cruautés envers les animaux.* Paris, 1867.

traire à la garde des conducteurs, s'échappent et se livrent à des courses vagabondes et dangereuses, particulièrement au voisinage des foires ou marchés. Dans ce cas, l'acte de frapper un animal à la jambe ne saurait être blâmé, parce qu'il a pour conséquence utile alors d'arrêter l'animal, *de le rendre momentanément boîteux* et partant d'éviter des malheurs bien plus sérieux que la souffrance momentanée qui lui est imposée. A part cette situation, les actes de brutalité envers de pauvres animaux conduits à la mort pour servir à notre consommation sont toujours blâmables et méritent d'être sévèrement punis tant au point de vue de la morale que dans les intérêts du commerce et de l'hygiène publique. Nous avons vu, du reste, dans les chapitres précédents quelles étaient les conséquences que pouvaient entraîner les chocs, les coups, les blessures au point de vue de l'altération et de la conservation de la viande, et quant à la morale, les conducteurs de bestiaux ne doivent pas oublier que la loi punit tout acte inutile de brutalité commis envers les animaux, répression que nous croyons utile de rappeler ici en quelques mots :

Outre que le meneur, aux soins duquel a été confiée la conduite de bestiaux, se trouve être passible d'un emprisonnement de quinze jours à six semaines (art. 453 du code pénal) pour le cas très-grave où il aura tué sans nécessité un de ces animaux, il tombe, dans les cas de brutalité les plus ordinaires, sous le coup de la *Loi du 2 juillet* 1850, *dite Loi Grammont,* ainsi conçue :

« ARTICLE UNIQUE. — *Sont punis d'une amende de cinq à quinze francs, et pourront l'être d'un à cinq jours de prison, ceux qui auront exercé publiquement et abusivement des mauvais traitements envers les animaux domestiques. La peine de la prison sera toujours appliquée en cas de récidive. L'article 463 du Code pénal sera toujours applicable.* »

On peut rattacher à la question de transport à pied des animaux de boucherie, celle de la conduite de ces mêmes animaux à travers les villes jusqu'aux abattoirs mêmes ou aux marchés au bétail. Or, dans la plupart des villes autres que Paris (où, ainsi que nous l'avons déjà dit, le bétail est amené par le chemin de fer jusqu'au marché même de La Villette), des arrêtés municipaux assignent le parcours que doit suivre le bétail depuis le moment de son entrée en ville jusqu'à son arrivée au marché. Cette mesure est dictée évidemment dans le but d'éviter autant que possible le passage de ces animaux par les rues les plus fréquentées, et par cela même les accidents.

Nous citerons à ce propos les prescriptions édictées à Bordeaux par *l'arrêté du 20 décembre 1856*, lesquelles nous paraissent bien conçues et par cette raison, pouvoir être utiles à consulter :

« ART. 17. — Les conducteurs de bestiaux allant ou revenant du marché, devront mener les bestiaux au pas et prendre toutes les précautions possibles pour éviter les accidents.

Les bœufs seront conduits attachés deux par deux. Ceux de ces animaux qui seront reconnus dangereux, seront conduits seuls, attachés avec une corde allant de la tête à l'un des pieds de devant, et menés à la main.

« ART. 18. — Un seul meneur ne pourra conduire plus de dix bœufs. Les bandes de onze à trente bœufs seront conduites par deux meneurs. Au-dessus de ce nombre, il en faudra trois.

Aucune bande ne pourra être composée de plus de quarante bœufs.

« ART. 19. — Les conducteurs de bestiaux ne pourront, sous aucun prétexte, les laisser stationner sur le port, les rues ou les places.

« ART. 20. — Les conducteurs de porcs conduisant plus de dix de ces animaux, devront se faire suivre, en traversant la ville, d'une charrette pour faire transporter ceux qui tomberaient dans le parcours.

Il est expressément défendu d'abandonner aucun de ces animaux couchés sur la voie publique.

« ART. 21. — Il est défendu aux conducteurs de bestiaux de les maltraiter, de les blesser, ou de les faire maltraiter ou mordre par leurs chiens. Ceux de ces animaux qui aideront les conducteurs, devront toujours être muselés, conformément aux arrêtés de police.

Les propriétaires ou conducteurs de bestiaux qui se livreront à des actes de brutalité ou de cruauté envers ces animaux, seront poursuivis conformément à la loi du 2 juillet 1850. »

Une dernière précaution à prendre dans l'intérêt des animaux fatigués par un long voyage à pied, c'est qu'ils trouvent dans les écuries ou étables annexées aux abattoirs, une abondante litière sur laquelle ils puissent se reposer à leur aise; inutile d'insister sur ce point prévu, du reste, par la plupart des arrêtés relatifs aux abattoirs municipaux.

2° *Transport par voitures autres que les wagons de chemin de fer.* — Dans plusieurs localités les veaux et les moutons sont conduits à l'abattoir ou au marché dans des voitures ou carrioles découvertes, les quatre pattes attachées et réunies en faisceau au moyen d'une corde passant par-dessus les jarrets ou les boulets. Ici encore le boucher ou le conducteur oublie trop les règles les plus élémentaires de la commisération à l'égard des animaux. Combien de fois, en effet, ne voit-on pas des veaux ainsi garrottés, fortement secoués par les cahots d'une voiture à suspension douteuse ou nulle, se livrant à des mouvements désordonnés, poussant des mugissements caractéristiques de la douleur qu'ils éprouvent ; qui n'a eu l'occasion de voir même quelqu'un de ces malheureux animaux aux pattes liées, la tête pendante au dehors et sans cesse *labourée* par la roue d'un véhicule traîné avec rapidité par un cheval dont la vigueur s'accroît avec les jurons et les coups de fouet qui ne lui sont pas ménagés ? Le Dr Blatin dit avoir rencontré un veau sur la route de l'abattoir du Roule, à cheval sur l'une des ridelles de la voiture, l'épaule et une jambe de devant brisées et pendantes au dehors. Toutes ces cruautés sont plus qu'immorales ; elles sont très-préjudiciables à la qualité de la viande des animaux ainsi maltraités. Si, du moins, le boucher, usant de ce moyen de transport, avait la précaution de délier aussitôt son arrivée à l'abattoir, ces animaux ainsi *courmanchés*, comme on dit en certains endroits ; mais trop souvent il se contente de les étendre sur la dalle humide et froide de l'abattoir jusqu'au moment où il mettra, par leur égorgement, un terme à leurs souffrances. Or, je ne saurais trop le répéter, ces moyens brutaux sont essentiellement préjudiciables à la viande et à sa conservation, sans compter les engorgements des membres, les luxations, les fractures mêmes, accidents qui sont pour le boucher autant de pertes dues à la détérioration des parties blessées ; j'ai vu, pour ma part, la gangrène se manifester aux pattes d'un mouton que par oubli on avait laissées attachées pendant près de douze heures.

Si donc on se sert de carrioles pour la plupart des petits animaux, il est de toute nécessité d'y maintenir ces animaux debout ou couchés tout en veillant à ce qu'ils ne puissent s'élancer au dehors du véhicule ou ne se couchent pas les uns sur les autres. Que, si maintenant, malgré toutes les précautions, un accident sérieux arrive à un animal, il ne faut pas hésiter alors à le sacrifier le plus promptement que l'on pourra, tant pour lui épargner la souffrance que pour rendre possible l'utilisation de sa viande. Nous savons bien qu'à Paris, le transport des veaux couchés et garrottés est complètement interdit ; mais il n'en est pas de même partout, en province ; aussi n'est-il pas inopportun d'insister sur ce point de la question qui nous occupe.

Il importerait aussi d'utiliser pour le transport des petits animaux de boucherie, des voitures dont le fond ou plancher pût être relié facilement au sol, au moyen d'un plan incliné rendant facile le chargement et le déchargement de ces animaux ; on éviterait, par ce moyen, l'obligation de les faire sauter ou de les jeter avec plus ou moins de brutalité du haut de la voiture ; on n'aurait pas à redouter les foulures, les chocs violents sur le sol, quelquefois même la fracture des côtes ou des membres, accidents que l'on observe trop souvent avec le mode de déchargement usité dans la plupart des cas. Dans les abattoirs ou les marchés aux bestiaux bien aménagés, on évite l'inconvénient que nous signalons au moyen d'un exhaussement du sol, d'une sorte de terrasse le long de laquelle les voitures sont acculées au moment du déchargement. Dans plusieurs localités aussi, on transporte les petits animaux, notamment les porcs souffrants ou très-fatigués, dans de longues voitures à ridelles pleines et très-hautes, dont le plancher est assez bas pour que les animaux puissent y monter et en descendre sans trop de difficulté ou en inclinant légèrement la voiture en arrière. Que le boucher ne suppose pas qu'en donnant ces différents conseils à propos du transport du chargement et du déchargement des animaux, nous soyons guidé par de simples idées théoriques ou d'innovation, de nature à lui susciter des ennuis de la part des pouvoirs administratifs locaux, loin de là. Nous recommandons la plus grande précaution pour le chargement et le déchargement des petits animaux parce que, non-seulement il nous semble qu'on doit avoir à cœur de leur éviter la souffrance, mais encore parce qu'il y va de l'intérêt même du boucher de les préserver de la *fièvre de fatigue*, qui accompagne tout transport effectué dans de mauvaises conditions, aussi bien que des chocs ou accidents qui constituent autant de détériorations et de pertes au préjudice du boucher lui-même.

Ajoutons enfin que, pour le transport des grands animaux mis dans l'impossibilité de se rendre à pied des marchés à l'abattoir, on emploie avec avantage des chariots très-bas, sorte de traîneaux dont le chargement et le déchargement s'effectuent sans trop de difficulté.

Il est presque inutile de rappeler que pour le mode de transport par voitures comme pour le transport à pied, tout acte de brutalité, tout mauvais traitement exercé envers les animaux, est passible des peines édictées par la loi du 2 juillet 1850, ou loi Grammont.

Nous verrons un peu plus loin quelle est la responsabilité qui incombe aux commissionnaires ou conducteurs de voitures auxquels on a confié le transport d'animaux de boucherie.

3° *Transport par chemin de fer.* — Les chemins de fer facilitent incontestablement l'approvisionnement en bestiaux des grands centres de consommation; il suffit, pour s'en assurer, de jeter les yeux sur le tableau suivant publié en 1869, par M. Évariste Thévenin, dans l'*Almanach général des chemins de fer* (1) :

---

(1) *Recueil de Médecine vétérinaire.* 1871.

Nombre de têtes transportées en petite vitesse :

	En 1865.	En 1866.	En 1867.
Compagnie de Lyon......	655,255	800,000	1,103,596
— de l'Est	1,086,074	1,016,908	1,131,782
— de l'Ouest ...	963,201	1,130,411	1,192,901
— d'Orléans ...	987,996	985,720	1,302,746
— du Nord......	480,000	640,000	580,738
— du Midi.......	423,000	400,000	402,311
TOTAUX..	4,595,526	4,973,039	5,624,024

L'augmentation, en 1866, a été de 377,513 têtes ; celle de 1867 a été de 651,035 ; en deux années, elle a été de 1,028,548, c'est-à-dire de plus du cinquième. Il était de 4,140,585 têtes en 1862 (Blatin). Les transports par la grande vitesse ne sont pas comptés. »

En même temps qu'ils ont rendu facile l'approvisionnement des marchés, les chemins de fer ont concouru à abréger les souffrances des animaux ; ils ont atténué les causes de maladies, d'accidents ou de détérioration qu'avaient à supporter ces animaux durant leur voyage à pied. Toutefois, il y a beaucoup à faire pour que ce mode de transport réunisse toutes les conditions désirables ; aussi devons-nous, dans l'intérêt de l'hygiène aussi bien qu'au point de vue humanitaire, nous appliquer à faire ressortir les inconvénients demeurés attachés à ce moyen de locomotion. Parmi les auteurs vétérinaires qui se sont plus particulièrement occupés de cette question, nous trouvons M. le professeur Rey, de Lyon (1), et M. Zundel (2) ; nous aurons donc souvent l'occasion de citer dans notre travail les noms de ces deux honorables confrères.

Les bestiaux sont généralement transportés à l'aide de wagons sans compartiments, appelés *vachères ;* les grands animaux y sont maintenus attachés après des tringles ou des anneaux en fer ; les petits y sont libres. On a fait usage pendant longtemps pour le transport des moutons, de wagons spéciaux, dits *wagons-bergeries,* ou wagons à deux planchers superposés, sortes de vachères très-grandes, à parois disposées à claire-voie et divisées dans le milieu de leur hauteur, comme dans la moitié de leur longueur par une séparation, de façon à constituer quatre cages ou compartiments. Ce mode de wagon-bergerie a été

(1) *Traité de jurisprudence vétérinaire et de médecine légale, 1865.*

(2) Des améliorations à apporter au mode de transport des animaux par le chemin de fer. *Recueil de médecine vétérinaire, 1871-1872.*

abandonné par plusieurs compagnies, en raison des inconvénients qu'il présentait et sur lesquels nous reviendrons tout à l'heure.

Les vachères ont des dimensions qui varient, suivant M. Zundel, avec les compagnies ; les deux extrêmes en longueur seraient de 4ᵐ20 et 6ᵐ 40 ; mais on peut dire que le plus ordinairement elles ont 6 mètres de longueur sur 2ᵐ 50 de largeur et 2 mètres à 2ᵐ 50 de hauteur. Ces dimensions, jointes à la présence et aux dimensions des ouvertures, rendent faciles la circulation et le renouvellement de l'air dans ces wagons, surtout pendant la marche des trains. Les animaux voyagent soit en petite vitesse, et alors ils sont assimilés aux marchandises au point de vue des délais de transport, ou, ce qui vaut mieux, par grande vitesse avec assimilation comme tarif aux prix de la petite vitesse. D'après M. Évariste Thévenin, la ligne de l'Est a institué deux fois par semaine, le lundi et le vendredi, des convois spéciaux amenant les bestiaux de Strasbourg à La Villette, au prix de la petite vitesse, de telle façon que les bestiaux ne restent dans l'enceinte des chemins de fer que vingt-quatre heures, en comptant le temps nécessaire à l'embarquement, celui du trajet et celui du débarquement.

Parmi les prescriptions établies dans les tarifs des compagnies, nous citerons les suivantes, empruntées aux *Tarifs de la Compagnie d'Orléans* et que nous croyons utile de faire connaître :

Chapitre II. — Article 22. — Prix du transport à petite vitesse.

Bœufs, vaches, taureaux, etc.. ...F. » 10 ⎫ Par tête
Veaux et porcs.................. » 04 ⎬ et
Moutons, brebis, agneaux, chèvres... » 02 ⎭ par kilomètre.

ART. 24. — *Animaux dangereux* : 25 centimes par wagon spécial contenant un animal et par kilomètre.

ART. 27. — *Frais d'enregistrement* : 10 centimes par expédition.

ART. 28. — *Manutention. Droits* : Bœufs, vaches, taureaux....F. 1 » ⎫
Veaux et porcs.. » 40 ⎬ Par tête.
Moutons, brebis, agneaux, chè- vres........ » 20 ⎭

Le chargement et le déchargement des animaux dangereux sont effectués par les soins des expéditeurs et des destinataires ; il ne sera rien perçu pour cette opération.

ART. 29. — Les animaux dont il n'est pas pris livraison à l'arrivée sont mis en fourrière, aux frais, risques et périls de qui de droit.

Les frais de fourrière sont acquittés sur justification des dépenses.

Lorsque les animaux ci-dessus dénommés seront, sur la demande des expéditeurs, transportés à la *vitesse des trains de voyageurs,* les prix seront fixés de la manière suivante :

Bœufs, vaches, taureaux........F. » 22	⎫	Par tête
Veaux et porcs.......... .... » 0896	⎬	et
Moutons, brebis, agneaux, et chèvres. » 0448	⎭	par kilomètre.

Nous ne croyons pas sans utilité de rappeler ici à propos des tarifs de transport des animaux, que par une circulaire ministérielle adressée, le 24 avril 1865, aux chefs du contrôle, les compagnies de chemins de fer, sur la demande qui leur en a été faite par l'Administration supérieure, dans l'intérêt des encouragements à donner à l'agriculture, admettent « que la réduction de 50 p. 100 consentie pour les expéditions d'animaux envoyés aux concours agricoles, devra également être appliquée, sur les réseaux, au transport de ceux de ces animaux qui seraient achetés dans les concours et réexpédiés de là aux lieux habités par leurs nouveaux propriétaires. » Toutefois, le bénéfice de cette réduction n'est acquis qu'autant qu'il est dûment justifié que les animaux présentés aux gares ont bien été admis aux concours. Cette justification consiste dans la lettre d'admission au concours ou dans un certificat émanant de l'Inspecteur général de l'agriculture qui aura présidé le concours.

Toutes les gares de chemins de fer ne sont pas disposées commodément pour l'*embarquement* et le *débarquement* des animaux. Les plus importantes possèdent un quai d'embarquement, c'est-à-dire un exhaussement du terrain, sorte de plate-forme établie au niveau du plancher des wagons ; un simple pont en planches, large d'un mètre dix à un mètre vingt centimètres, garni de barres transversales empêchant les glissades, et pouvant se fixer d'un côté par de fortes agrafes au tablier du wagon et s'appuyant, d'autre part, sur le quai, suffit, dans ce cas, pour effectuer sans difficulté l'embarquement des animaux.

Dans les gares secondaires, cette disposition n'existe pas, aussi nous paraît-il bon de recommander, avec M. Zundel, l'emploi d'un pont mobile, sorte de chariot, long de cinq mètres environ, large de un mètre vingt centimètres, muni de chaque côté de balustrades d'un mètre de haut, dont le plancher est garni de barres transversales, pouvant enfin se fixer au wagon par une extrémité au moyen de forts crochets, tandis que l'autre repose sur le sol. Ce plan incliné, forme, avec le sol, un angle d'environ 12 degrés que les animaux traversent aisément. On remarque, comme particularité du tarif de la Compagnie d'Orléans, que le transport des bestiaux n'est accepté qu'aux stations pourvues de quais d'embarquement (art. 26).

Généralement, les bœufs *destinés à la boucherie* entrent sans grande difficulté dans les wagons ; un peu d'habitude et une certaine *patience* de la part des conducteurs, suffisent le plus souvent pour vaincre les résistances ; dans tous les cas, les animaux méchants ou les taureaux doivent être munis d'un anneau nasal à l'aide duquel on pourra les guider jusque dans l'intérieur du wagon. L'entrée des derniers animaux dans un wagon est toujours plus pénible parce qu'il s'agit alors de faire ranger les premiers entrés toujours disposés à se placer de travers et à occuper la place des voisins ; quant au débarquement, il s'effectue sans difficulté dans les gares munies de plaques tournantes permettant de faire retourner le wagon ; mais, en l'absence de ces plaques, on est quelquefois obligé de faire sortir un animal à reculons afin de pouvoir faire tourner les autres dans le wagon. La sortie à reculons des grands animaux est toujours plus difficile, quelquefois même dangereuse, les sujets pouvant se prendre le pied entre le wagon et le quai d'embarquement, si surtout, ce qui arrive trop souvent, on a négligé de réunir l'un à l'autre par le pont en planches. Une fois entrés, les bœufs, quelquefois inquiets au départ, restent tranquilles après un instant de marche.

Le plus souvent, l'expéditeur de bestiaux paie la location entière d'un wagon dans lequel il devient alors libre de loger telle quantité d'animaux qu'il jugera convenable ; toutefois, il est des limites à la charge que l'on ne saurait dépasser sans être taxé de cruauté envers les animaux et sans s'exposer à des accidents dont les compagnies ne sont pas responsables. Il est évident aussi que pour les animaux très-gras comme pour les vaches pleines, il vaudrait beaucoup mieux qu'ils pussent se coucher sur une bonne litière, la position décubitale les préservant des chocs brusques des *coups de tampon* susceptibles de provoquer des accidents ou des avortements. Nous conseillerions aussi, en pareil cas, d'embarquer les animaux trois ou quatre heures avant leur départ, afin qu'ils aient le temps de *faire connaissance* avec leur demeure momentanée et qu'ils puissent s'habituer progressivement au bruit des gares et au sifflement des locomotives. A part ces circonstances exceptionnelles, il vaut toujours mieux placer les animaux un peu serrés dans un wagon que d'y mettre un chiffre de sujets inférieur à celui qu'il peut contenir ; ainsi rapprochés, ils demeurent debout, se soutiennent les uns les autres et sont, pour ainsi dire, les uns à l'égard des autres, autant de coussins amortissant les chocs brusques, les coups de tampons ; de plus, aucun d'eux ne pouvant se coucher, ni être renversé, on n'a pas à craindre de voir les autres lui marcher dessus.

On ne peut limiter d'une manière absolue le nombre d'animaux à placer dans une vachère ; cela dépend de leur taille, de leur volume et, ainsi que je l'ai déjà dit, de circonstances exceptionnelles, telles qu'un état d'engraissement très-avancé ou un état de gestation également très-avancé. On estime, en moyenne, qu'on peut loger sans inconvénient dans un wagon de six mètres de long, six bœufs de taille ordinaire et en chair, huit vaches de bonne taille, dix génisses ou vaches de petite taille, douze bêtes au-dessous d'un an. Il n'y a pas de règlement général fixant le nombre de têtes de bétail devant composer un wagon complet. D'après quelques tarifs, le chargement du wagon est considéré comme complet lorsqu'il porte six *bœufs* ou vaches, ou soixante *moutons*. Le nombre de têtes est de vingt pour les veaux et porcs de moins de six mois. Sont considérés comme six bœuf ordinaires, huit bœufs maigres, huit vaches ou huit petits bœufs. Mais, dans aucun cas, on ne doit mettre dans une vachère le double de bestiaux qu'elle peut contenir. « Nous avons vu souvent, dit M. Zundel, des bêtes tellement serrées que les côtes de l'une se logeaient profondément dans les espaces intercostaux de l'autre, et qu'elles ne pouvaient respirer à leur aise ; nous avons vu une fois, les parois solides d'un wagon céder sous la pression que les malheureuses bêtes éprouvaient elles-mêmes.

Les *veaux* mis en wagon doivent avoir la possibilité de s'y coucher, aussi ne doivent-ils pas y être accumulés en trop grande quantité. Quoique cette quantité puisse encore varier avec l'âge et la provenance des sujets, on estime généralement que, dans une vachère ordinaire, on peut placer vingt-cinq à trente veaux du poids moyen de 50 kilog, c'est-à-dire, à peu près, deux veaux par mètre carré.

Les *porcs*, en raison de leur volume, de leur propension à s'étendre et quelquefois même à se coucher les uns sur les autres, en raison aussi de leurs formes trapues et de leur tempérament qui les prédisposent aux coups de sang, au mal rouge, aux congestions des extrémités, doivent être peu nombreux, moins nombreux même que les veaux dans un wagon et pouvoir s'y coucher et s'étendre sur une bonne litière.

Dans un wagon de six mètres de long, on ne peut mettre plus de vingt-cinq porcs gras. Mais il est certains tarifs où le nombre de porcs est laissé à la disposition de l'expéditeur, à ses risques et périls. « Sur le chemin de fer de Rouen, dit le Dʳ Blatin, un marchand de porcs avait placé soixante-douze de ces animaux dans des wagons de moitié trop petits pour ce troupeau. Notre spéculateur comptait économiser sept francs. Malheureusement les bêtes, serrées les unes contre les autres, et privées d'air, n'ont pu supporter ce mode de transport, et à la station de Bernay, il n'en restait que quatre en vie. C'était une perte de trois mille francs...» Nous avons été appelé une fois à constater la mort de trois porcs dans un wagon où l'on avait placé *quarante* de ces animaux. Du reste, le nombre des porcs à mettre dans un wagon est aussi subordonné à l'âge et surtout à l'état de graisse des sujets.

Nous avons dit que l'on se servait quelquefois de wagons-bergeries pour le transport des *moutons*, sortes de grandes cages à quatre compartiments. Nous savons de source certaine que la plupart des compagnies ont abandonné ce genre de wagons qui, outre qu'ils ne pouvaient convenir aux moutons de toutes les tailles, avaient encore pour inconvénient de favoriser l'entassement d'un trop grand nombre d'animaux eu égard à la capacité du wagon, et par cela même le piétinement et la détérioration de ceux qui sont tentés de se coucher. Aussi emploie-t-on généralement la vachère ordinaire pour les moutons comme pour les autres animaux.

Le plus souvent, l'expéditeur met dans un wagon un nombre illimité de moutons, les tarifs des chemins de fer l'autorisant à le faire ; aussi, voit-on très-communément porter à l'abattoir un ou plusieurs de ces animaux étouffés, piétinés par les autres et dans un état tel que leur viande est inutilisable. « C'est à la suite d'un extrême entassement de moutons dans des wagons, dit encore M. Zundel, qu'au mois d'octobre 1866 l'on constata, à Kehl, une mortalité de 48 moutons sur un troupeau de 2,992 pièces venant de la Hongrie. à destination pour Paris. Ces 2,992 moutons avaient été répartis en dix-huit *wagons à deux étages*, soit 175 moutons par wagon, ou 87 par étage ! » En moyenne, on peut dire qu'un wagon de six mètres de long ne doit pas contenir plus de 50 à 55 moutons. Mais, le plus souvent, les expéditeurs profitent de la latitude accordée par les tarifs de chemin de fer ; ils entassent les animaux dans les wagons ; de là, ces nombreux accidents que l'on constate chaque jour à l'arrivée de ces animaux. Nous pouvons assurer qu'il n'est pas rare de voir arriver à Paris des wagons où il y a parfois un ou deux bœufs morts, quinze à vingt moutons, et parfois aussi vingt à trente porcs.

Remarquons enfin que, quelle que soit l'espèce d'animaux mise dans un wagon, l'accumulation de ces animaux expose non-seulement l'expéditeur à supporter des pertes plus ou moins considérables par les détériorations que subit la marchandise, mais encore à tomber, en raison de la cruauté dont il use envers les animaux en les plaçant dans des conditions déplorables, sous le coup de la loi Grammont, accusation qui pèse également sur la compagnie de chemins de fer qui tolère de pareils procédés. « Évidemment, dit le Dr Blatin (1), si la compagnie n'est pas, aux termes de ses règlements, responsable du préjudice, elle n'en est pas moins complice du délit de mauvais traitements, en laissant commettre ces entassements horribles. Quoique, en louant ses wagons, elle en ait abandonné le gouvernement intérieur aux propriétaires de bestiaux, elle ne peut échapper à l'application de la loi du 2 juillet 1850. » D'autre part, M. Delattre dit à ce propos : « Comme la loi Grammont serait bien à propos appliquée aux wagons! Comme on applaudirait les commissaires de surveillance qui dresseraient des procès-verbaux contre les compagnies, les propriétaires de bestiaux et les conducteurs, coupables, chacun dans diverses proportions, selon les circonstances! »

Enfin, M. Blanche, avocat général à la Cour de cassation, dit « que les administrateurs de chemins de fer sont fonctionnaires publics et entrepreneurs de transports. En cette dernière qualité, qu'ils louent leurs wagons, rien de mieux ; mais qu'ils se souviennent de leur premier titre qui est leur raison d'être. Qu'ils ne souffrent d'aucun de leurs locataires, cruauté ou insensibilité; qu'ils surveillent l'exécution de la loi Grammont, qui doit être affichée et invoquée dans les contrats. » Cette jurisprudence a été, du reste, sanctionnée par un arrêt de la Cour de cassation, audience du 8· février 1869, s'exprimant ainsi : « L'obligation imposée à l'expéditeur par le tarif d'une compagnie de chemin de fer spécial au transport des animaux vivants, d'opérer le chargement et le déchargement des animaux, et de leur donner en route tous les soins nécessaires, *ne dispense pas la compagnie de veiller elle-même à ce que le transport s'effectue dans de bonnes conditions;* en conséquence, elle peut être déclarée responsable des accidents arrivés aux animaux pendant le trajet, lorsqu'elle ne prouve pas le cas fortuit ou de force majeure. » Nous reviendrons, du reste, plus loin, sur la part de responsabilité afférente à l'expéditeur et aux compagnies de chemins de fer.

Quelle que soit l'étendue du trajet à parcourir, quels que soient le nombre et la nature des animaux placés dans une vachère, celle-ci doit toujours être garnie d'une bonne et abondante *litière* qui, si elle ne peut servir de couche aux animaux, a toujours pour avantage de les délasser quelque peu de la fatigue et de leur éviter des glissades sur le plancher d'ordinaire uni et humide du wagon; c'est surtout

---

(1) *Loco citato.*

pour les veaux, les moutons et les porcs que cette litière est indispensable, attendu qu'ils se couchent toujours durant le parcours. Il importe également, pour les grands animaux, de s'assurer avant l'heure du départ, s'ils sont bien et solidement attachés dans l'intérieur du wagon et si les portières de ces véhicules sont bien fermées, comme aussi de recommander au toucheur qui accompagne le bétail de veiller de temps à autre à ce que les veaux, porcs ou moutons ne se couchent pas les uns sur les autres.

A propos de l'importance qu'il y a à veiller les animaux après qu'ils ont été embarqués en chemin de fer, je citerai le fait suivant, digne d'être remarqué par son caractère spécial, je pourrais presque dire par son originalité.

Le 20 juin 1875, mon collègue et ami, M. Duluc et moi fûmes appelés par la compagnie d'Orléans à visiter un bœuf trouvé mort à son arrivée en gare de Bordeaux, à apprécier l'état de cet animal, en même temps que la cause ayant pu déterminer sa mort. Dans un wagon à bestiaux, dit vachère, nous trouvâmes couché sur de la paille *et dans une attitude normale* un bœuf de Salers, *mort* et *ayant la corne gauche sciée à 7 centimètres environ de la pointe.* Reposant sur le sternum et le ventre, plus à droite qu'à gauche, les membres antérieurs pliés, les postérieurs fortement tendus, cet animal a le cou plié en cercle, la tête ramenée sur la paroi latérale gauche de la poitrine. L'examen médical extérieur du sujet dénote un état de raideur général accompagné de ballonnement et d'un dégagement très-sensible d'odeur cadavérique. Par les naseaux s'écoulent des spumosités sanguinolentes et la langue tuméfiée et noire pend hors de la bouche; le rectum fortement gonflé et saignant fait saillie au dehors. Dans la région supérieure du cou, non loin de la base de la tête, *la peau est le siège d'une dépression circulaire très-visible;* enfin, ainsi que je l'ai dit plus haut la corne gauche est sciée à 7 centimètres de la pointe, trait de scie n'intéressant pas complètement l'épaisseur totale de la corne, car la portion sciée est encore attenante au reste par un lambeau mince de tissu corné.

Si, de l'examen de l'animal, nous passons à celui du wagon qui le contient, nous constatons ce qui suit : dans ce wagon ont voyagé avec l'animal mort d'autres bœufs dont la présence est accusée par les nombreuses déjections qu'ils y ont laissées. Placé, la tête à la paroi latérale gauche du wagon, près de la coulisse sur laquelle glisse la portière, le bœuf mort a dû être attaché, ainsi que le confirment les dires des hommes qui ont ouvert le wagon à son arrivée, à une barre de fer placée *transversalement* à l'ouverture par laquelle l'air et la lumière pénètrent dans ce compartiment. A l'endroit correspondant à l'animal mort, cette barre de fer est manifestement pliée en contre-bas, ce qui dénote qu'elle a cédé sous un poids considérable ; de plus le plafond du wagon porte à son bord extérieur et supérieur du même côté, des traces d'*écorchures* récentes intéressant fortement le bois.

De tous les renseignements qui précèdent, mon collègue et moi avons tout d'abord tiré les conclusions suivantes : 1° Le bœuf qui nous est présenté a passé la tête entre la barre de fer d'attache et le bord correspondant du plafond du wagon ; 2° maintenue dans cette position par la corne gauche arrêtée à la hauteur des éclats de bois signalés, le côté droit du cou reposant sur la barre de fer, l'animal a fait de violents efforts pour se dégager, efforts qui, combinés avec le poids considérable de toute la partie postérieure du corps, ont eu pour résultat d'augmenter de plus en plus la pression exercée par la barre au niveau du cou ; 3° à un point du parcours, la corne gauche a été sciée précitamment et la corde d'attache coupée, dans l'intention, tardive il est vrai, de délivrer l'animal de cette position forcée ; ces deux actions ont eu, en effet, pour résultat, de laisser retomber violemment le corps à l'intérieur du wagon, avant même que le sciage de la corne ne fût complètement terminé ; 4° la mort du sujet paraît remonter à douze ou quatorze heures environ ; toutefois, cette dernière assertion ne pourra être affirmée ou infirmée qu'après l'examen des lésions fournies par le cadavre.

Je ne m'arrêterai pas à décrire ici les lésions trouvées à l'autopsie et que j'ai déjà eu, du reste, l'occasion de rapporter à propos des caractères fournis par les viandes dites saigneuses (p. 334); qu'il me suffise de dire qu'elles confirmèrent complètement notre diagnostic *post mortem*.

Eu égard au sujet qui nous occupe particulièrement en ce moment, il est évident que si les bœufs contenus dans le wagon en question avaient été l'objet de fréquentes visites, on n'aurait pas attendu au dernier moment pour amputer le bout de la corne de l'animal dont la tête se trouvait ainsi engagée, et l'on aurait évité l'étranglement dont il a été victime, et conséquemment la perte que son propriétaire a eu à supporter (1).

N'y a-t-il pas lieu de recommander encore les visites fréquentes aux animaux, lorsqu'il s'agit de vaches pleines prêtes à mettre bas, ou de vaches fraîchement vêlées et accompagnées de leur veau; tout cela

---

(1) Cet accident a fait l'objet d'un procès dont l'issue a été défavorable au propriétaire-expéditeur en raison des conditions du tarif auquel les animaux étaient expédiés.

nous paraît tellement élémentaire, que nous croyons inutile d'y insister davantage.

Le point principal par lequel pèche la disposition intérieure des vachères, est évidemment l'absence totale de tout moyen permettant de distribuer de la *nourriture* aux animaux pendant leur voyage. Certes, que l'on ne peut songer à donner aux animaux de boucherie une ration aussi complète et aussi variée que celle qu'ils avaient à l'étable ; mais ce qu'il importerait surtout, ce serait de pouvoir leur fournir la ration d'entretien ou plus simplement ce qui est appelé à suffire aux pertes normales faites journellement par l'économie ; refuser cela à un bœuf en voyage, c'est l'obliger à vivre aux dépens de sa graisse et de ses autres tissus, et par cela même l'exposer à dépérir proportionnellement à la privation et aux souffrances matérielles qu'il endure. Il faut encore songer que dans la majeure partie des cas, l'animal sortant du wagon ne sera pas abattu immédiatement et que, si, ainsi que nous l'avons dit déjà, un jeûne de douze à vingt-quatre heures est favorable à la qualité et à la conservation de la viande, il deviendrait, en se prolongeant davantage, une cause réelle de perte en poids et en qualité.

C'est parce qu'il n'est pas assez tenu compte de cette vérité que nous voyons quelquefois des bœufs arrivant sur les marchés dans un état décousu, les flancs creux, le poil terne et accusant avec cela tous les symptômes d'une constipation extrème, d'un échauffement intérieur, d'une grande fatigue, caractères qui éloignent le boucher et déprécient sensiblement la valeur marchande des sujets.

Evidemment, les propriétaires de ces animaux sont fautifs en pareille circonstance ; ils savent fort bien que le transport durera un ou deux jours, quelquefois plus, et néanmoins ils les embarquent sans nourriture, ils n'exigent pas qu'aux temps d'arrêt déterminés d'avance, il soit donné à boire à ces infortunés ! D'autre part, il n'est pas douteux que si dans ce cas, aussi bien que pour le nombre d'animaux à mettre dans une vachère, la compagnie n'est pas, aux termes de son règlement, responsable du préjudice, elle n'en est pas moins complice du délit de mauvais traitements, d'abord en ne fournissant pas, par l'aménagement de ses wagons, des dispositions favorables à la distribution de la nourriture, et ensuite en ne veillant pas à ce que les animaux reçoivent la nourriture nécessaire à leur entretien durant leur parcours. « Si j'établis, dit M. Delattre, que les wagons sont tellement mal construits, qu'il m'a été impossible de donner ni à boire, ni à manger à mon troupeau ; que le trajet s'est effectué avec une lenteur insolite ; que les animaux devaient forcément se blesser dans les mouvements de va-et-vient, etc., la compagnie sera bel et bien déclarée responsable. *Les cours et les tribunaux, dans cent cas divers, se sont prononcés dans ce sens.* »

L'arrêt de la Cour de cassation du 8 février 1869, que nous avons cité précédemment, est tout autant applicable à la distribution de la nourriture aux animaux en voyage qu'à l'encombrement plus ou moins considérable des wagons. Il n'existe, en effet, dans les vachères, ni rateliers, ni mangeoires, et il est même impossible, dans la plupart des cas, de se procurer de la nourriture pendant la route. Les expéditeurs les plus soigneux donnent bien aux animaux quelque peu de foin avant leur départ; mais ce foin, que l'on ne peut déposer que sur le plancher, est en grande partie foulé par les pieds, ou bien il est inégalement consommé de par le droit du plus fort; de toute façon, ce peu de fourrage ne remplit pas le but que s'était proposé l'expéditeur.

Dans l'intention de parer à cet inconvénient, on a conseillé de remplacer le foin par des grains, notamment de l'avoine ou des mélanges d'avoine, de paille hachée, de son, de farineux, des carotes ou des betteraves coupées, le tout arrosé d'eau salée; la distribution s'en ferait à l'aide de l'eau que trouverait le conducteur profitant des moments d'arrêt pour faire sa distribution. Le moyen ne serait certainement pas à rejeter; seulement il nous semble que, pour éviter ce transport toujours très-ennuyeux d'un matériel quelconque nécessaire à la distribution, il vaudrait beaucoup mieux, ou que ce matériel existât dans certaines gares pour être mis à la disposition des conducteurs, ou, ce qui serait encore préférable, que dans chaque vachère il existât une mangeoire, rendant à la fois facile et profitable la quantité de grains ou de mélanges distribuée. Cette même mangeoire rendrait aussi facile la distribution des boissons qu'il importerait au plus haut point de donner aux animaux en voyage, surtout pendant les fortes chaleurs de l'été; car, non-seulement la soif non apaisée est une sensation des plus pénibles, mais elle peut même engendrer chez les sujets une véritable fièvre accompagnée de symptômes inflammatoires du côté de l'appareil digestif, et devenir conséquemment préjudiciable à la qualité alimentaire de la viande. Il est fort rare qu'on donne à boire aux bestiaux durant la route, et quelle ne doit pas être alors la souffrance de ces pauvres animaux pressés, *entassés* quelquefois dans un wagon; ce supplice, dit M. Colin, est plus douloureux que celui de la faim. On ne peut dire d'une façon absolue que dans ce cas la faute incombe directement à la compagnie, car, ainsi que l'a fait remarquer M. Évariste Thévenin, dans toutes les gares d'arrêt ou d'arrivée l'eau est abondamment mise par la compagnie au service des conducteurs de bestiaux ; seulement il faudrait que d'une part il y eût dans les gares, ainsi que nous l'avons dit, les seaux et les auges nécessaires pour la distribution de l'eau aux animaux, et que, d'autre part, les conducteurs qui accompagnent ces animaux eussent assez de charité pour songer autant à leur bétail qu'ils en ont pour songer à eux-mêmes, alors que, bien souvent, ils ne sont pas autant tourmentés que lui par la soif.

En un mot, il me semblerait assez juste, ainsi que l'a dit avec raison M. Zundel, « que dans les gares d'arrêt les conducteurs trouvassent facilement ce qu'il faut, non-seulement l'eau, mais aussi les fourrages, les grains et les farineux ; et cela non pas gratuitement, car l'on paierait volontiers pour ne pas être obligé de courir dans une ville inconnue, et souvent à une heure indue ; cela serait d'autant plus utile que les temps d'arrêt ne sont pas toujours assez longs, surtout pour les trains dits de bestiaux. De même qu'il y a des buffets pour les voyageurs, qu'il y ait dans toutes les gares importantes des magasins de fourrages à la portée des expéditeurs de bestiaux ; nous ne doutons pas qu'il ne se trouve facilement des entrepreneurs. »

J'ai dit déjà que les jeunes animaux, les veaux notamment, souffraient proportionnellement beaucoup plus que les bœufs de la privation de nourriture et de boisson ; il y aurait donc lieu de calmer le plus possible leur souffrance pendant leur voyage en chemin de fer.

L'échauffement, la constipation, l'entérite, et comme conséquence un dépérissement extraordinaire bien facile à reconnaître à l'abatage, particulièrement à la couleur rougeâtre ou jaunâtre, safranée du suif des rognons, tels sont les résultats produits par la privation de nourriture et de boisson imposée à ces jeunes animaux. Pour éviter ces inconvénients on pourrait leur donner du lait, ou, à son défaut, de l'eau farineuse, de l'eau pure même. Quand les arrêts des trains ne sont pas assez longs, on conseille encore de casser dans la bouche des veaux un ou deux œufs frais en leur laissant avaler le tout, coquille, blanc et jaune, la coquille ayant particulièrement pour effet de neutraliser les acides de l'estomac et de prévenir la diarrhée.

Pour les porcs, on pourrait éviter l'asphyxie à laquelle leur état de graisse les rend si sujets, en leur donnant à boire de l'eau fraîche ou légèrement vinaigrée ; il serait bon même de les arroser *légèrement* avec un arrosoir d'eau fraîche.

Telles sont les grandes mesures que, dans l'intérêt de la production, comme aussi dans l'intérêt du commerce et de la consommation, nous croyons devoir conseiller à propos du transport par chemin de fer des animaux de boucherie ; nous avons signalé les fautes, relevé les abus que réprouvent à la fois le commerce et l'humanité ; c'est maintenant aux autorités, comme aux compagnies, qu'il appartient de juger si nos appréciations sont justes et, dans l'affirmative, de modifier l'état de choses actuel.

Nous terminerons cette question du transport par quelques documents relatifs aux intérêts commerciaux et aux droits que se sont réservés les compagnies de chemins de fer.

B. *Du transport des animaux au point de vue des intérêts du commerce et des droits réservés aux compagnies de transport.* — Au point de vue des intérêts commerciaux, la question du transport des animaux mérite d'être envisagée sous deux faces principales, savoir :

1° Relativement aux délais dans lesquels doit s'effectuer ce transport ;

2° Relativement à la responsabilité inhérente soit à l'expéditeur, soit aux voituriers ou compagnies de chemins de fer dans les cas de perte totale ou d'avaries des animaux qui leur sont confiés.

1° *Délais de transport.* — Il découle des considérations que nous avons développées précédemment que l'expéditeur de bestiaux destinés à la boucherie a le plus grand intérêt à ce que ces animaux arrivent à leur destination dans le moins de temps possible. Il a donc avantage, toutes les fois que cela lui est possible, à les expédier par chemin de fer, et il est incontestable que l'expédition par grande vitesse est celle à laquelle il doit accorder la préférence ; la question de prix seule l'engage quelquefois à adopter le transport par petite vitesse ; mais nous avons vu que, souvent, sans même qu'on leur en fasse la demande, les compagnies de chemin de fer expédient les bestiaux par des trains de voyageurs sans pour cela faire payer plus cher que par petite vitesse. C'est là une attention dont on ne saurait trop louer les compagnies.

Dans tous les cas, il nous a paru opportun de rappeler ici la teneur des documents administratifs pour ce qui concerne cette importante question des délais de transport.

Un arrêté ministériel du 12 juin 1866, abrogeant un arrêté du 15 avril 1859, a fixé les conditions et délais de transport de la manière suivante pour la grande et la petite vitesse :

« *Grande vitesse.* — ART. 2. — Les *animaux*, denrées, marchandises et objets quelconques, à grande vitesse seront expédiés par le premier train de voyageurs comprenant des voitures de toutes classes et correspondant avec leur destination, *pourvu qu'ils aient été pré-*

sentés à l'enregistrement trois heures au moins avant l'heure règle-mentaire du départ de ce train; faute de quoi, ils seront remis au départ suivant.

« ART. 3. — Pour les *animaux*, denrées, marchandises et objets quelconques passant d'un réseau sur un autre sans solution de conti-nuité, le délai de transmission sera de trois heures à compter de l'ar-rivée du train qui les aura apportés au point de jonction, et l'expédi-tion, à partir de ce point, aura lieu par le premier train de voyageurs comprenant des voitures de toutes classes dont le départ suivra l'ex-piration de ce délai.

« Le délai de transmission entre les réseaux qui, aboutissant dans une même localité, n'auraient pas de gare commune, sera porté à huit heures, non compris le temps pendant lequel les gares sont fermées, conformément aux deuxième et troisième paragraphes de l'article 5 ci-dessous, et il sera de la même durée entre les diverses gares de Paris formant tête de ligne, jusqu'à ce que le service de la grande vitesse, entre lesdites gares, ait été organisé sur le chemin de fer de ceinture, le surplus des conditions énoncées au § 1er du présent article restant applicable dans ces deux derniers cas.

« ART. 4. — Les expéditions seront mises à la disposition des des-tinataires, *à la gare*, deux heures après l'arrivée du train mentionné aux articles 2 et 3.

« ART. 5. — Les expéditions arrivant de nuit ne seront mises à la disposition des destinataires que deux heures après l'ouverture de la gare.

« Du 1er avril au 30 septembre, les gares seront ouvertes, pour la réception et la livraison des marchandises à grande vitesse, à six heures du matin au plus tard, et fermées au plus tôt à huit heures du soir.

« Du 1er octobre au 31 mars, elles seront ouvertes à sept heures du matin au plus tard, et fermées au plus tôt à huit heures du soir (1).

« *Petite vitesse.* — ART. 6. — Les *animaux,* denrées, marchan-dises, et objets quelconques, à petite vitesse, seront expédiés dans le jour qui suivra celui de la remise.

« ART. 7. — La durée du trajet, pour les transports à petite vitesse, sera calculée à raison de vingt-quatre heures par fraction indivisible de 125 kilomètres.

« Ne seront pas comptés les excédants de distances jusques et y

---

(1) Les dispositions des trois paragraphes qui précèdent ne sont pas appli-cables au lait, aux fruits, à la volaille, à la marée, etc.

compris 25 kilomètres. Ainsi, 150 kilomètres compteront comme 125, 275 comme 250, etc.

« ART. 8. — Sur les lignes ou sections de réseau désignées à la suite du présent paragraphe, et dans les deux sens, tant pour les parcours partiels que pour le parcours total, la durée du trajet sera réduite à vingt-quatre heures par fraction indivisible de 200 kilomètres pour les *animaux*, ainsi que pour les marchandises taxées au prix de la 1re et de la 2e série des tarifs généraux de chaque compagnie, et, en général, pour toutes les marchandises, denrées et objets quelconques qui, rangés dans les séries inférieures, seraient taxés au prix de la 2e série sur la demande des expéditeurs (Suit la désignation des différents réseaux).

« Les *animaux* et les marchandises taxés comme il est dit ci-dessus, passant *directement*, sur un même réseau, d'une des lignes précitées sur une autre de ces mêmes lignes, seront également transportés dans le délai de vingt-quatre heures par fraction indivisible de 200 kilomètres, comme si le transport avait lieu sur une seule et même ligne.

« Pour les *animaux* et les marchandises qui emprunteraient successivement des lignes sur lesquelles ils auraient droit à l'accélération de vitesse et d'autres sur lesquelles ils n'y auraient pas droit, le délai du transport sera calculé en additionnant les délais partiels afférents à chacune des lignes de régime différent, sans que, toutefois, ce délai total puisse dépasser le délai fixé par l'article 7.

« Art. 9. — Pour les *animaux*, denrées, marchandises et objets quelconques, passant d'un réseau sur un autre sans solution de continuité, le délai d'expédition fixé à l'article 6 ne sera compté qu'à la gare originaire et une seule fois ; mais il est accordé aux compagnies un jour de délai pour la transmission d'un réseau à l'autre, la durée du trajet pour chaque compagnie restant fixée comme il est dit aux articles 7 et 8.

« Toutefois, à Paris, pour la transmission d'une gare à l'autre par le chemin de fer de Ceinture, le délai sera de deux jours ; mais il comprendra la durée du trajet sur le dit chemin.

« Le délai de transmission entre les réseaux qui, aboutissant dans une même localité, n'auraient pas de gare commune, sera porté à trois jours, le surplus des conditions énoncées au paragraphe 1er du présent article restant applicable dans ce dernier cas.

« Art. 10. — Les expéditions seront mises à la disposition des destinataires dans le jour qui suivra celui de leur arrivée effective en gare.

« ART. 11. — Le délai total résultant des articles 6, 7, 8, 9 et 10, sera seul obligatoire pour les compagnies.

« ART. 12. — La fixation des délais ci-dessus déterminés pour les transports à petite vitesse effectués aux prix et conditions des tarifs généraux, ne fait point obstacle à la fixation de délais plus longs dans les tarifs spéciaux ou communs où ils ont été ou seraient ultérieurement introduits, avec l'approbation de l'Administration supérieure, comme compensation d'une réduction de prix.

« ART. 13. — Du 1er avril au 30 septembre, les gares seront ouvertes, pour la réception ou la livraison des marchandises à petite vitesse, à six heures du matin au plus tard, et fermées au plus tôt à six heures du soir.

« Par exception, les dimanches et jours fériés, les gares des marchandises à petite vitesse seront fermées à midi, et les livraisons restant à faire avant la fin de la journée seront remises à la première moitié du jour suivant.

« Dans ce dernier cas, le délai fixé pour la perception du droit de magasinage, soit par les tarifs généraux, soit par les tarifs spéciaux ou communs homologués par l'administration supérieure, sera augmenté de tout le temps compris entre l'heure de midi et l'heure réglée aux paragraphes 1 et 2 du présent article pour la fermeture des gares.

« ART. 15. — Toute expédition de marchandises sera constatée, si l'expéditeur le demande, par une lettre de voiture, dont un exemplaire restera aux mains de la compagnie, et l'autre aux mains de l'expéditeur. Dans le cas où l'expéditeur ne demanderait pas de lettre de voiture, la compagnie sera tenue de lui délivrer un récépissé qui énoncera la nature, le poids et la désignation des colis, les noms et l'adresse du destinataire, le prix total du transport et le délai dans lequel ce transport devra être effectué. »

Litiges dans l'application des délais de transport. — 1° *Délais illégalement abrégés.* — « Toute convention abrégeant pour un expéditeur d'une façon, soit tacite, soit expresse, les délais réglementaires fixés par les arrêtés ministériels est illicite, comme constituant un traité particulier et de faveur. » (Cour de cassation, 16 juin 1869.)

2° *Délais relatifs aux transports d'animaux.* « Une compagnie de chemin de fer ne peut être condamnée à des dommages-intérêts pour retard dans un transport, lorsqu'elle n'a fait qu'user de ses délais réglementaires sans les épuiser totalement, sous prétexte que, dans la pratique, elle effectue des transports d'animaux avec plus de célérité, dans l'intérêt des expéditeurs et dans son propre intérêt, encore bien que les délais fixés par les règlements seraient, pour le parcours spécial, plus longs que le temps nécessaire pour la conduite des animaux par la voie de terre. » (Cour de cassation, 8 avril 1867.)

3° *Délais pour les bestiaux destinés aux marchés.* — Plusieurs décisions judiciaires, dit M. Palaa, dans son *Dictionnaire législatif et règlementaire des chemins de fer*, ont admis que lorsque la compagnie se charge habituellement de transporter les bestiaux au prix de la petite vitesse, *avec promesse de les faire arriver à destination pour le marché où ils doivent être vendus*, elle est responsable du retard de l'arrivée, sans pouvoir exciper des délais plus ou moins longs qui lui sont accordés pour le transport à petite vitesse; mais cette jurisprudence a été plus ou moins modifiée. A défaut d'un engagement formel ou tacite de cette nature, l'expéditeur pour les marchés de Paris, qui a payé le prix de la petite vitesse, ne peut pas exiger la délivrance des animaux dans les délais de la grande vitesse. » (Trib. du commerce de la Seine, 13 janvier 1860.)

On trouve, à propos de cette question très-importante, la décision suivante : « Une compagnie de chemin de fer ne peut être condamnée à des dommages-intérêts pour retard dans la livraison d'animaux vivants transportés pour le marché, si elle n'a pas excédé les délais réglementaires ; peu importe que, dans l'usage, la compagnie fasse cette livraison avant l'expiration de ces délais, cet usage ne saurait prévaloir sur son droit formel. (Cour de cassation, 31 juillet 1867.)

Remarquons, dans tous les cas, que tout expéditeur qui n'observe pas les conditions inscrites sur les tarifs spéciaux, notamment en ce qui concerne le chargement aux gares aux heures indiquées, ne peut pas demander d'indemnité à la compagnie pour un retard qui n'est causé, ni par négligence, ni par mauvais vouloir. (Trib. comm. de la Seine, 29 février 1860.)

Un autre arrêt de la Cour de cassation (7 janvier 1868) a établi ce qui suit : « Est valable et obligatoire la clause d'un tarif spécial pour le transport des bestiaux, ainsi conçue : « En cas de retard dans l'arrivée des trains ne permettant pas l'entrée des bestiaux sur les marchés, la compagnie ne pourra, dans aucune circonstance, être responsable d'une somme supérieure à celle du prix de transport. Les tribunaux ne peuvent en faire que l'application. » Remarquons cependant que la question relative au *taux de l'indemnité* est loin d'être résolue d'une manière semblable par tous les tribunaux. C'est ainsi, par exemple, que la Cour de Caen a, dans un arrêt du 7 février 1861, résolu par l'*affirmative* la question qui nous occupe posée de la manière suivante : « Dans le cas où, par suite du retard, les animaux n'auraient pu être présentés au marché, une indemnité *supérieure au prix du transport* pourrait-elle être accordée si le retard provenait d'une *faute grave* de la part de la compagnie ? » (V. S. 1861. 2. 475 et Dalloz. P. 1861. 1197.)

Il résulte, dans tous les cas, de ces divers documents que lorsqu'un expéditeur envoie du bétail destiné à être vendu à un marché se tenant à jour désigné et que ce bétail n'arrive pas à destination à l'époque voulue, il ne peut assigner la compagnie pour le préjudice que lui cause le retard, qu'autant qu'il a obtenu d'elle un engagement *formel* ou *tacite* du transport à effectuer dans le délai fixé.

Avant de clore cette question des délais de transport, il nous paraît opportun d'emprunter à un document officiel les *réflexions* suivantes établissant une comparaison entre les chemins de fer français et anglais :

« En Angleterre, le transport des marchandises n'est assujetti légalement à aucun délai déterminé. Les seules dispositions législatives qui concernent le délai de transport et de livraison, portent simplement que les compagnies de chemins de fer devront effectuer le transport *dans un délai raisonnable.* Mais, dans la pratique, les compagnies ont interprété ce terme si vague de la loi par une célérité très remarquable, même en ce qui concerne la petite vitesse.

Pour donner une idée plus précise de la supériorité du service ordinaire des compagnies anglaises sur le service de la petite vitesse des compagnies françaises, nous ajouterons que sous le régime qui a été établi en France par l'arrêté du 15 avril 1859, la livraison au domicile du destinataire aurait lieu comme suit :

« D'Aberdeen à Londres (559 milles ou 899 kilomètres, un peu plus que de Paris à Marseille), la marchandise serait livrée le *onzième jour*, au lieu de l'être après 40 ou 45 *heures.*

« D'Edimbourg à Londres (399 milles ou 643 kilomètres, c'est-à-dire plus que de Paris à Bordeaux), le *neuvième jour* au lieu de *30 ou 40 heures.*

« De Bristol à Londres (118 1/2 milles ou 191 kilomètres, un peu moins que de Paris au Havre), le *sixième jour* au lieu de 14 *heures.*

« De Manchester à Londres (218 3/4 milles ou 304 kilomètres), le *septième jour*, au lieu de 14 *heures.*

Il résulte de ces rapprochements qu'une marchandise parcourant 300 kilomètres met en France 168 heures ou 7 jours, tandis qu'il ne lui faudrait que 14 heures ou une demi-journée en Angleterre. Il faut en France douze fois plus de temps qu'en Angleterre. (Extrait de l'*Almanach général des chemins de fer* pour 1870, page 161.) »

Nous avons vu que d'une part l'arrêté du 15 avril 1859 a été abrogé par un arrêté du 12 juin 1866, réduisant la durée des délais de transport; que, d'autre part, les compagnies françaises ne s'en tiennent pas d'une façon absolue aux délais qui leur sont accordés et qu'elles expédient plus vite qu'il ne leur est prescrit; toutefois, on peut dire, avec M. Zundel, qu'elles sont encore inférieures à nos voisins d'Outre-Manche. Dans l'intérêt du commerce aussi bien que dans l'intérêt des animaux confiés aux compagnies, il est à désirer que ces délais de transports soient réduits le plus possible.

B. *Responsabilité inhérente à l'expéditeur, aux voituriers et aux compagnies de chemins de fer dans les cas de mort ou d'avaries des animaux.* — D'une manière générale, la *responsabilité* qui incombe aux entrepreneurs du transport des animaux, se trouve inscrite dans les articles suivants du *Code civil*.

« *Des voituriers par terre et par eau.* — Art. 1782. — Les voituriers par terre et par eau sont assujettis, pour la garde et la conservation des choses qui leur sont confiées, aux mêmes obligations que les aubergistes, dont il est parlé au titre *du dépôt et du sequestre.*

« Art. 1783. — Ils répondent non-seulement de ce qu'ils ont déjà reçu dans leur bâtiment ou voiture, mais encore de ce qui leur a été remis dans le port ou dans l'entrepôt pour être placé dans leur bâtiment ou voiture.

« Art. 1784. — Ils sont responsables de la perte et des avaries des choses qui leur sont confiées, à moins qu'ils ne prouvent qu'elles ont été perdues par cas fortuit ou force majeure.

« Art. 1785. — Les entrepreneurs de voitures publiques par terre et par eau, et ceux du roulage public, doivent tenir registre de l'argent, des effets et des paquets dont ils se chargent.

« Art. 1786. — Les entrepreneurs et directeurs de voitures et roulages publics, les maîtres de barques et navires, sont en outre assujettis à des règlements particuliers, qui font la loi entre eux et les autres citoyens.

Nous citerons également, comme se rapportant à la question que nous traitons, les articles suivants du *Code de commerce :*

« Art. 96. — Le commissionnaire qui se charge d'un transport par terre ou par eau est tenu d'inscrire sur son livre-journal la déclaration de la nature et de la quantité des marchandises, et, s'il en est requis, de leur valeur.

« Art. 97. — Il est garant de l'arrivée des marchandises et effets, dans le délai déterminé par la lettre de voiture, hors les cas de force majeure légalement constatée.

« Art. 98. — Il est garant des avaries ou pertes de marchandises et effets, s'il n'y a stipulation contraire dans la lettre de voiture ou force majeure.

« Art. 103. — Le voiturier est garant de la perte des objets à transporter, hors les cas de force majeure. Il est garant des avaries autres que celles qui proviennent du vice propre de la chose ou de force majeure.

« Art. 104. — Si par les effets de la force majeure, le transport n'est pas effectué dans le délai convenu, il n'y a pas lieu à indemnité contre le voiturier pour cause de retard.

« Art. 105. — La réception des objets transportés et le paiement du prix de la voiture éteignent toute action contre le voiturier.

« Art. 106. — En cas de refus ou contestation pour la réception des objets transportés, leur état est vérifié et constaté par des experts nommés par le président du tribunal de commerce, ou, à son défaut, par le juge de paix, et par ordonnance au pied d'une requête. Le dépôt ou sequestre, et ensuite le transport dans un dépôt public, peut en être ordonné. La vente peut en être ordonnée en faveur du voiturier, jusqu'à concurrence du prix de la voiture.

« Art. 107. — Les dispositions contenues dans le présent titre sont communes aux maîtres de bateaux, entrepreneurs de diligences et voitures publiques. »

C'est surtout par rapport aux compagnies de chemins de fer qu'il convient d'étudier l'étendue de la responsabilité édictée dans les articles qui précèdent et applicable au transport des animaux de boucherie.

Les compagnies transportent soit d'après un *tarif général,* soit d'après un *tarif spécial.*

Dans le transport effectué suivant le *tarif général,* il y a un prix fixé par tête de bétail, soit qu'elle occupe un wagon particulièrement disposé pour la recevoir, soit qu'elle ait été placée dans une vachère.

Dans le transport fait suivant le *tarif spécial,* la compagnie met à la disposition de l'expéditeur un wagon à bestiaux ou vachère, dans lequel celui-ci est libre de faire entrer à ses risques et périls le nombre d'animaux qu'il veut; il paie, en un mot, non par tête, mais par wagon, quel que soit le nombre de sujets que contient ce wagon.

1° *Transport d'après le tarif général.* — Il est évident que lorsqu'un expéditeur confie au chemin de fer des animaux pour lesquels il paie les frais de transport à raison de tant par tête, il est en droit de demander à cette compagnie de transport des conditions de garantie ou de responsabilité plus grandes que lorsqu'il expédie suivant le tarif spécial, surtout en se basant sur cette disposition de l'article 103 du code de commerce, qui rend le voiturier responsable des avaries survenant pendant le transport de la chose qui lui est confiée. Toutefois, il est incontestable que l'on ne peut assimiler un bœuf, une vache ou un mouton à une marchandise *inerte* qui, une fois mise en place, ne se dérange pas d'elle-même ; aussi trouve-t-on également dans l'article 103 que nous venons de citer une clause en vertu de laquelle le voiturier transporteur n'est pas garant des avaries provenant du *vice propre de la chose*, ou de *force majeure*. Or, chez un animal, le vice propre veut dire tout ce qui est inhérent à la nature de cet animal, à son caractère, à ses dispositions individuelles, tout ce qui, en un mot, le rend susceptible de déjouer toutes les précautions prises en vue d'éviter quelque accident ; quant aux cas de *force majeure,* ils ne peuvent consister pour les animaux qu'en ce genre d'avaries ou de dépréciations qui sont la conséquence d'une maladie survenue durant le parcours, maladie que l'on ne pouvait empêcher et dont la responsabilité ne peut incomber à la compagnie par cela même qu'elle ne saurait être attribuée ni à sa négligence, ni à son imprévoyance.

« L'administration des chemins de fer est responsable, dit M. le professeur Rey, des accidents dus à une mauvaise disposition des wagons, à leur peu de solidité, au bris de ces wagons ; elle est responsable quand le fait peut être attribué à la négligence de ses agents (1). »

En fait d'accidents pouvant être attribués au peu de solidité des wagons, on cite surtout ceux résultant de l'effondrement d'un plancher, effondrement donnant naissance à des vides dans lesquels les animaux engagent les pieds ou une portion plus ou moins grande des membres ; nous avons été plusieurs fois appelé à constater, à Bordeaux, des accidents de ce genre.

Parmi les accidents dont la faute est attribuable à la négligence des agents, je citerai, comme exemple, la fracture d'un membre survenant chez un bœuf *très-gras,* conséquemment *très-lourd,* placé *seul* et *sans litière dans une vachère,* et qu'un choc brusque, un coup de tampon a facilement et brusquement renversé sur le plancher.

J'ai vu ce fait se produire et la compagnie accepter *sans procès* la responsabilité du dommage causé au destinataire ; cette responsabilité nous paraît, du reste, parfaitement établie par une décision de la Cour de Paris (29 février 1860), ainsi conçue : « La perte des animaux occasionnée par la faute des préposés de chemin de fer et le préjudice

---

(1) *Traité de jurisprudence vétérinaire, 1865.*

éprouvé par l'expéditeur, constituent à la charge de la compagnie, considérée comme entrepreneur de transports, *une responsabilité de droit commun*, dont l'esprit, pas plus que la lettre des tarifs approuvés, ne l'a affranchie. » Or, la responsabilité de droit commun se trouve édictée dans les articles 1782 et suivants, car il y a là un manque de précaution dont les conséquences remontent sans nul doute à la compagnie qui a accepté l'animal et qui, malgré les clauses du tarif général, ne s'est pas occupée de le placer dans les meilleures conditions possibles en vue d'éviter les accidents. Il en serait de même si, une compagnie acceptant le nombre d'animaux réglementaire dans une vachère *au prix du tarif général*, on constatait à l'arrivée des blessures qu'auraient pu prévenir et empêcher les agents de cette compagnie. La responsabilité des compagnies en pareil cas nous paraît avoir été tellement bien comprise par elles, que, en prévision de la grande valeur des animaux pour lesquels on pourrait avoir recours au transport par *tarif général*, ces compagnies ont d'abord taxé de *moitié en sus* du prix fixé par ce tarif les animaux dont la valeur déclarée excéderait 5,000 fr. et qu'ensuite, en cas d'accidents survenant à ces animaux pendant le transport, leur responsabilité reste limitée à 5,000 fr. par tête, si la note de remise ne mentionne pas une valeur supérieure.

Nous croyons devoir encore appeler l'attention de l'expéditeur sur un point qui de prime abord semble de peu d'importance, et qui, cependant, en a une bien sérieuse. Ce point, le voici : Très-souvent il arrive qu'un propriétaire envoyant par un de ses garçons, à une gare d'embarquement, des animaux à destination d'un endroit désigné, oublie de lui faire les recommandations nécessaires, entre autres celle relative à la fixation, *à l'attache*, si l'on aime mieux, des dits animaux dans le wagon ; or, il est bon que l'on sache que, en cas d'accident, cette circonstance d'avoir attaché soi-même les animaux dans le wagon donne lieu à des discussions sérieuses. D'où découle cette conclusion que le meilleur mode à suivre consiste à laisser aux employés de la compagnie de transport le soin d'attacher eux-mêmes les animaux expédiés. Dans ce cas, la compagnie, par ses agents, se trouve assimilée aux voituriers par terre ou par eau qui, en vertu de l'article 1783 du Code civil, *répondent de ce qui leur a été remis sur le port ou dans l'entrepôt pour être placé dans leur bâtiment ou voiture*, toujours en tenant compte bien entendu, des vices propres de la chose ou des cas de force majeure, pour lesquels la responsabilité de la compagnie ne saurait être engagée.

2° *Transport d'après le tarif spécial.* — La situation de l'expéditeur dans cette circonstance est bien différente de celle que lui crée le transport par tarif général ; nous savons, en effet, que avec le tarif spécial l'expéditeur loue un wagon et y fait entrer, à ses risques et périls, le nombre d'animaux qu'il juge à propos d'y loger.

« Dans ce cas, dit M. le professeur Rey, la compagnie est responsable seulement de la solidité des vachères, des accidents occasionnés par des bris de leurs parois, ou qui résultent encore d'une mauvaise disposition de ces parois qui se sont ouvertes et ont laissé des animaux s'échapper sur la voie ferrée. Mais elle ne répond pas des accidents que les chevaux ou bestiaux ont pu se faire entre eux, quel que soit leur mode d'assujétissement, si cela n'est pas dû à une avarie du wagon. »

Dans ces circonstances, le chargement a lieu par *wagon complet* de 4 ou 5,000 kilogrammes, quelquefois au-dessus, ou payant pour ce poids, et avec la faculté pour les expéditeurs et destinataires de faire eux-mêmes les chargements et déchargements. Il n'y a pas évidemment de règlement général fixant le nombre de têtes de bétail devant composer un wagon complet ; seulement lorsqu'un expéditeur de bestiaux, prenant un wagon complet, dépasse la charge réglementaire (en plaçant dans le wagon un nombre d'animaux supérieur au nombre légal), il garde la responsabilité des accidents survenus en cours de route. (Extrait d'un jugement du Tribunal de la Seine, 20 septembre 1865.) Un autre jugement avait été rendu dans le même sens le 30 août 1857, par le tribunal de commerce de la Seine, au sujet d'un expéditeur qui avait placé huit bœufs dans un wagon au lieu de cinq, nombre au-delà duquel la compagnie déclinait toute responsabilité.

Nous ferons observer cependant que si, ainsi que nous l'avons déjà fait ressortir dans une autre partie de ce chapitre, la responsabilité de la compagnie se trouve être dégagée en tant que dommages à payer à l'expéditeur pour avaries survenant aux animaux accumulés dans une vachère, cette compagnie ne saurait se placer complètement en dehors des pénalités édictées par la loi Grammont, pour ne s'être pas opposée à ces abus de chargements, pouvant être considérés comme mauvais traitements à l'égard des animaux.

Observons encore que dans quelques circonstances exceptionnelles, la responsabilité d'une compagnie peut être invoquée pour abus de chargement, ainsi qu'il résulte du passage suivant, extrait du dictionnaire de M. Palaa, dont nous avons déjà parlé : « Un jugement du tribunal de commerce de la Seine, du 8 février 1854, avait considéré une compagnie de chemin de fer comme responsable, dans une certaine mesure, de la mort des animaux qu'elle *avait laissés entassés* dans les wagons, faute d'une locomotive assez forte pour remorquer le train, et plusieurs autres décisions ont également mis à la charge des compagnies divers accidents provenant de *l'installation insuffisante du matériel;* mais il serait impossible d'indiquer à cet égard des règles fixes, et dans chaque espèce, c'est évidemment à l'autorité judiciaire qu'il appartient d'apprécier les circonstances plus ou moins variables qui ont pu se produire. »

Formalités en cas de mort ou de blessures des animaux expédiés par chemin de fer. — Les avaries supportées par les *animaux de boucherie* voyageant en chemin de fer pouvant être ou non suivies de mort, il importe tout d'abord de reconnaître que, eu égard aux conséquences de ces avaries, ces animaux diffèrent essentiellement des chevaux et de quelques autres espèces, en ce sens qu'ils représentent une nature de marchandise dont la détérioration peut ne pas empêcher leur utilisation quand même pour l'usage auquel elle était destinée. Aussi ne saurait-on trop conseiller aux compagnies de chemins de fer, dans l'intérêt du commerce et de la production, de profiter de la possibilité de tirer parti, dans certaines circonstances et dans certaines mesures, de l'animal plus ou moins avarié par des blessures ou des contusions reçues en chemin de fer, pour consentir à des arrangements amiables avec les expéditeurs. Malheureusement, il faut reconnaître que trop souvent les compagnies de chemins de fer n'acceptent de responsabilité en cas d'accidents survenant aux animaux qu'elles transportent, que tout autant qu'il leur est bien démontré que cette responsabilité est fortement engagée ; à part cela, elles ne consentent que difficilement, pour ne pas dire jamais, à un arrangement amiable avec la partie lésée.

Lors donc qu'un arrangement est possible, la compagnie en cause propose le plus ordinairement à l'expéditeur une conciliation par voie d'arbitrage, moyen que l'expéditeur a tout intérêt à accepter.

Cet arbitrage peut être provoqué par l'une ou l'autre des situations suivantes : ou bien les animaux embarqués sont *morts* durant le parcours ; ou bien ils ne sont que *contusionnés* ou *blessés*, de telle façon qu'une portion plus ou moins grande de la viande qu'ils doivent fournir sera seule soustraite de la consommation après l'abatage de ces animaux.

En cas de mort des animaux, l'arbitrage peut être fait par un vétérinaire seul dont le jugement est rendu définitif et inattaquable au moyen d'un compromis accepté et signé, par le représentant de la compagnie d'une part, et de l'autre par l'expéditeur ou son représentant à la gare d'arrivée. Dans d'autres circonstances, les parties engagées passent un compromis dans lequel chacune d'elles désigne un vétérinaire agissant en son nom, et dans lequel aussi elles s'engagent, en cas de divergence entre les deux experts, à accepter un troisième vétérinaire désigné d'un commun accord par les deux premiers et dont le jugement devra trancher la difficulté.

Dans le cas de mort également, le rôle de l'arbitre peut varier : ou bien la compagnie, acceptant complètement la responsabilité de la mort d'un animal, ne désire simplement obtenir qu'une estimation de la valeur marchande de cet animal pour en indemniser l'expéditeur, ou bien elle fait quelques réserves en vertu desquelles elle n'acceptera d'être responsable que lorsque l'examen fait par l'homme de l'art lui aura démontré le bien-fondé des réclamations de l'expéditeur.

C'est particulièrement lorsque le vétérinaire, joignant à son titre celui d'inspecteur de la boucherie, a acquis une certaine pratique d'appréciation des animaux sur pied, qu'il peut sans difficulté se prononcer sur le prix d'un animal mort en wagon ; nous croyons inutile d'insister sur ce point.

S'agit-il, au contraire, d'un arbitrage reposant sur une appréciation plus minutieuse du fait en litige, que la mission du vétérinaire comprend, si je puis dire, deux parties ou deux temps différents d'une même opération, savoir : 1° *Examen du cadavre dans le wagon même* ; 2° *Autopsie de ce cadavre.*

L'examen du cadavre dans le wagon consiste : 1° à constater l'état physique extérieur du sujet et la position qu'il occupe relativement à tout ce qui l'entoure ; 2° à se rendre compte, autant que possible, par les renseignements recueillis, par l'état intérieur du wagon et par les symptômes extérieurs offerts par le cadavre, des causes de la mort et des conditions dans lesquelles elle a pu survenir. Quant à l'autopsie, elle viendra, ainsi que nous l'avons démontré dans les chapitres VII et VIII de cet ouvrage, fournir tous les renseignements nécessaires pour que le vétérinaire puisse confirmer, modifier ou détruire même la première opinion qu'il s'était faite, et enfin se prononcer avec connaissance de cause sur le degré de responsabilité inhérente à la compagnie et, s'il y a lieu, sur la valeur du dommage causé à l'expéditeur.

Lorsque les avaries se traduisent par des contusions ou des blessures intéressant une portion plus ou moins grande de la viande des sujets, les difficultés peuvent bien encore se résoudre par la voie d'un vétérinaire-arbitre, si surtout ce vétérinaire est reconnu comme inspecteur de la boucherie ; mais, il arrive aussi très-communément que les parties en cause prennent leurs arbitres parmi les bouchers mêmes, ou mieux encore parmi ceux de ces bouchers composant le syndicat de la boucherie locale. En pareil cas, les sujets blessés sont, ou tués sur place si le cas l'exige, ou, ce qui vaut mieux, conduits ou portés à l'abattoir le plus proche pour y être mis à mort. A ce propos, nous conseillons de ne jamais retarder la mise à mort des animaux contusionnés ou blessés, car, plus on attend, plus ils souffrent inutilement, plus aussi leur viande s'injecte sous l'influence de la souffrance et de la fièvre de fatigue et plus conséquemment elle se décompose promptement.

Lorsqu'en présence de difficultés s'élevant entre une compagnie de chemin de fer et un expéditeur, ces deux parties n'ont pu s'entendre pour régler le différend à l'amiable et par la voie que nous venons d'indiquer, il ne reste plus à l'expéditeur d'autre ressource, pour faire valoir ses droits, que celle d'attaquer ladite compagnie devant les tribunaux.

En pareil cas, les formalités à remplir sont déterminées par l'article 106 du code de commerce, ainsi conçu : « En cas de refus ou contestation pour la réception des objets transportés, leur état est vérifié et constaté par des experts nommés par le *président du tribunal de commerce*, ou, à son défaut, par le juge de paix et par ordonnance au pied d'une requête. »

Voici dans quels termes peut être formulée la requête :

« A Monsieur le Président du tribunal de commerce de.....

« Monsieur le Président,

« Le sieur..... (nom et prénoms de l'expéditeur), propriétaire (ou marchand de bestiaux), demeurant à.......... canton de........ (département), a l'honneur de vous exposer que le.......... (jour, mois, an), à..... (heures du matin ou du soir), il a fait embarquer dans un wagon à bestiaux, dit *vachère*, et suivant le tarif (général ou spécial), à la gare de.........., de la compagnie de.......... *six bœufs gras* de consommation, à destination de...........

« A leur arrivée au lieu de destination (ou en tel autre point désigné du parcours), un de ces bœufs a été trouvé mort dans le wagon. Le requérant, présumant que la mort de l'animal peut être attribuée à la négligence des agents de la compagnie de transport, vous prie, Monsieur le Président, de vouloir bien nommer un expert vétérinaire pour constater la mort de ce bœuf, apprécier à quelles causes peut être attribuée cette mort et déterminer la valeur du dit animal, pour être ensuite statué ce qu'il appartiendra.

« Fait à...... le......

« *Signature de l'Expéditeur.* »

En vertu d'un arrêt rendu par la Cour de cassation le 5 avril 1859, une société commerciale, et spécialement une compagnie de chemin de fer, ne peut être *assignée* par les tiers qu'au lieu de son siège social, lorsqu'elle n'a pas établi ailleurs des agents ou préposés chargés de la représenter.

« Ainsi, fait observer avec raison M. Rey, les tiers ne peuvent assigner une compagnie de chemin de fer en la personne du chef de gare avec lequel ils ont contracté et devant le tribunal du domicile de ce chef de gare, s'il n'est pas constaté que la compagnie ait délégué à ce dernier le pouvoir de recevoir les assignations à elle adressées. »

Mais l'assignation destinée à un directeur de compagnie peut parfaitement être remise au chef de gare de la localité ou de l'arrondissement dans lequel le sinistre a été constaté, lorsqu'il est démontré que cette gare jouit d'une importance telle qu'elle est considérée par la Compagnie comme un centre d'opérations importantes ; cette jurisprudence est consacrée par les deux arrêts suivants :

1° *Arrêt de la Cour de cassation du 20 février* 1866 décidant « qu'une compagnie de chemin de fer ayant son siège à Paris, ne peut être valablement assignée dans la personne d'un chef d'une de ses gares, lorsque cette gare ne forme pas, en raison de son importance, *l'un des principaux établissements de la compagnie.*»

2° *Arrêt de la Cour de cassation du 17 avril* 1866, ainsi résumé dans les journaux judiciaires : « Une assignation signifiée au directeur d'une compagnie de chemin de fer, au siège social à Paris, peut être valablement remise au chef d'une gare, dans l'espèce au chef de gare de Tours, s'il est constaté par le juge du fait que cette gare doit être considérée comme un centre principal d'opérations pour la compagnie et comme une véritable maison de transports. »

Ajoutons enfin que la disposition de l'article 420 du Code de procédure qui, en matière commerciale, permet d'assigner le vendeur devant le tribunal dans l'arrondissement duquel la promesse a été faite et la marchandise livrée, est applicable à l'action formée contre une compagnie de chemin de fer à raison de son refus de fournir les wagons nécessaires pour le transport des marchandises.

Telles sont, en résumé, les règles de la procédure à suivre pour les cas de mort ou de blessures survenant pendant le transport des animaux ; nous avons procédé dans notre appréciation de la voie la plus simple, *la conciliation*, à la voie judiciaire ; mais, en terminant, nous ne saurions trop engager nos confrères à favoriser de tout leur pouvoir l'emploi des moyens les plus simples et les moins coûteux toutes les fois que les compagnies *voudront bien* faire appel à leurs lumières spéciales en pareille circonstance.

CHAPITRE XV

De la garantie en matière d'animaux de boucherie.

La vente 'des animaux destinés à la consommation 'donne lieu, chacun le sait, à de nombreuses contestations dans lesquelles il est fait appel aux connaissances spéciales des vétérinaires, tant pour déclarer quelles sont les causes ayant provoqué la mort ou rendu impossible l'utilisation des sujets qui font l'objet de ces contestations, que pour établir quelle est la part de responsabilité ou de *garantie* afférente à chacune des parties engagées dans la transaction. De plus, à ce même point de vue de garantie, la situation spéciale faite à l'inspecteur des viandes l'oblige, dans bon nombre de cas, à préciser par des rapports détaillés et circonstanciés dans quel état étaient les animaux au moment de l'abatage, et par cela même, à jouer un certain rôle dans l'appréciation des questions de droit soumises à la juridiction des tribunaux.

Il m'a donc paru opportun, par ces raisons et par 'd'autres que je développerai plus loin, de consacrer un chapitre à l'étude des situations si diverses créées par le commerce du bétail, soit au vendeur et à l'acheteur, soit au vétérinaire-inspecteur des viandes.

A. *Des vices rédhibitoires en matière d'animaux de boucherie.* — Le premier point à résoudre est celui-ci : dans la vente des animaux destinés à la boucherie et achetés sur pied pour être livrés à la consommation, la loi du 20 mai 1838, qui désigne les vices réputés rédhibitoires et qui envisage la question des délais dans un sens *essentiellement commercial,* est-elle applicable ?

La réponse n'est plus douteuse pour personne : *Non,* la loi du 20 mai 1838 n'est pas applicable aux animaux de boucherie, et cela résulte :

1º Des paroles prononcées à la Chambre par le ministre, M. Lherbette, séance du 24 avril 1838 ;

2º D'un arrêté de la Cour royale de Paris, du 18 mai 1839, confirmant un jugement du tribunal de commerce de la Seine, rendu le 6 février 1839, et dont il a adopté les motifs (*Dalloz*, 1839, 2º partie, page 98, et *Sirey-Devilleneuve*, 1839, 2º partie, page 257) ;

3º D'autres jugements du même genre, rendus depuis lors par différents tribunaux.

M. Lherbette s'est, en effet, exprimé de la façon suivante : « Nous laissons de côté les questions d'interprétation, de convention ; par exemple, celle de savoir ce qu'il faudra décider quand l'animal aura été vendu comme sain et net, *quand il l'aura été pour la boucherie et non pour le travail*, etc. *(Moniteur* du 25 avril 1838).

Voici maintenant le jugement rendu par le tribunal de commerce de la Seine, le 6 février 1839, dans lequel sont parfaitement exposés les motifs sur lesquels repose la loi du 20 mai 1838, tout en faisant ressortir sa non-application à la vente des animaux de boucherie :

« Attendu qu'aux termes d'un arrêt du parlement du 4 septembre 1673, et d'une ordonnance du roi, du 1er juin 1782 (art. 27), les marchands forains tenant les marchés de Poissy et de Sceaux étaient garants, pendant neuf jours, de leurs bœufs vendus aux bouchers de Paris ;

« Attendu que ces dispositions, prises généralement en faveur du commerce des animaux destinés à la consommation, et aussi dans l'intérêt de la salubrité publique, ont trouvé plus tard leur sanction dans les termes généraux de l'article 1641 du Code civil ainsi conçu : « Le vendeur est tenu des défauts cachés de la chose vendue qui la rendent impropre à l'usage auquel on la destine, ou qui diminuent tellement cet usage que l'acheteur ne l'aurait pas acquise ou n'en aurait donné qu'un moindre prix s'il les avait connus ;

« Attendu que si la loi du 20 mai 1838, en réglant quels seraient à l'avenir les vices rédhibitoires qui donneraient ouverture à l'action résultant de l'article 1641, n'a point distingué entre les animaux domestiques destinés à la consommation et ceux destinés au travail, il convient, avant d'inférer de son silence sur l'abrogation des anciens règlements, de rechercher dans la discussion de cette loi quelle a été la portée que le législateur a voulu lui donner ;

« Attendu que si, d'une part, il est vrai que, d'après l'exposé des motifs présenté par M. le Ministre du commerce, cette loi devait avoir une action tellement uniforme, que ceux des vices cachés dont elle ne contiendrait pas la nomenclature ne pourraient plus être invoqués en vertu de l'article 1641 ; d'une autre part, le rapport présenté au nom de la commission de la chambre des députés, ne laisse aucun doute sur le sens restrictif de cette loi, et qu'on y remarque notamment *qu'elle ne déroge pas aux lois de police sanitaire ;* qu'elle ne réglera que les marchés où la convention ne sera pas intervenue, expresse ou *tacite*, et qu'elle laisse de côté la question d'interprétation de conventions, par exemple celle de savoir ce qu'il faudra décider quand l'animal aura été vendu comme sain et net, et *quand il l'aura été pour la consommation et non pour le travail ;*

« Attendu que c'est sur la foi de ces explications que la loi a été votée ; qu'il en ressort, ainsi que de la discussion qui l'a précédée, qu'elle était destinée à mettre un terme aux inconvénients qui résultaient de l'appréciation des vices rédhibitoires et de la fixation des délais, d'après les usages des diverses provinces, en limitant, pour l'avenir ces vices à ceux que la science signale le plus ordinairement ; mais qu'elle devait laisser à la jurisprudence l'appréciation des diverses natures de conventions que la loi ne peut ni prévenir ni régler ;

« Attendu que les bœufs vendus à Poissy et à Sceaux doivent être *immédiatement livrés à la consommation,* qu'il est interdit aux bouchers d'y livrer des animaux *morts naturellement,* que cette convention *tacite* ressort évidemment d'un marché de cette nature, où il s'agit moins d'un animal *domestique* que d'une marchandise dite *viande sur pied* ;

« En ce qui touche la forme employée pour constater le décès ;

« Attendu que, dès lors que la loi du 20 mai 1838 *n'est point applicable à la vente des animaux destinés à la consommation,* il n'y a pas lieu d'y recourir relativement *aux formes* à suivre pour constater le décès ;

« Attendu, en fait, que le bœuf dont il s'agit a été vendu au marché de Poissy, le 3 janvier, par Boudard à Deneux ; que cet animal est mort le lendemain ; qu'il résulte du procès-verbal d'autopsie, dressé par les experts nommés à cet effet par M. le Président de ce tribunal, qu'il est mort d'une maladie infailliblement contractée avant la vente ;

« Par ces motifs, le tribunal jugeant en premier ressort, déclare nulle la vente du bœuf dont il s'agit, condamne Boudard, par les voies de droit et même par corps, à restituer à Deneux la somme de 455 fr. avec les intérêts, suivant la loi ; condamne en outre Boudard aux dépens pour tous dommages-intérêts. »

Boudard s'étant pourvu en cassation, la chambre des requêtes, par un arrêt du 19 janvier 1841, a *rejeté* le pourvoi et l'on remarque que parmi les considérants de son arrêt, il est dit : « *Attendu que la loi du 20 mai 1838 ne s'appliquant point au fond, à l'espèce, n'était point obligatoire quant au mode de procéder.* »

D'autres jugements reposant sur les mêmes principes ont été rendus depuis cette époque ; nous aurons l'occasion de les faire ressortir plus loin. De ce qui précède, il découle indubitablement que la loi du 20 mai 1838 sur les vices rédhibitoires n'est pas applicable ni

34

quant au fond, ni quant aux formes, à la vente des animaux de boucherie. En l'absence des garanties spécialement définies, offertes par cette loi, la jurisprudence à suivre est naturellement indiquée par les articles du Code civil qui s'appliquent à la *garantie* due par le vendeur, *d'une manière générale,* pour les défauts cachés de la chose vendue. Or, c'est dans les articles 1641 et suivants du Code que sont particulièrement inscrites les règles à suivre en pareille procédure. L'article 1641 est ainsi conçu :

Art. 1641. — *Le vendeur est tenu de la garantie à raison des défauts cachés de la chose vendue qui la rendent impropre à l'usage auquel on la destine, ou qui diminuent tellement cet usage que l'acheteur ne l'aurait pas acquise ou n'en aurait donné qu'un moindre prix, s'il les avait connus.* »

D'autre part l'article 1647 est ainsi conçu :

« *Si la chose qui avait des vices a péri par suite de sa mauvaise qualité, la perte est pour le vendeur, qui sera tenu envers l'acheteur à la restitution du prix, et aux autres dédommagements expliqués dans les deux articles précédents. Mais la perte arrivée par cas fortuit sera pour le compte de l'acheteur.* »

Il découle de la teneur de ces articles que les seuls défauts cachés qui comportent la garantie en matière d'animaux de boucherie sont ceux qui rendent la viande impropre à l'usage auquel on la destine, c'est-à-dire à la consommation ; telles sont les différentes altérations que cette viande peut avoir subies sous l'influence des maladies dont nous avons fait ressortir la nature dans nos précédents chapitres.

C'est ainsi, par exemple, qu'un défaut tel que l'épilepsie, assez commun à observer chez le veau, ne saurait être considéré comme entraînant la rédhibition de l'animal, parce qu'il n'a aucune influence sur les propriétés alimentaires de la viande, alors qu'au contraire la constatation du *charbon*, de la *phthisie pulmonaire à un haut degré*, *suffirait* pour entraîner la résiliation de la vente. C'est par ce même motif que la *maigreur extrême* chez un animal de boucherie, ne saurait être considérée comme un *défaut caché de la chose vendue*, car un état semblable se manifeste toujours extérieurement par des caractères dont le boucher acheteur peut et doit savoir se rendre compte. Du reste, nous conseillons en pareil cas au vendeur de faire reconnaître par l'acheteur l'état de maigreur du sujet afin d'éviter toute contestation future ; c'est là un genre de vente accompagné d'une convention particulière qui dégage complètement la responsabilité du vendeur.

Observons, en effet, à ce propos que, en matière d'animaux de boucherie comme en toute autre chose soumise à la vente, il est permis de s'affranchir de la garantie stipulée dans l'article 1641, au moyen d'une convention faite et consentie par le vendeur et l'acheteur, convention dans laquelle le premier stipule qu'il vend sans garantie ; de même que l'acheteur peut, par une convention particulière, stipuler qu'il exige une garantie spéciale pour tel ou tel défaut dont il suppose l'animal être atteint. Du reste, l'article 1643 est ainsi conçu :

« ART. 1643. — *Il (le vendeur) est tenu des défauts cachés, quand même il ne les aurait pas connus, à moins que dans ce cas il n'ait stipulé qu'il ne sera obligé à aucune garantie.* »

Une question très-importante se pose à propos de la *garantie* en matière d'animaux de boucherie ; je veux parler des animaux atteints ou suspects de *maladies contagieuses.*

On sait que pour les animaux autres que ceux de boucherie, placés dans cette catégorie, la vente est interdite par différentes dispositions légales et qu'il n'est conséquemment aucune garantie conventionnelle qui autorise à passer outre cette interdiction. Cette même interdiction s'applique-t-elle aux animaux de boucherie ?

En principe, on ne peut répondre à cette question que par l'affirmative, l'arrêt du 16 juillet 1784 et l'arrêté du 27 messidor an V (5 juillet 1795) n'ayant établi aucune distinction entre les différentes catégories d'animaux atteints. Nous trouvons même dans les annales judiciaires un arrêt de la Cour de cassation, daté du 18 novembre 1808, qui sanctionne cette manière de voir, cela dans les circonstances suivantes :

Plusieurs individus avaient été poursuivis en police correctionnelle comme ayant contrevenu aux dispositions de l'arrêt du conseil du 16 juillet 1784, *pour avoir amené à l'abattoir de Bordeaux un bœuf reconnu atteint d'une maladie charbonneuse.*

Le tribunal les acquitte en se fondant sur ce que :

L'arrêt du conseil du 16 juillet 1784 n'était pas applicable, le dit arrêt n'étant rendu que pour les pays infectés de maladies épizootiques et la contrée d'où venait le bœuf vendu n'étant pas affectée d'une semblable maladie.

Sur l'appel du ministère public, la Cour *infirma* le jugement de première instance, par le motif :

Que l'arrêt du conseil du 16 juillet 1784 et l'arrêté du Directoire exécutif du 27 messidor an V, ont autant pour objet de prévenir la contagion dans les pays où elle n'existe pas, que d'en arrêter l'effet dans ceux où elle exerce ses ravages.

Les condamnés se pourvurent contre cet arrêté, en soutenant :

Que les anciens règlements relatifs à la police sanitaire des animaux devaient être regardés comme abrogés par les nouvelles lois sur la matière;

Que, tout au moins, ces anciens règlements avaient pour objet d'arrêter l'effet de la contagion dans les pays infectés; que leur but n'avait jamais été de prévenir la contagion dans les pays où elle n'existait pas.

Mais la Cour de cassation, repoussant ces divers moyens, rendit un arrêt duquel ressortent les propositions suivantes :

« Que les anciens règlements sur la police sanitaire des animaux sont encore en vigueur, attendu, dit la Cour, que l'arrêté du Directoire exécutif du 27 messidor an v établit formellement que l'arrêt du 16 juillet 1784 n'est point abrogé;

« Qu'ils sont applicables soit qu'il s'agisse d'arrêter les progrès de la contagion, soit qu'il s'agisse seulement de la prévenir. »

Ajoutons enfin à ces renseignements authentiques que l'article 464 du code pénal maintient les lois et règlements actuellement en vigueur, relatifs aux dispositions du code rural qui ne sont pas entrés dans ce code, aux calamités publiques, comme épidémies, épizooties, *contagions*, disettes, inondations.

Telle est la *Loi*, et cependant il nous semble que son application rigoureuse aurait les inconvénients les plus graves au point de vue commercial.

Il est évident que lorsqu'il s'agit d'une maladie contagieuse aussi terrible que le charbon, on ne peut qu'applaudir à l'application rigoureuse des arrêts que nous avons déjà cités, même lorsque ce sont des animaux de boucherie qui sont l'objet de la contravention. Mais, si l'on se place au point de vue de l'équité aussi bien qu'au point de vue de l'enseignement fourni par la science et la pratique, il demeure aussi incontestable que, eu égard à la *nature plus ou moins contagieuse* des maladies comme à la *destination spéciale* des animaux de boucherie, ce serait dans bien des cas ne pas tenir assez compte des intérêts du commerce que d'interdire la vente des sujets malades et conséquemment s'opposer à l'intervention d'une garantie conventionnelle.

Le plus ordinairement les animaux achetés pour la consommation ne sont pas gardés assez longtemps en vie pour devenir la cause d'une infection contagieuse; d'autre part, si, parmi les maladies jouissant du caractère contagieux, il en est dont la transmissibilité est prompte et facile, dont le caractère est tellement grave qu'elles peuvent communiquer aux animaux contaminés une affection susceptible de revêtir en peu de temps des formes assez sérieuses pour compromettre la vie de ces animaux, et conséquemment rendre impossible leur utilisation comme matière alimentaire, telles que les affections charbonneuses, le typhus, il en est d'autres qui ne déterminent des effets appréciables de contagion qu'après un temps plus long, tellement long même quelquefois que ce n'est que dans les dernières périodes qu'elles portent réellement atteinte à la qualité alimentaire de la viande des sujets contaminés ; telles sont la fièvre aphtheuse, la clavélée, la péripneumonie.

La responsabilité inhérente au vendeur me paraît donc devoir être subordonnée au caractère contagieux plus ou moins sérieux de la maladie que peuvent recéler les animaux vendus, et je crois que, s'il n'est pas permis d'autoriser l'intervention d'une convention quelconque lorsqu'il s'agit du charbon par exemple, il est au contraire très-rationnel de ne songer à inquiéter nullement le propriétaire qui aura vendu pour la boucherie un bœuf atteint de la fièvre aphtheuse ; cette même responsabilité ne saurait non plus être invoquée à propos des animaux qui ne sont que suspects de maladies contagieuses, sans porter un préjudice énorme au commerce et aux intérêts de l'État. C'est ainsi, par exemple, que pendant la dernière invasion de peste bovine, on a pu épargner au Trésor des pertes considérables et assurer en même temps la consommation publique en laissant abattre et consommer des sujets simplement contaminés. Il me semble enfin que le caractère contagieux d'une maladie chez un animal de boucherie est beaucoup plus à redouter eu égard à la transmission possible à l'homme de cette maladie, par l'usage de la viande de cet animal, que relativement à la transmission aux autres animaux de la même espèce. C'est assurément dans cet ordre d'idées que sera conçue la future loi que prépare en ce moment le *comité consultatif des épizooties* récemment institué par le ministère de l'agriculture.

Ce qui démontre encore, du reste, la nécessité d'envisager sous un jour tout différent de celui indiqué par la loi, les questions qui se rapportent à la vente des animaux de boucherie, c'est que, en dehors des maladies contagieuses susceptibles d'altérer la viande de ces animaux, il est, ainsi que nous l'avons vu, une infinité de causes étrangères, même aux maladies en général, qui peuvent entraîner des demandes en rédhibition ou en réduction de prix, par cela seul qu'elles peuvent rendre cette viande impropre à l'usage auquel on la destine ou diminuent tellement la valeur de cette viande que le boucher ne l'aurait pas achetée ou n'en aurait donné qu'un prix bien moindre s'il les avait connues. Tout ce qui est lié à la production et à la vente de la viande rentre donc plutôt dans les attributions du droit commun en tant qu'objet de commerce et ne saurait être envisagé sous un jour spécial qu'au point de vue des intérêts de l'hygiène publique.

De ce qui précède, nous croyons donc pouvoir conclure déjà :

1° Que dans l'impossibilité de rattacher à la loi du 20 mai 1838 sur les vices rédhibitoires, toute question de vente et de garantie se rapportant au commerce des animaux destinés pour la consommation, les transactions de ce genre se trouvent placées dans les conditions légales communes à toutes les ventes en général, édictées dans les articles 1641 et suivants du code civil ;

2° Que les réserves stipulées dans les arrêtés et les articles du code relatifs aux animaux atteints ou suspects de maladies contagieuses ne peuvent être applicables, pour les animaux de boucherie, qu'aux maladies qui doivent leur caractère contagieux à la présence d'un agent dont la transmissibilité est prompte, et dont les effets sont d'une gravité telle qu'ils compromettent, dans un laps de temps très-court, la vie et les propriétés alimentaires des sujets contaminés ;

3° Que, pour toutes les maladies contagieuses qui ne jouissent pas de ces caractères exceptionnels, les conditions légales ordinaires applicables à la vente des animaux de consommation, ne sauraient être refusées au vendeur et à l'acheteur, tant est restreint, en général, le temps pendant lequel ces animaux sont conservés vivants une fois qu'ils ont été achetés par la boucherie et tant sont grands les intérêts qui se rattachent à leur utilisation.

B. *Durée de la garantie.*— Il résulte encore de ce qui précède que la *durée* de la garantie en matière d'animaux de boucherie n'est déterminée d'*une manière absolue* par aucune disposition légale, car l'article 1648, applicable à cette garantie, s'exprime de la manière suivante :

« ART. 1648. — L'action résultant des vices rédhibitoires doit être intentée par l'acquéreur, *dans un bref délai*, suivant la nature des vices rédhibitoires et l'usage du lieu ou la vente a été faite. »

Ainsi le code dit simplement *dans un bref délai*, c'est-à-dire que, dans l'intérêt du boucher acquéreur, il importe qu'il se mette en règle vis-à-vis de son vendeur, dès qu'il a connaissance du refus de sa marchandise pour la consommation. Il n'est, du reste, aucune espèce de matière *processible* qui mérite plus d'être examinée dans un bref délai que la viande de boucherie, car il n'en est aucune qui soit plus sujette qu'elle à perdre promptement les caractères à l'aide desquels on puisse se prononcer sur son utilisation ou sa non-utilisation. Mais, à côté de

cette prescription, *à bref délai,* en existe une autre non moins utile à
connaître ; nous voulons parler *de l'usage du lieu où la vente a été
faite.* En un mot, nous voyons que si, d'une part, le code place les
animaux de boucherie au nombre des *choses* susceptibles d'être soumises aux conditions ordinaires applicables aux ventes en tant que vices
rédhibitoires ; d'autre part, à propos des délais de garantie, il ouvre la
porte à une interprétation qui peut varier avec les usages locaux.

Or, ces usages ont tellement leur importance que, dans quelques
villes, notamment à Paris, ils sont consacrés par des ordonnances ou
arrêtés sur lesquels nous aurons à revenir plus loin.

Si l'on examine la teneur des dispositions légales ou administratives
qui président au règlement des difficultés pouvant survenir entre les
marchands et les bouchers, on remarque tout d'abord que ces dispositions ont été prises en vue de garantir l'acquéreur en cas de *mort
naturelle* des animaux, c'est-à-dire en cas de mort survenant avant
que le boucher ait pu songer à leur abatage et à leur habillage. A
Paris, cette garantie en cas de mort est de *neuf* jours, ainsi que l'attestent les documents suivants :

1° *Arrêt de règlement* rendu par le parlement, le 13 juillet 1699, sur
la demande des bouchers de Paris, contre les marchands forains,
pour la garantie de la *mort* des bœufs de boucherie. Voici cet arrêt :

« La Cour, faisant droit sur les conclusions des gens du roi, et suivant l'avis desdits lieutenant de police et substitut du procureur général du roi,

« A ordonné et ordonne que les marchands forains seront garants
envers les marchands bouchers, *dans les neuf jours depuis la vente,* de
quelque pays qu'ils viennent, et pour toutes sortes de maladies, ainsi
qu'il s'est pratiqué jusqu'à présent, à la charge que les marchands
bouchers les feront conduire depuis Sceaux à Paris, en troupes médio-
cres, et par un nombre suffisant de personnes, les nourriront convenablement, et que les bouveries où ils les hébergeront seront nettes, bien
couvertes et en bon état de réparations, en sorte que la mort desdits
bœufs ne puisse être causée par la faute des dits marchands bouchers,
ou de ceux qu'ils préposeront à leur conduite ; et que les visites et rapports, en cas de mort dans les neuf jours, seront faits en la manière
accoutumée de l'ordonnance du lieutenant de police, etc., etc.; en-
joint audit lieutenant de police de tenir la main à l'exécution du
présent Arrêt, qui sera publié à son de trompe et cri public dans
ledit marché de Sceaux, et affiché aux lieux et endroits accoutumés. »

Cet arrêt a été confirmé :

1° Par une sentence du Châtelet, du 26 août 1702, qui dit que les marchands bouchers ne peuvent être contraints à payer le prix des bœufs par eux achetés qu'après les *dix jours de garantie;*

2° Par une sentence du prévôt de Poissy, du 24 janvier 1709, qui condamne un marchand forain à restituer le prix d'un bœuf mort *dans les neuf jours de la vente;*

3° Par les lettres-patentes servant de statuts et règlements aux marchands bouchers de Paris, enregistrées au parlement le 18 février 1743 ;

4° Par une sentence du lieutenant-général de police, du 10 mars 1780, qui ordonne « que les marchands forains qui ne seront point connus pour fréquenter habituellement les marchés de Sceaux et de Poissy, seront tenus de déposer ès-mains du caissier du fermier des droits établis dans lesdits marchés le prix d'un ou deux bœufs ou vaches, à proportion des quantités qu'ils auront vendues, pour raison de la garantie à laquelle ils sont assujettis *pendant neuf jours;* »

5° Par l'arrêt du parlement, du 15 mars 1780, qui a homologué la sentence précédente ;

6° Par les nouvelles lettres-patentes, servant de statuts et règlements de la communauté des maîtres et marchands bouchers de la ville et faubourgs de Paris, du 1er juin 1782, enregistrées au parlement le 10 décembre suivant;

7° Par l'ordonnance de police approuvée par le ministre de l'intérieur, le 25 mars 1830, et dont l'article 178 est ainsi conçu :

« Si un bœuf vient à mourir *dans les neuf jours de la vente,* il sera procédé, d'après les règles établies en l'article 7, au constatement des causes de la mort, par un procès-verbal, pour assurer l'exécution en garantie contre le vendeur. »

Cette même ordonnance, par ses articles 191, 201 et 202, prescrit les précautions à prendre pour la conduite des bestiaux achetés sur les marchés de Sceaux et de Poissy, afin que, *le cas de mort arrivant dans les neuf jours de la vente,* il puisse être constaté qu'il ne provient pas du fait de l'acquéreur.

Il est donc établi par ce qui précède qu'à Paris la *durée de la garantie* accordée aux bouchers de la Seine et de Seine-et-Oise par les marchands, à raison de la mort des bœufs, vaches ou taureaux achetés au marché de La Villette, de Sceaux et de Poissy, est de *neuf jours* depuis la vente, à l'exception cependant des cas où il est démontré que la maladie qui a occasionné la mort était antérieure à la vente ou provient de la faute de l'acheteur, cas auxquels la perte incombe à ce dernier. Les marchands de bestiaux et les commissionnaires réclament énergiquement contre les délais trop prolongés de cette garantie nonaire qui tient trop longtemps leurs intérêts en suspens. Aussi, par la force des choses, n'est-elle presque jamais exercée et les différends qui surviennent par la mort des bestiaux achetés pour la boucherie se terminent-ils généralement à l'amiable par le partage du prix de l'animal en litige entre le vendeur et l'acheteur. En cas de contestations, ces affaires se vident le plus souvent par l'arbitrage de la chambre syndicale de la boucherie, et il est extrêmement rare qu'elles soient poussées jusqu'aux tribunaux. *La chambre syndicale de la boucherie* est, en effet, spécialement instituée pour veiller aux intérêts généraux des marchands-bouchers; elle est en outre chargée de fournir à l'autorité les renseignements de toutes natures dont celle-ci peut avoir besoin, et d'examiner et prononcer sur les contestations et difficultés qui peuvent se produire se rattachant au commerce de la boucherie. C'est ainsi, par exemple, que durant l'année 1875, cette chambre a eu à entendre cent-soixante-six affaires litigieuses dont la plupart ont été conciliées, et que le tribunal de commerce de la Seine a renvoyé, durant cette même année, cinquante-trois affaires litigieuses à son arbitrage.

Il serait à désirer qu'une pareille institution existât partout où le commerce de la boucherie acquiert une certaine importance, car on peut dire qu'il est un de ceux qui offrent le plus matière à différends.

J'ai dit précédemment que les marchands et les commissionnaires réclamaient contre la durée de la garantie nonaire; cette réclamation est juste et son importance se trouve encore confirmée par un mémoire adressé au ministre en 1850 par Renault, au nom du corps enseignant de l'école d'Alfort, sur la législation actuelle relative à cette garantie, lequel se termine par les propositions suivantes :

« 1° Qu'il importe de continuer à rendre les marchands de bœufs garants envers les bouchers, sur les grands marchés d'approvisionnement de Paris, de la mort de ces animaux, quelle que soit la maladie qui l'ait occasionnée, à moins qu'il ne soit prouvé qu'elle est exclusivement du fait de l'acquéreur ;

« 2° Qu'il serait juste, lorsqu'il y a lieu à exercice de cette garantie, que la perte qui résulte de la mort de l'animal fût supportée à la fois par le vendeur et l'acquéreur, dans la proportion des trois-quarts pour le premier, d'un quart pour le second ; la perte se composant du prix d'achat de l'animal et des frais faits pour la mise en règle ;

« 3° *Que le délai de garantie de neuf jours imposé aux vendeurs par la législation actuellement en vigueur est trop long et n'est pas nécessaire; que les intérêts légitimes du boucher acheteur seraient suffisamment protégés par un délai de 3 jours, dans lesquels ne serait pas compris le jour de la livraison;*

« 4° Qu'il conviendrait de rendre moins coûteuses les formalités obligatoires de la mise en règle, dont les frais, fixés comme ils le sont aujourd'hui, sont véritablement exorbitants relativement à l'objet auquel ils s'appliquent, et très-onéreux pour les parties ;

5° Qu'il y aurait lieu de la part du gouvernement, si cela est possible, à intervenir auprès de l'administration des divers chemins de fer pour obtenir qu'il fût apporté des améliorations dans les moyens d'embarquement et de débarquement des bœufs transportés par ces voies, et surtout dans l'adaptation de la capacité et des dispositions intérieures des wagons à cette nature de transports. »

La situation faite au commerce de la boucherie de Paris par l'usage de la garantie nonaire, rendue légale par les arrêts et ordonnances que nous avons cités, ne peut avoir aucun effet sur le même commerce s'exerçant en province. Dans les départements, dans les villes existent quelquefois aussi des usages locaux adoptés par le commerce, usages devant lesquels les juges s'inclinent le plus ordinairement ; mais, en l'absence de ces usages, c'est *dans le plus bref délai* (art. 1648), que l'acheteur doit se mettre en règle pour conserver ses droits en cas de mort des animaux après la vente.

On remarquera que, ainsi que je l'ai déjà dit, dans toutes les circonstances où les pouvoirs administratifs ont eu à s'occuper de la garantie en matière d'animaux de boucherie, ils ont eu presque exclusivement pour but de déterminer à laquelle des deux parties engagées incombe la perte en cas de mort que j'appellerai *naturelle*, sans définir d'une manière positive la part de responsabilité afférente au vendeur dans le cas où l'on constate, à l'abatage des animaux, des lésions ou des altérations de la viande, de nature à en empêcher la vente pour la consommation. Or, le *retrait de la consommation* des animaux abattus n'en constitue pas moins une perte aussi grande que celle due à la mort naturelle de ces animaux et il est évident que dans ce cas la responsabilité se trouve parfaitement définie dans les articles 1642-1643 du Code civil s'exprimant ainsi :

Art. 1642. — Le vendeur n'est pas tenu des vices apparents et dont l'acheteur a pu se convaincre lui-même. »

Art. 1643. — Il est tenu des vices cachés, *quand même il ne les aurait pas connus*, à moins que dans ce cas il n'ait stipulé qu'il ne sera obligé à aucune garantie. »

Il n'y a donc pas de différence à établir pour la responsabilité entre les cas de non-utilisation des animaux par mort naturelle et ceux de non-utilisation par suite de saisie après l'abatage.

c. *De la mise en règle.* — Pour les animaux de boucherie beaucoup plus encore que pour toute autre matière commerciale, il importe que, conformément à l'article 1648 du Code civil, la mise en règle ait lieu dans le plus bref délai possible afin que l'expertise se fasse, que le procès-verbal soit dressé et la citation donnée à bref délai. Toutefois, nous n'hésitons pas à établir que dans les villes où existe un service d'inspection des viandes régulièrement constitué, ayant à sa tête un vétérinaire diplômé et assermenté, la formalité de la mise en règle n'est pas nécessaire, ainsi que nous allons le démontrer.

On ne peut méconnaître que, en se prononçant sur l'utilisation ou le rejet d'un animal vendu pour la boucherie, le vétérinaire-inspecteur agit non pas seulement en vertu du diplôme qui lui confère la capacité voulue pour exprimer son opinion, mais aussi et surtout au nom de l'autorité municipale, *dont il est le représentant*, et au nom de laquelle il doit conséquemment veiller à ce qu'il ne soit pas vendu au public des viandes malsaines susceptibles de porter atteinte à la santé des consommateurs. Ses actes ont donc par cela même, en dehors du caractère légal que pourraient leur donner son titre de vétérinaire et la décision d'un juge, une *force d'action qui est la conséquence même des pouvoirs appartenant aux administrateurs d'une cité.* Nous allons même plus loin : Nous disons que la décision prise par le vétérinaire-inspecteur des viandes est empreinte d'un caractère tellement officiel qu'elle ne peut être ni contrôlée, ni suspendue par l'autorité judiciaire, et cela pour des raisons qu'il est facile de comprendre si l'on veut examiner la question sans arrière-pensée.

Nous savons, en effet, que parmi les altérations susceptibles de porter atteinte aux propriétés alimentaires des viandes, il en est qui doivent être constatées aussi promptement que possible dans l'intérêt de la salubrité publique ; telles sont celles dues à la présence de certaines maladies contagieuses dont il importe d'arrêter le plus promptement possible la propagation ; d'autres, qui communiquent à la viande des propriétés telles qu'en très-peu de temps cette viande se décompose et devient par cela même dans un état essentiellement différent de celui qu'elle présentait immédiatement après l'abatage ; d'autres enfin qui, tout en résidant particulièrement dans les gros viscères, manifestent aussi leur présence au sein des grandes cavités splanchniques, soit par des épanchements, soit par des productions membraneuses, soit par des transformations complètes dont on ne peut réellement constater la nature qu'aussitôt après la mise à mort des sujets. Or si, refusant le jugement prononcé par le vétérinaire-inspecteur, la partie lésée veut provoquer une contre-visite, les formalités de cette réclamation nécessiteront toujours un temps matériel beaucoup trop long pour que le second expert nommé puisse opérer sa visite et apprécier les lésions dans des conditions identiques à celles dans lesquelles le premier a été appelé à se prononcer. Et cela est si vrai que, ainsi que nous le verrons plus loin, dans bien des cas, en l'absence d'un vétérinaire-inspecteur reconnu, les tribunaux qui désignent un expert vétérinaire pour visiter la viande suspecte, le dispensent du serment voulu par la loi. Or, quel est donc l'expert dont les actes sont plus liés par le serment que celui qui, agréé par l'autorité municipale, agit en son nom et en dehors de toute autre influence personnelle. Je ne veux certainement pas être accusé de médisance; mais il me semble que l'inspecteur qui est rétribué par une municipalité pour la représenter dans toutes les questions d'approvisionnement qui touchent à l'hygiène publique, qui conséquemment a prêté serment à ce titre, doit être beaucoup moins tenté de se laisser influencer par des considérations d'un autre genre que tel autre vétérinaire dont la conscience se trouve quelquefois engagée entre son intérêt et son devoir.

Pour prouver combien les tribunaux attachent d'importance aux décisions prises par un vétérinaire-inspecteur de la boucherie, je citerai *l'arrêt* suivant *rendu le 24 août 1875 par la Cour d'appel de Bordeaux* et dans les circonstances suivantes :

Une vache abattue à l'abattoir avait été saisie par moi et enfouie comme étant atteinte de phthisie tuberculeuse au dernier degré. Le propriétaire du dit animal, mécontent de cette décision, avait adressé une demande en référé auprès de M. le Président du tribunal civil afin que d'autres experts fussent désignés pour constater l'état de la vache abattue et reconnaître le bien ou mal fondé de ma décision.

Le magistrat *ayant déclaré son incompétence* pour ordonner une pareille mesure, le boucher fit appel de cette décision et la cour rendit alors le jugement suivant sur lequel nous appelons toute l'attention de nos collègues :

ARRÊT DU 24 AOUT 1875.

« *Attendu qu'il appartient à l'autorité municipale de veiller à ce qu'il ne soit pas vendu au public des viandes malsaines, gâtées ou susceptibles de porter une atteinte nuisible à la santé ;*

« Qu'en conséquence, l'article 20 de l'arrêté du maire de Bordeaux du 10 mars 1864, approuvé par M. le Préfet de la Gironde, ordonne qu'après leur abatage, les animaux devront être visités par les inspecteurs des viandes qui s'assureront de l'état des chairs et issues ;

« Que, si elles sont reconnues impropres à la consommation, procès-verbal en sera dressé par les inspecteurs, en présence du propriétaire de l'animal, pour être ensuite statué, s'il y a lieu, ce que de droit par les tribunaux compétents, et que ces viandes, chairs ou issues seront enfouis sous la surveillance de l'autorité et aux frais du propriétaire ;

« Attendu qu'il résulte du rapport dressé par M. Baillet, vétérinaire, inspecteur du service des viandes, que la vache abattue, appartenant à l'appelant ou par lui vendue, était atteinte de phthisie tuberculeuse, autrement nommée pommelière ; que les tubercules existaient dans les poumons, autour du cœur, sur la rate, dans les mamelles, sur toute la paroi interne de la poitrine et dans presque toutes les parties de l'animal ; que, par suite, l'enfouissement de la viande provenant de l'abatage de cette vache, a pu être *immédiatement* prescrit et opéré ;

« Que cette mesure prise par l'administration dans la limite de ses pouvoirs, et en exécution de l'arrêté municipal précité, *ne pouvait être ni contrôlée, ni suspendue par l'autorité judiciaire ;* qu'il n'est pas possible de conserver sans danger les viandes gâtées ou devant rapidement tomber en putréfaction ;

« Que M. le Président du tribunal civil était donc incompétent pour ordonner, en référé, que des experts constateraient l'état de la vache abattue, à l'effet de reconnaître si la viande était ou non, au moment de l'abatage, propre à la consommation, et être ensuite, sur leur rapport, statué ce que de droit ;

« Qu'il y a d'autant plus lieu de confirmer l'ordonnance attaquée, que L..... n'avait formé aucune demande principale et n'indiquait pas même la juridiction devant laquelle il se proposait de se pourvoir ;

« Qu'enfin l'appel interjeté est maintenant sans intérêt actuel et sérieux, puisqu'une expertise ne peut être aujourd'hui utilement ordonnée, et que l'appelant ne prend lui-même, pour fruit de son appel, aucune conclusion sur le fond ;

« Par ces motifs,

« La Cour met à néant l'appel interjeté par L..... de l'ordonnance de référé rendue le 18 mars 1875 par M. le Président du tribunal de première instance de Bordeaux ; ordonne que cette ordonnance sortira son plein et entier effet ; et condamne l'appelant à l'amende et aux dépens liquidés à..... »

Nous ne sommes pas sans prévoir que l'arrêt qui précède et les considérants sur lesquels il repose ne manqueront pas de soulever quelques objections auxquelles nous allons répondre à l'avance, et cela, avec la meilleure bonne foi du monde.

On dira, entre autres choses, que c'est faire au vétérinaire-inspecteur une situation tout exceptionnelle que de lui accorder le bénéfice de *l'infaillibilité* en matière de viande de boucherie. Cela paraît être, en effet, en opposition avec les règles les plus élémentaires de la jurisprudence commerciale ; mais, en faisant cette objection, on oublie que le vétérinaire-inspecteur qui prononce la saisie d'un animal agit beaucoup plus au nom de l'autorité municipale dont il fait exécuter les arrêts qu'en vertu de son diplôme de vétérinaire proprement dit ; celui-ci n'est que la base sur laquelle il appuie son jugement, mais la véritable force de ce jugement réside dans le pouvoir que lui confie l'autorité municipale. Par cette même objection, on oublie qu'une réfutation des décisions prises par un inspecteur entraînerait immédiatement la déconsidération du service qui lui est confié ; or, il est certain qu'en adoptant le principe de la contre-visite, il n'est aucune décision de l'inspecteur, quelque minimes que soient la quantité et la valeur de la viande saisie, qui ne provoquerait ce genre de contrôle ; et peut-on répondre que ce contrôle serait toujours exempt de partialité en faveur de la partie lésée ! pourquoi ne pas le dire : la *jalousie de métier* ne pourrait-elle pas quelquefois dicter la décision du contre-expert désigné ?

A ceux donc qui prétendent que la contre-visite est de droit acquise à la partie atteinte dans ses intérêts par la décision de l'inspecteur, on peut répondre que, s'il est vrai qu'un inspecteur de boucherie, en tant que vétérinaire, *peut se tromper*, il faut admettre en principe que, représentant de l'autorité et des lois au nom desquelles agit l'autorité, *il ne doit pas se tromper*. Nous avons vu, du reste, que dans l'arrêt précédemment cité, la cour d'appel de Bordeaux dit fort bien que la mesure prise par l'administration municipale dans la limite de ses pouvoirs ne pouvait être *ni contrôlée, ni suspendue* par l'autorité judiciaire ; n'est-ce pas là une approbation tacite aussi complète que possible du jugement émis par le vétérinaire-inspecteur ! Ajoutons enfin que, dans l'intérêt de la production, du commerce et de la consommation, le meilleur moyen de donner aux actes de l'inspecteur la sanction morale nécessaire, consiste, ainsi que nous l'avons déjà dit, à ne confier cette mission qu'au vétérinaire dont les connaissances spéciales ont été affirmées par la voie du concours ; ce mode de nomination donne aux jugements prononcés par l'inspecteur une force d'action devant laquelle s'inclinent la plupart du temps les parties intéressées, en même temps qu'il impose moralement à cet agent de l'autorité l'obligation de ne se prononcer qu'en toute certitude de cause. Et, qu'on nous permette de le dire, ce n'est pas le moins beau du rôle du vétérinaire-inspecteur que de pouvoir arguer de son indépendance vis-à-vis du public et de son attache à l'autorité pour éviter le contrôle d'un confrère, qui peut certainement être aussi honnête que lui, mais dont la situation morale et matérielle est bien différente.

Ainsi se trouve suffisamment expliquée, croyons-nous, la situation faite au boucher dont la marchandise a été saisie par un vétérinaire-inspecteur reconnu et accepté par l'autorité municipale; ses droits se trouvent être suffisamment garantis par le rôle officiel de cet inspecteur, et point n'est besoin pour lui d'une autre mise en règle. Mais, en l'absence d'un inspecteur-vétérinaire, la partie lésée par la mort naturelle ou l'inutilisation d'un animal vendu pour la boucherie, doit adresser une requête au président du tribunal de commerce, et ce, dans le plus bref délai possible, ainsi que le prescrit l'article 1648 du Code civil.

Conformément à l'article 303 du Code de procédure civile, l'expertise doit être faite régulièrement par trois experts, à moins que les parties ne consentent qu'il y soit procédé par un seul. Dans la majeure partie des cas, un seul expert suffit, et légalement parlant, il ne doit commencer son opération qu'après avoir prêté le serment exigé par les articles 305 et 315 du Code de procédure civile. Toutefois, il est des circonstances où l'expert peut être dispensé de ce serment; je dis même qu'il devrait toujours en être dispensé, tant est grande la facilité avec laquelle la matière soumise à son examen est susceptible de se modifier par les causes que nous connaissons, et, sans revenir sur la thèse que nous avons soutenue précédemment, reconnaissons combien doivent être empreintes d'exactitude les appréciations du vétérinaire-inspecteur que sa position d'agent officiel et préalablement assermenté dispense des formalités nouvelles de cette prestation chaque fois qu'un fait nouveau se présente.

Notre manière de voir à propos de la prestation de serment est partagée par M. Huzard lorsque, dans son ouvrage sur la *Garantie*, il fait remarquer que l'expertise a lieu le plus souvent sans serment préalable vu l'urgence, ou en d'autres termes, parce que des longueurs dans les formalités *mettraient l'expert dans l'impossibilité de reconnaître les caractères de la maladie*. A l'appui de son opinion, M. Huzard cite les jugements suivants :

1° Jugement du tribunal de commerce de Paris, du 29 juin 1843, qui prononce que la prestation du serment n'est pas obligatoire;

2° Jugement du même tribunal, du 14 juillet 1843, qui a déclaré de nouveau le serment non obligatoire. (*Bulletin des Tribunaux* du 15 juillet 1843).

Un jugement du Tribunal de commerce de Versailles, du 12 juillet 1843, ayant au contraire décidé que la prestation de serment doit être exigée des experts nommés pour visiter les animaux de boucherie, M. Huzard ajoute qu'il considère la jurisprudence du Tribunal de Paris comme étant plus conforme à l'esprit du législateur et à l'intérêt de la salubrité publique et de rapide expédition des affaires de cette nature.

Pour mieux faire ressortir encore combien dans l'intérêt de l'hygiène publique, qui domine toute question d'intérêt privé, il est indispensable dans la plupart des cas de dispenser l'expert du serment, nous citerons le jugement suivant, rendu par la Cour de Paris (2ᵉ Chambre), à la date du 26 mars 1867, date assez récente, comme on le voit :

« Considérant que, le 12 juillet 1866, Robineau a vendu à Godfrin, sur le marché de Poissy, un bœuf pour le prix de 555 fr., qui a été payé comptant par l'acheteur ; que cet animal, destiné à la consommation de Paris, est mort trois jours après dans une auberge de Poissy, où son acquéreur l'avait placé ;

« Que le commissaire de police, dans un intérêt d'hygiène publique, auquel les circonstances prêtaient un caractère d'urgence exceptionnel, a fait immédiatement procéder par le vétérinaire Pochet à l'autopsie de l'animal et à la constatation des causes de la mort ; que du rapport de l'homme de l'art ressort avec la dernière évidence la preuve qu'il était atteint, au moment de la vente, de la maladie à laquelle il a succombé ;

« Considérant qu'au moment où ces faits ont été constatés, le vendeur et l'acheteur, absents de Poissy, n'ont pu être appelés par le commissaire de police procédant d'urgence dans un intérêt supérieur à l'intérêt privé ; *que l'omission de la prestation de serment par l'homme de l'art chargé de rechercher les causes de la mort ne saurait, à défaut d'un texte formel qui rende en matière administrative cette prestation de serment obligatoire, infirmer le rapport de Pochet,* contre lequel on n'allègue d'ailleurs aucune circonstance de nature à en faire suspecter la sincérité ;

« Considérant qu'en supposant même que la vérification ordonnée par le magistrat administratif n'eût pas eu lieu, il n'en fût pas demeuré moins constant que l'animal dont il s'agit était, au moment de la vente, atteint de la maladie dont il est mort ; qu'en effet, immédiatement après cette vente, il a été placé chez Lecomte, aubergiste à

Poissy, et que rien ne prouve, qu'il n'est pas même allégué que des mauvais traitements ou qu'un défaut de soins aient occasionné sa mort ; qu'elle ne saurait, à plus forte raison, être imputée à l'acheteur ;

« Considérant que, dans les circonstances de la cause, les lois et règlements sur les vices rédhibitoires des animaux domestiques sont sans application ; qu'il s'agit, en effet, de la vente d'un animal destiné à la boucherie, c'est-à-dire d'une vente sur pied, reconnue dans l'espèce impropre à sa destination et qui a péri par suite de sa mauvaise qualité ; cas auquel s'applique la garantie dont tout vendeur est tenu, aux termes des articles 1641 et 1647 du Code Napoléon ;

« Par ces motifs :

« Confirme (1).

Pour clore ce chapitre sur la garantie en matière d'animaux de boucherie, je ne crois pouvoir mieux faire que de rapporter ici la consultation écrite que j'adressai, il y a quelque temps, à un de mes honorables collègues, consultation qui résume en elle-même plusieurs situations intéressantes et à la fois très-fréquentes du commerce de la boucherie ou de la charcuterie. Afin de ne blesser les sentiments de modestie et l'amour-propre d'aucune des personnes en jeu, je désignerai leurs noms par de simples initiales. J'extrais tout d'abord le passage de la missive dans laquelle il est fait appel à mon appréciation :

« J'ai besoin de votre avis, dit mon honorable collègue, pour donner raison à toutes les demandes qui m'ont été adressées par le commerce extérieur et par la charcuterie locale.

« Quelques demandes rédhibitoires vont être formulées ; elles se présentent sous deux aspects, :

« En principe, toutes les ventes de porcs jusqu'à ce jour ont été faites de bonne foi de part et d'autre. Aucune restriction n'a jamais été formulée relativement à l'existence présumée de la *ladrerie* du vivant de l'animal. La constatation, du reste, serait impossible ici, attendu qu'il n'y a pas à R..... de langueyeur en exercice. Les affaires reposent donc sur une convention tacite de non-infection de ladrerie de tout animal amené au marché. Ainsi donc transactions libres et honnêtes de même droit commun à invoquer à l'occasion du vice caché qui déprécie dans la circonstance la chose vendue.

« Je vais vous préciser par deux citations la situation du commerce de la charcuterie :

« 1° M. T., de E..... envoie sur le marché une bande de porcs qui

---

(1) Arrêt du 26 mars (*Gazette des Tribunaux*, du 26 mai 1867).

trouve acquéreur immédiat dans la personne de M. C....; celui-ci, sans désemparer, livre à M. B..... deux porcs revendus sur l'heure à deux charcutiers M..... et D.....

« Les porcs marqués au feu sont tués le lendemain et reconnus ladres.

« De là, saisie.

« M..... et D..... revendiquent leurs droits et sont indemnisés sur le champ par B...... A son tour B..... réclame le remboursement des vendeurs originaires qui répondent : Nous ne ferons rien. (Je n'assaisonne pas le refus des épices que vous devez connaître.)

« Voici dans l'espèce, ajoute notre collègue, l'exemple d'une transaction honnête faite selon les usages et coutumes de notre marché. J'ai donné avis de soutenir le procès et de faire décider par le tribunal de commerce.

« 2° Des porcs achetés au marché de Paris arrivent sur notre halle et sont tués le lendemain. Constatations de quatre cas très-graves de ladrerie. Je prends des renseignements et suis ainsi édifié.

« M. C....., commissionnaire à La Villette a expédié, sur lettre, dix porcs et a prélevé un droit de langueyage de 20 centimes par tête.

« Ces porcs, reconnus sains de par le langueyage, ont été vendus sans énonciation de précaution prise relativement à l'existence possible de la ladrerie du vivant.

« Refus d'indemnité et de là procès.

« Dans le cas, la résiliation est-elle possible et sur qui la responsabilité doit-elle frapper ?

« 1° Le *langueyeur*, à raison de l'exercice de ses fonctions, article 1382 ? Mais il y a mince profit, la faute lourde est-elle facile à indiquer ?

« 2° Le *commissionnaire?* Il est mandataire et par conséquent remplace l'acheteur attendu qu'il ne perçoit de commission que du vendeur.

« 3° Le *Vendeur?* Il se retranche derrière le langueyeur admis au service de l'acheteur.

« Cet imbroglio a besoin pourtant d'une solution : où la trouver ? »
Voici quelle fut ma réponse :

« Je prends de suite votre dernière affaire, celle dans laquelle figurent un sieur C....., commissionnaire à Paris, un langueyeur et un vendeur; je la prends parce qu'elle réunit toutes les conditions de difficultés pratiques les plus communes à rencontrer.

« En présence des faits de ladrerie par vous constatés, vous me demandez s'il y a lieu à résilier le marché et, dans l'affirmative, sur qui doit retomber la responsabilité.

« A. — *Résiliation du marché…* Si la question de résiliation était posée devant un Tribunal civil s'inspirant exclusivement de la loi, je ne doute pas que la résiliation pure et simple serait prononcée en vertu de l'article 1641 du Code civil. Seulement, cette solution n'est pas toujours adoptée par les Tribunaux de commerce, lesquels, bien souvent, adoptent pour règle de conduite les *usages commerciaux et locaux* consacrés par le temps. C'est ainsi qu'à Paris la *garantie nonaire,* fruit d'un usage remontant très-haut, est adoptée pour les animaux de boucherie, de même qu'à Bordeaux le commerce de la charcuterie est réglé par les usages suivants : lorsqu'un charcutier achète un porc et qu'il ne le fait par langueyer, il a droit à une remise de 20 kilog. sur le poids total de l'animal au cas où celui-ci est saisi pour cause de ladrerie ; mais s'il l'a fait langueyer, il n'a droit à aucune remise pas plus qu'à une indemnité pécuniaire quelconque.

« Cet usage, établi par la Commission et sottement accepté par la charcuterie, est évidemment très-préjudiciable à ce dernier commerce, et surtout aux petits industriels parce que les gros charcutiers, par la quantité de marchandises qu'ils achètent, arrivent à imposer aux marchands des conditions particulières que ceux-ci acceptent sans difficulté et en vertu desquelles la perte est généralement partagée par les deux parties engagées, tandis que le petit charcutier, dont la situation et l'influence sont bien moindres, est obligé d'accepter les conditions que veut bien lui faire le vendeur, et cela avec d'autant plus d'empressement qu'il a le plus grand intérêt à éviter les dépenses d'un procès. C'est toujours, en somme, l'histoire des moutons de Béranger, à moins que quelque charcutier se révolte contre cette pression presque tyrannique, ainsi que cela a eu lieu il y a deux ans environ. A cette époque, en effet, un charcutier avait acheté d'un marchand un parti de porcs dans lequel se trouva un ladre qui fut saisi. Il y eut procès, et l'affaire fut appelée devant le Tribunal de commerce qui condamna le marchand à la perte représentée par le poids de la viande saisie, plus aux dépens. Dans ses considérants, le Tribunal insista particulièrement sur la garantie spécifiée en l'article 1641.

En somme, la résiliation est de droit acquise ; seulement elle est ou complète ou mitigée suivant que les tribunaux acceptent le sens de l'article 1641 ou s'en rapportent aux usages commerciaux établis dans la localité où se passe le différend.

« B. *Sur qui retombe la responsabilité?*

« Est-ce sur le languéyeur ?

« On ne peut pas tout d'abord établir d'une façon irréfutable que le languéyeur doit toujours être responsable des porcs qu'il examine par cette raison que pour que le dommage causé à l'acheteur fût réellelement la conséquence d'une faute imputable au languéyeur, il faudrait admettre que celui-ci a dans la pratique du languéyage un moyen infaillible de constater la présence ou l'absence de la ladrerie chez le porc qu'il visite. Or, à ce propos, je puis vous assurer que dans maintes circonstances, il est des porcs qui ne portent à la langue aucun cysticerque *visible* ou même de cicatrices de vésicules enlevées, et qui à l'abatage fournissent tous les caractères pathologiques de la ladrerie. Aussi la responsabilité que l'on pourrait invoquer dans ce cas de la part du languéyeur se trouverait-elle ramenée à cette question : L'animal saisi avait-il ou n'avait-il pas des grains visibles de ladrerie à la langue ? *Si oui*, le languéyeur est fautif ; *si non*, il ne saurait être responsable d'un fait qu'il ignore par ce motif que le languéyage ne lui a pas permis de le constater.

Mais, en admettant même la faute commise par le languéyeur, peut-on, en présence du *mince profit* qu'il retire de son opération, le considérer responsable du prix *quelquefois élevé* que représente un porc ; peut-on, pour la modique somme de vingt-cinq ou cinquante centimes que retire le languéyeur du languéyage d'un porc, l'obliger à payer un animal de cent cinquante, deux cents francs, quelquefois davantage ? Je ne le crois pas et j'affirme même qu'à moins de circonstances exceptionnelles, la majorité des languéyeurs, sont dans une situation de solvabilité telle que bien mal avisé serait celui qui voudrait les faire assigner en paiement d'un porc.

« Est-ce sur le commissionnaire ?

« Le commissionnaire est le représentant dn vendeur ; il est payé par lui pour s'occuper de la vente des porcs, il perçoit à ce titre un simple droit de commission. *Agissant pour le compte d'un commettant* (Art. 91 du Code de commerce), il ne saurait être personnellement responsable des conséquences, quelles qu'elles soient, d'une vente dans laquelle il n'est en somme qu'intermédiaire entre vendeur et acheteur, et dans la circonstance, être responsable d'un défaut caché de la chose vendue qu'il est toujours supposé ne pas connaître. Vis-à-vis de l'acheteur, le commissionnaire remplit d'autre part un rôle qui dégage sa responsabilité en tant que qualité de la chose vendue ; ce rôle est celui de banquier avançant à celui-ci, moyennant intérêts, les fonds nécessaires à ses acquisitions, répondant pour lui du prix de la chose vendue, mais n'ayant d'autre responsabilité que celle-là. Ainsi, à quelque point de vue que l'on se place, le commissionnaire est un *intermédiaire commercial*, si je puis dire, mais sur lequel ne peut retomber la conséquence de la saisie d'un porc ladre.

« Est-ce enfin sur le propriétaire ?

« En fait et en droit *oui*. En fait, parce que le marchand ou le propriétaire qui conduit ou envoie de la marchandise sur un marché est de tous celui qui à juste titre peut être considéré comme la connaissant le mieux. Il en connait la provenance, la souche même quelquefois ; il sait dans quelles conditions les animaux sont nés, celles dans lesquelles ils ont été élevés, et j'ajoute, à propos de porcs, parce que l'expérience me l'a appris, qu'un marchand ou un propriétaire sait parfaitement quels sont ceux qui dans une bande sont affectés de ladrerie et ceux qui ne le sont pas. Il a pris généralement toutes ses précautions à l'avance et en vendant pour sains des porcs qui ne le sont pas ou qu'il soupçonne ne pas l'être, il commet un abus de confiance, un véritable dol en matière commerciale; aussi sa responsabilité morale ne saurait-elle être mise en doute.

« Mais il est encore responsable en droit, parce que l'article 1641 l'oblige à garantir les défauts cachés de la chose vendue qui la rendent impropre à l'usage auquel on la destine, *à moins qu'il n'ait stipulé qu'il ne sera obligé à aucune garantie* (art. 1643). Or, comme dans le cas sur lequel, mon cher confrère, vous appelez mon attention, il n'est pas dit que le vendeur ait pris cette dernière précaution, il en résulte pour moi, qu'il est et de fait et de droit responsable du prix des porcs saisis pour cause de ladrerie. »

Telle fut la réponse que j'adressai à la consultation qui m'était demandée par mon honorable collègue. Je la crois juste et la livre dans tous les cas à l'appréciation de mes confrères.

CHAPITRE XVI

Viande de Cheval

En l'année 1786, un médecin distingué, Géraud, écrivait :

« Pourquoi n'aurions-nous pas des étaux de boucherie où l'on vendrait publiquement la viande de cheval ? Elle serait d'une grande ressource, surtout dans ce temps-ci, où la chair de nos animaux ordinaires est à un prix qui ne permet guère aux malheureux de s'en nourrir. »

Ce langage pourrait à coup sûr être tenu aussi bien de nos jours qu'il y a quatre-vingt-dix ans ; aussi n'y a-t-il pas lieu de s'étonner de l'ardeur nouvelle avec laquelle des savants et des philanthropes se sont faits depuis lors les propagateurs de l'idée émise par Géraud. Nous n'entreprendrons pas de rééditer ici tous les arguments que l'on a fait valoir en faveur de la viande de cheval. Le caractère essentiellement classique de notre livre nous imposant la nécessité d'étudier cette question au point de vue de l'hygiène, nous insisterons seulement sur les points qu'il nous paraît important d'aborder tout en émettant notre idée personnelle sur le rôle qu'est appelée à jouer, selon nous, la viande de cheval dans l'alimentation.

Il n'est plus utile d'insister sur la nécessité de faire entrer la viande, d'une manière générale, dans l'alimentation journalière de toutes les classes de la société. Cette vérité, nous l'avons démontrée surabondamment comme étant la déduction logique des précautions à prendre dans le but de ne livrer à la consommation que des viandes saines et de bonne qualité. Seulement, il est un fait que les circonstances se chargent de prouver chaque jour : c'est que les ressources alimentaires fournies par nos trois principales espèces de boucherie, bœuf, mouton et porc, ne peuvent satisfaire les besoins sans cesse croissants de la consommation, ou plutôt ne les satisfont que dans des conditions essentiellement onéreuses pour la population. Telle est la base sur laquelle se sont appuyés plusieurs hommes éminents et à la fois véritables amis de la société, pour mettre en avant l'utilisation de la viande de cheval dans l'alimentation de l'homme. « La chair de cheval, dit M. Isidore Geoffroy-Saint-Hilaire (1), est cette immense réserve ; la principale, plus encore la seule véritablement importante à laquelle nous puissions recourir ; la seule qui puisse ajouter assez à l'alimen-

_____

(1) Lettres sur les substances alimentaires et particulièrement sur la viande de cheval, 1856.

tation animale des classes laborieuses pour la modifier notablement, pour soulager efficacement les maux du présent, en attendant que la science guérisse ceux de l'avenir. » Ajoutons qu'il est d'autre part des événements malheureusement trop désastreux qui se sont chargés de plaider dans le même sens que l'honorable président de la société d'acclimatation, et particulièrement de nos jours la terrible guerre dont plusieurs points de la France ont été le théâtre ; nous reviendrons du reste plus loin sur cette partie de la question.

Au point de vue spécial qui nous occupe, le premier point à établir c'est de savoir si la viande de cheval réunit des propriétés nutritives telles qu'elle puisse être considérée comme un véritable aliment comparable à la viande de bœuf.

Dans une brochure que nous avons déjà eu l'occasion de citer (1), MM. Leyder et Pyro ont donné le tableau suivant de la composition de la viande de cheval :

Matières constituantes de la viande.	Cheval A			Cheval B		
	Cou	Filet	Cuisse	Poitrail	Filet	Cuisse
Eau	75,02	76,00	75,22	75,1	77,3	79,28
Substance fixe...	24,08	24,00	24,78	24,9	22,7	20,72
Substance musculaire.....	22,85	21,76	23,26	22,16	20,64	18,86
Graisse........	0,95	1,24	0,52	1,74	1,06	0,86
Cendres (non dosées)	1,00	1,00	1,00	1,00	1,00	1,00

En comparant ces chiffres à ceux donnés par ces mêmes auteurs à la suite d'analyses faites de la viande de bœuf gras et de vache maigre, on arrive à conclure : que la viande de cheval est fort inférieure en richesse à la viande de bœuf grasse, mais que, par contre, celle du cheval A, la moins maigre, contient plus de substance fixe, et que celle du cheval le plus maigre, B, en renferme en moyenne la même quantité que celle de la vache maigre. Les quantités de graisse sont aussi approximativement les mêmes dans les viandes maigres, bovine et chevaline. Enfin le rapport de la substance azotée à la matière fixe est plus élevé dans la viande du cheval A que dans n'importe quelle qualité de la viande bovine.

Il est évident que les expériences de MM. Leyder et Pyro ayant été faites, ainsi qu'ils le disent eux-mêmes, sur des chevaux empruntés

(1) La viande de bœuf et la viande de cheval. Bruxelles 1874.

aux travaux anatomiques de l'Ecole vétérinaire de Bruxelles, les résultats obtenus ne peuvent être comparables qu'à ceux obtenus par cette même analyse faite de la viande d'animaux maigres de l'espèce bovine. Mais ce qui frappe surtout dans les conclusions des auteurs, c'est cette assertion que la proportion de matière azotée est plus grande dans la viande de cheval que dans n'importe quelle qualité de viande bovine.

Cette particularité avait été du reste déjà signalée par Liébig, lequel attribuait le même résultat analytique à une proportion relative considérable de *créatine*, produit essentiellement azoté, découvert en 1833 par M. Chevreul dans le bouillon de bœuf. Dans un de ses mémoires, Liébig dit avoir trouvé les proportions suivantes de créatine dans les viandes de cheval et de bœuf :

Dans 100 livres de viande de cheval.. 36 grammes de créatine.
Dans 56 — — de bœuf... 16 — —

Ce qui donnerait pour 100 livres de viande de bœuf 28 gr. 57 de créatine. Cette différence considérable a toutefois été ramenée par Liébig lui-même dans un autre mémoire aux chiffres suivants qui semblent plus rationnels :

Dans 100 kilog. de viande de cheval.. 72 grammes de créatine.
Dans 100 — — de bœuf... 62 — —

Quoi qu'il en soit, l'avantage resterait toujours, d'après Liébig, à la viande de cheval ; cela peut-il suffire pour démontrer la supériorité de cette viande sur celle de bœuf ? Question à laquelle nous répondrons un peu plus loin.

Le caractère nutritif de la viande de cheval étant démontré, quelle est la proportion de viande nette que peut fournir un cheval abattu pour la boucherie ? Voici à ce propos les chiffres fournis par M. Goubaux, professeur à l'école d'Alfort, dans une brochure ayant pour titre : *Etudes sur le cheval considéré comme bête de boucherie.*

Les recherches de l'honorable professeur ont été faites sur trois chevaux choisis parmi ceux conduits à l'école d'Alfort pour servir aux travaux anatomiques :

1° *Cheval* entier de race percheronne, propre au trait, âgé de 15 ans environ :

Poids de l'animal vivant... .... 422 kilog. 652
Poids des abats, issues, etc. ... ... 176 kil. 217
— de la viande nette avec les os. 231 » 850
Pertes par évaporation.......... 14 » 585

TOTAL............ 422 kil. 652

Le rapport de ces différentes parties relativement à 100 parties de poids vivant a donc été :

Abats, issues, etc................................... 41.598 pour 100

Viande nette des quatre quartiers, avec
les os.. 54.872 —

Os frais des quatre quartiers avec les os. 10.413 —

Viande nette complètement distincte des
os.. 44.268 —

2° *Cheval* entier, de race inconnue, extrêmement vieux :
Poids vivant : 234 kil. 508.

Rapport des différentes parties à 100 parties du poids vivant :

Abats, issues, etc................................... 46.946 pour 100

Viande nette ou les quatre quartiers avec
les os.. 51.405 —

Os frais des quatre quartiers............ 10.855 —

Viande nette complètement distincte des
os.. 40.544 —

3° *Cheval* hongre, de race anglaise, de neuf ans environ :
Poids vivant : 453 kil. 340.

Rapport des différentes parties à 100 parties de poids vivant :

Abats, issues, etc................................... 40.462 pour 100

Viande nette ou les quatre quartiers avec
les os.. 59.885 —

Os frais des quatre quartiers............ 10.789 —

Viande nette complètement distincte des
os.. 49.001 —

Si maintenant nous établissons un rapprochement entre les chiffres qui précèdent et ceux que nous avons fournis, page 97, à propos du rendement moyen des bœufs alimentant la boucherie de Paris, nous arrivons à reconnaître avec M. Goubaux, qu'il n'y a pas de différence sensible entre le rendement en viande nette du cheval et celui du bœuf abattu journellement, soit 52 à 55 pour 100.

Que si, de ces renseignements fort instructifs fournis par la science sur les services que pourrait être appelée à rendre la viande de cheval, nous passons à l'examen des qualités organoleptiques, nous nous trouvons en présence d'appréciations toutes plus flatteuses les unes que les autres et parmi lesquelles nous citerons les suivantes :

« La viande de cheval n'est ni répugnante à l'œil, ni désagréable au goût. Son aspect diffère peu de celui du bœuf, à la saveur duquel sa saveur parait équivalente selon les uns, préférable même selon les autres. Seulement, le bouillon qu'elle fournit est peut-être moins clair et moins doré ; en sorte que mieux vaut, toutes choses égales d'ailleurs, la manger grillée ou rôtie qu'en pot-au-feu. Du reste, et attendu qu'ordinairement les chevaux tués pour cet usage ne sont ni engraissés, ni même reposés, souvent il arrive que la chair est un peu dure ; mais l'inconvénient n'a pas lieu quand la viande dont il s'agit se trouve dans les mêmes circonstances favorables que toute autre viande de boucherie. (Rapport de M. de Dumast à la société d'acclimatation.)

Le baron Larrey, l'illustre chirurgien des armées du premier empire, disait en parlant de cette viande : « Son goût est agréable, seulement elle est plus ou moins filandreuse, selon la maigreur et l'âge de l'animal. » Toutefois, ce célèbre médecin se plaisait à reconnaître les nombreux services rendus à l'alimentation des troupes en campagne par la viande de cheval.

Parent-Duchatelet disait, au nom d'une commission instituée en 1825 par le préfet de police : « Nous ne pouvons disconvenir que cette chair ne soit *fort bonne* et *fort savoureuse ;* plusieurs membres de la commission en ont mangé, et ils n'ont pas trouvé qu'il existât entre elle et celle du bœuf une différence sensible. »

En 1855, à la suite d'un *repas de cheval* organisé à Alfort par le regretté directeur de l'école vétérinaire, Renault, le Dr Amédée Latour établissait entre autres conclusions les données suivantes qui nous paraissent empreintes d'une exagération remarquable : « A l'unanimité, dit le docteur, le jury déclare que le cheval produit un bouillon de qualité supérieure ; *qu'il est impossible de distinguer le goût, du goût des consommés de bœuf les plus riches* et que les personnes non prévenues ne pourraient y reconnaître aucune différence ; même couleur, même limpidité. » Quant au *bouilli,* il le déclare *mangeable,* mais plus sec et plus résistant sous la dent que le bouilli de bœuf. Arrivé au rôti, l'enthousiasme du docteur est au comble : « *Explosion de satisfaction !* dit-il, rien de plus fin, de plus délicat et de plus tendre. *C'est parfait de tous points.* » La conclusion de l'article de M. Amédée Latour était celle-ci : « *La viande de cheval est bonne, saine et agréable* (1) ».

Quatorze jours après le repas d'Alfort, un autre repas du même genre fut organisé à l'école vétérinaire de Toulouse par les soins de M. Lavocat, alors professeur d'anatomie, et voici en quelques mots le résumé du compte-rendu de ce dîner : « Le bouillon de cheval a été jugé bien supérieur à celui du bœuf ; le bouilli était nécessairement

(1) *Union médicale.* n° du 4 décembre 1855.

plus ferme, mais plus sapide ; quant au filet il était tendre et excellent » (1).

Depuis ces manifestations publiques en faveur des qualités de la viande de cheval, plusieurs propagateurs de cette viande, et particulièrement l'honorable M. Decroix, aujourd'hui vétérinaire principal, se sont plu à en faire ressortir la valeur alimentaire et conséquemment les avantages que l'on pourrait en retirer, notamment pour l'alimentation des classes ouvrières. Entrepris dans ce but, tous ces efforts sont incontestablement dignes de louanges ; mais il ne nous parait pas inopportun de faire la part de l'exagération dans les différents [récits que nous venons de relater.

En effet, les propriétés nutritives de la viande de cheval étant établies, ses qualités organoleptiques étant déclarées supérieures par des savants et des philanthropes et la plus grande publicité ayant été donnée à ces résultats de l'analyse et de l'expérience, n'est-on pas en droit de se demander comment il se fait que cette viande n'entre pas pour une part plus grande dans la consommation. Et cette réflexion est plus permise encore lorsqu'on lit les lignes suivantes écrites par Geoffroy-Saint-Hilaire : « *Il y a des millions de français qui ne mangent pas de viande, et chaque jour des milliers de kilogrammes de bonne viande sont, par toute la France, livrés à l'industrie pour des usages secondaires, ou même jetés à la voirie.* » Il est certainement permis de se demander en présence de ce langage, quels peuvent être les motifs qui nous font dédaigner une ressource aussi puissante pour l'alimentation alors que de toutes parts s'élèvent des plaintes contre le renchérissement progressif de toutes les denrées alimentaires en général et de la viande en particulier. Or, si l'on consulte tous les auteurs qui se sont occupés de cette question, on remarque que d'un commun accord ils attribuent cette sorte de dédain pour la viande de cheval à un *préjugé*, c'est-à-dire à une opinion adoptée sans examen, transmise de siècle en siècle et tellement enracinée dans l'esprit de la population que l'enseignement fourni par la science, pas plus que celui créé par les malheurs publics, n'a pu modifier sensiblement l'état des esprits à l'égard de cette grande ressource alimentaire. « J'ai devant moi, dit Geoffroy-Saint-Hilaire, ce qu'il y a de plus tenace et de plus invincible : un préjugé ; et je sais trop bien qu'il me disputera le terrain pied à pied. »

Admettons donc, puisque telle est l'opinion générale, qu'un véritable préjugé soit seul la cause de la défaveur que subit la viande de cheval et cherchons quelle peut bien être l'origine de ce préjugé, nous

_____

(1) Journal le *Siècle,* n° du 7 janvier 1856.

réservant cependant le droit d'émettre plus loin notre manière de voir à ce propos. S'il faut en croire les historiens, c'est à Moïse qu'il faudrait faire remonter l'interdiction première de faire entrer la viande de cheval dans l'alimentation; exemple le passage suivant du *Lévitique*, chapitre XI :

« 1° Et l'Eternel parla à Moïse et à Aaron et leur dit :

« 2° Parlez aux enfants d'Israël et leur dites : Ce sont ici les animaux dont vous mangerez d'entre toutes les bêtes qui sont sur la terre ;

« 3° Vous mangerez d'entre toutes les bêtes à quatre pieds, de toutes celles qui ont l'ongle divisé et qui ont le pied fourché et qui ruminent;

« 4° Mais vous ne mangerez pas de celles qui ruminent seulement, ou qui ont l'ongle divisé seulement comme le chameau etc. »

Dans la nomenclature faite par Moïse se trouvent également le lapin, le lièvre, le porc qui, au dire de l'Eternel sont *souillés*; et non seulement défense est faite d'en manger, mais même de *toucher à leur chair morte*. Quoique le cheval ne soit pas compris dans cette nomenclature, il est permis d'inférer qu'il est également exclu de l'alimentation, car non-seulement il ne rumine pas, mais encore il n'a pas le pied *fourché*.

A une époque plus rapprochée, vers le VIII° siècle, on rencontre deux lettres adressées à Saint-Boniface, apôtre de la Germanie et rédigées contre l'usage de la viande de cheval, lequel usage, lié à d'anciennes pratiques religieuses, faisait alors obstacle à la propagation du christianisme dans le Centre et le Nord de l'Europe. La première de ces lettres est du pape Grégoire III et se termine par cette phrase suffisamment caractéristique : « *Immundum enim est atque exsecrabile.* » La seconde, due à son successeur Zacharie 1er, condamne particulièrement l'usage de trois gibiers, savoir le bièvre ou castor, le lièvre et le *cheval sauvage*.

Toutefois, la prohibition fut bientôt levée pour le lièvre, mais le cheval resta toujours sous le coup de l'anathème lancé sur lui par les successeurs de Saint-Pierre, et, chose curieuse à noter, paraissant avoir pour origine la proscription dictée par l'Éternel à Moïse, c'est que la prévention nourrie contre la viande de cheval s'étendait à tous les hommes maniant les dépouilles de chevaux morts. « Pendant le moyen-âge, en effet, les écorcheurs, comme on les appelait alors, ont été regardés comme une classe d'êtres infâmes que la société bannissait de son sein. Ceux qui s'occupaient du soin des animaux malades ont été englobés dans cette réprobation, et c'est ce qui explique pourquoi la médecine vétérinaire a été pendant si longtemps considérée comme vile et dégoûtante et a été par ce seul fait presque entièrement négligée » (1).

Bien des siècles se sont écoulés depuis la réprobation papale lancée contre l'usage de la viande de cheval ; de nombreuses tentatives ont été faites pour ramener le sentiment général à une appréciation plus saine et plus bienveillante en faveur de cette viande, et nous avons vu que des hommes d'une notoriété incontestable s'en sont montrés les fervents prosélytes. Or, quel pas a fait la question depuis lors ?

En 1856, le ministre de l'agriculture et du commerce, pressé par les sollicitations des hommes les plus recommandables de la science, soumit à l'examen du conseil de salubrité la question de savoir s'il y avait avantage ou inconvénient à autoriser, dans une certaine limite, la consommation de la viande de cheval. Le rapport, fait par MM. Huzard et Vernois, conclut à ce que, malgré les exagérations qu'on avait faites sur les avantages de cet aliment, il n'existait pas d'inconvénients assez graves qui pussent en empêcher l'essai, *si toutefois l'administration jugeait convenable d'en faire.* Cette tiédeur dans les conclusions du conseil de salubrité ne concourut pas pour peu à maintenir la question dans un *statu quo* que réveillèrent seulement dix ans plus tard de nouveaux banquets hippophagiques, à la suite desquels furent publiés par les journaux des articles ne tarissant pas d'éloges pour la viande qui nous occupe. C'est alors que parut l'ordonnance du préfet de police concernant la vente de la viande de cheval pour l'alimentation, ordonnance dont nous croyons utile de publier la teneur avec les considérants qui la précèdent :

« Paris, le 9 juin 1866.

« Nous, Préfet de police,

« Vu : 1° Les lois du 16-24 août 1790 et du 19-22 juillet 1791 ;

« 2° Les arrêtés des consuls, des 12 messidor an VIII et 3 brumaire an IX ;

« 3° La loi du 7 août 1850 ;

« 4° Celle du 10 juin 1853 ;

« 5° Les demandes à nous adressées à l'effet d'obtenir l'autorisation de débiter de la viande de cheval comme denrée alimentaire ;

« 6° Les rapports du conseil d'hygiène publique et de salubrité, desquels il résulte que la chair provenant de chevaux sains peut, sans inconvénient, être livrée à la consommation ;

« 7° La lettre de Son Exc. le Ministre de l'agriculture, du commerce

---

(1) De l'Hippophagie, par M. A. Lataillade. — Toulouse, 1868.

et des travaux publics, en date du 17 décembre 1864, relatant l'avis du conseil supérieur d'hygiène;

« Considérant que l'usage de la viande de cheval pour la consommation s'est introduit en divers pays sans révéler de dangers pour la santé publique, et que dès lors il n'y a pas lieu de s'opposer aux tentatives qui pourraient se produire, dans le ressort de notre préfecture, pour la mise en pratique de ce système d'alimentation, sous la réserve de certaines précautions assurant la salubrité des viandes mises en vente,

« Ordonnons ce qui suit :

« ART. 1er. — Le débit de la viande de cheval, comme denrée alimentaire, est permis aux conditions prescrites par les articles ci-après :

« ART. 2. — Les chevaux destinés à la consommation publique ne seront abattus que dans les tueries spécialement autorisées à cet effet et situées sur la circonscription de la préfecture de police.

« ART. 3. — Le transport, la vente et la mise en vente, pour l'alimentation, de viande de cheval provenant des clos d'équarrissage ou de tueries autres que celles indiquées en l'article précédent, sont prohibés dans Paris et les communes rurales placées sous notre juridiction.

« ART. 4. — Il ne pourra être procédé à l'abatage des chevaux destinés à la consommation qu'en présence d'un vétérinaire ou inspecteur commis à cet effet par le préfet de police.

« ART. 5. — Les chevaux seront soumis à l'inspection du préposé mentionné en l'article ci-dessus, tant avant l'abatage qu'après le dépeçage des viandes. Les viscères seront livrés au même examen, afin de permettre une appréciation complète de l'état de santé de l'animal abattu.

« ART. 6. — Les viandes ne pourront être enlevées de l'abattoir pour être portées à l'étal qu'après avoir reçu l'estampille d'inspection du préposé, suivant le mode qui sera prescrit par l'administration.

« ART. 7. — Pour faciliter les contre-vérifications qui pourront être faites pendant le transport des viandes ou après leur arrivée au lieu de débit, les animaux ne seront divisés que par moitiés ou par quartiers, et les pieds ne devront être détachés qu'au moment du dépeçage à l'étal.

« ART. 8. — Seront considérés comme impropres à la consommation : les chevaux morts naturellement ou abattus en état de fièvre par suite de blessures; ceux qui sont atteints d'une maladie quelconque, de plaies purulentes ou d'abcès, même au sabot.

« Sont également exclus les chevaux dans un état extrême d'amaigrissement.

« ART. 9. — Lorsque l'appréciation du préposé sera contestée, relativement à l'état de santé du cheval à abattre ou à la salubrité des viandes destinées à la vente, il sera procédé à une expertise contradictoire par l'un des artistes vétérinaires désignés comme experts par l'administration ; et si le rejet est confirmé, les frais de l'expertise resteront à la charge du propriétaire de la marchandise.

« ART. 10. — Les chevaux et les viandes impropres à l'alimentation seront, immédiatement et aux frais de leur propriétaire, envoyés à l'établissement d'Aubervilliers.

« Le bulletin descriptif d'envoi, rédigé par le préposé, lui sera représenté après avoir été revêtu du récépissé à destination.

« ART. 11. — Les viandes ayant reçu l'estampille d'inspection seront transportées directement de l'abattoir à l'étal dans des voitures closes, à moins que ces viandes soient enveloppées de manière à n'en laisser aucune partie à découvert.

« ART. 12. — Les étaux affectés au débit de la viande de cheval seront indiqués au public par une enseigne en gros caractère indiquant leur spécialité.

« ART. 13. — Le colportage de la viande de cheval est interdit.

« Défense est faite de vendre cette viande partout ailleurs que dans les établissements admis pour ce genre de commerce.

« ART. 14. — Les restaurateurs et tous autres marchands de comestibles préparés, qui vendront de la viande de cheval cuite ou dénaturée, sans en indiquer clairement l'espèce, ou qui la mélangeront frauduleusement avec d'autres viandes, seront poursuivis correctionnellement par application de l'article 423 du Code pénal ou de la loi du 27 mars 1851, suivant la nature du délit.

« ART. 15. — Les contraventions aux dispositions qui précèdent seront constatées par des procès-verbaux ou rapports qui nous seront transmis à telles fins que de droit. »

En fixant, par l'ordonnance qu'on vient de lire, les conditions dans lesquelles pouvait se faire la vente de la viande de cheval, l'administration préfectorale de la Seine prêtait ainsi son appui aux idées de philanthropie qui se rattachaient à cette question, tout en garantissant la santé publique contre les abus ou les fraudes particulièrement inhérentes à l'état sanitaire des animaux abattus. Et, disons-le en passant, cette précaution prise par l'autorité annonçait bien que la plus grande résistance à vaincre ne résidait pas seulement dans un véritable préjugé, mais bien dans la crainte que pouvait avoir le public se considérant exposé aux conséquences d'une alimentation malsaine fournie par des animaux *morts naturellement* ou *abattus en état de fièvre par suite de blessures, ou porteurs de plaies purulentes, d'abcès,* ou bien enfin *dans un état de maigreur extrême.* C'était là, en effet, ce qu'il y avait le plus à redouter dans l'alimentation par la viande de cheval, tant il est rationnel d'admettre que la nature même de cet animal est telle qu'il ne sera livré à la consommation, dans la majeure partie des cas, qu'alors qu'il ne lui sera plus permis de rendre les services pour lesquels il a été particulièrement créé.

Grâce donc aux efforts de personnages influents, et particulièrement à la société d'acclimatation, grâce à l'appui fourni par l'autorité, il se créa à Paris de véritables boucheries de cheval, et cette nouvelle industrie prit successivement les proportions suivantes : (1)

La première boucherie de cheval s'ouvrit le 9 juillet 1866. Pendant l'année 1867, le nombre de chevaux, ânes et mulets consommés dans la capitale fut de 2,152 têtes représentant en poids 400,620 kilog de viande.

En 1872, la consommation a été de 5,732 têtes qui ont fourni 994,580 kilog. de viande, et à la fin de cette même année il existait à Paris plus de quarante boucheries de cheval. Nous trouvons enfin dans un journal politique que durant le 3e trimestre 1875, on a livré à la consommation parisienne 1,446 chevaux, 67 ânes et 5 mulets qui ont donné 279,040 kilog. de viande nette. En somme, nous pensons que la consommation annuelle de chevaux à Paris peut être évalué de 5,000 à 6,000 têtes ou environ un million de kilog. de viande. Pendant le dernier siége de Paris, M. Decroix estime que la consommation a été de 65,500 têtes ou 12,350,000 kilog de viande ! ! ! et l'on peut ajouter à ce propos que les événements désastreux dont la capitale a été particulièrement la victime, ont plus fait pour la propagation de la viande de cheval que tous les essais antérieurs.

Quoi qu'il en soit, on ne peut méconnaître que l'usage de la viande de cheval a fait des progrès sensibles à Paris, de même que l'on ne saurait nier que le bas prix relatif de cette viande là désignait au choix des populations ouvrières. Il résulte, en effet, d'un document publié par M. Vasseur, boucher *hippophage* sur l'avenue de Clichy, que le meilleur filet de cheval ne se vend que deux francs le kilog. alors que celui de bœuf se vend jusqu'à six francs la même quantité. D'après M. Decroix, le prix moyen actuel de la viande de cheval ne dépasse pas la moitié du prix de la viande de bœuf, par morceaux correspondants ; d'où il est permis de conclure que cette viande rencontrera toujours un écoulement facile beaucoup plus dans la population ouvrière que dans les autres classes de la société. Telle a

_____

(1) *Bulletin de la Société d'acclimatation.* No de février 1873.

toujours été, du reste, il faut en convenir, la pensée de ceux même qui ont le plus vanté les avantages se rattachant à l'usage de la viande de cheval. Ils ont bien pu faire des panégyriques pompeux en faveur de l'hippophagie, mais nous ne saurions jamais croire qu'ils aient voulu considérer le cheval à l'égal du bœuf et du mouton au point de vue des qualités organoleptiques ; et puisque le moment est venu de donner à ce sujet notre appréciation personnelle, nous le ferons sans arrière-pensée.

Tout en rendant hommage aux talents éminents et aux nobles sentiments des hommes qui se sont faits les propagateurs de la viande de cheval, nous pensons que l'usage de cette viande a atteint le chiffre maximum qu'il peut atteindre dans les conditions ordinaires, ainsi que le démontrent, du reste, les chiffres de la consommation, qui n'ont pas sensiblement varié depuis trois ans, et cela, non pas seulement en vertu d'un *préjugé* ou opinion sans fondement, mais bien par un véritable sentiment *de répulsion* que l'on peut attribuer d'une part à l'état de dépérissement, de maigreur, de marasme même auquel arrive le cheval à cette période où il est permis de le considérer comme animal de consommation, et d'autre part à la vue si fréquente des plaies, blessures, abcès, foyers de suppuration qui couvrent trop souvent les parties décharnées ou amaigries de ce pauvre animal, sans compter les exutoires ou sétons dont nous nous plaisons à le gratifier quelquefois d'une façon trop bénévole.

Faut-il ajouter que ces plaies, ces blessures, ces boiteries diverses contractées au travail sont autant d'infirmités qui nous habituent à considérer le cheval comme une machine dont la valeur décroît en raison de l'âge, de l'excès de fatigue auquel elle a été soumise et dont l'usure doit être la conséquence forcée. Pour nous, le *cheval court*, le *bœuf marche*, et tandis que le premier est symbolisé dans le *coursier fougueux* du char d'Hippolyte, le second est incarné dans cet animal au pas *docile et lent* en communauté d'allure avec le monarque indolent dont il traînait le chariot ; de l'un on abuse tandis qu'on ne fait qu'user de l'autre.

Au point de vue physiologique, ne sont-ce pas là deux natures essentiellement différentes par le tempérament, les formes, la marche, les habitudes, le caractère, les exigences, à quoi l'on peut ajouter par la constitution et l'organisation anatomique. Qu'à conditions égales d'âge et d'engraissement on puisse établir *jusqu'à un certain point* une assimilation entre la viande de cheval et la viande de bœuf.... soit.... mais qu'en dehors de là on veuille nous faire croire « que le bouillon de bœuf est comparativement inférieur, moins parfumé, moins *résistant* de sapidité que celui de cheval; » que rien n'est plus fin et plus délicat que le filet de cheval ; nous répondrons qu'en voulant trop prouver, on ne prouve plus rien. Nous voudrions aussi qu'avant d'émettre une appréciation aussi flatteuse, on se plaçât dans les conditions les plus ordinaires dans lesquelles doit se faire l'usage de la viande de cheval, et qu'on n'oubliât pas surtout qu'elle est appelée à être consommée sous les formes les plus simples et avec les ressources les plus modestes que puisse offrir l'art culinaire. Il n'est peut-être pas inopportun de dire aussi que les essais de nourriture faits sur le chien avec de la viande de cheval n'ont pas été sans contribuer à un renoncement à l'usage de cette viande, même par les peuples du Nord. Ainsi nous nous souvenons qu'alors que nous étions élève à Alfort, on nourrissait le chenil avec de la viande *crue* prise dans les salles d'anatomie ou dans la cour des opérations chirurgicales et que les chiens ainsi nourris étaient atteints d'une diarrhée noire comme de l'encre, véritable *melæna* dû à l'abondance des globules sanguins dans les matières fécales. Toutes ces réserves faites, nous reconnaissons que dans l'état actuel de notre situation économique et commerciale, la viande de cheval sain, dont l'usure n'est pas trop prononcée, dont les formes dénotent autre chose que des os recouverts d'une mince couche musculaire, celle-là, disons-nous, peut et doit rendre de grands services à ces milliers de gens qui, sans elle, ne consommeraient presque jamais de viande, alors qu'au contraire il serait à désirer qu'ils en mangeassent souvent. Mais nous déclarons n'accorder qu'une très-modeste confiance aux récits pompeux qui ont été faits sur les qualités *extraordinairement agréables* de cette viande; et, qu'on le remarque bien : ce n'est pas animé d'un esprit purement théorique que nous parlons de la sorte ; nous croyons aux résultats de l'analyse chimique ; mais nous avons aussi pour nous les différents essais auxquels nous nous sommes livré *gastronomiquement* parlant, si cela peut se dire. Nous avons fait usage de viande de cheval prise à différents degrés de graisse, depuis celle provenant d'animaux abattus par suite d'accidents les rendant inutilisables, quoique encore jeunes et vigoureux, jusqu'à celle empruntée à des chevaux maigres et destinés aux sangsues. L'une et l'autre ont été goûtées sous des formes et des apprêts différents, et nous pouvons dire que si la première méritait par son aspect et son goût d'être classée parmi les aliments sains et agréables à manger, la dernière avait, au contraire, un aspect sordide et un goût détestable que ne cachait même pas une sauce fortement assaisonnée.

Ainsi donc, nous ne croyons pas que le préjugé soit la cause de la défaveur dont a joui pendant longtemps et dont jouit encore aux yeux de certaines gens, je pourrais peut-être dire de la majorité des gens, la viande de cheval. Pour nous, il y a plus; il y a cette *répugnance* instinctive offerte la plupart du temps par les chevaux qu'on se propose de livrer à la consommation, ce dégoût naturel pour les choses dont l'apparence est peu flatteuse et que toutes les théories du monde ne sauraient surmonter. Ajoutons enfin que cette répugnance puise encore quelque peu sa raison d'être dans la terreur qu'inspire à qui que ce soit cette maladie associée bien souvent à l'extrême usure, à l'extrême vieillesse et à une maigreur caractéristique, et dont la présence ne se dénote pas toujours d'une façon visible du vivant de l'animal : nous voulons parler de la *morve*.

Voici ce que dit à ce propos M. le professeur Goubaux, dans la brochure dont nous avons déjà eu occasion de parler : « Lors de la discussion sur la morve (Société centrale de médecine vétérinaire, séance du 10 janvier 1850), j'ai annoncé que des chevaux pouvaient ne présenter à l'extérieur aucun symptôme de cette maladie, bien que, à l'autopsie, on en rencontrât les lésions dans plusieurs organes, particulièrement dans le poumon et dans la rate..... »

Et plus loin, invoquant le témoignage de M. Renault, M. Goubaux rapporte le fait suivant : « Il (M. Renault) pourra vous dire que, le 7 janvier 1856, un magnifique cheval anglais, qui devait servir à des travaux anatomiques, a été utilisé par moi pour des recherches sur le rendement en viande nette des animaux de l'espèce chevaline; qu'il m'avait demandé des muscles psoas de ce cheval pour continuer ses expériences sur l'alimentation de l'homme avec la viande de cheval, et que, *après avoir vu l'autopsie de cet animal, il a dû renoncer à ses projets*. Ce cheval était en bon état; il n'avait aucun engorgement nulle part; il n'avait pas de jetage et il n'avait absolument aucune lésion dans les cavités nasales. MM. Renault et Colin ont vu l'autopsie cadavérique de ce cheval. Cependant, dans plusieurs endroits, la dissection a permis de reconnaître des infiltrations séreuses jaunâtres dans le tissu cellulaire sous-cutané (sur le dos), dans les interstices musculaires et au voisinage de quelques articulations. Enfin la rate et les poumons présentaient des lésions de la morve aiguë. »

Certes que voilà un fait qui donne bien à penser, et j'ajoute que ce qui n'est pas moins de nature à provoquer la réflexion, c'est de voir Renault, dont on se plaît si souvent à faire prévaloir l'opinion non contagionniste à propos de la transmission par les voies digestives, renonçant à son projet de se servir de la viande d'un cheval morveux pour continuer ses expériences sur l'alimentation de l'homme avec cette viande !

Je sais qu'en opposition à cette manière de voir, on peut invoquer les nombreuses tentatives faites par l'honorable M. Decroix sur lui-même, tentatives qu'il rapporte dans les termes suivants : « Depuis sept à huit ans, dit M. Decroix, j'ai mangé de tous les animaux morts ou abattus que j'ai traités pour n'importe quelle maladie, et chez lesquels n'importe quel médicament a été employé. Au début de mes expériences, je prenais des précautions pour éviter les témérités rentrant dans l'ordre du suicide, de tous les crimes le seul irréparable ; — mais, avec le temps, j'ai acquis la conviction que toutes les inquiétudes, toutes les frayeurs que j'avais d'abord éprouvées, n'étaient nullement fondées ; et j'en suis arrivé à ce point que, *maintes fois, j'ai mangé du cheval morveux et du cheval farcineux.....* j'ai poussé mes expériences aussi loin que possible *en mangeant,* malgré ma grande répugnance pour la viande saignante, *de la viande crue provenant d'animaux morveux et même enragés.* »

J'avoue que, pour ma part, je ne saurais répéter les expériences de mon honorable collègue et je me permettrai même de lui dire que ce sont là des actes de témérité qu'il ne parviendra jamais à faire approuver par l'opinion publique, pas même par ceux qui, comme lui, croient à l'innocuité des viandes de sujets atteints d'affections contagieuses. J'ai suffisamment exprimé, je le crois, ma pensée à propos de la transmission par les voies digestives ; mais, en admettant même que je me trompe dans mes appréciations, je n'oserais jamais conseiller à qui que ce soit de faire usage de viandes de morveux ou d'enragés par cela seul que des expériences faites sur moi-même ne m'auraient pas rendu victime de mon imprudence. Les expériences de M. Decroix n'ont, à la rigueur, démontré qu'une fois de plus cette grande vérité connue de tous les médecins et vétérinaires : c'est que de tous les êtres, hommes ou animaux, soumis aux mêmes influences morbifiques, il en est qui sont réfractaires à ces influences alors que d'autres en subissent plus facilement les effets ; mais de là croire à une innocuité absolue de la viande de morveux, de farcineux ou d'enragé, me paraît être une conclusion contre laquelle la science moderne d'une part, et le sentiment public de l'autre, se révoltent d'une façon complète.

Et d'ailleurs, mon honorable collègue, M. Decroix, dont j'admire quoi qu'il en soit la persévérance, ne semble-t-il pas craindre de s'être trop avancé en proclamant l'innocuité de la viande de cheval morveux lorsqu'il recommande de rejeter les viscères, le foie, le cœur, etc., de bien faire cuire la viande à l'eau ou à la sauce, dans la crainte que le simple rôtissage ne soit pas suffisant pour atteindre l'intérieur des morceaux! Cette réserve de la part d'un homme aussi convaincu est bien de nature, ce me semble, à entretenir le doute et partant *la répugnance* qu'inspire l'usage de la viande de cheval à ceux qui redoutent les conséquences d'accidents dont M. Decroix laisse ainsi entrevoir la possibilité.

Cela dit, et avant d'émettre nos conclusions, rappelons en quelques mots les caractères physiques de la viande de cheval.

La viande de cheval est de couleur rouge-brun, plus ou moins foncée suivant que l'animal dont elle provient a été ou non saigné avant la mort, suivant aussi la région de laquelle elle provient. Plus noire dans la partie des membres, elle est au contraire sensiblement rosée au niveau des filets ; sa couleur se fonce beaucoup du jour au lendemain et sa graisse huileuse fond et souille le plancher. Sa saveur, non spéciale chez les chevaux privés de leurs organes testiculaires, est, au contraire, très-forte et tout-à-fait répugnante chez le cheval entier. Sa texture est serrée, surtout dans les muscles des membres où ses intersections tendineuses et aponévrotiques sont plus épaisses et plus denses que dans la viande du bœuf ; ses fibres sont aussi plus longues que chez cette dernière. Chez les chevaux maigres, usés par la fatigue, cette viande est molle, gluante et collant facilement aux doigts ; lorsque l'animal n'a pas été saigné avant la mort, on rencontre de nombreux épanchements sanguins dans les régions où abonde le tissu cellulaire et les aponévroses d'enveloppe sont elles-mêmes colorées par le sang. Ces derniers caractères n'existent pas chez le cheval jeune ou en bon état et chez lequel l'abatage a été suivi de la saignée. Quant à l'odeur elle n'est pas sensiblement différente de celle de la viande de bœuf lorsque le morceau examiné provient d'un sujet en bon état et préparé suivant les pratiques ordinaires de la boucherie ; mais chez un animal vieux, ruiné par la fatigue, la misère ou la souffrance, cette viande a une odeur *sui generis*, détestable et que la cuisson ne peut faire disparaître, pas plus que le goût qui en est la conséquence. Dans un travail publié dans le *Recueil de médecine-vétérinaire,* M. Zundel conseille, pour apprécier comparativement l'odeur de la viande, de la hacher, de la mettre ensuite dans une éprouvette et de verser dessus de l'acide sulfurique concentré ; en agitant avec une baguette de verre, on perçoit, dit M. Zundel, une odeur rappelant celle que répand l'animal d'où provient la viande ; pour le bœuf on a l'odeur des étables que l'on perçoit aussi aux habits des vachers ; pour le cheval c'est l'odeur d'écurie que les palefreniers portent toujours avec eux. » Le moyen indiqué par M. Zundel ne donne pas des résultats constants ; toutefois il n'est pas à dédaigner ; à moins cependant qu'il s'agisse de viandes maigres ou malades, chez lesquelles, ainsi que nous l'avons dit plus haut, l'odeur est suffisamment prononcée sans le secours d'aucun artifice. Cuite, la viande de cheval est plus ferme que celle de bœuf ; aussi conseille-t-on généralement de la faire mariner avant de la faire cuire afin de l'attendrir et peut-être aussi de cacher son goût particulier. C'est surtout à l'état de bouilli qu'elle est dure et se détache par longues fibres résistantes et sans saveur. Le bouillon fait avec de bonne viande de cheval a toujours un aspect sensiblement huileux que n'a pas le bouillon de bœuf ; toutefois, ce bouillon de cheval est assez savoureux et le baron Larrey lui attribuait des vertus extraordinaires, particulièrement contre le scorbut épidémique qu'il avait observé pendant la campagne d'Egypte.

On utilise quelquefois aussi la viande d'âne ou de mulet ; il paraît même que les fameux saucissons dits de Lyon et d'Arles sont habituellement confectionnés avec de la viande hachée de mulet, d'âne et parfois de cheval ; mais je ne donne ce fait que sous la plus grande réserve.

Pour résumer notre opinion sur l'utilisation de la viande de cheval envisagée essentiellement au point de vue hygiénique, nous établirons les conclusions suivantes :

1° La viande de cheval peut être recommandée sans inconvénient à la condition qu'elle provienne de sujets que le travail, l'âge ou les maladies n'ont pas complètement usés ou ramenés à un état de misère accusé par une maigreur extrême et la présence de tares graves ou multipliées ;

2° Dans aucun cas, il ne doit être fait usage pour l'alimentation, de viande provenant de chevaux morts naturellement et sans avoir été saignés après l'abatage ;

3° Les chevaux destinés à être consommés doivent être l'objet d'une visite sérieuse faite par un vétérinaire, avant et après l'abatage, car nous n'admettons pas qu'il soit permis de faire usage pour l'alimentation d'un cheval atteint ou suspect de morve, ou de toute autre maladie contagieuse, pas plus du reste que de toute affection chronique qui, en retirant à la viande toute sa valeur absolue, lui enlève également toute propriété réellement nutritive.

Ramené à ces conditions, l'usage de la viande de cheval ne peut être que fort limité, ainsi que l'attestent, du reste, les chiffres de la consommation actuelle. Dans son article *équarrissage* du dictionnaire pratique de médecine et de chirurgie, M. Reynal dit, en parlant de la consommation journalière de cette viande à Paris que, en tenant compte des considérations qui se rattachent à l'hygiène publique, cette consommation atteindra environ *trois mille* kilogrammes par jour ; or, n'est-ce pas là ce qui résulte des chiffres fournis par M. Decroix pour l'année 1872, par exemple, pendant laquelle il a été consommé 994,580 kil. ou 2,725 kilog. environ par jour ; il en est de même pour 1875 où, en calculant d'après la consommation faite pendant le troisième trimestre, on trouve un débit journalier de 3,100 kilog. Cette consommation rendue possible par la quantité considérable de chevaux qui circulent sur le pavé de Paris, atteint-elle en province une importance relative égale ? Nous ne saurions le dire, les renseignements nous faisant défaut ; mais ce que nous pouvons assurer, c'est qu'à Bordeaux, l'utilisation de la viande de cheval a complètement été abandonnée après avoir été mise en pratique pendant une période de cinq à six ans.

Maintenant, que l'on voie dans cette utilisation dernière du cheval un moyen de nous épargner la vue de ces pauvres animaux exténués par la fatigue, traînant de par les rues leur vieillesse et leur misère et succombant enfin sous les coups d'un automédon ivre et brutal..... Oh ! alors, c'est un véritable sentiment d'humanité auquel je m'associe de grand cœur ; que dans des situations exceptionnellement malheureuses la viande de cheval soit une puissante ressource de laquelle il faille tenir compte, même en admettant que l'on soit astreint à manger du cheval archi-maigre ou malade..... cela est la conséquence d'une nécessité devant laquelle toute autre raison doit s'incliner ; mais convenons qu'en dehors de ces situations, le cheval est fait avant tout pour courir, traîner et porter, alors que le bœuf est l'animal par excellence pour être mangé.

En somme, nous voulons bien qu'on mange du cheval, mais à la condition qu'il soit sain et en assez bon état pour ne pas inspirer par sa vue seule le dégoût qui s'attache à tout animal épuisé, ruiné de fatigue et de souffrance ; à la condition qu'il soit, en un mot, *cheval de boucherie.*

Telle est notre conclusion ; peut-être né sera-t-elle pas partagée par les fervents adeptes de l'hippophagie ; mais elle nous paraît à la fois rationnelle et bien démontrée par l'expérience acquise depuis que la viande de cheval est entrée dans l'alimentation.

FIN

TABLE ALPHABÉTIQUE

GÉNÉRALE

A

	Pages.
Abatage des grands ruminants (bœuf, vache, taureau)	125
Abatage par le merlin anglais	128
— au moyen de l'appareil Bruneau	129
Abatage des veaux	135
Abatage et préparation du porc	290
Abattoirs	459
Abattoirs de La Villette	463, 468
Abattoirs ou tueries à porcs	479
Abcès	167
Affections inflammatoires chroniques simples	335
— s'accompagnant d'un vice de sécrétion	336
— inflammatoires se terminant par gangrène	337
Age du bœuf	44
Age (influence de l') sur la qualité des bœufs	59
Age du veau avant la naissance	98
Age du mouton	111
Age du porc	265
Altérations des viandes	324
Altérations des viandes fraîches	389
— — par les influences atmosphériques	388
— — fumées	410
— — par les maladies	335

Altérations des viandes par les médicaments et les poisons...... 411
  —   —   l'acide arsénieux..................... 422
  —   —   l'alcool............................ 417
  —   —   l'ammoniaque 416
  —   . .   l'assa-fœtida...................... 420
  —   —   les astringents.................... 416
  —   —   la camomille et l'absinthe.............. 418
  —   —   le camphre...... 419
  —   —   le cyanure de potassium............. 418
  —   —   la digitale........................ 419
  —   —   les émollients..................... 414
  —   —   l'essence de térébenthine.............. 420
  —   —   l'éther........................... 419
  —   —   l'huile de croton-tiglium.............. 424
  —   —   les mercuriaux.................... 420
  —   —   la noix vomique et la strychnine......... 424
  —   —   l'opium et ses dérivés................ 418
  —   —   le phosphore...................... 417
  —   —   le soufre et le sulfure de potasse........ 421
Altérations des viscères ou issus utilisés dans l'alimentation........ 397
Altérations du foie... 397
  —   du cœur...................................... 401
  —   du blanc de bœuf, ventre de veau. etc................. 401
  —   de la langue, joue, cervelle.................... 402
  —   du pancréas.............................. 400
  —   de la rate............................... 400
  —   des ris de veau........................... 400
Altérations des produits de la charcuterie..................... 402
  —   du saucisson, cervelas, etc.................... 404
  —   de la charcuterie cuite...................... 405
Analyse chimique des différentes qualités de viande.............. 298
Anémie.... 258
Angine du porc.. 280
Apoplexie pulmonaire...................................... 216
Apoplexie pulmonaire foudroyante............................ 219
Appareil digestif du bœuf.................................... 28
Appareil locomoteur du bœuf................................. 32
Appréciation des viandes de boucherie......................... 293
Appréciation du veau de boucherie............................ 105
Approvisionnement des marchés de Paris (bœufs)................ 58
  —   —   —   (veaux)................ 65
  —   —   —   (moutons)............. 116
  —   —   —   (porcs)................ 268
Ascite ou hydropisie abdominale............................. 167
Assignation à une compagnie de chemins de fer.................. 516

Pages.

Assommage 126
Asphyxie par compression du thorax 217
   —   strangulation 219
   —   submersion 219
Autopsie méthodique des animaux de boucherie 138, 160
Avortement 182

B

Bœuf (examen du) sur pied 50
Bronchite simple 224
   —   vermineuse 224

C

Cachéxie aqueuse 258
Cadavre (physionomie du) après l'enlèvement de la peau 150
Calculs du foie, ... 177, 185
Calculs des reins 186
Calculs de la vessie 187
Cancers 204
Caractères fournis par l'examen extérieur du cadavre 144
  —   —   l'examen du sang 145
  —   —   l'appareil tégumentaire 147
  —   —   les cavités splanchniques et les viscères inté-
               rieurs 160
Caractères de la viande de cheval 554
Cardite 228
Carne seca 433
Catégories de viandes 303
Cavité abdominale (examen de la) 160
Cavité toracique (examen de la) 208
Charbon (lésions du) 250
Circulation du sang 30
Circulation lymphatique 31
Cirrhose 174
Classement des viandes salées en Amérique 454
Clavelée 353
Coches ou voiries 478
Cœnure cérébral 247
Conclusions relatives à la viande de cheval 556

Pages.

Conditions d'installation d'une boucherie 428
Congestion pulmonaire 216
Conservation des viandes 426
  —   de la viande fraîche........................... 427
  —   de la viande à l'étal........................... 427
  —   par le froid.................................... 429
  —   par dessiccation................................ 432
  —   par élimination de l'air........................ 436
  —   par enrobage.................................... 444
  —   par la gélatine 445
  —   par les antiseptiques. 447
  —   par le sel marin................................ 447
  —   par des substances diverses..................... 445
  —   par le fumage ou boucanage 455
  —   par le charbon 456
  —   par l'acide sulfureux et l'oxyde de carbone 456
  —   par les liquides antiseptiques en injection 458
Conserves alimentaires.. 436
Consommation de la viande de cheval à Paris...................... 550
Consultation relative à la responsabilité du vendeur, etc........ 535
Constitution du bœuf de boucherie................................ 44
Corps étrangers dans la panse.................................... 192
Corps étrangers dans le cœur ou le péricarde 229
Coupe du bœuf de boucherie à Paris............................... 304
 — du veau   —   306
 — du mouton   —   307
Coupe du bœuf de boucherie à Bordeaux 307
 — du veau   —   314
 — du mouton   —   314
Crâne (autopsie du) et du canal rachidien........................ 245
Croûte ou couverture de la viande................................ 296
Cysticerque de la ladrerie....................................... 374
Cystite aiguë simple... 178
  —   chronique....................................... 179
  —   calculeuse 180

D

Décomposition des viandes.. 393
Dégénérescence graisseuse du cœur................................ 245
Délais de transport des animaux par chemin de fer 502
Délais relatifs aux retards dans le transport des animaux de boucherie. 505
Délais pour les bestiaux destinés aux marchés 506

Pages.

Dénaturation des viandes saisies............................... 481

Dépeçage... 137

Diarrhée du porc... 281

Dilatation des canaux hépatiques 176

Dispositions des abattoirs au point de vue de la salubrité publique ... 465

Dispositions des abattoirs au point de vue du travail qui s'y effectue.. 468

Durée de la garantie en matière d'animaux de boucherie............ 524

E

Echaudoirs... 473

Effets chimiques produits sur les viandes par la température........ 391

Effets physiques produits sur les viandes par la température........ 389

Effets toxiques de la saumure................................. 452

Egagropiles.. 192

Egorgement des bœufs... 134

Emploi des ustensiles de cuivre pour la cuisson des viandes de charcuterie... 409

Empoisonnement par l'acide arsénieux 422

Empoisonnement par les viandes de charcuterie.................. 406

Endocardite.. 228

Enervation des bœufs... 128

Entérite aiguë simple... 170

— hémorrhagique... 171

— diarrhéique de veaux.................................. 172

— couenneuse.. 172

Entérite du porc.. 281

Étude anatomique et physiologique du bœuf au point de vue de la boucherie... 27

Examen du bœuf sur pied...................................... 50

Examen du bœuf au point de vue de la race..................... 50

— — de l'âge............................ 59

— — du sexe............................. 60

— — de la conformation................. 62

— — de l'état de graisse................ 69

— — de l'état de santé................. 83

Examen du mouton sur pied..................................... 113

Examen du mouton au point de vue de la race.................... 113

— — de l'âge et du sexe................. 118

— — de la conformation................. 119

— — de l'état de graisse............... 120

— — de l'état de santé................. 122

Examen du porc sur pied....................................... 265

Examen du porc au point de vue de la race.................. ... 265

    —   —   de l'âge......................... 265

    —   —   de la conformation....... 272

    —   —   de l'état de graisse... 273

    —   —   de l'état de santé 273

Expériences de M. Decroix concernant l'usage de la viande de cheval. 553

Explication rationnelle de la répulsion inspirée par la viande de
cheval... 551

Extrait de viande de Liébig.............................. 434

F

Fermentation des viandes............. · 392

Fièvre aphtheuse (lésions de la)........................ 257

Fièvre aphtheuse du porc............................... 289

Fièvre de fatigue...................................... 221

Fondoirs ou *fonderies* de suifs........................ 475

Formalités en cas de mort ou blessures des animaux expédiés par chemin de fer... 513

Formule de requête au président du tribunal de commerce 515

G

Garantie en matière d'animaux de boucherie................. 517

Garantie (de la) relative aux animaux de boucherie atteints de maladies contagieuses.................................. 521

Gastro-entérite.. 169

Gestation extra-utérine................................. 194

Graisse... 40

Gravelle du mouton 189

H

Habillage des grands animaux........................... 136

    —   du veau et du mouton...................... 137

Halles d'abatage...................................... 473

Hépatite.. 174

Hernies 197

Hydroémie.. 258

Pages.

Hydropisie de l'amnios 183
Hypertrophie du cœur.. 244

I

Importance des décisions prises par les vétérinaires-inspecteurs des viandes 529
Indigestion simple, météorisme.. 190
— avec surcharge d'aliments.. 191
Inspection des viandes. — But. — Organisation. — Législation...... 1
Inspecteur des viandes (rôle de l').... 14
Instruments d'autopsie.. 139

J

Jugement de la Cour d'appel de Bordeaux relatif aux décisions prises par le vétérinaire-inspecteur 530

K

Kystes.. 168

L

Ladrerie du porc.. 281, 374
Ladrerie du porc et ver solitaire de l'homme....... 376
Ladrerie du veau 157
Languéyage du porc.. 283
Législation applicable aux abattoirs 459
Lésions cardiaques 228
Lésions de l'appareil encéphalo-rachidien.. 246
Lésions péritonéales.. 164
Lésions pleurétiques.. 212
Lésions pulmonaires.. 216
Lésions des viscères abdominaux 169
Lésions des viscères thoraciques.. 216
Lésions dues à un état morbide du sang.. 250
Liquides organiques 144

Litiges dans l'application des délais de transport.................. 505
Loi Grammont... 486

M

Maladies charbonneuses.................................... 251, 342
Maladies inflammatoires franches 335
Maladies de nature spécifique, virulente ou infectieuse............. 338
Maladies parasitaires....................................... 373
Maladies du porc... 274
Maladies du veau de boucherie.............................. 107
Maniements du bœuf de boucherie...... 72
Maniements du veau.. 106
Maniements du mouton et de l'agneau....................... 121
Maniements du porc.. 273
Mesures sanitaires pour prévenir les conséquences de la ladrerie..... 381
Métrite aiguë 180
— chronique... 183
Mise (de la) en règle...................................... 529
Moelle épinière (lésion de la)............................. 249
Momification de la viande crue 434
Morceaux (étude des principaux) de viande.................. 316
Morve..... 356
Mouches de la viande...................................... 395
Mouton (organisation du)...... 109
Moyens chimiques pour constater la présence de l'acide arsénieux 422
Moyens chimiques pour constater la présence des sels de cuivre...... 409
Moyens de combattre l'empoisonnement par les sels de cuivre 409

N

Néphrite 177
Non-délivrance (suites de la)............................... 184

O

Opinions diverses sur les qualités de la viande de cheval........... 543
Ordonnance du 15 avril 1838 concernant les abattoirs............. 461

Ordonnance du 15 juin 1862 relative à l'emploi des ustensiles devant servir à la préparation de la charcuterie.................... 411

Ordonnance du Préfet de police de Paris autorisant l'usage de la viande de cheval 547

Organes (forme et volume des). 140

— (situation des).. 140

— (structure des)....................................... 141

Origine du soi-disant préjugé contre la viande de cheval........... 545

P

Parasites de la cavité thoracique..... 236

Parasites de la cavité abdominale............................. 169

Parasitisme des viscères abdominaux.......................... 199

Parasitisme du foie 177

Parotidite du porc.. 280

Peau.. 42

Péricardite simple 228

Péricardite tuburculeuse.................................... 230

Péripneumonie contagieuse........................... 233, 355

Péritonite 164

Phthisie tuberculeuse, *phthisie* calcaire, pommelière 236, 356

Phthisie vermineuse.. 244

Pleurite ou pleurésie....................................... 212

Pneumonite ou *pneumonie*................................. 225

Poids net, poids vif du bœuf 91

Poids net, poids vif du mouton.............................. 122

Poids net, poids vif du porc................................. 289

Porc (organisation du)...................................... 263

Poudres alimentaires....................................... 436

Préparations diverses de la viande de porc.. 403

Prestation de serment des experts 533

Procédé Appert pour la conservation de la viande.... 439

Procédé Fastier — — 441

Procédé Dizé — — 433

Procédé Martin de Lignac — 443

Produit Duprat et *Morel* — 435

Q

Qualités différentes de viande................................. 299

R

Pages.

Ramollissement du foie..................................... 174

Rage... 351

Réception et utilisation du sang des animaux abattus.............. 471

Rendement du bœuf... 91

    —   du mouton.. 122

    —   du porc.. 289

Rendement du cheval pour la boucherie......... 542

Respiration... 31

Rupture de la vessie... 188

Responsabilité inhérente à l'expéditeur, aux voituriers et aux compagnies de chemins de fer dans le cas de mort ou d'avaries des animaux....................... 508

S

Sacrifice du mouton 136

Salaison sèche. — Salaison humide........... 447

Sang (examen du)... 145

Saumure 447

Septicémie....................................... 251, 347

Soie ou *soyon* du porc....................................... 280

Solides organiques 139

Splénite.. 173

Système tégumentaire du mouton........................... 113

T

Tablettes de bouillon....................................... 435

Tarif de la Compagnie d'Orléans pour le transport des animaux 491

Tasajo... 433

Tempérament du bœuf de boucherie 44

Tissu cellulaire... 27

Torsion du col de l'utérus 180

Transformations diverses de la matrice....................... 184

Pages.

Transport des animaux à l'abattoir et aux marchés d'approvisionnement.. 482

Transport des animaux au point de vue de la conservation de la viande et de la sécurité publique.................................... 482

Transport à pied des animaux.................................... 484

Transport par voitures autres que les wagons de chemin de fer...... 487

Transport par chemins de fer.................................... 489

Transport des animaux au point de vue des intérêts du commerce et des droits réservés aux compagnies de transport.............. 502

Transport d'après le tarif général............................... 509

Transport d'après le tarif spécial............................... 511

Trichinose et trichines.................................... 286, 384

Trichine (effets de la) sur l'espèce humaine...................... 387

Triperies (ateliers de)... 476

Tubercules 208, 356

Tuberculose générale et partielle......................... 236, 356

Tuberculose du péricarde....................................... 245

Tumeurs diverses... 168

Typhus contagieux des bêtes à cornes 255, 349

V

Valeur nutritive de la viande de cheval 541

Veau (Examen du)... 98

Veau de boucherie (appréciation du) 105

Viande de bœuf... 320

— de vache.................................... 321

— de veau..................................... 322

— de taureau.................................. 320

— de mouton et de chèvre..................... 322

— d'agneau et de chevreau.................... 323

— de porc.................................... 323

— de cheval.................................. 540

Viande (valeur absolue de la)................................. 294

Viande persillée... 296

Viande de 1re qualité — (caractères)......................... 300

— de 2e qualité — 301

— de 3e qualité — 302

Viande (valeur relative de la) 303

Viande fiévreuse... 335

Viande ladre (caractères de la)) 378

Viande (catégories de)....................................... 303

Pages.

Viande (principaux morceaux de)............ 316
Viandes maigres... 325
Viandes gélatineuses.. 330
Viandes saigneuses... 331
Viandes malades........ 335
Viandes altérées par les influences atmosphériques................. 388
Viandes altérées par les médicaments et les poisons............... 411
Viandes (conservation des) 426
Vices rédhibitoires en matière d'animaux de boucherie............. 517

Bordeaux. — Imprimerie Administrative RAGOT, rue de la Bourse, 11-13

www.ingramcontent.com/pod-product-compliance
Lightning Source LLC
Chambersburg PA
CBHW031735210326
41599CB00018B/2594